内科诊疗技术应用

侯 平 主编

辽宁科学技术出版社
·沈阳·

图书在版编目（CIP）数据

内科诊疗技术应用/侯平主编.—沈阳：辽宁科学技术出版社，2017.11
 ISBN 978-7-5381-8559-1

Ⅰ.①内… Ⅱ.①侯… Ⅲ.①内科—疾病—诊疗 Ⅳ.①R5

中国版本图书馆CIP数据核字（2014）第061690号

出版发行：辽宁科学技术出版社
　　　　　（地址：沈阳市和平区十一纬路25号　邮编：110003）
印　刷　者：沈阳天正印刷厂
经　销　者：各地新华书店
幅面尺寸：184mm×260mm
印　　张：31
字　　数：800千字
出版时间：2017年11月第1版
印刷时间：2017年11月第1次印刷
责任编辑：寿亚荷　郭敬斌
封面设计：冰　宇
责任校对：王玉宝
书　　号：ISBN 978-7-5381-8559-1
定　　价：95.00元

联系电话：024-23284370
E-mail:syh324115@126.com

编委会

主　编　侯　平
副主编　陈晓红　赵颖军
编　委（按姓氏拼音排列）
　　　　陈晓红　陈　韦　陈　新　崔　然
　　　　杜　丹　冯星火　郭廷久　郭　蓉
　　　　洪林巍　侯　平　韩　英　姜钧文
　　　　矫太伟　李　蒙　李胜昔　李　艳
　　　　李晓久　栗印军　刘　莹　刘东屏
　　　　刘仕利　柳青峰　栾　波　冷锦红
　　　　马淑梅　齐　静　钱铭钦　孙明军
　　　　苏　畅　石蕴琦　吴宝伟　吴桂平
　　　　邢晓娜　徐赢东　肖　蕾　由继辉
　　　　于开锋　朱　芳　赵颖军　张月兰
　　　　张东成　张雪云　周　鑫

序

纵观医学发展，日新月异，内科临床诊疗技术更是呈现了前所未有的发展速度，诸多传统与先进的临床检查与治疗手段在给医生带来新技术、新视野的同时，也难免带来如何正确选择与恰当应用的困惑。"撒网式的全身体格检查"模式在目前的医疗行为中屡见不鲜，既浪费了宝贵的医疗资源，也给患者带来了不必要的经济负担。如何能有效地应用现有临床检查与治疗技术，最大限度地发挥其作用，实现知识与技术的有效转化，是目前很多临床医生，尤其是年轻医生所面临的问题。由侯平教授及诸多专家精心编写的这部著作，详细、准确、全面地提供了内科各个系统相关疾病的诊疗信息与进展。该书的特色在于不仅叙述了临床医师如何合理选择与实施各项诊疗技术，同时从功能科医生的角度介绍了各项技术的适应证、注意事项、结果评价等，使临床医生不仅知道"做什么"，而且知道"怎么做"。书中内容前后呼应，既从诊断疾病的角度叙述怎样选择诊疗技术，又从诊疗技术的角度强调其对不同疾病的诊断价值。本书内容新颖、实用，为临床医生的诊疗方案提供了清晰思路，定会成为广大临床医生、实习医生喜爱的工具书。

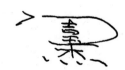

前 言

医学的发展，促进了各种检查与治疗方法不断研发面世，为临床医生的诊断与治疗提供了更多的方法与武器，也大大提升了疾病的诊断与治疗水平。然而，面对日益增多的诊疗技术与有限的医疗资源，会令临床医生，尤其是年轻医生难以做出准确选择与应用，对检查结果也难以做出正确的判断。为此，我们组织多学科专家编写了《内科诊疗技术应用》一书。它既不同于内科教材，也不同于诊断学教材，汇集的是目前最常用与最新的内科诊疗技术，从应用指征、结果评价到技术实施的具体方法与注意事项都做了详尽的叙述。

本书共分12章，第一章至第七章对内科各个系统疾病常用的相关技术进行介绍，后几章则对超声、CT、MRI、ECT等常用技术在临床中的应用做了详细的解析。本书既从临床疾病中推出了技术，又从技术层面对应了临床，双向互动，让医生对技术的应用更灵活精准，也会让日新月异的诊疗技术在临床中发挥更充分的作用。

全书内容实用、全面、方便查阅，可作为内科医生、规培医生、进修医生与实习医生的临床参考用书。编写中感谢两位副主编与我共同进行内容斟酌、章节筛选，感谢各位编者的细心写作。由于诊疗技术更新迅速，在出版过程中可能就有内容老旧及各种不当之处，恳请同道不吝批评与指正。

侯平

目 录

第一章 呼吸系统常用诊疗技术 ... 001
 第一节 肺功能检查 ... 001
 第二节 多导睡眠监测 ... 003
 第三节 支气管镜检查术 ... 007
 第四节 人工气道建立技术 ... 009
 第五节 机械通气 ... 014

第二章 循环系统诊疗技术 ... 029
 第一节 24h动态心电图解读 ... 029
 第二节 24h动态血压解读 ... 034
 第三节 心电图运动负荷试验 ... 037
 第四节 心脏电复律术 ... 042
 第五节 心肺复苏及新进展 ... 044
 第六节 漂浮导管（Swan-Ganz导管）的临床应用 ... 050
 第七节 右心导管检查及临床应用 ... 053
 第八节 动脉导管未闭封堵术 ... 058
 第九节 房间隔缺损封堵术 ... 060
 第十节 室间隔缺损封堵术 ... 062
 第十一节 瓣膜性心脏病的介入治疗 ... 064
 第十二节 冠状动脉造影术及结果解读 ... 068
 第十三节 经皮冠状动脉介入治疗基本策略及操作流程 ... 081
 第十四节 血管内超声（IVUS）的应用 ... 094
 第十五节 冠状动脉血流储备分数（冠脉FFR）的应用 ... 099
 第十六节 冠状动脉介入光学相干断层扫描（OCT）的应用 ... 104
 第十七节 肥厚型梗阻性心肌病化学消融诊疗进展 ... 109
 第十八节 临床心脏电生理检查基础 ... 115
 第十九节 射频导管消融治疗快速心律失常简介 ... 122
 第二十节 临时心脏起搏技术 ... 125
 第二十一节 永久心脏起搏治疗技术的应用与进展 ... 126
 第二十二节 晕厥的诊断思路 ... 140
 第二十三节 肺动脉高压诊疗技术进展 ... 144
 第二十四节 心室机械辅助装置 ... 151
 第二十五节 主动脉球囊反搏（IABP）技术应用 ... 153

- 第二十六节　冠状动脉 CTA 在冠心病诊断中的应用 ………………………………156
- 第二十七节　影像学检查对主动脉夹层的诊断价值 …………………………………160
- 第二十八节　MRI 在心血管疾病诊断中的应用 ………………………………………165

第三章　消化系统诊疗技术 …………………………………………………………………168
- 第一节　消化内镜技术应用 …………………………………………………………168
- 第二节　消化内镜技术新进展 ………………………………………………………171
- 第三节　消化内镜检查的临床应用 …………………………………………………173
- 第四节　内镜超声技术 ………………………………………………………………180
- 第五节　内镜下逆行胆胰管造影术 …………………………………………………183
- 第六节　小肠镜技术 …………………………………………………………………187

第四章　泌尿系统诊疗技术 …………………………………………………………………199
- 第一节　血液透析（血液净化技术之一）……………………………………………199
- 第二节　血液滤过（血液净化技术之二）……………………………………………206
- 第三节　血液透析滤过（血液净化技术之三）………………………………………207
- 第四节　单纯超滤（血液净化技术之四）……………………………………………208
- 第五节　血浆置换（血液净化技术之五）……………………………………………210
- 第六节　血浆吸附（血液净化技术之六）……………………………………………211
- 第七节　血液灌流（血液净化技术之七）……………………………………………213
- 第八节　腹膜透析（血液净化技术之八）……………………………………………214
- 第九节　重症血液净化技术 …………………………………………………………220
- 第十节　肾活检术 ……………………………………………………………………230

第五章　血液系统诊疗技术 …………………………………………………………………233
- 第一节　临床用血技术指导 …………………………………………………………233
- 第二节　成分输血 ……………………………………………………………………238
- 第三节　骨髓穿刺术 …………………………………………………………………242
- 第四节　骨髓活检术 …………………………………………………………………244
- 第五节　治疗性血液成分单采 ………………………………………………………244
- 第六节　流式细胞技术在血液病中的应用 …………………………………………245
- 第七节　染色体显带分析及 PCR 技术 ………………………………………………247
- 第八节　造血干细胞移植 ……………………………………………………………249

第六章　内分泌及代谢系统诊疗技术 ………………………………………………………260
- 胰岛素泵的临床应用 …………………………………………………………………260

第七章　神经系统诊疗技术 …………………………………………………………………268
- 第一节　CT 与 MRI 成像技术与脑梗死诊断 …………………………………………268
- 第二节　脑血管病的现代影像学诊断技术 …………………………………………271
- 第三节　经颅多普勒技术及在脑血管病诊断中的应用 ……………………………275
- 第四节　踝臂指数（ABI）的测量及临床意义 ………………………………………283
- 第五节　脑血管造影技术在脑血管病诊断中的应用 ………………………………287
- 第六节　颅内外血管狭窄介入治疗流程 ……………………………………………290
- 第七节　脑电图诊断技术及临床应用 ………………………………………………295

第八节　肌电图诊断技术及临床应用 304
　　第九节　诱发电位诊断技术及临床应用 312
　　第十节　颈动脉粥样硬化与缺血性卒中及动脉粥样硬化的诊断要点 319
　　第十一节　非瓣膜性房颤的卒中风险与评估 323
　　第十二节　脑梗死急性期静脉溶栓治疗流程 328
　　第十三节　脑死亡的判定标准和相关规定 330

第八章　超声与临床 334
　　第一节　超声技术概述 334
　　第二节　超声医学分类 335
　　第三节　消化系统的超声诊断及进展 337
　　第四节　呼吸系统的超声诊断及进展 344
　　第五节　泌尿系统的超声诊断及进展 345
　　第六节　腹膜后间隙、腹腔大血管、肾上腺的超声诊断及进展 348
　　第七节　周围血管的超声诊断及进展 350
　　第八节　浅表器官的超声诊断及进展 354
　　第九节　超声治疗技术的临床应用与进展 363

第九章　超声心动图与临床 382
　　第一节　超声心动图的临床价值 382
　　第二节　超声心动图的前景 384
　　第三节　超声心动图常规探测方法 384
　　第四节　心脏瓣膜病的超声诊断 387
　　第五节　先天性心脏病的超声诊断 392
　　第六节　冠心病超声影像学改变 396
　　第七节　高血压性心脏病超声影像学改变 399
　　第八节　心肌病超声影像学改变 399
　　第九节　心脏内占位的超声诊断 401
　　第十节　心包疾病的超声诊断 403
　　第十一节　大动脉疾病的超声诊断 404

第十章　CT（电子计算机X射线断层扫描技术）检查技术 407
　　第一节　CT基本构造与原理 407
　　第二节　CT值与相关概念 408
　　第三节　CT图像特点及成像方法 410
　　第四节　CT图像分析与诊断 411
　　第五节　CT诊断的临床应用 412
　　第六节　CT检查的注意事项 414

第十一章　MRI检查技术及临床应用 416
　　第一节　MRI基本构造与原理 416
　　第二节　MRI成像常用的脉冲序列参数 417
　　第三节　磁共振成像的组织特性 419
　　第四节　MRI的弥散成像（DWI）及灌注成像（PWI） 421

- 第五节 磁共振功能成像（fMRI）及磁共振波谱（MRS） …… 422
- 第六节 磁共振血管造影（MRA） …… 423
- 第七节 MRI成像适应证、禁忌证及评价 …… 424
- 第八节 病理组织的MR信号特点 …… 425
- 第九节 MRI诊断时应遵循的一般规律 …… 428

第十二章 ECT与临床 …… 429

- 第一节 脑血流灌注显像 …… 429
- 第二节 放射性核素脑灌注显像介入试验 …… 430
- 第三节 脑 ^{18}F-FDG PET代谢显像 …… 432
- 第四节 心肌灌注显像 …… 433
- 第五节 急性心肌梗死显像 …… 435
- 第六节 ^{18}F-FDG PET心肌代谢显像 …… 436
- 第七节 肺灌注显像 …… 437
- 第八节 肺通气显像 …… 438
- 第九节 消化道出血显像 …… 440
- 第十节 异位胃黏膜显像 …… 441
- 第十一节 肝胆动态显像 …… 442
- 第十二节 肝脏显像 …… 443
- 第十三节 唾液腺显像 …… 445
- 第十四节 食管通过时间测定 …… 446
- 第十五节 胃食管反流测定及显像 …… 446
- 第十六节 胃排空测定及显像 …… 447
- 第十七节 十二指肠胃反流测定及显像 …… 448
- 第十八节 甲状腺摄 ^{131}I 功能测定 …… 449
- 第十九节 甲状腺静态显像 …… 450
- 第二十节 甲状旁腺显像 …… 452
- 第二十一节 肾上腺皮质显像 …… 453
- 第二十二节 肾上腺髓质显像 …… 454
- 第二十三节 肾图 …… 455
- 第二十四节 肾动态显像 …… 457
- 第二十五节 全身骨显像 …… 458
- 第二十六节 ^{99m}Tc-MIBI和^{201}Tl亲肿瘤显像 …… 460
- 第二十七节 ^{18}F-FDG PET/CT肿瘤显像 …… 462
- 第二十八节 ^{131}I治疗Graves甲亢 …… 463
- 第二十九节 ^{131}I治疗分化型甲状腺癌 …… 465
- 第三十节 骨转移癌的放射性核素治疗 …… 467
- 第三十一节 放射性粒子植入治疗 …… 468

参考文献 …… 470

第一章　呼吸系统常用诊疗技术

第一节　肺功能检查

一、适应证

肺功能检查用于疾病诊断、疾病严重度的监测、劳动能力评估三个方面。

1. 疾病诊断：有以下症状、体征、实验室检测异常等情况时，应行肺功能检查以明确诊断：

（1）症状：呼吸困难，咳嗽，喘息，端坐呼吸，胸痛；

（2）体征：过度通气，胸廓畸形，呼吸音减低，喘鸣音，湿啰音，呼气延长，发绀；

（3）异常实验室检查：红细胞增多症，高碳酸血症，低氧血症，胸部X线异常；

（4）术前检测和手术风险评估。

2. 疾病的严重程度及治疗效果的监测

（1）判断哮喘及COPD的严重程度，二者鉴别；

（2）评价支气管扩张剂的疗效；

（3）评价间质肺疾病的治疗效果；

（4）评估职业性接触对呼吸系统的影响；

（5）评估药物可能的肺毒性。

3. 劳动力及伤残评估：评价肺疾病的严重性和危险性。

二、通气功能测定

通气功能测定又称动态肺容量，指在单位时间内随呼吸运动进出的气量和速度。常用以下三项指标判断通气功能。

1. 每分通气量（minute ventilation，VE）：指在静息状态下每分钟吸入或呼出的气体总量。

每分通气量=潮气容积×呼吸频率（次/min）

正常值：男性约6.6L；女性约5.0L。超过10L为通气过度，低于3L表示通气不足。每分通气量中能进入肺泡的气量才能进行气体交换，为有效通气量；只存在于细支气管以上的气量不参与气体交换的部分气量称死腔气量（VD），正常约150ml。故每分钟肺泡通气量（有效通气量）=（潮气容积-死腔气量）×呼吸频率（次/min）。呼吸愈速则有效通气量越小。

2. 最大通气量（maximum voluntary ventilation，MVV）：在限定时间内（一般采用15s）以最快的速度及最大的幅度进行呼吸的气量，通常以1min计算。正常值：男性104±2.31L；女性82.5±2.17L。一般是以实测值占预计值的百分比作为判断指标，低于80%为减少，凡影响气道、肺及胸廓的病变均可使其降低，其中以气道阻塞降低最为明显，故为阻塞性通气功能障碍的特点。最大通气量预计值回归方程式：

Baldwin：男：［86.4-（0.522×年龄）］×体表面积（m^2）（以L表示）
女：［71.3-（0.474×年龄）］×体表面积（m^2）（以L表示）

通气功能储备考核指标是以通气储量百分比表示，常用于胸外科患者手术前的肺功能评价及职业病患者劳动力判断。

通气储量百分比=最大通气量-静息每分通气量/最大通气量

通气储量百分比高于95%者正常，低于86%者提示通气储备不佳。低于80%时，心肺及其他外科大手术必须慎重考虑；低于60%则禁忌胸外科手术。

3. 用力肺活量（forced expiratory volume，FEV）：根据用力呼气所得曲线，可计算出不同时间所呼出的气量及占用力肺活量的百分比。如1s、2s、3s的用力呼气容积即FEV_1、FEV_2、FEV_3等，以FEV_1最有意义。FEV_1正常值：男性3719±117ml；女性2314±48ml。FEV_1、FEV_2、FEV_3百分比分别为83%、96%、99%。正常人FEV_1一般大于80%，基本能在3s全部呼出。阻塞性通气障碍时呼出时间延长，而限制性通气障碍时则往往提前呼完。

FEV_1%正常值为83%，小于70%说明气流阻塞，常见于慢性阻塞性肺气肿、支气管哮喘等。其主要用于COPD的临床严重度分级（表1-1-1）。

表1-1-1 COPD临床严重度分级

分级特征	
Ⅰ：轻度COPD	$FEV_1/FVC<70\%$
	$FEV_1>80\%$预计值
Ⅱ：中度COPD	$FEV_1/FVC<70\%$
	$50\%<FEV_1<80\%$预计值
Ⅲ：重度COPD	$FEV_1/FVC<70\%$
	$30\%<FEV_1<50\%$预计值
Ⅳ：极重度COPD	$FEV_1/FVC<70\%$
$FEV_1<30\%$预计值或$FEV_1<50\%$预计值伴慢性呼吸衰竭	

三、通气功能障碍的判断

通气功能障碍可分为阻塞性、限制性、混合性三种类型。阻塞性、限制性通气功能障碍见表1-1-2。

表1-1-2 限制性和阻塞性肺疾病的特征性变化

受损项目	限制性肺疾病				
	无	轻度	中度	重度	极重
VC（预计值，%）	>80	60~80	50~60	35~50	<35
FEV1/FVC（%）	>75	>75	>75	>75	>75
MVV（预计值，%）	>80	>80	>80	60~80	<60
DLCO	N	↓运动	↓休息	↓	↓↓
PaO_2	N	N	↓运动	↓	↓↓

续表

受损项目	限制性肺疾病				
	无	轻度	中度	重度	极重
$PaCO_2$	N	N	↓	↓	±↑
呼吸困难	O	+	++	+++	++++
VC（预计值，%）	>80	>80	>80	↓	↓↓
FEVI/FVC（%）	>75	60~75	40~60	<40	<40
MVV（预计值，%）	>80	65~80	45~65	30~45	<30
RV（%预计值）	80~120	120~150	150~175	>200	>200
DLCO	N	N	N	↓	↓↓
PaO_2	N	↓运动	↓	↓	↓↓
$PaCO_2$	N	N	N或↑	↑运动	↑休息
呼吸困难	O	+	++	+++	++++

注：N是指正常，O是指无呼吸困难

四、弥散功能测定

肺泡内气体与肺泡壁毛细血管内血液的氧与二氧化碳进行交换是遵照弥散原则，亦即气体分子由高分压通过肺泡壁毛细血管弥散至低分压，直至气体压力平衡为止。目前临床上多应用一氧化碳测定肺弥散功能。在病理因素中，凡能影响肺泡毛细血管膜面积与弥散能力、肺泡毛细血管床容积以及一氧化碳与血红蛋白反应者，均影响一氧化碳弥散量，使测定值降低或增高。弥散功能降低主要见于弥漫性肺间质疾患，但重度COPD患者，由于肺泡壁的破坏，可引起肺毛细血管床减少、通气-血流不均等，均可导致弥散功能降低。单纯性慢性支气管炎和哮喘患者，因其不引起肺毛细血管床的损害，故无弥散障碍。

（张雪云）

第二节 多导睡眠监测

一、多导睡眠监测介绍

多导睡眠监测（PSG）检查是在全夜睡眠过程中，通过特殊仪器连续并同步地描记血氧饱和度、脉率、口鼻气流、胸腹呼吸、体位、肢体运动、脑电、肌电、眼动电、心电和鼾声等近20项生理参数，全部记录，次日由仪器自动分析后再经人工逐项核实。全部记录检测人体夜间睡眠情况并让医师全面了解和正确诊断患者睡眠疾病的一种检查方法，对于临床睡眠障碍的诊断具有极其重要的意义。

监测主要由三部分组成：①分析睡眠结构、进程和监测异常脑电。②监测睡眠呼吸功能，以发现睡眠呼吸障碍，分析其类型和严重程度。③监测睡眠心血管功能。此外还可根据需要，记录肢体活动或阴茎勃起情况等，以了解失眠的某些原因和阳痿的性质等。

二、多导睡眠监测检查内容

1. 睡眠情况：通过记录脑电图、眼电图、肌电图准确反映睡眠状况和分期脑电图：需区分睡眠与醒觉、睡眠各个分期及其各期所占比例。

（1）眼电图：根据眼球是否运动，区分快速眼球运动睡眠（REM）及慢速眼球运动睡眠（NREM）。

（2）肌电图：记录下颌部位的肌肉活动产生的电活动，辅助区分快速眼球运动睡眠（REM）及慢速眼球运动睡眠（NREM）。

2. 呼吸情况

（1）鼻气流：多用对温度敏感的热敏电阻感知呼出气及吸入气的温差变化，以了解气流的有或无，判断是否发生了睡眠呼吸暂停。

（2）胸部及腹部运动：通过胸腹带中的电阻或其他导电物质感受胸腹部活动的存在或消失，来区分中枢或阻塞性睡眠呼吸暂停。

（3）血氧测定：通过夹在手指上的传感器持续不断地采集血氧饱和度可以了解整个睡眠过程中缺氧的时间和程度，对判断睡眠呼吸暂停综合征病情的轻重、估计治疗效果很有帮助。

3. 心脏情况：通过心电图了解整个睡眠过程中心率及心电图波形的改变，分析各种心律失常及其他异常波形和呼吸暂停的关系，评估治疗效果。

4. 其他：以上三方面已足够诊断睡眠呼吸暂停综合征（OSAS），但有的多导仪也记录鼾声，以了解鼾声的性质，与睡眠呼吸暂停的关系及其频率谱；还有的有体位传感器，可以记录患者睡眠过程中体位的变化，了解呼吸暂停与睡觉姿势的关系，以免漏诊一些只在仰卧位才出现的呼吸暂停。多导睡眠监测是国际公认的睡眠呼吸暂停综合征诊断金标准，将为患者提供科学准确的临床诊断，为下一步开展必要的治疗做好准备。

三、多导睡眠监测用途

1. 记录和分析睡眠，正确评估和诊断失眠：多导睡眠监测是至今唯一可以客观地、科学地、量化地记录和分析睡眠的检查，可以了解入睡潜伏期、觉醒次数和时间、两种睡眠时相和各期睡眠比例、醒起时间和睡眠总时间等，国际上均有统一量化标准。因此可以正确评估失眠真相，并发现某些失眠的病因，如脑部病变、抑郁症、睡眠呼吸障碍、肢体异常活动等。

2. 发现睡眠呼吸障碍：包括阻塞性和中枢性睡眠呼吸暂停综合征、良性鼾症、睡眠窒息感、睡眠呼吸急促等。临床上以习惯性响鼾伴频繁呼吸中断的阻塞性睡眠呼吸暂停综合征最为多见，可引起包括心脑血管病变在内的一系列疾病。

3. 确诊某些神经系统病变：包括发作性睡病、周期性肢动症、不宁腿综合征以及各种睡眠期行为障碍疾病，如夜游症、夜惊症、夜间惊恐发作、伴随梦境的粗暴动作等。

4. 确诊隐匿性抑郁症：当前抑郁症十分普遍，并常以各种躯体症状为主诉。本病在多导睡眠监测上有特殊表现，有助于确诊，并可确诊器质性抑郁症。为使多导睡眠监测 PSG 能在更为自然的睡眠条件下进行，现在便携式记录盒已经用于临床，可以监测血氧饱和度和呼吸气流等指标作为 OSAS 的初筛检查，大大降低了检查成本。另外，近年来无电极的床垫式多导睡眠监测系统的研制是诊断技术的重大进步，使睡眠呼吸监测更加舒适、自然，也可利用此项技术进行大规模流行病学调查。

四、适应证

1. 客观评价睡眠质量：包括睡眠潜伏期、进程、睡眠周期、睡眠结构、睡眠维持率及睡眠效率等。
2. 鉴别、评估主观性失眠或客观性失眠。
3. 了解影响睡眠障碍的其他因素，如不安腿综合征、周期性下肢抽动症等。
4. 伴严重失眠的抑郁症、精神分裂症、强迫症等。
5. 睡眠呼吸暂停综合征的诊断及分型诊断。
6. 梦游或睡眠中伴有异常行为活动。
7. 伴有失眠的内科疾患等。

五、禁忌证

严重的呼吸衰竭、心力衰竭、心律失常及急性心肌梗死等患者，应待病情稳定后再进行睡眠呼吸监测。

六、病人预约时必须明确患者病情严重程度及高危人群

1. 体重达 90kg 以上者。
2. 咽腔狭小或双侧扁桃体Ⅱ度以上肿大者。
3. 近期有夜间频繁憋醒且症状严重者。
4. 反复夜间呼吸暂停合并心、脑、肺等多器官疾病者。
5. 需持续鼻导管吸氧者。

对于病情严重及高危人群，应注意预防意外情况的发生：住院的危重病人统一安排在原病房床旁检查，由病房护士监护；检查时由家属陪伴；检查时全体值班人员应高度警惕，密切监护；反复发生夜间呼吸暂停达 90s 以上或 SaO_2 持续低于 50% 较长或更长时间时，应唤醒病人。

七、多导睡眠监测步骤

1. 睡眠监测设备为专人专用设备，未经专业培训者不得擅自操作，未经安装工程师同意，不得安装任何其他软、硬件。
2. 监测前准备

（1）病人于检查当天夜晚在本室睡眠，完成检查。监测前应先叫患者洗好澡，洗好头发，以保持电极连接良好。

（2）预先叫病人填写好身高、体重、出生日期、姓名、性别等资料以及注明注意事

项及风险责任等。

（3）病人在卧床之前应排好大小便，或晚上在床旁放置一次性夜壶。

3. 连接仪器注意事项：连电极时应用清洁膏擦拭好电极连接的地方。保证多导睡眠图监测的质量的最好的方法是确保放置电极的质量。睡眠分期的3个关键指标为脑电图、眼动图、下颌肌电图，因此电极的安装尤为重要。在其他导联的安装方面，也应注意胸腹呼吸运动，安装的是否合适，将直接影响对OSAHS性质的判定，安装原则是保持一定的张力，并妥善固定。

（1）安装时使患者取仰卧位，这样可以有效地避免体位的变化所引起的"最大腹围平面"的位移。

（2）胸带安装在患者胸部，相当于膈肌附着处的第5、第6肋平面的凹陷处。较胖的患者凹陷不明显，可放在呼吸运动幅度最大处，女性应紧贴乳房下缘。

（3）腹带安装对于较瘦患者，可放在脐平面并调整好松紧度。较胖患者仰卧位时，腹部向外侧膨隆明显，将腹带安放在最膨隆处。

（4）大多数打鼾患者夜间呈张口呼吸状，所以口鼻气流导联安装必须保证能检测到口腔气流显得更为重要。

（5）血氧饱和度探头安装原则是使传感器的发光部分中心、吸光部分中心及指甲中心3中心成一条直线，还要选择厚度适当的手指加以妥善固定。

4. 打开记录软件，采集数据。

5. 早上监测结束时，关闭采集，唤醒患者。

6. 分析数据，电脑自动分析后人工校正。

7. 打印报告，关闭电脑。

8. 拆下电极及传感器。

9. 电极（沾有电极膏）用后应用清水浸泡，然后进行清洗，清洗后挂在电极架上晾干。

10. 更换床单、被罩、枕套等，清洁卫生，且每做一个病人应换一次性多导睡眠电极。

八、监测注意事项

1. 患者需在晚7：00之前进入睡眠监测室适应环境，监测人员问完病史后进行一夜监测至次日晨7：00离开。

2. 监测当日禁服安眠药，禁止饮酒，禁止喝咖啡、可乐、茶等兴奋性饮料（除非这些已成为患者每日的常规习惯）。

3. 监测当日白天尽量少睡，以保证夜间睡眠质量。

4. 夜间需要起夜者，尽可能减少入睡前的饮水量。

5. 监测前于家中洗澡、洗头、更衣，但请勿使用全身洗浴液，冲浴后勿使用美发、护发用品，不要使用化妆品。

6. 最好自带一套宽松的睡衣、睡裤，睡衣必须是可以从前面解开的样式，以便安放电极。

7. 患者可根据自己入睡情况，自带报刊、书籍、收音机等。

8. 除有严重并发症或自理不便者外，一般无须陪床。

9. 监测前避免剧烈运动，并保持精神情绪稳定，以免影响睡眠。

10. 监测前避免上呼吸道感染。

11. 男性患者检查前应剃须（有胸毛者，请一并剃净）。

12. 检查过程中，病人不得私自拆下导联，否则影响检查结果的判断。

（由继辉）

第三节　支气管镜检查术

支气管镜检查是呼吸科重要的诊断和治疗技术，临床上已经广泛应用。近年开展的荧光支气管镜、超声支气管镜和磁导航支气管镜等，对肺癌的早期诊断、分期及周边病灶定性具有显著临床意义。

一、适应证

1. 诊断方面：支气管镜已广泛应用于气道、肺实质及纵隔等胸部疾病的诊断，常见适应证如下：

（1）不明原因的慢性咳嗽：支气管镜对于诊断支气管结核、异物吸入及气道良、恶性肿瘤等具有重要价值。

（2）不明原因的咯血或痰中带血：尤其40岁以上患者，持续1周以上的咯血或痰中带血，支气管镜检查有助于明确出血部位和出血原因。大咯血时一般不宜进行检查。

（3）不明原因的局限性哮鸣音或声嘶，痰中发现癌细胞或可疑癌细胞。

（4）X线胸片或CT检查发现肺不张、肺部结节或肿块、阻塞性肺炎、炎症不吸收、肺部弥漫性病变、肺门或纵隔淋巴结肿大、气管支气管狭窄以及未明原因的胸腔积液等异常改变者。

（5）胸部外伤、怀疑有气管支气管裂伤或断裂，支气管镜检查常可明确诊断。肺部手术前检查等。

（6）肺或支气管感染性疾病的病因学诊断，如通过气管吸引、保护性标本刷或支气管肺泡灌洗（BAL）获取标本进行培养等。

（7）机械通气时的气道管理、吸痰等。

2. 治疗方面

（1）取出支气管内异物。

（2）对少量出血患者可局部止血。

（3）帮助建立人工气道。

（4）治疗支气管内肿瘤。

（5）治疗支气管内良性狭窄。

（6）放置气道内支架。

（7）去除气管支气管内异常分泌物（痰栓、脓栓、血块等）。

（8）对患者做局部放疗或局部注射化疗药物。

（9）对支气管扩张重度感染或肺部化脓症脓腔的灌洗治疗。

二、禁忌证

下列情况下进行支气管镜检查发生并发症的风险显著提高，应慎重决定是否进行检查：

1. 活动性大咯血：若必须进行支气管镜检查，应在建立人工气道后进行，以降低窒息发生的风险。
2. 严重的高血压及心律失常：新近发生的心肌梗死或有不稳定心绞痛发作史。
3. 不能纠正的出血倾向：如凝血功能严重障碍、尿毒症及严重的肺动脉高压等。
4. 严重心、肺功能障碍，全身情况极度衰竭。
5. 严重的上腔静脉阻塞综合征，因支气管镜检查易导致喉头水肿和严重出血。
6. 疑有主动脉瘤，多发肺大泡。

三、支气管镜相关新技术介绍

1. 荧光支气管镜和高分辨率支气管镜联合窄谱成像：不同组织在特定波长激光下可产生特异的自身荧光谱，荧光支气管镜诊断癌前病变及原位癌敏感性高。不典型增生均合并黏膜下血管增生和血管网异常，高分辨率支气管镜联合窄谱成像（NBI）可观察到血管网。对肿瘤的早期诊断有重要意义。

2. 经支气管镜淋巴结针吸活检：超声支气管镜引导下的经支气管针吸活检，是采用特制的带有可弯曲导管的穿刺针，通过支气管镜活检口进入气道，穿透气管支气管壁进入病灶，负压吸引获得细胞学和组织学标本。

3. 激光支气管镜和腔内放疗：气管镜激光治疗多采用钕钇铝石榴石激光束，对失去手术机会而又存在气道狭窄的肿瘤患者进行气道内照射治疗，以解除气道阻塞，缓解症状。

4. 支气管支架安放术：目前应用较多的是镍钛记忆合金支架，具有生物相容性，其在低温下很容易变形，而在人体温度下又可恢复原样。这样材质的支架甚至可以用于儿科患者。

5. 电灼术和冷冻术：电灼术是气管镜介导下，利用电流通过探针将热能导入支气管内的病变，对病变组织进行凝固和汽化，来解除气道阻塞。而气管镜下冷冻术的机制是通过反复的冷冻（低温可至-40℃）和复温而破坏组织，使肿瘤细胞死亡。气管镜下介入冷冻作为一种微创技术，可使支气管腔内肿瘤缩小或消除，从而拓宽气道，迅速改善临床症状，提高患者生活质量，且并发症和副作用小，是恶性肿瘤姑息治疗的有效手段。

6. 支气管镜肺减容术：肺减容术（LVRS）是通过外科手术切除严重充气的肺组织，使其他相对正常的肺组织得以膨胀，从而改善肺通气功能。经支气管镜肺减容术即在支气管镜介导下用非手术切除的方法使肺萎缩或纤维化，导致该区域肺容积减少而达到LVER相同的治疗目的。

（张雪云　柳青峰）

第四节 人工气道建立技术

一、人工气道的建立

1. 建立人工气道的目的：经一般保守治疗不能达到纠正患者的缺氧状态、改善通气功能、有效地清除气道内分泌物等情况时，均应考虑建立人工气道。目的是为下一步人工通气或机械通气建立通道。

2. 建立人工气道方式：主要途径是气管插管和气道切开，此外还有面罩、鼻罩、喉罩等。

（1）气管插管适应证：严重低氧或高碳酸血症；气道分泌物过多或出血需要反复吸引者；存在上气道损伤、狭窄、气道食管瘘影响正常通气者；因诊断或治疗需要，在短时间内要反复插入气管镜者，为了减少患者痛苦，使操作方便，亦可事先行气管插管。方法有经鼻和经口两种方法，原则上适应证相同，但如鼻腔有阻塞、感染或出血倾向，或鼻甲、鼻窦有骨折，则考虑经口插管。经口与经鼻气管插管的优缺点见表1-4-1。

表1-4-1　经口与经鼻气管插管比较

方式	优点	缺点
经口	插入容易，适合急救	容易移出，脱引；不易长期耐受；口腔护理不便；可产生牙齿、口咽损伤
经鼻	易耐受，留置时间长，易于固定，便于口腔护理	管腔小，吸痰不方便；不易迅速插入，不适合急救；易产生鼻出血，鼻骨折；可有鼻窦炎、中耳炎等并发症

（2）气管插管常见并发症：经口和经鼻气管插管可能产生的并发症，大部分是相同的。主要不同是，经口插管可造成牙齿损伤，及因口腔护理不方便而产生溃疡、口腔感染等。而经鼻插管则产生鼻出血、骨折及鼻窦炎、中耳炎等。鼻出血的发生率高达50%。

无论经口或经鼻插管，术中可能出现的并发症有：①插管误入食管，是气管插管过程中常见的并发症，通过观察有无气体从导管呼出很容易判断。②插入过深，由于左右支气管与气管的夹角不同，导管极易进入右侧支气管，从而造成单侧肺通气。这种情况可以通过听两肺呼吸音判断。有时导管距隆突很近，病人躁动也会造成导管移位，移入右侧支气管。有时导管口顶在隆突上，致使气道压突然上升，通气机持续报警，气体不能进入肺内，威胁患者生命。因此，一般气管插管后最好进行X线检查，确定导管的位置。③术中损伤上呼吸道软组织及声带，术前做好局部麻醉，可将损伤减小到最低程度。④一过性心律不齐，发生率经鼻插管为58%，经口插管为32%。⑤危重病人可能在气管插管时发生心脏停搏，不过这种并发症发生率极低，小于1%。

（3）气管切开适应证：包括需要长时间机械通气；已行气管插管，但仍不能顺利吸除气管内分泌物；因上呼吸道阻塞、狭窄、头部外伤等，气管插管无法进行的；对咽部做放射治疗的，为避免喉以下的呼吸道的放射性损伤而采取的预防措施。

气管切开与气管插管比较的优点：①明显减少解剖无效腔，因此也能减少呼吸功的消耗。②比气管插管的管腔短、口径大，故气流阻力相对较小，同时也方便吸痰。③患者可进水、进食，便于营养、水分等的补充和管理。④易被患者耐受，可保持数月或数年。

缺点：发生并发症的机会及严重性大。

（4）建立人工气道的其他方式

①喉罩：喉罩适用于急救、麻醉、呼吸衰竭的治疗等。喉罩的结构是建立在气管插管的基础上发展起来的。在硅塑料管的远端是一个可充气的喉面罩，经口将其插入咽喉部以后，向气囊内充气即可使喉罩远端固定于气管开口处。适用证：各种场合的急救；在需要麻醉的眼科、耳鼻喉科等头面部手术中，可代替气管插管。不能进行气管内插管的病例；气管、喉头的检查和气管内异物的清除。

喉罩和气管插管比较：优点是喉罩刺激小，呼吸道机械梗阻小，插入及拔出时心血管系统反应较小，术后较少发生咽喉痛，操作简单、易学，无须使用喉镜及肌松剂。侧卧位亦可插入，适用于心肺复苏等急救场合。缺点是由于喉罩仅能插入环状软骨下方，不能完全堵塞食管，在正压通气时可引起胃内容物反流，故使用喉罩时要求禁食，如出现胃内容物吸入应换用气管插管。

②面罩和鼻罩：面罩和鼻罩与通气机相连，同人体气道共同构成密闭回路，属于人工气道的范畴，即无创通气。使用面罩或鼻罩时要求患者神志清楚、有自主呼吸，而且要能与通气机协调配合。与面罩比，鼻罩不影响进食及言语交流，使患者感觉更加舒适。

3. 人工气道建立的方法

（1）经口气管插管

①准备适当的喉镜：直接喉镜根据镜片形状分为直喉镜和弯喉镜。使用方法上两者有所不同，直喉镜是插入会厌下，向上挑，即可暴露声门。弯喉镜是插入会厌和舌根之间，向前上方挑，会厌间接被牵拉起来，从而暴露声门。

②准备不同型号的气管导管：准备不同型号的气管导管备用，检查导管气囊是否漏气。气管导管远端1/3表面涂上液状石蜡，有助于插入声门减少创伤。如需使用导丝，则将导丝插入导管中，利用导丝将导管塑形，注意导丝不能超过导管远端，以免损伤组织。

③头颈部取适当位置：是插管成功的主要保证。患者取仰卧位，肩背部垫高约10cm，头后仰，颈部处于过伸状态，使口腔、声门、气管处于一条直线上，有利于插入气管插管导管。即使在紧急情况下，利用片刻时间调整患者体位也十分必要。

④预充氧、人工通气及生命体征监测：在准备插管的同时，应利用面罩和手动呼吸机或麻醉机，给患者吸入纯氧，同时给予人工通气，避免缺氧和CO_2潴留。当脉搏血氧饱和度（SpO_2）在90%以上（最好在95%以上）才能开始插管。如果插管不顺利，或SpO_2低于90%，特别是低于85%，应立即停止操作，重新通过面罩给氧，并进行人工通气，直到血氧饱和度恢复后，再重新开始。插管前、插管过程中及插管后均应密切监测患者心电图和SpO_2。

⑤插入喉镜、观察和清洁上呼吸道：操作者在患者头端，左手持喉镜，从患者口腔右侧插入，将舌头推向左侧。喉镜应处于口腔正中，观察口咽部。如果有分泌物则需充分抽吸，以免影响插管的视野。

⑥观察声门的解剖标志物：会厌和杓状软骨是声门的解剖标志物，会厌位于声门上

方（前方），杓状软骨位于声门的下方（后方），两者之间即为声门。将喉镜插入会厌与舌根之间或插入会厌下方，向前上方挑起，就将会厌挑起，一般首先看到杓状软骨，再用力上挑，则可看到声带。气管插管时并非一定要看到声带，只要看到杓状软骨，甚至看到杓状软骨下方的食管，即可判断声门的位置进行插管。

⑦插入气管导管和调节导管深度：观察到声门或声门的解剖标志后，右手持气管导管，将导管插入声门。调整导管深度，避免插入过深，进入主支气管，注意双侧呼吸音是否对称。一般情况下，男性患者插入深度为距离门齿24~26cm，而女性为20~22cm。给气囊充气，将气管导管接呼吸机或麻醉机，实施机械通气，并吸入纯氧。使用导丝者，在气管导管插入声门后，一边送导管，一边将导丝拔出。

⑧确认导管插入气管：主要通过以下手段：用听诊器听胸部和腹部的呼吸音，胸部呼吸音较腹部强；监测患者呼出气CO_2浓度，如插入气管，则可见呼气时呈CO_2的方波；对于有自主呼吸的患者，可通过麻醉机的气囊收缩，确认导管插入气管。

⑨固定导管：将牙垫插入口腔，此时才可将喉镜取出，用蝶形胶布将气管导管和牙垫一起固定于面颊部及下颌部。

⑩拍摄X线胸片，进一步调整导管位置：气管导管远端与隆突的距离应当为3~4cm。根据胸片，调整导管深度，同时可观察患者肺部情况及是否并发气胸。

气管插管为创伤性操作，如果插管前能判断患者可能出现插管困难，则在人力和插管方法上可提前准备，以免不必要的反复，避免发生严重并发症。判断插管困难的主要手段如下：**观察咽部结构的可见程度**：让患者将舌头伸出或将舌拉出，观察咽部结构，如果能看到咽峡、软腭、腭垂，则插管可能较容易，如看不到，插管可能会遇到困难；**评价寰椎-枕骨关节的活动度**：患者将口张开，上牙列水平与枕骨平行，然后将头部后仰，使下牙列水平与枕骨平行，头后仰的角度可反映寰椎-枕骨关节活动角度。正常情况下，活动角度应大于35°，如活动角度降低1/3，则插管困难；**测定颏部与舌骨之间的距离**：正常大约为三横指，不足则提示插管困难；**评价下颌骨-颞骨关节活动度**：患者张口，沿上下门齿方向插入手指，正常能够插入三横指，如不能则提示插管可能遇到困难。

另外，常规气管插管困难时可考虑以下方法：

①经纤维支气管镜（简称纤支镜）诱导：首先将气管导管套在纤支镜上，纤支镜经口或经鼻插入声门上方，然后在直视下将气管导管插入气管。也可将纤支镜经声门插入气管，然后再将气管导管插入气管，之后可拔出纤支镜，将气管导管固定。该方法适用于常规插管困难、声带解剖位置异常、下颌和颈部活动受限等情况。如上呼吸道解剖结构异常，或有大量分泌物、呕吐物、血液潴留时，局部结构就难以看清，纤支镜就很难发挥作用。该方法插管可靠，但耗时较长，因此心肺复苏等紧急情况下不宜采用。

②逆行插入法：颈部皮肤消毒并局麻后，穿刺环甲膜，将一导丝向患者头端插入气管，然后经声门从口腔或鼻腔穿出。将导引管沿导丝插入气管，拔出导丝，再经导引管将气管导管插入气管。此方法主要用于直视下声门不清等情况。由于操作时间长，不适于紧急插管。硅胶弹性导引条：导引条可弯曲，而且远端可塑形。在直视下看到会厌后，避开食管，将导引条送入声门，然后沿导引条将气管导管插入气管。此方法比常规插管多花10~20s，但成功率更高。

③经皮扩张气管切开术：该方法近年来兴起，在危重症医学领域的应用与日俱增。

具体操作方法：颈部消毒麻醉后，在环状软骨与第一气管软骨环之间或在第1、2气管软骨环之间穿刺，插入导丝，然后依次使用由细到粗的扩张导管扩张穿刺口。之后插入气管切开套管。该方法操作简单、创伤性小，但操作时间较长，不宜用于紧急插管。

④环甲膜切开术：环甲膜切开可通过手术切开也可利用Seldinger穿刺法。紧急情况下，也可直接用大针穿刺。由于操作简单，能迅速建立人工气道，环甲膜切开术可用于紧急情况下建立人工气道。但急诊环甲膜切开的并发症较多，如声门下狭窄、局部感染、出血、逆向插管或气管切开套管植入困难、甲状软骨骨折等。

(2) 气管切开：于颈部第2、3、4气管软骨前壁处，经消毒局麻，切开皮肤，分离皮下组织及肌肉组织，直至气管软骨环，做一"T"形切口，插入气管切开套管，用固定带固定于颈部。与气管插管比较，气管切开套管易于固定，患者易于耐受，便于吸痰及口腔护理，并能自己进食。

4. 人工气道对患者的影响

(1) 破坏呼吸道正常的防御机制：正常情况下，机体通过上呼吸道的防御机制（湿化、滤菌、咳嗽、纤毛运动及杀菌等），防止细菌进入下呼吸道，使下呼吸道保持无菌状态。人工气道的建立，跨过了上呼吸道，使下呼吸道与外界直接相通，结果使气管支气管树易于受到细菌感染，易使肺部感染。

(2) 抑制正常的咳嗽反射：气管插管导管经过声门，使声带不能有效关闭，而气管切开套管的气体通道又不经过声门，结果使咳嗽反射受到影响，患者不能有效咳嗽。其后果是大量分泌物在大气道潴留，误吸的分泌物也不能有效排出，极易发生肺部感染和呼吸道梗阻。

(3) 影响患者语言交流：带有气管插管导管或气管切开套管的患者均不能发声，影响语言交流，常使患者感到孤独和恐惧。在ICU的特殊环境下尤为如此，应引起医生注意。可采用写字板等方式与患者交流。

(4) 患者的自尊受到影响：对于神志清楚的患者，人工气道的建立常使患者自尊心受到伤害，经过"管子"呼吸、大量分泌物从"管子"直接排除、不能说话等均使患者感到难堪。帮助患者建立自信是必要的。

二、人工气道的管理

1. 人工气道气囊的管理

(1) 气囊压力的调整：由于气囊压力是决定气囊是否损伤气管黏膜的重要因素，调整气囊压力特别重要。

①气道黏膜与最小封闭压力：正常成年人气管黏膜动脉灌注压大约为30mmHg，毛细血管静脉端压力为18mmHg，淋巴管压力为5mmHg。因此可推断，气囊压力高于30mmHg时，气管黏膜血流完全阻断，可引起黏膜缺血；当气囊压力高于18mmHg时，将引起气管黏膜静脉回流受阻出现瘀血；当气囊压力高于5mmHg时，将阻断淋巴回流，引起黏膜水肿。理想的气囊压力为有效封闭气囊与气管间隙的最小压力，常称为"最小封闭压（MOP）"，相应的容积称为"最小封闭容积（MOV）"。

②寻找MOV或MOP的基本步骤：将听诊器置于颈部喉及气管部位，给气囊充气至周围完全不漏气。正压通气时，逐渐从气囊抽气，直到吸气压力到达峰值时出现少量漏气

为止。然后再注入0.25~0.5ml气体，此时气囊容积为MOV，压力为MOP。对于自主呼吸或接受持续气道正压（Continuous Positive Airway Pressure，CPAP）治疗的患者，逐渐从气囊抽气至呼气期有少量漏气为止，然后再注入0.25~0.5ml气体。

（2）气囊定期放气的问题：因为气囊放气5min仍不可能恢复局部血流，且需要呼气末正压（Positive end-expiratory Pressure，PEEP）较高的呼吸衰竭患者，气囊放气导致肺泡通气量不足，PEEP不能维持，另外易引起声门下分泌物误吸的问题，故目前不建议气囊定期放气-充气。

2. 人工气道湿化

（1）呼吸道湿化的重要性：生理条件下，吸气过程中，通过上呼吸道的加温和加湿作用，使干燥、温度较低的空气逐渐转化为湿润和温暖的气体，最终到达肺泡，参与气体交换。人工气道建立后，使危重症患者在吸气过程中丧失了上呼吸道对吸入气体的加温加湿作用，结果吸入气的湿化和加温功能由气管支气管树黏膜来完成，易引起黏膜干燥、分泌物黏稠，形成痰栓，从而导致黏膜纤毛摆动受损，黏液移动受限；气管支气管黏膜上皮发生炎症性改变甚至坏死；黏膜分泌物潴留，进而形成痰痂，严重者可导致气管梗阻；细菌易浸润气管黏膜，导致肺部感染；黏稠分泌物阻塞小气道，易发生肺不张。

（2）呼吸道湿化的常用手段

①细菌过滤器：具有细菌过滤功能的热湿交换器，放置在人工气道和呼吸机管路之间，既可截留呼出气体的热量和水分，有效利用患者呼出气的湿度，给吸入气体加温加湿，保证呼吸管路干燥，避免细菌滋生；又可过滤和吸附呼出气中的细菌，降低呼吸机相关性肺炎的发生率，也减少了护士工作量，减少了交叉感染的机会。

②湿化器：利用水加热产生水蒸气，对吸入气体进行加温加湿，经湿化器加温加湿，气体达到患者时，温度保持在35~37℃，相对湿度应达到100%。

③雾化器：通过超声雾化器或在呼吸机吸气管道中串联入射流雾化器，定期进行雾化吸入。溶液为生理盐水，可根据情况加入支气管扩张剂等，以利于痰液排出和降低气道阻力。

④气管内滴入生理盐水：吸痰前，气道注入生理盐水，每次5~10ml，并根据分泌物的量、黏稠度及抽吸情况，决定注水次数，反复抽吸直到气道分泌物基本被消除。

三、人工气道的并发症及处理

1. 人工气道梗阻：常见原因为导管扭曲、气囊疝出而嵌顿导管远端开口、痰栓或异物堵塞管道、管道塌陷、管道远端开口嵌顿于隆突、气管侧壁或支气管。处理：调整人工气道位置，气囊气体抽出，试验性插入吸痰管，如气道梗阻不能缓解，则应立即拔除气管插管或气管切开套管，然后重新建立人工气道。重新建立人工气道后，气道压力仍很高，呼吸机不能进行有效的机械通气，则应考虑张力性气胸。当然，积极采取措施防止气道梗阻可能更重要。

2. 呼吸道出血：常见原因包括气道抽吸、肺部感染、急性心源性肺水肿、肺栓塞、肺动脉导管嵌顿、呼吸道腐蚀、血液病。一旦出现气道出血，应针对原因及时处理。

3. 气囊漏气：对于接受机械通气治疗的危重患者，气囊漏气是很危险的，如能及时发现，立即处理不会造成严重后果。未及时处理，可造成通气量不足，引起CO_2潴留和低氧血症，严重时危及生命。

4. 气管切开常见并发症：早期有出血、气胸、空气栓塞、皮下气肿和纵隔气肿；后期并发症主要包括切口感染、气管切开后期出血、气道梗阻、吞咽困难、气管食管瘘。

5. 人工气道拔除后的并发症有喉头水肿和气管狭窄。

四、人工气道的拔除

1. 拔管指征
（1）引起上呼吸道梗阻的因素已去除。
（2）气道保护性反射已恢复。
（3）具有呼吸道清洁能力。
（4）已撤离呼吸机。

2. 拔除方法
（1）让患者了解拔管的必要性和安全性，消除患者心理负担，使其充分合作。
（2）彻底、充分地吸引气道分泌物，之后清除口咽及鼻咽分泌物。
（3）提高FiO_2，增加体内氧储备。
（4）让患者深呼吸数次或通过手动气囊予以复张萎陷之肺泡。
（5）将吸痰管置于气管插管导管中，边抽吸，边气囊放气，并快速拔除气管插管导管。
（6）拔管后采用合适的氧疗措施。
（7）立即评价患者呼吸道是否通畅，有无梗阻的症状，有无喘鸣及呼吸困难，鼓励患者深呼吸。
（8）为防止声门及声门下水肿，在拔管前可给予肾上腺素雾化吸入或地塞米松雾化或静脉注射。

（冯星火）

第五节 机械通气

机械通气是指借助机械的力量，使空气、氧气或空氧混合气进入肺内，维持或改善肺泡通气，纠正CO_2潴留和缺氧。机械通气从仅作为肺脏通气功能的支持治疗开始，经过多年来医学理论的发展及呼吸机技术的进步，已经成为涉及气体交换、呼吸做功、肺损伤、胸腔内器官压力及容积环境、循环功能等，可产生多方面影响的重要干预措施，并通过提高氧输送、肺脏保护、改善内环境等途径成为多器官功能障碍综合征的重要治疗手段。

一、机械通气的病理生理目的及临床目标

1. 机械通气的病理生理目的
（1）支持肺泡通气：使肺泡通气量达到正常水平，将$PaCO_2$水平维持在基本正常的范

围内；但对于颅内高压的患者，往往需要肺泡通气量高于正常水平，使$PaCO_2$低于正常，以降低颅内高压；而对于急性呼吸窘迫综合征（ARDS）患者，应采用低于正常的肺泡通气量，以达到防止呼吸机相关性肺损伤之目的。

（2）改善或维持动脉氧合：在吸入氧气浓度（FiO_2）适当的条件下，使动脉血氧饱和度（SaO_2）＞90%（相当于PaO_2＞60mmHg）。由于组织氧输送是由PaO_2、血红蛋白和心排出量共同决定的，过分强调PaO_2达到正常水平对机体并无益处。

（3）维持或增加肺容积：吸气末肺脏的充分膨胀，即维持吸气末肺容积，可预防和治疗肺不张及其相关的氧合、顺应性、防御机制异常。通过应用PEEP，维持或增加功能残气量，可用于治疗术后低氧血症和ARDS。

（4）减少呼吸功：机械通气做功使患者呼吸肌做功减少，降低呼吸肌氧耗，改善其他重要器官或组织氧供。

2. 机械通气的临床目标

（1）通过改善肺泡通气量、增加功能残气量、降低氧耗，可纠正低氧血症和组织缺氧。

（2）纠正严重的呼吸性酸中毒，但$PaCO_2$并非一定要降低至正常水平。

（3）缓解缺氧和CO_2潴留引起的呼吸窘迫。

（4）防止或改善肺不张。

（5）防止或改善呼吸肌疲劳。

（6）保证镇静药和肌松药使用的安全性。

（7）减少全身和心肌氧耗。

（8）通过控制性过度通气，降低颅内压。

（9）胸壁完整性受损的情况下，机械通气可促进胸壁稳定，维持通气和肺的膨胀。

二、机械通气的适应证和禁忌证

1. 适应证：成年患者的呼吸生理指标符合以下任何一项时，均需开始机械通气治疗：

（1）自主呼吸频率高于正常3倍或低于正常1/3。

（2）潮气量（Tidal Volume，V_T）低于正常1/3。

（3）生理死腔通气量/V_T高于60%。

（4）肺活量＜10~15ml/kg。

（5）$PaCO_2$＞50mmHg（慢性阻塞性肺疾病除外），且有继续升高的趋势或出现精神症状。

（6）PaO_2＜正常的1/3，或肺泡-动脉氧分压差＞50mmHg（吸空气）或＞300mmHg（吸纯氧）。

（7）最大吸气负压＜25cmH_2O。

这些指标虽然是很重要的，但患者是否需要机械通气治疗，关键还要根据患者的病情结合医生的临床经验来综合判断。

2. 禁忌证：一般认为机械通气没有绝对的禁忌证，但有一些特殊疾病，应首先做必要的处理才能进行机械通气，或需采用适当的机械通气手段，否则可能带来不良影响。

（1）张力性气胸或气胸：气胸患者接受机械通气治疗，易发生张力性气胸，而张力性气胸患者接受机械通气治疗，则会进一步恶化。因此，这类患者接受机械通气前或同时必须采取胸腔闭式引流。

（2）大咯血或严重误吸引起的窒息性呼吸衰竭：大咯血或严重误吸引起的窒息，不宜立即用呼吸机进行正压通气，因为气道被血块或误吸物阻塞，正压通气会把血块或误吸物压入小支气管而易发生肺不张，对以后治疗和恢复不利。应首先采取措施，将血块或误吸物清楚，再进行正压通气。当然，不能一味地强调清除血块和误吸物而导致患者通气不足和缺氧，在清除误吸物的同时，应保证供氧。

（3）伴肺大疱的呼吸衰竭：肺大疱患者接受机械通气时，大疱内压力可升高而引起大疱破裂，引起张力性气胸。这类患者使用呼吸机应注意患者肺大疱的程度、范围及是否有气胸的病史，正压通气的压力应尽可能低，而且在机械通气过程中，应密切注意观察患者生命体征和肺部体征，以防发生气胸。一旦发生气胸，应立即进行胸腔闭式引流。

（4）严重心力衰竭的继发性呼吸衰竭：目前认为严重心力衰竭患者如并发呼吸衰竭也可实施机械通气，但机械通气有可能加重心力衰竭，因此需要选择适当的机械通气模式，将机械通气对循环的影响降到最低，并密切观察循环的改变，必要时应持续监测血流动力学。

三、呼吸机的参数设置

1. V_T：是机械通气时首先考虑的问题。容量控制通气（Volume Controlled Ventilation，VCV）时，V_T设置的目标是保证足够的通气，并使患者较为舒适。成人V_T一般为5~15ml/kg，8~12ml/kg是最常用的范围。V_T的设定应考虑患者的肺顺应性、气道阻力、呼吸机管道的可压缩容积、氧合状态、通气功能和发生气压伤的危险性。为防止发生气压伤，在V_T设置过程中，一般要求气道平台压不超过30cmH$_2$O。对于压力控制通气（Pressure Controlled Ventilation，PCV），V_T的大小取决于预设的压力水平、患者的吸气力量及气道阻力。

2. 机械通气频率：成人机械通气频率可设置为8~20次/min。对于急慢性限制性通气功能障碍患者，应设定较高的机械通气频率（20次/min或更高）。机械通气15~30min后，应根据PaO$_2$、PaCO$_2$和pH值进一步调整通气频率。此外，机械通气频率不宜设置过快，以免肺内气体闭陷，产生内源性PEEP（PEEPi）。一旦产生PEEPi，将影响肺通气/血流比值，增加患者呼吸功，气压伤的危险性也增加了。

3. 吸气流速：许多呼吸机需要设定吸气流速，设置过程中应注意以下几点：①容量辅助/控制（Assist/Control，A/C）通气时，如患者无自主呼吸，则吸气流速应低于40L/min；如患者有自主呼吸，则理想的吸气流速应恰好满足患者吸气峰流速的需要。根据患者吸气力量的大小和每分通气量，一般将吸气流速调至40~100L/min。由于吸气流速直接影响患者的呼吸功和人机配合，应引起重视。②PCV时，吸气流速峰值由预设压力水平和患者吸气力量同时决定，当然，吸气流速峰值受呼吸机性能的限制。

4. 吸呼比（I：E）：机械通气时，I：E的设定应考虑机械通气对患者血流动力学的影响、氧合状态、自主呼吸水平等因素。①存在自主呼吸的患者，呼吸机辅助呼吸时，呼吸机送气应与患者吸气相配合，以保证两者同步。一般吸气需要0.8~1.2s，I：E为1：2~1：1.5。②对于控制通气的患者，一般吸气时间较长、I：E较高，可提高平均气道压，改善氧合。但延长吸气时间，应注意监测患者血流动力学改变。③吸气时间延长，患者不易耐受，往往需要使用镇静药、肌松药。而且，呼气时间过短可导致PEEPi，加重对循环的干扰。

5. 气流模式：许多呼吸机有多种气流模式可供选择。常见的有减速气流、加速气流、方波气流和正弦波气流。气流模式的选择只适用于VCV模式。PCV和支持通气时，呼吸机均提供减速气流，使气道压迅速达到设定的压力水平。

6. FiO_2：机械通气时，FiO_2的设置一般取决于PaO_2的目标水平、PEEP水平、平均气道压和患者血流动力学状态。由于吸入高浓度氧可产生氧中毒性肺损伤，一般要求$FiO_2<60\%$。但在FiO_2的选择上，不但应该考虑到高浓度氧的肺损伤作用，还应考虑气道和肺泡压力过高对肺的损伤作用。对于氧合严重障碍的患者，应在充分镇静肌松、采用适当水平PEEP的前提下，设置FiO_2，使动脉血氧饱和度>88%~90%。

7. 触发灵敏度：目前，呼吸机触发灵敏度机制有压力触发和流量触发两种。由于呼吸机和人工气道可产生附加阻力，为减少患者的额外做功，应将触发灵敏度设置在较为敏感的水平上。一般情况下，压力触发的触发灵敏度设置在-2.0~$-0.5cmH_2O$，而流量触发的触发灵敏度设置在1~3L/min。根据临床研究，与压力触发相比，流量触发能进一步降低患者的呼吸功，患者更为舒适。当触发灵敏度设置过于敏感时，气道内微小的压力和流量改变即可引起误触发，导致人-机对抗。

8. PEEP：应用PEEP的主要目的是增加肺容积，避免肺泡过度膨胀，消除剪切力，减轻肺损伤，改善通气/血流比值，纠正低氧血症。另外，PEEP还能抵消PEEPi，降低PEEPi增加的吸气触发功。在临床上常用的PEEP选择方法有以下几种：静态压力-容积（P-V）曲线低拐点（LIP）法、静态P-V曲线呼气支拐点、测定肺复张容积、氧合法、氧输送法。但部分患者静态P-V曲线的吸气支不存在LIP，呼气支拐点临床测定困难，影像诊断技术发展使得CT可以准确测定肺复张容积，但不能在床边完成详细评估不同水平PEEP的肺复张效应。氧输送法是选择PEEP的"金标准"，最大氧输送对应的PEEP为最佳PEEP，不足的是需要不断测定血流动力学，反复查血气，可操作性差，临床有一定困难。应用PEEP可增加气道峰压和平均气道压，减少回心血量，降低心输出量和肝肾等重要脏器的血流灌注，增加静脉压和颅内压；而高气道峰压会增加呼吸机相关性肺损伤的危险。因为应用PEEP有两面性，所以临床应用时要掌握适应证，并注意选择最佳PEEP水平。

四、机械通气呼吸模式及其优缺点

机械通气时，通气模式是主要的需要预设的呼吸机参数之一，需要根据患者的病情进行调整。机械呼吸类型可分为4类：指令（控制）、辅助、支持、自主呼吸。分类依据有3点：由什么来触发通气；通气期间吸气流速如何运行或限制；通气由什么来切换（如何结束吸气）。所谓"机械通气模式"实际上就是指令、辅助、支持和自主呼吸的理想结合和不同组合。

1. 基本通气模式

（1）控制通气（Controlled Ventilation, CV）：又称指令通气，呼吸机以预设频率定时触发，并输送预定潮气量。即呼吸机完全代替患者的自主呼吸。换句话说，患者的呼吸方式（呼吸频率、潮气量、吸呼时比和吸气流速）完全由呼吸机控制，由呼吸机来提供全部呼吸功。容量控制通气时需要设置的参数可以包括：潮气量（ml）或分钟通气量（L/min）、吸气流速（L/min）、呼吸频率（b/min）、PEEP（cmH$_2$O）、FiO$_2$（%）、吸呼比、吸气末暂停时间（s）或吸气末暂停百分比（%）、触发灵敏度等。

（2）辅助通气（Assisted Ventilation，AV）：是在患者吸气用力时依靠气道压的降低（压力触发）或流量的改变（流量触发）来触发，触发后呼吸机即按预设潮气量（或吸气压力）、频率、吸气和呼气时间将气体传送给患者。正确应用AV的关键是恰当预设潮气量和触发灵敏度。预设潮气量过大或自主呼吸频率过快可导致通气过度。压力触发敏感度一般设置于-1.5~-0.5cmH$_2$O水平，采用流量触发时设置触发敏感度1~3L/min。由机器和患者控制时相的变化结合定义呼吸类型如表1-5-1。

表1-5-1 机器和患者控制时相的变化结合定义呼吸类型

通气方式	触发	限制	切换
指令（控制）	机器	机器	机器
辅助	患者	机器	机器
支持	患者	机器	患者
自主	患者	患者	患者

（3）压力预设通气和容积预设通气：正压通气可分为"定压"和"定容"两大类，定压型通气以气道压来管理通气，当吸气达预设压力时，吸气停止，转为呼气。故定压型通气时，气道压是独立参数，而通气容积是从属变化的，与肺顺应性和气道阻力相关。实际上，许多通气模式如PCV、气道压力释放通气（Airway Pressure Release Ventilation，APRV）、定压型同步间歇指令通气（PC-SIMV）、压力支持通气（Pressure Support Ventilation，PSV）、PC-SIMV加PSV等，都是在定压通气基础上改进的，故统称为压力预设通气（Pressure Preset Ventilation，PPV）。定容通气预设通气量和流速限制（正弦波、减速或恒速波型），呼吸机送气达预设容积后停止送气，依靠肺胸的弹性回缩力被动呼气。定容通气时，气道压和肺泡内压是从属变化的，故应监测气道压并设置报警限制。定容通气构成了VCV、间歇指令通气（Intermittent Mandatory Ventilation，IMV）和同步间歇指令通气（Synchronized Intermittent Mandatory Ventilation，SIMV）的基础，故可将它们统称为容积预设通气（Volume Preset Ventilation，VPV）。

2. 常用的机械通气模式

（1）A/C：A/C模式大多以容量转换型通气来实行，应用容量转换A/C时，需预设触发敏感度、V$_T$、频率（备用频率）、吸气流速和流速波型。近年来已有呼吸机以压力转换型通气来实现A/C。此时需预设的呼吸机参数有触发敏感度、压力水平、吸气时间（Ti）和通气频率（备用频率）。该模式的优点是既有控制通气的安全性特点，又使呼吸机与患者呼吸同步，支持患者的每一次呼吸。不足之处在于：由于峰值流速不足，触发灵敏度低，使患者额外做功，总呼吸功增加，对自主呼吸较强的患者尤为突出；清醒、非镇静患者往往不能耐受，需要用镇静剂使患者与呼吸机协调同步；常发生过度通气及呼吸性碱中毒；慢性阻塞性肺疾病患者应用A/C模式通气，往往使肺内气体闭陷加重；当同时有压力限制时，患者气道阻力增加、自主呼吸加强或人-机对抗时，V$_T$就难以保证。

（2）SIMV：呼吸机的送气方式与A/C方式相似，一般在触发窗内，如患者有吸气触发，则按预设的V$_T$、气体流速、吸气时间给患者送气；若无吸气触发，则在该指令通气周期结束后按预设条件强制给患者送气。其主要优点是既保证了指令通气，又使患者不同程度地通过自主呼吸做功；通过调节指令通气的频率，既可减少患者做功，又可增加患者做功，是很好的撤机手段。不足之处表现在：与A/C方式相似，常发生过度通气及呼吸性碱中毒；患者往往需要额外做功，使呼吸功明显增加；慢性阻塞性肺病患者应用SIMV模式通气，可使肺内气体闭陷加重。

（3）PCV：应用PCV模式需设置的参数有PC水平、触发灵敏度、机械通气的频率、I:E等。其优点在于：具有控制通气的安全性；气流模式为减速气流，吸气早期流速较高，有助于使萎陷的肺泡复张，同时该气流模式比较符合患者的生理需要。不足之处表现为：V_T不稳定是最需要注意的问题，V_T不仅与PC水平有关，还与肺顺应性、气道阻力等因素有关，需持续监测V_T；清醒、非镇静患者往往不能耐受，需要用镇静剂使患者与呼吸机协调同步；易发生过度通气及呼吸性碱中毒。

（4）PSV：是一种辅助通气模式，提供的气流方式可与患者的吸气流速需要相协调，可根据患者的病理生理及自主呼吸能力改变调整PS水平，提供恰当的呼吸辅助功。同步性能良好，通气时气道峰压和平均气道压较低，可减少气压伤等机械通气的并发症。需设置的参数为预设的压力水平和触发灵敏度，部分呼吸机可设置吸气时压力升高的速度。优点：呼吸主要由患者自己控制，人-机对抗比SIMV和A/C模式少，患者较为舒适；PS水平越高，呼吸机做功越多，患者做功越少，可根据患者的V_T和呼吸频率来选择PS的水平；应用5~12cmH₂O的PSV时，呼吸机做功可完全克服气管插管和按需阀的附加阻力，减少患者做功；通过调节PS支持水平，患者可完全不做功，也可逐渐增加做功水平，有利于呼吸肌的锻炼；PSV有助于撤机困难患者尽早撤机。最大的缺点是V_T不固定，影响因素较多，除了持续监测V_T外，还应设置救命通气（back-up）。当患者气道阻力增加或肺顺应性降低时，如不及时增加PS水平，就不能保证足够潮气量，因此，呼吸力学不稳定或病情在短期内可能迅速变化者应慎用PSV。此外，呼吸中枢驱动受抑制或不稳定的患者也应避免应用PSV。

（5）CPAP：为自主呼吸患者提供持续气道正压，此模式通气可通过按需阀系统和持续高流量系统两种系统实施。按需阀系统需设置压力水平和触发灵敏度，持续高流量系统需设置气流域值和基础气流。其优点是可增加肺容积，促进萎陷的肺泡复张，减少呼吸功，改善氧合，也能抵消PEEPi或动态肺过度通气。不足之处表现为：CPAP水平过高可引起肺过度充气和呼气功增加；当肺过度充气时，如患者不耐受，则可明显增加吸气功；如使用按需阀系统，PEEP阀的气流阻力增高，则增加呼气做功。

（6）双相气道正压通气（Biphasic Positive Airway Pressure，BIPAP）：APRV是在CPAP系统中呼气端增加一个压力释放阀构成，BIPAP是对APRV改进而成的、可保留自主呼吸的PCV模式，是一种定时改变CPAP水平的CPAP系统，可调节吸气、呼气时间，调节高压、低压。目前认为BIPAP是实施低V_T通气的最佳模式，具有明显的优点：平均气道压低，可防止气压伤的发生；通过保持不同水平的CPAP，能更有效地促进萎陷肺泡复张，改善氧合；由于双向压力和吸呼比可随意调整，具有更大的使用范围；可保留自主呼吸，对循环干扰小，并能减少镇静及肌松药的使用。

（7）压力调节容积控制通气（Pressure Regulated Volume Control Ventilation，PRVCV）：PRVCV兼具PCV和VCV两种模式的特点。主要优点：人-机协调好，可减少或避免应用镇静剂或肌松剂；潮气量恒定，可保障自主呼吸力学不稳定患者的通气安全，避免了应用PCV时应密切监测潮气量和频繁调整吸气压力的需要；吸气流速波型为减速波，气道阻塞时可减少涡流，从而减少压力消耗，降低吸气峰压。但预设吸气压力水平不能太低，否则可因微电脑自动调整吸气压力的范围太小而难以达到预设潮气量。

（8）容积保障压力支持通气（Volume-Assured Pressure Support Ventilation，VAPSV）：VAPSV是将PSV和容积辅助通气（VAV）结合，以便提供比VAV更好的吸气流速，减少患者的呼吸负荷，同时为患者提供恒定潮气量。与VAV比较，VAPSV不仅可保障预设潮气量，而且患者的通气负荷、呼吸驱动显著降低，呼吸窘迫者降低更明显，说明VAPSV可改善自主呼吸和机械通气间的协调性，降低呼吸功的隐性消耗，提高通气效率。

五、正压通气对人体生理功能的影响

1. 对呼吸生理的影响

（1）增加肺泡通气量：机械通气时可扩张气道和肺泡，增加肺容量，使肺泡通气量增加。肺泡通气量不仅与潮气量和呼吸频率有关，而且与无效腔/潮气量（V_D/V_T）比值相关。潮气量增加则减小V_D/V_T的比值（最好维持在0.3~0.4），可改善肺泡通气。但是如潮气量太大，V_D/V_T则少于0.3，产生通气过度并增加循环的负担。

（2）肺内气体分布：机械通气时进入气体的分布取决于呼吸道内压力、气道阻力和局部组织的弹性。纵隔及中间部位的支气管周围肺组织充气较多，边缘肺组织充气相对较少，相同压力下，气道阻力低和弹性好的肺泡先充气、充气量也较多；而气道阻力高和弹力差的肺泡充气慢、充气量也少。此外机械通气时，气流通过分支曲折的呼吸道，吸气流速愈高，就愈容易形成涡流，可增加气道阻力，加重气体分布不均。如适当延长吸气时间或吸气末加压，则可使吸入气体分布均匀。

（3）对通气/血流比值的影响：正常人在自主呼吸时，因重力影响可引起胸腔内压力梯度的变化，有利于吸入气体分布到肺下部。机械通气时，这种压力梯度被改变，全肺可发生通气分布不均。由于重力影响，肺血流在肺下垂部位分布较多，所以机械通气时可产生较大的通气血流比值失调，表现为生理死腔增加和通气血流不均增加。

（4）对呼吸动力的影响：①增加肺顺应性：机械通气后肺泡通气增加，减轻肺脏充血及肺水肿，复张萎陷的肺泡，改善肺泡弹性，从而增加肺顺应性。②降低气道阻力：扩张细支气管；增加肺泡充气，提高肺泡压力，增加咳嗽和排痰效能，保持气道通畅；缺氧缓解，呼吸性酸中毒的纠正，可使细支气管舒张；如应用较慢的呼吸频率、较大潮气量、控制吸气流速，也可使气道阻力相对下降。③减少呼吸功：机械通气应用适当，由于呼吸肌的工作被代替，呼吸功减少，氧耗量也降低，循环负担可减少。但是如呼吸机应用不当，自主呼吸与呼吸机拮抗，呼吸功反可增加。

2. 对循环系统的影响：机械通气对循环功能的影响程度与机械通气的条件和患者代偿能力等多方面因素有关。机械通气对循环的影响主要取决于以下两个因素：

（1）胸腔内压力升高：机械通气使胸腔内压力升高，导致静脉回流减少，心脏前负荷降低，其综合效应往往是心输出量降低，血压降低。血管容量相对不足或对前负荷较依赖的患者尤为突出。常在机械通气开始时，增加PEEP水平或延长吸气时间时出现血压降低，快速输液或通过调整通气模式降低胸腔内压，多能使低血压改善。另外，由于机械通气使患者胸腔内压力与胸腔外压力差增大，导致心脏后负荷降低。对于某些充血性

心衰的患者，机械通气一方面可降低前负荷，同时又可降低后负荷。由此可见，机械通气有助于改善这类患者的心功能。

(2) 肺血管阻力升高：当肺容积接近功能残气量时，肺血管阻力最低。肺容积高于功能残气量或低于功能残气量，均可导致肺血管阻力增加。如采用通气模式恰当，既可使塌陷的肺泡复张，又能避免肺泡过度膨胀，可能使肺血管阻力降低；否则，可导致肺血管阻力增加、肺动脉压力升高、右室压力升高，影响右室功能。同时，由于左心室充盈不足，结果导致室间隔左偏，又损害左心室功能。对于存在肺动脉高压或右心室功能不全的患者，上述情况尤为突出。

3. 对中枢神经系统的影响：机械通气时，如通气过度，$PaCO_2$低于2.67kPa（20mmHg），脑血流量可减少到正常血流量的40%。这与呼吸性碱中毒使脑血管收缩、脑循环阻力增加有关。过度通气减少脑血流量的同时，脑脊液压力也降低，故可降低颅内压。因而临床上可应用机械通气，减少头部创伤后的脑水肿及降低颅内压。另一方面，如果机械通气时应用PEEP，尤其是高水平PEEP时（＞1.96kPa），胸内压增加，中心静脉压也增加，可影响大脑静脉回流，血液淤积在头部，使颅内压升高。为减少这种影响，患者的床头应抬高30°。此外当PEEP突然降低时，颅内压也会增加，故如要停用PEEP，则应以0.196~0.490kPa的量逐渐降低。

4. 对肾功能的影响：缺氧可引起肾功能损害，经机械通气治疗、纠正缺氧后，肾功能损害可好转。但机械通气对肾脏功能有明显影响，主要表现为以下两方面：

(1) 水钠潴留：机械通气引起患者胸腔内压力升高，使静脉回流减少，刺激心房的容量感受器，导致抗利尿激素释放增加，致肾脏集合管对水的重吸收增加，导致机体水钠潴留。

(2) 肾脏灌注减少：机械通气导致静脉回流减少，使心脏前负荷降低，而肺血管阻力增加，又使右心后负荷增加，结果导致心排出量降低，导致肾脏血流灌注减少。

对于肾脏功能不全的患者或肾脏灌注已明显减少的患者，实施机械通气时，应注意机械通气的上述影响，避免肾功能恶化。

5. 对其他脏器系统的影响：机械通气患者可发生胃扩张，主要是人工气道的气囊周围漏气或吞气症所致，应用胃管及胃肠减压可能有效。机械通气患者要达到适当的营养支持比较困难，能量不足可致呼吸肌的分解代谢，增加发生肺炎及肺水肿的危险，过度喂养增加代谢率，亦可增加通气需要。

六、机械通气的并发症

除与气管插管导管或气管切开套管等人工气道相关的喉头水肿、气管狭窄等并发症外，机械通气还可发生与正压通气相关的一些并发症。

1. 呼吸机相关性肺损伤（Ventilator Associated Lung Injury, VALI）：包括气压伤、容积伤、萎陷伤和生物伤。气压伤是由于气道压力过高导致肺泡破裂。因程度不同，临床表现为肺间质气肿、皮下气肿、纵隔气肿、心包积气、气胸等。一旦发生张力性气胸，可危及患者生命，必须立即处理。容积伤是指过大的吸气末肺容积（EILV）对肺泡上皮和血管内皮的损伤，临床表现为气压伤和高通透性肺水肿。萎陷伤是指肺泡周期性开放和塌陷产生的剪切力引起的肺损伤。生物伤即以上机械及生物因素使肺泡上皮和血管内皮损伤，激活炎症反应导致的肺损伤，其对VALI的发展和预后产生重要影响。以上不同类型的VALI相互联系、相互影响，不同原因呼吸衰竭患者可产生不同程度的损伤。为了避免和减少VALI的发生，机械通气时应避免高V_T和高平台压，吸气末平台压不超过30~35cmH$_2$O，以避免气压伤和容积伤，同时设定合适的PEEP，以预防萎陷伤。

2. 呼吸机相关性肺炎（Ventilator Associated Pneumonia，VAP）：VAP在机械通气48h后发生，文献报道大约28%的机械通气患者发生VAP。气管插管或气管切开导致声门关闭功能丧失，机械通气患者胃肠内容物反流误吸是发生VAP的主要原因。一旦发生VAP，会明显延长住院时间，增加住院费用，显著增加病死率。明确VAP的危险因素将有助于预防VAP的发生。一般认为，高龄、高急性生理与慢性健康评分（即APACHE Ⅱ评分）、急慢性肺部疾病、格拉斯哥昏迷评分（GCS）<9分、长时间机械通气、误吸、过度镇静、平卧位等均为VAP的高危因素。因此，机械通气患者没有体位改变的禁忌证时应予半卧位，避免镇静时间过长和程度过深，避免误吸，尽早撤机，以减少VAP的发生。

3. 氧中毒：氧中毒即长时间吸入高浓度氧导致的肺损伤。FiO_2越高，肺损伤越重。但目前尚无FiO_2为0.50引起肺损伤的证据，即可认为FiO_2为0.50是安全的。当患者病情严重必须吸入高浓度氧时，应避免长时间吸入，尽量使FiO_2不超过0.60。

4. 呼吸机相关的膈肌功能不全：呼吸机相关的膈肌功能不全特指在长时间机械通气过程中膈肌收缩能力下降。1%~5%的机械通气患者存在撤机困难，原因很多，其中呼吸肌无力和疲劳是重要原因之一。动物实验证明，机械通气可以导致膈肌功能不全，而临床上由于存在多种因素（休克、全身性感染、营养不良、电解质紊乱、神经肌肉疾病、药物等）可以导致膈肌功能不全，因缺乏机械通气对患者膈肌功能影响的直接证据，因此，临床诊断呼吸机相关的膈肌功能不全很困难。保留自主呼吸可以保护膈肌功能。研究表明，实施控制通气时，膈肌肌电图显示肌肉活动减少，并且具有时间依赖性。随着时间延长，损伤明显加重，保留自主呼吸部分可以减轻呼吸机相关的膈肌功能不全。机械通气患者使用肌松剂和大剂量糖皮质激素可以导致肌病的发生。患者肌肉活检显示肌纤维萎缩、坏死和结构破坏，以及肌纤维中空泡形成。因此，机械通气患者应尽量避免使用肌松剂和糖皮质激素，以免加重膈肌功能不全。总之，呼吸机相关的膈肌功能不全可导致撤机困难，延长机械通气和住院时间，使机械通气患者尽可能保留自主呼吸，加强呼吸肌锻炼，以增加肌肉的强度和耐力；同时，加强营养支持可以增强或改善呼吸肌功能。

5. 使用镇静剂与肌松剂相关的并发症：当机械通气患者不耐受气管插管、人-机对抗或自主呼吸影响氧合时，常应用镇静剂。但镇静剂的应用可导致血管扩张、心输出量（CO）降低、血压降低、心率加快。镇静过度可抑制咳嗽反射，使气道分泌物易发生潴留而导致肺不张和肺部感染。因此，在使用镇静剂的镇静方案时，应对镇静效果进行评价。肌松剂抑制患者运动和咳嗽反射，容易引起分泌物潴留，导致或加重肺部感染。部分肌松剂可引起组胺释放，诱发或加重支气管哮喘，因此，对哮喘患者应选择组胺释放较弱的肌松剂。应用肌松剂时，患者必须处于充分的镇静状态，禁止单用肌松剂。应用肌松剂的患者，通气完全依赖呼吸机，一旦发生呼吸机管道与气管插管脱开或呼吸机发生故障，患者将处于完全无通气的"窒息"状态，将威胁其生命。因此，对于应用肌松剂的患者必须重点护理。

七、机械通气过程的监测

1. 机械通气患者监测通气功能的指标

（1）潮气量：多数呼吸机可直接监测，也可通过呼吸功能仪进行监测。潮气量反映患者通气功能，而吸气潮气量与呼气潮气量的差异可反映呼吸机及气管插管是否漏气。

（2）每分通气量：每分通气量是患者每分钟呼吸所吸入的气体量，为潮气量和呼吸频率的乘积。正常6~8L/min。每分通气量可反映患者通气功能，并指导呼吸机调整。

（3）呼吸频率：呼吸频率是指患者每分钟呼吸次数。正常值为12~20次/min。呼吸频率反映患者通气功能及呼吸中枢的兴奋性。

（4）呼气末二氧化碳：呼气末二氧化碳分压（$PetCO_2$）监测属于无创监测方法，能够反映患者通气功能及循环功能和肺血流情况。监测危重病患者呼出气二氧化碳及呼气末二氧化碳分压能够反映术后患者通气功能，确定气管插管位置，及时发现呼吸机故障，调整呼吸机参数，指导撤机，监测体内二氧化碳的生成量，了解肺泡无效腔和肺血流情况并评价患者循环情况。

（5）动脉血二氧化碳：通过动脉血气分析测定动脉血二氧化碳分压，正常值为35~45mmHg。动脉血二氧化碳分压可反映患者通气功能状态，并可评价和指导机械通气模式的选择和调整。

（6）死腔率：死腔率是患者死腔通气量占潮气量的百分比。正常值<0.3。死腔率可通过呼吸功能监测仪直接监测，也可通过计算获得。常通过监测呼出气平均二氧化碳分压和动脉血二氧化碳分压来计算死腔率。死腔率的监测有助于评价死腔对术后患者通气功能的影响，并寻找死腔增加的原因。

2. 机械通气监测的氧合及换气功能指标

（1）动脉氧分压：该指标反映肺换气功能。动脉氧分压的正常值是标准条件下，即海平面、平静条件下，吸空气时，高于90mmHg。动脉血氧分压可通过动脉血气分析获得。动脉血氧分压的监测可指导术后患者的氧疗和呼吸道管理，也是呼吸机模式和吸入氧浓度调整的重要依据。机械通气患者动脉血气氧合恶化的常见原因见表1-5-2。

表1-5-2 机械通气患者动脉血气氧合恶化的常见原因

种类	常见原因举例
与呼吸机相关	插管（脱位、分泌物阻塞、打结）
肺部基础疾病进展	ARDS、心源性肺水肿、肺炎加重
发生新的医疗问题	气胸
介入或临床操作的影响	气管内吸痰、体位变化、胸部体疗、胸穿、腹透、血透
医源性	支气管扩张剂（可扩张血管致非匹配V/Q恶化）

（2）经皮血氧饱和度（SpO_2）：SpO_2监测是一种无创性的连续的动脉血氧饱和度监测方法。该方法根据氧合血红蛋白与还原血红蛋白在两个不同波长的光吸收作用不同，而且两个波长的光吸收作用都有一个脉搏波部分，利用可见光和红外光的吸收光量不同推

算出SpO_2。正常值＞94%。持续经皮血氧饱和度监测有助于及时发现危重患者出现的低氧血症，指导危重症患者机械通气的模式和吸入氧浓度的调整。

（3）吸入氧分压与吸入氧浓度：吸入氧分压与吸入氧浓度是指吸入气中的氧分压或浓度。呼吸机可直接监测吸入氧浓度，也可通过氧监测仪监测。吸入氧分压可根据吸入氧浓度推算。吸入氧分压=吸入氧浓度×（大气压-水蒸气压）。常用的吸入氧浓度为21%~40%。监测吸入氧浓度的主要目的是保证呼吸机吸入氧浓度的准确性，一方面防止氧浓度过高引起氧中毒，同时可避免氧浓度过低引起危重患者缺氧。

（4）肺内分流：肺内分流是指心排血量中不经过肺毛细血管直接进入体循环的血流。肺内分流可根据肺毛细血管氧含量和动脉血氧含量差值与毛细血管氧含量和混合静脉氧含量差值之比计算。正常值为3%~5%。肺内分流反映肺内通气与血流灌注比例，并能指导机械通气模式的调整。

3. 机械通气患者应监测的呼吸力学参数

（1）气道压力：监测项目包括：①峰值压力，呼吸机送气过程中的最高压力，一般不宜超过35~40cmH_2O。②平台压力，为吸气末屏气（吸气和呼气阀均关闭，气流为零）时的气道压力，与肺泡峰值压力较为接近。③平均压力，为整个呼吸周期的平均气道压力，可间接反映平均肺泡压力。④呼气末压力，为呼气即将结束时的压力，等于大气压或呼气末正压。⑤PEEPi，是患者自身因素或机械通气应用不当引起的，在呼气末肺泡内产生的一定程度的正压。

（2）气道阻力：气道阻力是气体在气道内活动所产生的摩擦阻力，为气道压力差与气体流速的比值。机械通气时，患者的气道阻力为患者气道阻力和气管导管、呼吸机管道阻力的总和。气道阻力可根据呼吸机监测参数（气道峰值压力、吸气平台压力和吸气流速）计算，也可由床边呼吸监测仪直接测定。正常值为3~7$cmH_2O \cdot s/L$。评价术后患者气道阻力，有助于指导撤机和呼吸治疗，并能够对支气管扩张药物的疗效进行客观评价。

（3）肺顺应性：肺顺应性是指单位压力改变所引起相应肺容积的改变，反映肺组织的弹性。肺顺应性分为动态顺应性和静态顺应性。肺动态和静态顺应性均可由床边呼吸功能监测仪直接测定，也可通过呼吸机监测参数计算。动态顺应性的正常值为0.2L/cmH_2O。肺顺应性监测可评价危重病患者肺组织弹性，评价和指导机械通气模式的调整和呼气末正压的应用。

4. 机械通气患者呼吸肌功能评估

（1）最大吸气压和最大呼气压：最大吸气压（MIP）和最大呼气压（MEP）是患者平静呼吸几次后，最大吸气或呼气时的气道压力。为反映全部吸气肌和呼气肌强度的指标。MIP正常值男性为130±32cmH_2O，女性为98±25cmH_2O，MEP正常值男性为230±47cmH_2O，女性为165±29cmH_2O。可利用床边呼吸功能监测仪直接测定，也可利用呼吸机的吸气和呼气保持键测定。MIP的监测有助于评价患者吸气肌功能和指导患者撤机。MIP降低提示吸气肌功能减弱，见于神经肌肉疾病及慢性阻塞性肺疾病等。MEP的监测可评价患者的呼气肌功能及咳嗽、排痰能力。

（2）跨膈压：跨膈压为腹内压与胸内压之差，反映膈肌收缩强度。最大跨膈压的正常值为90~215cmH_2O。跨膈压的监测可评价膈肌的收缩功能，指导机械通气患者撤机，最大跨膈压明显降低提示膈肌疲劳。

八、人-机对抗

人-机对抗是指机械通气患者与呼吸机对抗，即患者呼吸与呼吸机不同步。常表现为人机不同步；V_T突然很小或很大，很不稳定；呼出气CO_2波形不稳定、不规则，有切迹；清醒患者出现烦躁焦虑，不耐受机械通气或气管插管。如处理不当可引起呼吸功耗增加、通气量下降、心脏负荷增加甚至窒息等后果。

1. 人-机对抗的原因

（1）机械通气治疗早期：神志清楚、呼吸急促的病人，在应用呼吸机的早期，由于不太明白呼吸机的治疗目的不能很好合作，易发生人-机对抗。此外气管插管过深，进入右侧支气管，也容易出现人-机对抗。

（2）治疗过程中的病情变化：治疗过程中如果患者需氧量增加或CO_2产生过多，或胸肺顺应性降低、气道阻力增加，致使呼吸功增大或体位变化等，均可造成人-机对抗，具体原因包括：①机械通气时患者咳嗽，易发生气流冲突。②发热、抽搐、肌肉痉挛耗氧量增加，CO_2产量增多，原来设定的MV和FiO_2已不能满足机体需要。③疼痛、烦躁、体位改变腹肌张力及胸肺顺应性改变，吸气压力增高，自主呼吸频率增快。④发生气胸、肺不张、肺栓塞、支气管痉挛等。⑤心脏循环功能发生改变。

（3）患者以外的原因：①呼吸机的同步触发灵敏度调节不当或失灵，致使触发时间延长以至不能触发。②人工气道被分泌物阻塞，回路管道内积水过多，PEEP阀发生故障等。③气道或通气管道漏气，不能触发同步供气；并且通气量不足，体内CO_2潴留，自主呼吸增快。

2. 人-机对抗的处理

（1）紧急处理步骤：立即脱开呼吸机；利用人工气囊或简易呼吸机给患者人工辅助呼吸，吸入气体应当为纯氧；进行快速的体格检查，特别是心肺功能检查；注意生命体征的监测指标改变；如果患者生命垂危，则立即处理可能的原因，如气道梗阻或张力性气胸；如果患者情况改善，则就有关原因逐项分析，针对病因处理。

（2）针对原因处理：①对于因机体耗氧增加及CO_2产生增多引起的人-机对抗，可通过适当增加呼吸机通气量和FiO_2，调节吸气速度、I：E、PEEP值等来解决。②对于烦躁、疼痛、精神紧张引起的对抗，可给予镇静、止痛剂。据病人情况选用。③对于痰阻塞、管道不畅者，应给予吸痰等处理。④对于气胸、肺不张引起的人-机对抗，应对症处理。⑤对于气管内刺激呛咳反射严重的病人，除了给予镇静剂外，可向气管内注入1%丁卡因1~2ml或2%~4%利多卡因1~2ml，行表面麻醉。⑥对于自主呼吸频率过快、潮气量过小的病人，应用上述方法未见好转时，可给予呼吸抑制剂，如芬太尼0.1~0.2mg，必要时可给予非去极化肌肉松弛剂，打掉自主呼吸。⑦选用适当的通气方式：SIMV、PSV、CPAP不宜发生人-机对抗，而控制通气时容易发生。⑧选用同步性能好的呼吸机，流速触发比压力触发灵敏度高，不易发生人-机对抗。

九、呼吸机的撤离

当需要呼吸机支持的病因被祛除，患者恢复自主呼吸能力时，及时撤离呼吸机对于患者恢复和减少并发症同样十分重要。

1. 脱机方法

(1) 导致机械通气的病因好转或祛除后进行撤机筛查试验，内容包括：①病因好转或祛除。②氧合指标：$PaO_2/FiO_2 \geq 150\sim300mmHg$；$PEEP \leq 5\sim8cmH_2O$；$FiO_2 \leq 0.40$；$pH \geq 7.25$；对于慢性阻塞性肺疾病（COPD）患者：$pH \geq 7.30$；$FiO_2 < 0.35$；$PaO_2 > 50mmHg$。③血流动力学稳定，无心肌缺血，临床无明显的低血压。④有自主呼吸的能力。

(2) 自主呼吸试验（SBT）：通过撤机筛查试验的患者，应进行SBT，时间30~120min，方法为"T"管吸氧；低水平CPAP；低水平PSV。常用的耐受SBT的标准见表1-5-3。

表1-5-3 常用的耐受SBT的标准

标准	描述
SBT成功的客观指标	①动脉血气指标：$FiO_2 < 0.40$；$PaO_2 \geq 50\sim60mmHg$；$SpO_2 \geq 0.85\sim0.90$；$pH \geq 7.32$；$PaCO_2$增加$\leq 10mmHg$。②血流动力学稳定：HR<120~140次/min且HR改变<20/min；收缩压<180~200mmHg并>90mmHg；血压改变<20%，不需要血管活性药物。③呼吸：R≤30~35次/min；呼吸频率改变≤50%
SBT失败的主观临床评估指标	精神状态的改变（如嗜睡、昏迷、兴奋、焦虑）；出汗；呼吸做功增加（使用辅助呼吸机，矛盾呼吸）

①"T"管试验：在出现辅助呼吸模式之前，"T"管试验是主要的撤机方式，即A/C模式与带"T"管自主呼吸交替进行，逐渐延长带"T"管自主呼吸时间，直到患者完全脱离呼吸机。其主要不足之处在于：气管插管导管内径较小，长度过长，过度弯曲，腔内分泌物黏附，甚至堵塞。这些因素使气管插管导管阻力明显增加，不能很好地反映患者自主呼吸能力。

②低水平PSV：是另一种逐渐减少呼吸机支持水平的辅助呼吸模式。通过逐步降低PSV水平（每次$2\sim3cmH_2O$），使呼吸机做功逐渐减少，而患者做功逐步增加。当PSV水平降低到仅用来克服呼吸机管道及气管插管阻力时，可撤机并拔管。一般来说，克服呼吸机管道及气管插管阻力所导致的额外做功所需的PSV水平为$5\sim12cmH_2O$，也就是说，当PSV降低到$5\sim12cmH_2O$时，结合患者的全身情况可撤机拔管。

③CPAP：使用CPAP脱机应注意，CPAP脱机主要适用于以功能残气量降低导致的低氧血症为主而呼吸肌功能和负荷基本正常的患者。CPAP的气流率要足够大，以满足患者吸气需要，如吸气压力低于CPAP水平，说明气流不足，使呼吸功增加。

撤机尝试失败的判断：若有呼吸肌疲劳或临床恶化（心率增加30次/min；平均动脉压增加30mmHg或下降；心律失常；呼吸频率>35次/min超过5min；$SpO_2 < 90\%$；呼吸困难评分5/10），即可判断"T"管试验或减低PS水平尝试失败，应重新上机或PS退回到原来水平。

(3) SIMV：是最早出现的辅助呼吸模式，但作为脱机方式有许多不足之处：吸气时需克服呼吸机管道及按需阀阻力额外做功，特别是在管道积水、扭曲时更为明显；患者必须在触发窗口内吸气，呼吸机才按预设指令通气模式送气，在非触发窗口吸气时，患者必须有足够的吸气力量，需做的功很高。因此用SIMV脱机时多同时加用PSV。

(4) BIPAP：脱机方法：①先降低P_{high}，减少P_{high}与P_{low}之差。②逐步延长T_{high}，当机械通气频率<5次/min，T_{low}1.5s，T_{high}3.5s时，即可转为CPAP然后停机拔管。BIPAP作为一

种脱机方式，结合了CPAP和PSV的优点，逐步增加患者做功，降低呼吸机支持条件，同时能保持一定的功能残气量，防止氧合恶化。

2. 影响撤机的生理因素及撤机困难的常见原因：影响撤机的因素很多，以下主要从呼吸系统的病理生理阐述影响患者撤机的因素。

（1）呼吸负荷与呼吸肌做功能力：大量临床研究及实验认为，呼吸肌功能不全的主要原因是呼吸负荷和呼吸肌做功能力失衡，主要包括呼吸中枢的兴奋性冲动降低、呼吸肌本身做功能力下降及呼吸负荷过高等因素。

①呼吸肌做功能力分以下几种：

第一，呼吸中枢的兴奋性：呼吸中枢兴奋性降低，即呼吸中枢的传出冲动减少，导致呼吸肌做功能力下降。主要见于颅脑损伤引起的延髓呼吸中枢损害、高位脊髓损伤、膈神经损伤、吉兰-巴雷综合征等神经系统损害以及慢性阻塞性肺疾病导致的高CO_2抑制呼吸中枢等。在撤机困难中，呼吸中枢兴奋性降低是较少见的原因。

第二，呼吸肌收缩功能：呼吸肌收缩功能包括收缩强度和持久力，是决定患者是否能撤机的主要因素。呼吸肌的收缩能力降低主要见于肌肉疾病（重症肌无力、周期性瘫痪等），休克导致的呼吸肌血供下降，严重营养不良，呼吸机过度支持导致的呼吸肌废用性萎缩，各种原因引起的呼吸肌负荷过高导致呼吸肌疲劳，酸碱及电解质紊乱（酸中毒、低血钾等）、药物（肌松剂）对呼吸肌功能的抑制。

治疗上应积极治疗原发病，纠正休克及酸碱和电解质紊乱，早期积极的营养支持，同时应把握呼吸支持的水平，防止呼吸肌废用性萎缩。

②呼吸负荷：呼吸肌负荷增加是导致撤机困难的最常见原因，主要见于以下几个方面。

第一，呼吸系统本身因素导致的呼吸负荷增加。气道阻力增加、肺及胸廓顺应性降低及PEEPi，是增加呼吸负荷的常见原因，可明显增加呼吸功。

第二，人工气道及连接管的阻力过高。气管插管导管内径过细、宫腔内分泌物黏附或堵塞、插管导管过长及弯度过大均明显增加阻力，使呼吸肌需额外克服这部分阻力做功。气管插管导管的阻力与正常气道阻力大致相等，而克服气管插管导管阻力所需的额外做功为正常呼吸功的20%~30%。

第三，呼吸机及CPAP系统的阻力过高。呼吸机阻力主要由管道阻力和按需阀灵敏度决定，正常情况下很低。但管理不当引起管道积水、管道扭曲、过滤器堵塞时，阻力明显增加。CPAP系统气体流速不能满足患者吸气需要时，引起患者呼吸功增加。

（2）心血管功能状态：尽管大多数撤机研究都集中在呼吸系统影响因素上，心血管功能的异常也明显影响撤机。心功能不全和休克时，心排血量降低，使氧输送减少，从而降低呼吸肌的血供和氧供量，导致呼吸肌做功能力下降；另一方面，左心衰、肺水肿引起肺顺应性降低、气道阻力增加（细支气管水肿或痉挛），导致呼吸功明显增加，均影响撤机。心功能不全或休克患者撤机必须是循环系统功能稳定，且患者有能力克服足够的呼吸功时，才考虑撤机。

（3）精神心理因素：对撤机和自主呼吸的影响目前尚不清楚。但临床上发现某些长期带呼吸机的COPD患者停止机械通气时，会出现精神紧张、呼吸窘迫；如打开呼吸机连接模拟肺，呼吸机的声音可使部分患者症状缓解。

综上所述，呼吸驱动不足；换气不良；心理依赖；呼吸肌无力或疲劳（营养或代谢低下：低钾、低镁、低磷、低钙、甲减、贫血、糖原储备减少、负氮平衡）；糖皮质激素；神经肌肉阻滞剂；慢性肾衰；心衰；严重多发神经病变均可影响患者撤机。

3. 撤机注意事项

（1）呼吸窘迫：任何方式撤机，均应注意患者是否有呼吸窘迫。出现呼吸窘迫应停止脱机或改变脱机方式。呼吸窘迫的表现为：呼吸频数，呼吸频率＞30~35次/min；躁动、出汗、心动过速；急性呼酸或合并pH值＜7.25~7.30。

（2）避免管道阻力过高：不论"T"管试验，还是辅助呼吸脱机，都应避免气管插管导管或呼吸机管道阻力过高，使患者额外克服较高的呼吸功。

（3）以呼吸频率为指导：使用PSV脱机，注意降低PSV水平，应以呼吸频率为指导，V_T不应作为主要指标。呼吸频率不应＞30次/min；如果低PSV水平（如5~10cmH_2O）能保证充分气体交换，患者也比较舒适，可立即拔管，没有必要将PSV降至0才拔管。

（4）循序渐进：脱机应在较长时间（几天~几周）逐步进行，且夜间提高呼吸条件，让患者充分休息和睡眠。如患者不能在短时间内脱掉呼吸机，应寻找原因。

（5）病因是否祛除：成功拔管的必要条件首先是导致气管插管和呼吸支持的病因是否祛除或基本控制；可脱离呼吸机自主呼吸；具有气道保护能力，有能力清除气道分泌物。在评价脱机、拔管时，患者气道保护能力往往被忽视，这是导致患者再插管的重要原因。

（冯星火）

第二章　循环系统诊疗技术

第一节　24h动态心电图解读

动态心电图（amdynamic electrocardiography，AECG）是指可以较长时间连续记录的体表心电图，AECG是Narman J.Holter于1961年发明问世的，故临床也称其为"Holter"。动态心电图允许患者在日常活动及更实际的环境下做心电图检查，能系统地反映出患者24h甚至更长时间的心电变化，有助于明确症状与心电图改变和生活状态的关系。所以动态心电图能对心律失常及心肌缺血做出定量的分析，也可以用于患者的心脏事件筛选及评定药物治疗效果和起搏器功能等，为临床相应疾病的诊断与治疗提供明确的依据。

一、适应证

1. 心律失常相关适应证
（1）发生无法解释的晕厥、先兆晕厥或原因不明头晕的患者。
（2）反复发生无法解释心悸的患者。
（3）发生不能用其他原因解释的气短、胸痛或乏力的患者。
（4）怀疑一过性房颤或房扑时发生神经系统事件的患者。
（5）出现晕厥、先兆晕厥、头晕或心悸等症状，已鉴别出其原因并非心律失常，但治疗这种病因后症状仍持续存在者。
（6）心肌梗死后左室功能不全的患者（EF≤40%）。
（7）充血性心力衰竭患者。
（8）特发性肥厚型心肌病患者。
（9）评估个体对抗心律失常药物的反应，其心律失常的基础频率的特点是可重复，并且频发程度足以进行分析。
（10）高危患者中检测抗心律失常治疗的致心律失常作用。

2. 心肌缺血相关适应证
（1）怀疑变异型心绞痛患者。
（2）评估不能运动的胸痛患者。
（3）不能运动的血管外科患者进行术前评估。
（4）已知冠状动脉疾病（CAD）和不典型胸痛综合征患者。

3. 监测起搏器和ICD功能

（1）通过评价频繁发生的心悸、晕厥或先兆晕厥等症状来评估医疗器具的功能，以除外肌电抑制和起搏器诱导的心动过速，并且帮助改进参数设定如频率适应和自动模式转换等。

（2）在医疗器具问询未能确定诊断时评估可疑的部件失灵或功能障碍。

（3）评估频繁接受ICD治疗的患者对辅助药物治疗的反应。

（4）作为对连续遥测的替代或辅助方法，评估起搏器或ICD植入后即刻的术后起搏器功能。

（5）评估植入除颤器患者室性心动过速发作时的心率。

4. 儿科患者适应证

（1）发生晕厥、先兆晕厥或头晕的已知心脏疾病患者，以前证实为心律失常或为起搏器依赖者。

（2）其他方法不能确诊的与劳力相关的晕厥或先兆晕厥。

（3）评估肥厚型或扩张型心肌病患者。

（4）评估可能的或已证实的长QT综合征。

（5）评估快速身体发育期抗心律失常药物的效果；抗心律失常治疗后，特别是有显著致心律失常作用的药物治疗后评估心律。

（6）评估未植入起搏器的、无症状的先天性完全房室传导阻滞；评估有症状患者的频率反应或生理起搏功能。

（7）在与心脏手术或导管消融相关的一过性房室阻滞发生后评估心律。

（8）评估先天性心脏病术后无症状患者，特别是遗留明显血流动力学异常或术后迟发心律失常发生率较高的患者。

（9）评估以前发作过心动过速的小儿（<3岁）以确定先前未知的心律失常是否复发。

5. 其他适应证：可用于医学科学研究和流行病学调查，如正常人心率的生理变动范围，宇航员、潜水员、驾驶员心脏功能的研究等。

二、注意事项

1. 佩戴注意事项

（1）为保证检查质量，防止电极脱落，嘱患者检查前一日洗浴，检查时穿宽松舒适的衣服。

（2）患者佩戴动态心电图检查前，先记录1份常规12导联心电图，供分析动态心电图参考。

（3）解开衣服，暴露胸腹部，用砂纸片打磨所粘贴电极皮肤上的油脂，用酒精棉球涂擦晾干后，用一次性电极贴片贴在胸腹部固定位置上，正确连接电极与相应的导联线，随后安装电池、佩戴好记录器。

2. 记录过程中注意事项

（1）避免干扰及不安全因素

①在检查期间不要做X线、CT、磁共振、B超、脑电图、肌电图等影响动态心电图监测结果的各项检查；

②远离强力电源和磁场，不宜接听手机、不听收音机、不骑摩托车、坐汽车时远离发动机、不用微波炉及电磁炉等，以免干扰心电信号，影响分析结果；

③检查期间避免雨、水等液体进入记录器内，影响检查；

④避免不安全因素，严防磕、碰、损害记录仪；

⑤严禁自行打开记录盒、随意移动电极及导联线；

⑥佩戴记录盒期间若发现异常，须来院由医护人员处理。

（2）日常活动照常

①佩戴动态心电图记录仪后，日常起居应与平时一样，可进行日常各项活动，如上班、散步、简单家务等，不必刻意休息少动；

②受检者可根据病情和检查目的做相应活动，如住院病人可慢走、快慢交替走、上下楼梯，但要避免做扩胸、举重等剧烈的体育运动，以防止心电图波形失真、干扰过多或大量出汗引起电极片脱落等影响诊断分析；

③怀疑心绞痛者可有意选择可能诱发疾病发作的较为剧烈的运动，以便观察运动量与心肌缺血、心律失常的关系，为分析诊断参考。但病情严重者应遵照医嘱，不要贸然加大运动量。

（3）填写生活日记

①要求患者在佩戴记录器检测过程中记好日志，按时间顺序记录检查期间的生活情况、身体不适症状及用药情况；

②患者不能填写者，应由家属或他人代写。

3. 动态心电图回放：动态心电图监测满23h之后应及时到动态心电图检查室，遵医嘱适当活动并休息10min后，患者交回生活日记，医护人员检查导联线的连接是否完好，记录器是否正常，取出数据卡回放数据。

4. 动态心电图分析

（1）动态心电图在长时间监测中因受体位、生理活动、情绪、睡眠、自主神经等多因素影响，正常人会有很大差异。无论是心率、心电波形、电压均不能套用常规12导联心电图标准。对动态心电图记录到的各类波形，尤其是ST-T改变，必须结合临床、当时生活状态、症状等分析。

（2）由于人体活动时的导联易变性，分析人员分析诊断时可对照、参阅患者常规12导联心电图。

（3）动态心电图分析时可采用人机对话：自动分析和人工修改方式；首页报告总结和分页报告的内容必须与实际心电图描述一致；总报告前半部分为数据，后半部分为异常图例留图，最后为患者生活及病情日志记录。

（4）选择P-QRS-ST-T波形态平稳无干扰的波形分析；有基线漂移或干扰过大造成图形失真时，会影响心电波形的识别；当基线漂移、造成R波振幅降低或消失时，易误判为停搏；当遇有心电波形干扰过大时，易误认为心动过速或早搏，均需筛查识别。

三、诊断评价标准

动态心电图对于心律失常、ST段改变的诊断一般应根据心电图的诊断方法及标准进行。由于动态心电图具有长时程连续记录、计算机定量检测分析等特点，对于心律失常、心肌缺血、药物疗效评价、心率变异性分析等可参照以下标准做出诊断和评价。

1. 心律失常诊断评价标准

（1）室性心律失常：①正常人室性早搏≤100次/24h，或5次/h，超过此数只能说明有心脏电活动异常，是否属病理性应综合临床资料判断。②室性早搏以Lown法分级，3级及3级以上，即成对室性早搏、多形性室性早搏、短阵室性心动过速（3个以上，持续时间＜30s）、多形性室性心动过速、持续性室性心动过速（持续时间≥30s）均有病理意义。③室性心律失常药物疗效评价，可采用ESVEN标准，即患者治疗前后自身对照，达到以下标准才能判定治疗有效：室性过早搏动减少≥70%；成对室性早搏减少≥80%；短阵室性心动过速消失≥90%，15次以上室性心动过速及运动时≥5次的室性心动过速完全消失。

抗心律失常药物治疗经动态心电图复查，若室性早搏增加数倍以上或出现新的快速心律失常抑或由非持续性室性心动过速转变为持续性室性心动过速，出现明显的房室阻滞及QT间期延长等，应注意药物的致心律失常作用。

（2）窦房结功能不全诊断标准：①窦性心动过缓≤40bpm持续1min。②二度Ⅱ型窦房阻滞。③窦性停搏＞3.0s，窦性心动过缓伴短阵心房颤动、心房扑动或室上性心动过速，发作停止时窦性搏动恢复时间＞2s。要注意药物引起的一过性窦房结功能异常。

2. 心肌缺血诊断及评价标准（应密切结合临床资料）

（1）诊断心肌缺血标准：①ST段呈水平或下垂型压低≥1.0mV（1.0mm），持续≥1.0min，2次发作间隔时间≥1.0min，对于这个标准，目前尚有不同意见。②心率对ST段变化的影响及校正：正常心率时，ST段下移点（L点）在J点之后80ms，如心率增快120bpm以上L点应自动转点J点之后50ms；可以ST/HR消除心率的影响，ST段为μV（1mm=100μV），HR为bpm，ST/HR≥1.2μV/bpm为异常。

（2）心肌缺血负荷测算：根据ST段异常改变幅度、阵次、持续时间计算：ST段下降幅度×发作阵次×持续时间，在描记ST段趋势曲线的基础上，计算ST段下移的面积（mm×min），根据心肌缺血及缺血负荷检测，可评价冠心病心肌缺血情况及疗效。

3. 心率变异性分析：心率变异性降低提示心肌梗死患者发生心脏事件的危险性较大，糖尿病患者合并有糖尿病性自主神经病变且预后不良。

（1）心率变异性时域分析评价标准：①24hRR间期标准差（SDNN）＜50ms，三角指数＜15，心率变异性明显降低。②SDNN＜100ms，三角指数＜20，心率变异性轻度降低。

（2）心率变异性频域分析评价标准：以500次心搏、5min短程记录或24h动态心电图连续记录做心率变异性频域分析，以下指标提示心率变异性降低：①所有频带均有功率下降。②站立时无低频率成分增加，提示交感神经反应性减弱或压力感受器敏感性降低。③频谱总功率下降，低频/高频比值可不变，但低频下降时，此比值可减小；高频下降时，比值可增大。④低频中心频率左移。

四、应用评价

1. 与心律失常有关症状的评价

（1）心律失常可产生心悸、眩晕、气促、胸痛、晕厥、抽搐等症状，动态心电图检测可连续记录此类症状发生时的心电图变化，作为症状发生是否与心律失常有关的初步判断。实际上只有约50%患者在检测时再现相关症状，没有症状的患者也可能记录到显著的心律失常。

（2）眩晕、晕厥等症状并不一定是心源性的，因此，如果检测时无症状发生，又未记录到心律失常，一般需结合临床综合评价，必要时做动态心电图复查及进一步检查，如运动试验、心电生理检查等。

（3）对于常规心电图正常但有心脏症状，或者心律变化与症状并不相符时，动态心电图可作为首选的无创检查方法，以获得有意义的诊断资料。

2. 心肌缺血的诊断和评价

（1）动态心电图不能作为诊断心肌缺血的首选方法。对于不能做运动试验者，在休息或情绪激动时有心脏症状者以及怀疑有心绞痛者，动态心电图是最简便的无创诊断方法。

（2）动态心电图是发现无痛性心肌缺血的最重要手段，但无痛性心肌缺血的诊断，须在确诊为冠心病的前提下，动态心电图记录到ST段异常改变而无胸痛症状时才能成立。

3. 心脏病患者预后的评价

（1）心脏病患者的室性早搏，尤其是复杂的室性心律失常，是发生心脏性猝死的独立预测指标。一些高危的室性心律失常可见于冠心病、二尖瓣脱垂、先天性心脏病术后、心力衰竭及QT间期延长综合征等，对这类患者进行动态心电图检查，可对病情和预后做出有价值的估计。

（2）心率变异性是预测心肌梗死患者发生心脏事件危险及评价糖尿病患者自主神经病变的重要指标，对这类患者应做动态心电图检查和心率变异性分析，以评估其预后。

（3）缓慢心律失常，如病态窦房结综合征、传导障碍等，对心脏病患者预后的影响和治疗方案的确定具有重要意义，动态心电图对这类心律失常的诊断和评价具有重要价值。

（4）冠心病患者可发生无症状性心肌缺血，它与有症状心肌缺血一样，是决定预后及指导治疗的重要指标。尚未确诊为冠心病的患者，动态心电图发现其有无症状的ST段改变，解释为心肌缺血应当慎重，一些非缺血因素也能引起ST段改变。

4. 评定心脏病患者日常生活能力：日常活动、劳累、健身活动、情绪激动等，对一些心脏病患者可能会诱发心肌缺血和/或心律失常，动态心电图可对其进行检测和评价，以使医生对患者的日常活动、运动方式及运动量和情绪活动做出正确指导，或给予适当的预防性治疗。

5. 心肌缺血及心律失常的药物疗效评价：以消除心肌缺血（包括无症状和有症状的）为目的的药物治疗，可以动态心电图检测的ST段改变定量分析进行疗效评价；动态心电图对于心律失常的药物疗效评价亦具有重要价值。心律失常具有一定的自发变异性，药物疗效及药物的致心律失常作用的判定，均应按照已有的严格规定（见诊断评价标准）进行，最好能结合血液药物浓度测定。

6. 起搏器功能评定：动态心电图检测能在患者自然生活状况下，连续记录患者自身及起搏的心电信号，获得起搏器工作状况、故障情况及引起心律失常的翔实信息，对起搏器功能评定、故障发现及处理提供重要依据。

7. 流行病学调查：动态心电图可作为一种简单可靠的方法用于特定人群中研究某些

药物对心电图的影响。动态心电图不宜用于对无任何心脏病征象的正常人去发现心律失常或无症状性心肌缺血的常规检查方法，亦不宜用作人群中某些疾病的初次筛选以及了解某些疾病发病率为目的的大面积人群普查。

（杜丹　侯平）

第二节　24h动态血压解读

动态血压监测（ABPM）是通过仪器自动间断性定时测量日常生活状态下血压的一种检测技术。由于ABPM克服了诊室血压24h内测量次数较少、观察误差和白大衣效应等局限性，因此能较客观地反映24h血压的实际水平与波动状况。ABPM在预测高血压靶器官损害、评估心血管疾病风险和判断长期预后方面较诊室血压测量及家庭血压测量更具有优势。

一、适应证

1. 怀疑白大衣性高血压。
2. 怀疑隐蔽性高血压。
3. 怀疑夜间非杓型血压。
4. 心血管事件高危患者。
5. 虽然经适当的降压治疗血压仍未达标（包括老年单纯收缩期高血压）。
6. 已知或怀疑阵发性血压升高。
7. 调整降压药物。
8. 提示体位性低血压的晕厥或其他症状，而在诊室不能明确。
9. 怀疑或确诊的睡眠呼吸暂停。
10. 妊娠早期高血压。

二、注意事项

1. 监护前

（1）为患者配置合适的袖带，制造商标识的袖带尺寸可提供帮助。上臂较粗（特别是肥胖）需要用圆锥状袖带。将袖带缠在患者上臂，松紧程度以不会从患者袖子上滑下来为准。

（2）严禁对新生儿或者儿童，以及肢体容易产生瘀伤的患者使用监测仪器。

（3）严禁对正在进行静脉注射的肢体使用袖带。因袖带充气会阻塞静脉注射，对患者造成伤害。

（4）ABPM的程序设置通常白天间隔20~30min，夜间间隔30~60min，以免干扰睡眠。但测量可更频繁，高频率的记录对观察血压短期变异性是重要的。

2. 监护中——对患者的指导

（1）设备24h内周期性自动充气，记录血压和脉率。

（2）当袖带正在充气时，保持袖带在心脏水平，患者在测试过程中应避免剧烈运动。裹绑袖带的上臂需要呈放松悬垂状态，稍远离身体，避免测试胳膊的肌肉运动或者手和手指的运动。

(3) 在对血压仪读取血压数值时，不可以取下袖带。

(4) 睡眠监护过程中，患者需将气管放置在合适的位置，保证气管不会被扭曲打结。

(5) 当偶尔测得较高血压时，设备将重复测量，这很常见，并不意味着有问题。

(6) 需对患者说明填写病历的方法以及时间。

(7) 教会患者如何保养血压仪，一定要保持血压仪干燥，切勿随意丢弃。

(8) 患者可以在测试过程中随时按开/关键中止测量。

(9) 如果血压仪或袖带引起患者的剧烈疼痛，或疼痛不是血压测量过程中的正常反应，患者需立即取下袖带，关闭血压仪。

(10) 如果袖带充气后2.5min内都没有放气，应迅速指导患者手动对袖带放气。

3. 监护后

(1) 在监护完成后，要检查患者的血液循环系统是否因多次血压测量造成损伤。

(2) 下列情况应认为ABPM数据分析无效：①缺省值超过30%。②连续2h以上没有测量数据。③连续两个24h测量期间受试者均无规律的作息。④夜间睡眠时间<6h或>12h。强调受试者必须坚持书写日志，特别是记录睡眠起止时间等。

三、诊断评价标准

1. 从心血管危险的角度，ABPM目前最有价值和常用的指标是24h、白昼（清醒活动）和夜间（睡眠）的平均收缩压与舒张压水平，夜间血压下降百分率以及清晨时段血压升高幅度（晨峰）。

(1) 24h、白昼与夜间的血压平均值反映不同阶段血压的总体水平。动态血压正常参考上限值：24h<130/80mmHg，白昼<135/85mmHg，夜间<120/70mmHg。

(2) 夜间血压下降百分率：（白昼平均值-夜间平均值）/白昼平均值（×100%）。①10%~20%：杓型。②<10%：非杓型。③>20%：超杓型。④<0%：反杓型。收缩压与舒张压不一致时，采用收缩压。

(3) 晨峰：起床后2h内的收缩压平均值-夜间睡眠时的收缩压最低值（包括最低值在内1h的平均值），≥35mmHg为晨峰血压增高。

需要指出的是，24h血压平均值完全忽视血压昼夜变化模式特征所反映的临床信息。24h血压均值相同的不同个体可能具有完全不同的血压昼夜变化模式，从深杓型到反杓型，心血管疾病（CVD）风险存在明显差异。因此，24h血压均值不足以作为高血压诊断和CVD风险评估的参考指标。在各种ABPM参数中，睡眠收缩压均值是心血管事件最重要的独立预测指标。因此，睡眠收缩压均值是高血压诊断和CVD风险评估的首选指标。最重要的是，降低睡眠血压均值是高血压治疗的新靶点，预示降低CVD风险。

2. 从考核降压疗效的角度，ABPM目前最有价值和常用的指标是24h、白昼和夜间平均收缩压与舒张压下降幅度（治疗前-治疗后），降压效应谷峰比值（T/P），平滑指数，以及服药后18~24h平均收缩压与舒张压降压幅度（治疗前-治疗后）。

(1) 24h、白昼和夜间平均收缩压与舒张压下降幅度反映平均降压强度。降压效应T/P和服药后18~24h平均收缩压与舒张压降压幅度是评价24h持续降压能力的主要指标。平滑指数能综合评价24h平稳降压的程度。

（2）T/P计算方法：谷效应值（下一次剂量前2h血压下降的平均值）/峰效应值（包括最大降压作用时间段在内2h血压下降的平均值）。血压下降的平均值是指治疗前安慰剂期间血压值与降压药治疗8~12周后血压值之差。T/P≥50%是评价长效降压药的必要条件。如果收缩压与舒张压的T/P有较大差异，以收缩压的T/P为准。T/P计算采用降压有效受试者整体治疗后血压下降平均值；也可采用计算每例降压有效受试者的T/P，然后取中位数（T/P通常呈非正态分布）。这两种计算方法各有优缺点。

（3）平滑指数计算方法：计算相对应的每小时治疗前与治疗后血压之差，获得24h的血压平均下降值和标准差，平滑指数=24h血压下降均值/标准差。如果收缩压与舒张压的平滑指数有较大差异，以收缩压的平滑指数为准。平滑指数通常用于不同降压药物或治疗方案降压平稳程度的比较，一般以降压有效受试者整体效果评价的数据进行计算。

四、应用评价

1. 一般人群：成人中隐蔽性正常血压和隐蔽性高血压发生率合计＞35%。此外，＞20%"正常血压"成人的血压呈非构型模式，也属于CVD高危人群。因此，推荐ABPM作为一般人群确诊高血压和精确评估CVD危险性的"金标准"。

2. 继发性高血压：继发性高血压患者中，夜间高血压和（或）非构型模式血压的患病率明显增高。因此，对于怀疑为继发性高血压的患者，推荐ABPM作为正确评估血压状况和CVD风险的"金标准"。

3. 难治性高血压：患者服用≥3种不同类型的抗高血压药物（除非禁忌，理论上包括一种利尿剂），其中至少有一种药物是在睡前服用全日剂量，如果ABPM确定清醒和（或）睡眠收缩压均值或舒张压均值仍大于参考阈值时，或者患者需服用≥4种药物才能控制清醒与睡眠收缩压/舒张压达标时，称之为难治性高血压。睡前服用抗高血压药物的治疗方案配合ABPM的正确评估鉴别，应该是难治性高血压的首选治疗方案。

4. 老年人群：40岁后随年龄增加，非构型模式血压和夜间高血压的患病率呈递增趋势。＜60岁的年长者应通过ABPM来确定高血压的诊断，结合24h血压变化模式确切评估CVD风险。睡前服用≥1种全日剂量的抗高血压药物可较好控制清醒与睡眠血压均值，并降低非构型/反构型模式血压的发生率。因此，推荐老年患者睡前降压治疗方案。

5. 糖尿病、肥胖与代谢综合征、慢性肾脏病、阻塞性睡眠呼吸暂停和其他睡眠障碍：与正常人相比，此类患者中非构型血压患病率升高。睡眠收缩压均值升高是糖尿病合并高血压和（或）血压控制不佳者的一个特征性标志。慢性肾脏病患者动态脉压也明显增大，反映了患者动脉僵硬度增加和CVD风险增大。部分非构型高血压患者的血压模式改变可能归因于未被诊断的睡眠呼吸障碍。ABPM是正确诊断糖尿病合并高血压和CVD风险评估的"金标准"。

6. 妊娠：最好在确认怀孕后第一次产科检查时即开始妊娠期ABPM，以提供早期高血压相关风险评估的敏感界值，指导预防和（或）治疗。ABPM是诊断妊娠期高血压和筛查怀孕期间合并其他高血压相关疾病（如先兆子痫、胎儿生长迟缓、早产）高危孕妇的"金标准"。

7. 药物疗效评价：ABPM可用于评估个体或参与临床试验人群的抗高血压药物的降

压疗效。推荐以ABPM确认血压下降、持续时间和均匀性指数作为评估降压疗效的指标。

（杜丹 侯平）

第三节 心电图运动负荷试验

心电图运动负荷试验（Electrocardiography exercise test）是通过一定量的运动增加心脏负荷，观察心电图变化，对已知或怀疑患有心血管疾病，尤其是冠状动脉粥样硬化性心脏病（冠心病）进行临床评估的方法。虽然与冠状动脉造影结果对比有一定比例的假阳性与假阴性，但由于其方法简便实用、无创伤、安全，一直被公认为是一项重要的临床心血管疾病检查手段。

一、运动负荷试验分类

1. 极量运动试验：这种极限运动量一般多采用统计所得的各年龄组的预计最大心率为指标，见表2-3-1。

极量最大心率粗略计算法为（220-年龄）。

2. 次极量运动试验：次极量是指心率达到85%~90%最大心率的负荷量，在临床上大多采用次极量运动试验（表2-3-2）。

次极量最大心率粗略计算法为（190-年龄）。

表2-3-1 极量运动试验

年龄（岁）	40	50	60	70
心率（次/min）	180	170	160	150

表2-3-2 次极量运动试验

年龄（岁）	40	50	60	70
心率（次/min）	153	144	136	127

3. 症状限制性运动试验：以患者出现严重症状或体征作为终止运动指标。

二、运动负荷试验方法

1. Master 二级梯运动试验：20世纪30年代由Master创建。按年龄、性别、体重不同，以适当速度在规定时间内完成规定次数的二级梯登梯运动。分析运动前后的心电图变化以判断结果。该方法虽简单、易行、经济、安全，但由于负荷量小，敏感性较差，因而假阴性率较高。目前，这一方法已基本淘汰。

2. 踏车运动试验（bicycle ergometer test）：让病人在装有功率计的踏车上做踏车运动，以速度和阻力调节负荷大小，负荷量分级依次递增，直至病人的心率达到亚极量水平。运动前、运动中及运动后多次进行心电图记录，逐次分析做出判断。这种方法的主要优点是根据受试者个人情况，达到各自的亚极量负荷，符合运动试验的原理和要求，结果比较可靠。

3. 平板运动试验（treadmill test）：这是目前应用最广泛的运动负荷试验方法。让病人在活动的平板上走动，根据所选择的运动方案，仪器自动分级依次递增平板速度及坡度以调节负荷量,直到病人心率达到亚极量水平,分析运动前、中、后的心电图变化以判断结果。近年的研究表明,无论何种运动方案,达到最大耗氧值的最佳运动时间为8~12min,延长运动时间并不能增加诊断的准确性,强调运动方案的选择应根据不同病人的具体情况而定。本文介绍的就是平板运动试验。

三、运动负荷试验方案

让受试者在带有能自动调节坡度及转速的活动平板仪上行走,按预先设计的运动方案,规定在一定的时间提高一定的坡度及速度。活动平板运动方案有多种,应根据患者体力及测试目的而定。满意的运动方案应能维持6~12min运动时间,方案应个体化。运动耐力以METs评价而非运动时间。活动平板在分级运动测验中是较好的运动形式,其达到最大耗氧能力比踏车运动时为大,且易达到预计最大心率,因而更符合生理性运动。临床上应用最广泛的运动平板试验方案是Bruce方案。老年人和冠心病患者可采用改良Bruce方案(表2-3-3)。

Bruce方案为变斜率变速运动,运动量由改变平板机转速及坡度而逐渐增加,每级运动3min。1级:能耗5METs,相当于1.7ml/(kg·min)氧耗,其做工负荷相当于纽约心脏病协会心功能分级2~3级;2级:能耗 7~8METs;3级:能耗10METs;一般达到目标心率为4级:能耗14METs。

表2-3-3 标准Bruce方案

级	速度(km/h)	坡度(%)	时间(min)	代谢当量(单位)	总运动时间(min)
1	2.7	10	3	4	3
2	4.0	12	3	6~7	6
3	5.5	14	3	8~9	9
4	6.8	16	3	15~16	12
5	8.0	18	3	21	15
6	8.9	20	3	-	18
7	9.7	22	3	-	21

四、运动试验适应证

1. 用于诊断
(1)确定冠心病的诊断;
(2)胸痛的鉴别诊断;
(3)早期检出无临床症状的冠心病;
(4)确定与运动相关的心律失常;
(5)确定运动引起症状的原因;
(6)早期检出不稳定心绞痛。

2. 用于评估
(1)评价心功能;
(2)冠心病药物(如抗心绞痛药物)的疗效;
(3)外科及介入治疗效果,如PTCA、CABG;
(4)心肌梗死病人的预后;
(5)梗死后病人是否进一步行心导管检查的筛选;
(6)评价窦房结功能。

3. 用于研究

（1）评价抗心绞痛药物；

（2）评价抗心律失常药物；

（3）评价各类心血管疾病的运动反应。

4. 用于指导康复锻炼

（1）心脏病人的康复；

（2）非心脏病人的康复。

五、运动试验禁忌证

1. 绝对禁忌证

（1）急性心肌梗死5天内；

（2）药物治疗未控制的不稳定心绞痛；

（3）引起症状或血流动力学障碍的未控制的心律失常；

（4）有症状的严重主动脉瓣狭窄；

（5）未控制的有症状的心衰；

（6）急性肺栓塞；

（7）急性心肌炎或心包炎；

（8）急性主动脉夹层；

（9）严重高血压和显著低血压；

（10）下肢栓塞；

（11）运动引起加重或影响运动的非心源性疾病（如甲亢、肾功不全）。

2. 相对禁忌证

（1）冠状动脉左主干病变；

（2）中度和中度以上狭窄的心脏瓣膜病；

（3）电解质异常；

（4）严重的高血压（收缩压＞200mmHg及/或舒张压＞110mmHg）；

（5）肥厚梗阻性心肌病及其他形式的流出道梗阻；

（6）导致不能充分运动的身心障碍；

（7）高度房室传导阻滞；

（8）严重贫血。

六、医生职责及病人的准备

1. 医生的职责：负责运动试验的医生应懂得运动生理的基本知识、运动中可能出现的正常及异常反应，熟练掌握心肺复苏技术。应备有相应的抢救人员、药品及仪器。运动前询问病史、简要的体格检查并阅读标准12导联心电图。

2. 医生及病人的准备

（1）运动前3h禁食、禁吸烟，之前12h禁过度体力活动，衣着舒适。

（2）简要询问病史及查体除外禁忌证，发现重要的体征如心脏杂音、奔马律、肺部的干湿啰音。不稳定心绞痛及心衰患者病情稳定后方可进行运动试验。应明确瓣膜病及先天性心脏病患者，因为这些患者运动中可出现血流动力学异常，需严密监测，有些患者不能进行本试验。

（3）如作为诊断，应停药物治疗，因为某些药物干扰运动时的反应，使结果解释困难。医生应询问所服用的药物并注意其可能造成电解质紊乱及其他反应。

（4）如不明确某患者的运动试验目的时，应及时与其主治医生联系。

（5）记录运动前心电图及过度通气时心电图有助于排除假阳性心电图改变。

（6）应记录立位ECG及血压，以除外血管调节异常所致ST段压低的因素。

（7）向病人做详细的解释工作，说明检查的目的、运动试验过程和安全性，但不排除意外事件发生的可能性。

七、试验中的监测

1. 心电血压监测：运动中应通过监视器对心率、心律及ST-T改变进行监测，并按预定的方案每3min记录心电图和测量血压1次。在达到预期亚极量负荷后，使预期最大心率保持1~2min再终止运动。运动终止后，每2min记录1次心电图，一般至少观察6min。如果6min后ST段缺血性改变仍未恢复到运动前图形，应继续观察至恢复。

2. 其他临床情况的监测：试验过程中应注意观察受试者有无心绞痛、呼吸困难、疲劳、苍白、皮肤湿冷、跛行及下肢关节疼痛。必要时应及时终止试验。

八、运动试验终止标准

运动试验常常在患者达到最大预测心率时终止。此外，在运动试验过程中，有可能发生不良反应，以下情况应考虑及时终止试验。

1. 终止试验的绝对指征

（1）ST段抬高≥1.0mm。

（2）收缩压下降＞10mmHg，并伴有其他心肌缺血征象。

（3）中重度心绞痛。

（4）逐渐加重的神经系统症状（如共济失调、眩晕或晕厥前期）。

（5）低灌注体征（发绀或苍白）。

（6）持续性室性心动过速。

（7）因操作障碍而难以监测心电图或血压。

（8）受试者要求终止运动。

2. 终止试验的相对指征

（1）ST段或QRS波群改变，如ST段水平型或下垂型压低＞2mm或明显的电轴偏移。

（2）收缩压下降＞10mmHg，但不伴有其他心肌缺血征象。

（3）胸痛加重。

（4）乏力、呼吸困难、下肢痉挛或跛行。

（5）除持续性室性心动过速以外的心律失常，包括多源性室性期前收缩、短阵室性心动过速、室上性心动过速、传导阻滞等缓慢性心律失常。

（6）反应性高血压（无明显症状，但收缩压＞250mmHg和/或舒张压＞115mmHg）。

（7）面容的变化：湿冷或发绀。

九、结果分析

分析的内容包括运动能力、临床症状、血流动力学和心电图改变的分析。

1. 运动试验的阳性标准

（1）阳性标准：①缺血性ST段下降：J点后80ms处ST段水平型、下斜型下降0.1mV以上；或原有ST段下降者，在原有基础上再下降0.1mV以上，持续2min以上。②ST段弓背状急性抬高0.2mV以上。③ST段上斜型下降0.2mV以上，同时aVR导联ST段抬高0.1mV以上。④出现一过性异常高耸T波伴对应导联T波倒置。⑤出现缺血性室性心动过速、心室颤动、束支传导阻滞、心脏停搏等。

（2）可疑阳性标准：①ST段水平型或下斜型下降＞0.1mV，持续时间＜2min。②ST段水平型或下斜型下降0.05~0.10mV。③ST段近水平型下降0.10~0.20mV。④T波转为倒置、正负双向。⑤U波倒置。

最重要的阳性心电图表现是ST段压低和抬高——J点后60~80m的ST段水平型、下垂型压低或ST段抬高≥1mm，并持续2min以上；上斜型ST段压低应考虑为临界状态或阴性结果。运动试验时出现的缺血性胸痛，特别是导致运动试验终止的心绞痛具有重要的临床意义。运动能力异常、运动时收缩压反应和心率反应也是重要的阳性表现。

（3）阴性结果判断：①一直到目标心率。②达到10METs以上。③无缺血性胸痛。④心电图各波、段、间期、形态与运动前比较无明显异常变化。⑤不出现缺血性心律失常。常伴有早搏、短阵心动过速等心律失常发生。

2. 影响结果分析的因素

（1）洋地黄类药物：运动试验时可引起ST段异常改变。试验前至少应停药3~4个半衰期，以期对心脏复极的作用。

（2）静息时已有ST段压低：无论是否是冠状动脉缺血性心脏病患者，静息时ST段压低都是预测心脏事件的重要指标。对于这些患者，运动诱发的ST段压低2mm或恢复阶段下斜型压低≥1mm是诊断冠状动脉缺血性心脏病非常特异的指标。

（3）左心室肥大伴复极异常：使运动试验特异性降低，但不影响敏感性。因此，运动试验对此类患者仍有一定价值。

（4）左束支阻滞：运动试验诱发的伴有左束支传导阻滞的ST段压低，不提示心肌缺血。

（5）右束支阻滞：运动试验诱发的伴有右束支传导阻滞（V1-V3导联ST段压低），与心肌缺血无关。但在左胸导联（V5和V6）或下壁导联（Ⅱ和aVF），右束支传导阻滞的存在并不降低运动试验对心肌缺血的敏感性、特异性或预测价值。

（6）β-受体阻滞剂：尽管β-受体阻滞剂对运动最大心率有明显的作用，但对可能的冠状动脉缺血性心脏病评价并无显著影响。对于常规的运动试验，没有必要让患者在试验前停药。

（刘莹）

第四节 心脏电复律术

一、概念

心脏电复律术是在短时间内应用高能电脉冲电流通过心脏，使全部或大部分心肌细胞在瞬间同时除极，造成心脏短暂的电活动停止，然后由最高自律性的起搏点（通常为窦房结）重新主导心脏节律的治疗过程。是消除异位快速性心律失常，使之转为窦性心律的方法。最早用于消除心室颤动，故亦称心脏电除颤。两者略有区别的是电复律是用QRS波同步的方法将某些房性或室性心律失常转为窦性心律；电除颤则用非同步方法消除心室扑动（VF）或心室颤动（Vf），除颤后的心律可为窦性或非窦性。心脏电复律术分为体外经胸式和心内膜植入式两种，前者已广泛用于临床，后者近几年也逐年增加。以下简述经胸式心脏电复律。

二、适应证

1. 心房颤动。
（1）房颤病史较短（一般不超过1年）；
（2）心脏扩大不明显（一般左心房内径<45mm）；
（3）房颤伴快速心室率，且药物难以控制者；
（4）原发病得到控制的房颤，如甲状腺功能亢进、风湿性心脏病二尖瓣狭窄手术后等；一般主张在手术3个月以后再做电复律。
2. 心房扑动。
3. 阵发性室上性心动过速。
4. 室性心动过速。
5. 心室颤动。

三、禁忌证

1. 房颤病史长者。
2. 心脏明显扩大，或有巨大左心房者。
3. 严重心功能不全者。
4. 老年病人的心室率能用药物控制者。
5. 洋地黄中毒。
6. 房颤伴高度房室传导阻滞。
7. 心动过速-心动过缓综合征。
8. 不能耐受复律后为维持正常心律而必须服用的药物，如可达龙等。
9. 以往曾实施电复律，但很快又复发者。
10. 严重电解质紊乱或酸碱平衡失调而尚未纠正者。
11. 风湿病活动期。

12. 近期有血栓栓塞性疾病。

四、电复律机（也称除颤器）

电复律机（也称除颤器）是实施电复律术的主体设备。使用前应检查除颤器各项功能是否完好，电源有无故障，充电是否充足，各种导线有无断裂和接触不良，同步性能是否正常。除颤器作为急救设备，应始终保持良好性能，蓄电池充电充足，方能在紧急状态下随时能实施紧急电击除颤。对选择性电复律术前要特别检查同步性能，即放电时电脉冲是否落在R波下降支，同时选择R波较高的导程来触发同步放电。

电复律术时尚需配备各种抢救和心肺复苏所需要的器械和药品，如氧气、吸引器、气管插管用品、血压和心电监测设备，及配有常规抢救药品的抢救车等，以备急需。

电极：除颤器均应配有电极板，大多有大小两对，大的适用于成人，小的适用于儿童。体外电复律时电极板安放的位置有两种，一种称为前后位，即一块电极板放在背部肩胛下区，另一块放在胸骨左缘3~4肋间水平，有人认为这种方式通过心脏电流较多，使所需用电能较少，潜在的并发症也可减少，选择性电复律术宜采用这种方式。另一种是一块电极板，放在胸骨右缘2~3肋间（心底部），另一块放在左腋前线内第5肋间（心尖部）。这种方式迅速便利，适用于紧急电击除颤，两块电极板之间的距离不应<10cm。

电极板应该紧贴病人皮肤并稍微加压，不能留有空隙，边缘不能翘起。安放电极处的皮肤应涂导电糊，也可用盐水纱布，紧急时甚至可用清水，但绝对禁用酒精，否则可引起皮肤灼伤。消瘦而肋间隙明显凹陷而致电极与皮肤接触不良者宜用盐水纱布，并可多用几层，可改善皮肤与电极的接触。两个电极板之间要保持干燥，避免因导电糊或盐水相连而造成短路。也应保持电极板把手的干燥，不能被导电糊或盐水污染，以免伤及操作者。当心脏手术或开胸心脏按摩而需做心脏直接电击除颤时，需专用小型电极板，一块置于右心室面，另一块置于心尖部，心脏表面洒上生理盐水，电极板紧贴心室壁。

电能：电复律所用电能用焦耳（J）表示。电复律时电能的选择很重要。能量大复律效果好，但易造成心脏损害；能量小则疗效欠佳，而且还可能诱发室颤。故电复律电能量的选择应以有效低限为原则。电复律电能选择的有关因素包括心律失常类型、病人的年龄、体重和体质、心脏大小、心功能状态、病程长短、心脏病的种类和心肌状态等。

1. 室颤和室扑：一般主张用较大能量，以争取一次电击复律成功，若第一次电击选用能量太小而需做两次甚至多次电击时，反而延误抢救时机。体外除颤时主张用200~400J，瘦小者用较小能量，体重重者宜用较大能量。如果首次电击复律未奏效，可加大能量再行电击。但也有人主张不提高电能进行第二次电击。因为一次电击后室颤阈值下降，胸壁阻抗减少，这时不提高电能也有望复律成功。顽固性室颤在反复电击除颤的同时应立即开放气道，进行人工呼吸、心脏按压，合理应用肾上腺素等复苏措施，以提高除颤成功率。

2. 房扑、房颤、阵发性室上心动过速：房扑所需电能较低，一般50~100J即可。房颤、阵发性室上速和室速初次电击一般用100~150J。一次电击未奏效可增加电能再次电击，一般不超过3次。

3. 儿童：由于年龄及体重差别较大，电击所需能量差异也大。一般为5~50J，不主张反复高能量电击。室颤时可用100~200J。婴幼儿所需电能应更低一些。

4. 开胸做心脏直接电击除颤时所需电能：成人为20~100J，儿童为5~25J。若无效，可加大能量后再次电击。

五、操作

1. 做好术前准备，备好各种抢救器械和药品。
2. 病人平卧于木板床上，开放静脉通道，充分暴露胸壁。
3. 术前常规做心电图。完成心电记录后把导联线从心电图机上解除，以免电击损坏心电图机。
4. 连接除颤器导线，接通电源，检查同步性能，选择R波较高导联进行示波观察。
5. 按要求麻醉。
6. 按要求放置电极板。
7. 选择电能剂量，充电。所有人员不得接触病人、病床以及与病人相连接的仪器设备，以免触电。
8. 放电，并利用除颤机进行监护，确认成功与否。
9. 电击后即进行常规导联心电图，并进行心电、血压、呼吸和意识的监测，一般需持续1d。
10. 室颤时，不做术前准备，不需麻醉，尽快实施非同步电击除颤。

复律后应监护至少2h以上，注意是否合并肺水肿、合并窦缓等心律失常、是否有局部电击伤等。

（赵颖军）

第五节 心肺复苏及新进展

心肺复苏（cardiopulmonary resuscitation，CPR）是心肺复苏技术的简称，是针对呼吸心跳停止的急症危重病人所采取的抢救关键措施，即胸外按压或其他方式形成暂时的人工循环并恢复心脏的自主搏动和循环，采用人工呼吸代替自主呼吸，快速电除颤转复恶性心律失常，以及尽早使用血管活性药物来重新恢复自主循环的急救技术。心肺复苏的目的是开放气道、重建呼吸和循环。只有充分了解心肺复苏的知识并接受过此方面的训练后才可以为他人实施心肺复苏。

一、心肺复苏理念

心脏骤停（Cardiac Arrest，CA）是指各种原因引起的、在未能预计的情况和时间内心脏突然停止搏动，从而导致有效心泵功能和有效循环突然中止，引起全身组织细胞严重缺血、缺氧和代谢障碍，如不及时抢救即可立刻失去生命。心脏骤停不同于任何慢性病终末期的心脏停搏，若及时采取正确有效的复苏措施，病人有可能被挽回生命并得到康复。

心脏骤停一旦发生，如得不到即刻及时的抢救复苏，4~6min后会造成患者脑和其他人体重要器官组织的不可逆的损害，因此心脏骤停后的心肺复苏（CPR）必须在现场立即进行，为进一步抢救直至挽回心脏骤停伤病员的生命而赢得最宝贵的时间。

2010年美国心脏学会（AHA）和国际复苏联盟（ILCOR）发布《最新心肺复苏和心血管急救指南》，由2005年的四早生存链改为五个链环来表达实施紧急生命支持的重要性：①立即识别心脏停搏并启动应急反应系统。②尽早实施心肺复苏CPR，强调胸外按压。③快速除颤。④有效的高级生命支持。⑤综合的心脏骤停后治疗。

二、心脏骤停分类及病理生理

心脏骤停的原因可分为心源性心脏骤停和非心源性心脏骤停。心脏骤停时，心脏虽然丧失了有效泵血功能，但并非心电和心脏活动完全停止，根据心电图特征及心脏活动情况，心脏骤停可分为以下3种类型：

1. 心室颤动：心室肌发生快速而极不规则、不协调的连续颤动。心电图表现为QRS波群消失，代之以不规则的连续的室颤波，频率为200~500次/min，这种心脏骤停是最常见的类型，约占80%。心室颤动如能立刻给予电除颤，则复苏成功率较高。

2. 心室静止：心室肌完全丧失了收缩活动，呈静止状态。心电图表现呈一直线或仅有心房波，多在心脏骤停一段时间后（如3~5min）出现。

3. 心电-机械分离：此种情况也就是缓慢而无效的心室自主节律。心室肌可断续出现缓慢而极微弱的不完整的收缩。心电图表现为间断出现并逐步增宽的QRS波群，频率多为20~30次/min以下。由于心脏无有效泵血功能，听诊无心音，周围动脉也触及不到搏动。此型多为严重心肌损伤的后果，最后以心室静止告终，复苏较困难。

病理生理变化：心脏骤停的以上3种心电图类型及其心脏活动情况虽各有特点，但心脏丧失有效泵血功能导致循环骤停是共同的结果。全身组织急性缺血、缺氧时，机体交感肾上腺系统活动增强，释放大量儿茶酚胺及相关激素，使外周血管收缩，以保证脑心等重要器官供血；缺氧又导致无氧代谢和乳酸增多，引起代谢性酸中毒。急性缺氧对器官的损害，以大脑最为严重，随着脑血流量的急骤下降，脑神经元三磷酸腺苷（ATP）含量迅速降低，细胞不能保持膜内外离子梯度，加上乳酸盐积聚，细胞水肿和酸中毒，进而细胞代谢停止，细胞变性及溶酶体酶释放而导致脑等组织细胞的不可逆损害。缺氧对心脏的影响可由于儿茶酚胺增多和酸中毒使希氏束及浦氏系统自律性增高，室颤阈降低；严重缺氧导致心肌超微结构受损而发生不可逆损伤。持久缺血缺氧可引起急性肾小管坏死、肝小叶中心性坏死等脏器损伤和功能障碍或衰竭等并发症。

三、临床表现

1. 绝大多数病人无先兆症状，常突然发病。少数病人在发病前数分钟至数十分钟有头晕、乏力、心悸、胸闷等非特异性症状。

2. 心搏骤停的主要临床表现为意识突然丧失，心音及大动脉搏动消失。一般心脏停搏3~5s，病人有头晕和黑蒙；停搏5~10s由于脑部缺氧而引起晕厥，即意识丧失；停搏10~15s可发生阿-斯综合征，伴有全身性抽搐及大小便失禁等；停搏20~30s呼吸断续或停止，同时伴有面色苍白或发绀；停搏60s出现瞳孔散大；如停搏超过4~5min，往往因中枢神经系统缺氧过久而造成严重的不可逆损害。

3. 辅助检查以心电图最为重要，心搏骤停4min内部分病人可表现为心室颤动，4min后则多为心室静止。

4. 心脏骤停的识别，最可靠且出现较早的临床征象是意识突然丧失和大动脉搏动消失，一般轻拍病人肩膀并大声呼喊以判断意识是否存在，以食指和中指触摸颈动脉以感觉有无搏动，如果二者均不存在，就可做出心脏骤停的诊断，并应该立即实施初步急救和复苏。

如在心脏骤停5min内争分夺秒给予有效的心肺复苏，病人有可能获得复苏成功且不留下脑和其他重要器官组织损害的后遗症；但若延迟至5min以上，则复苏成功率极低，即使心肺复苏成功，亦难免造成病人中枢神经系统不可逆性的损害。因此在现场识别和急救时，应分秒必争并充分认识到时间的宝贵性，注意不应要求所有临床表现都具备齐全才肯定诊断，不要等待听心音、测血压和心电图检查而延误识别和抢救时机。

四、心肺复苏基本步骤与要点

心肺复苏又称初步急救或现场急救或基础生命支持（basic life support，BLS），目的是在心脏骤停后，立即以徒手方法争分夺秒地进行复苏抢救，以使心搏骤停病人心、脑及全身重要器官获得最低限度的紧急供氧（通常按正规训练的手法可提供正常血供的25%~30%）。

1. 评估和现场安全：急救者在确认现场安全的情况下轻拍患者的肩膀，并大声呼喊"你还好吗？"检查患者是否有呼吸。如果没有呼吸或者没有正常呼吸（即只有喘息），立刻启动应急反应系统。BLS程序已被简化，已把"看、听和感觉"从程序中删除，实施这些步骤既不合理又很耗时间，基于这个原因，《2010国际心肺复苏指南》强调对无反应且无呼吸或无正常呼吸的成人，立即启动急救反应系统并开始胸外心脏按压。

2. 启动紧急医疗服务（emergency medical service，EMS）并获取AED

（1）如发现患者无反应无呼吸，急救者应启动EMS体系（拨打120），取来AED（如果有条件），对患者实施CPR，如需要时立即进行除颤。

（2）如有多名急救者在现场，其中一名急救者按步骤进行CPR，另一名启动EMS体系（拨打120），取来AED（如果有条件）。

（3）在救助淹溺或窒息性心脏骤停患者时，急救者应先进行5个周期（2min）的CPR，然后拨打120启动EMS系统。

3. 脉搏检查：对于非专业急救人员，不再强调训练其检查脉搏，只要发现无反应的患者没有自主呼吸就应按心脏骤停处理。对于医务人员，一般以一手食指和中指触摸患者颈动脉以感觉有无搏动（搏动触点在甲状软骨旁胸锁乳突肌沟内）。检查脉搏的时间一般不能超过10s，如10s内仍不能确定有无脉搏，应立即实施胸外按压。

4. 胸外按压（circulation，C）

（1）确保患者仰卧于平地上或用胸外按压板垫于其肩背下。

（2）按压方法：急救者可采用跪式或踏脚凳等不同体位，将一只手的掌根放在患者胸部的中央，胸骨下半部上，将另一只手的掌根置于第一只手上。手指不接触胸壁。按压时双肘须伸直，垂直向下用力按压，成人按压频率为至少100次/min，下压深度至少为

5cm，每次按压之后应让胸廓完全回复。按压时间与放松时间各占50%左右，放松时掌根部不能离开胸壁，以免按压点移位。对于儿童患者，用单手或双手于乳头连线水平按压胸骨；对于婴儿，用两手指于紧贴乳头连线下方水平按压胸骨。

（3）按压频率：为了尽量减少因通气而中断胸外按压，对于未建立人工气道的成人，《2010年国际心肺复苏指南》推荐的按压通气比率为30∶2。对于婴儿和儿童，双人CPR时可采用15∶2的比率。如双人或多人施救，应每2min或5个周期CPR（每个周期包括30次按压和2次人工呼吸）更换按压者，并在5s内完成转换，因为研究表明，在按压开始1~2min后，操作者按压的质量就开始下降（表现为频率和幅度以及胸壁复位情况均不理想）。

5. 开放气道（airway，A）：在《2010年美国心脏协会CPR及ECC指南》中有一个重要改变是在通气前就要开始胸外按压。胸外按压能产生血流，在整个复苏过程中，都应该尽量减少延迟和中断胸外按压。而调整头部位置，实现密封以进行口对口呼吸，拿取球囊面罩进行人工呼吸等都要花费时间。采用30∶2的按压通气比开始CPR能使首次按压延迟的时间缩短。有两种方法可以开放气道提供人工呼吸：仰头抬颏法和推举下颌法。后者仅在怀疑头部或颈部损伤时使用，因为此法可以减少颈部和脊椎的移动。遵循以下步骤实施仰头抬颏：将一只手置于患儿的前额，然后用手掌推动，使其头部后仰；将另一只手的手指置于颏骨附近的下颌下方；提起下颌，使颏骨上抬。注意在开放气道的同时应该用手指挖出病人口中的异物或呕吐物，有假牙者应取出假牙。

6. 人工呼吸（breathing，B）

（1）检查呼吸：开放气道后，先将耳朵贴近患者的口鼻附近，感觉有无气息，再观察胸部有无起伏动作，最后仔细听有无气流呼出的声音，将少许棉花放在口鼻处，可清楚地观察到有无气流。若无上述体征可确定无呼吸，判断及评价时间不得超过10s。大多数呼吸或心跳骤停患者均无呼吸，偶有患者出现异常或不规则呼吸，或有明显气道阻塞征的呼吸困难，这类患者开放气道后即可恢复有效呼吸。开放气道后发现无呼吸或呼吸异常，应立即实施人工通气，如果不能确定通气是否异常，也应立即进行人工通气。

（2）口对口呼吸：口对口呼吸是一种快捷有效的通气方法，呼出气体中的氧气（含16%~17%）足以满足患者需求。人工呼吸时，要确保气道通畅，捏住患者的鼻孔，防止漏气，急救者用口唇把患者的口全罩住，呈密封状，缓慢吹气，每次吹气应持续2s以上，确保吹气时胸廓隆起，通气频率应为10~12次/min。为减少胃胀气的发生，对大多数成人在吹气持续2s以上给予10ml/kg（700~1 000ml）潮气量可提供足够的氧合。

（3）口对鼻呼吸：口对口呼吸难以实施时推荐采用口对鼻呼吸，尤其是患者牙关紧闭不能开口、口唇创伤时。救治溺水者最好应用口对鼻呼吸方法，因为救治者双手要托住溺水者的头和肩膀，只要患者头一露出水面即可行口对鼻呼吸。

（4）口对面罩呼吸：用透明、有单向阀门的面罩，急救者可将呼气吹入患者肺内，可避免与患者口唇直接接触，有的面罩有氧气接口，以便口对面罩呼吸的同时供给氧气。用面罩通气时双手把面罩紧贴患者面部，加强其闭合性则通气效果更好。

（5）球囊面罩装置：使用球囊面罩可提供正压通气，一般球囊充气容量约为1 000ml，足以使肺充分膨胀，但急救中挤压气囊难保不漏气，因此，单人复苏时易出现通气不足，双人复苏时效果较好。双人操作时，一人压紧面罩，一人挤压皮囊。

7. AED除颤：室颤是成人心脏骤停的最初发生的较为常见而且是较容易治疗的心律。对于VF患者，如果能在意识丧失的3~5min内立即实施CPR及除颤，存活率是最高的。对于院外心脏骤停患者或在监护心律的住院患者，迅速除颤是治疗短时间VF的好方法。除颤会在下文进一步阐述。

五、复苏后高级生命支持

进一步生命支持（advanced life support，ALS）又称二期复苏或高级生命维护，主要是在BLS基础上应用器械和药物，建立和维持有效的通气和循环，识别及控制心律失常，直流电非同步除颤，建立有效的静脉通道及治疗原发疾病。ALS应尽可能早开始。

1. 气道控制

（1）气管内插管：如有条件，应尽早做气管内插管，因气管内插管是进行人工通气的最好办法，它能保持呼吸道通畅，减少气道阻力，便于清除呼吸道分泌物，减少解剖死腔，保证有效通气量，为输氧、加压人工通气、气管内给药等提供有利条件。当传统气管内插管因各种原因发生困难时，可使用食管气管联合插管实施盲插，以紧急给病人供氧。

（2）环甲膜穿刺：遇有紧急喉腔阻塞而严重窒息的病人，没有条件立即做气管切开时，可行紧急环甲膜穿刺，方法为用16号粗针头刺入环甲膜，接上"T"形管输氧，即可达到呼吸道通畅，缓解严重缺氧情况。

（3）气管切开：通过气管切开，可保持较长期的呼吸道通畅，防止或迅速解除气道梗阻，清除气道分泌物，减少气道阻力和解剖无效腔，增加有效通气量，也便于吸痰、加压给氧及气管内滴药等，气管切开常用于口面颈部创伤而不能行气管内插管者。

2. 呼吸支持：及时建立人工气道和呼吸支持至关重要，为了提高动脉血氧分压，开始一般主张吸入纯氧。吸氧可通过各种面罩及各种人工气道，以气管内插管及机械通气（呼吸机）最为有效。简易呼吸器是最简单的一种人工机械通气方式，它是由一个橡皮囊、三通阀门、连接管和面罩组成。在橡皮囊后面有一单向阀门，可保证橡皮囊舒张时空气能单向进入；其侧方有一氧气入口，可自此输氧10~15L/min，徒手挤压橡皮囊，保持适当的频率、深度和时间，可使吸入气的氧浓度增至60%~80%。

3. 复苏用药：复苏用药的目的在于增加脑、心等重要器官的血液灌注，纠正酸中毒和提高室颤阈值或心肌张力，以有利于除颤。复苏用药途径以静脉给药为首选，其次是气管滴入法。气管滴入的常用药物有肾上腺素、利多卡因、阿托品、纳洛酮及安定等。一般以常规剂量溶于5~10ml注射用水滴入，但药物可被气管内分泌物稀释或因吸收不良而需加大剂量，通常为静脉给药量的2~4倍。心内注射给药目前不主张应用，因操作不当可造成心肌或冠状动脉撕裂、心包积血、血胸或气胸等，如将肾上腺素等药物注入心肌内，可导致顽固性室颤，且用药时要中断心脏按压和人工呼吸，故不宜作为常规途径。复苏常用药物如下：

（1）肾上腺素：肾上腺素通过α受体兴奋作用使外周血管收缩（冠状动脉和脑血管除外），有利于提高主动脉舒张压，增加冠脉灌注和心、脑血流量；其β-肾上腺素能效应尚存争议，因为它可能增加心肌做功和减少心内膜下心肌的灌注。对心搏骤停无论何种类型，肾上腺素常用剂量为每次1mg静脉注射，必要时每隔3~5min重复1次。近年来有人主张应用大剂量，认为大剂量对自主循环恢复有利。但新近研究表明，大剂量肾上腺素对心搏骤停出院存活率并无改善，且可出现如心肌抑制损害等复苏后并发症。故复苏时肾上腺素理想用药量尚需进一步研究证实。如果IV/IO通道延误或无法建立，肾上腺素可气管内给药，每次2~2.5mg。《2010年国际心肺复苏指南》推荐也可以用一个剂量的血管加压素40U IV/IO替代第一或第二次剂量的肾上腺素。

（2）抗心律失常药物：严重心律失常是导致心脏骤停甚至猝死的主要原因之一，药物治疗是控制心律失常的重要手段。《2010年国际心肺复苏指南》建议，对高度阻滞应迅速准备经皮起搏。在等待起搏时给予阿托品0.5mg，IV。阿托品的剂量可重复直至总量达3mg。如阿托品无效，就开始起搏。在等待起搏器或起搏无效时，可以考虑输注肾上腺素（2~10μg/min）或多巴胺〔2~10μg/(kg·min)〕。胺碘酮可在室颤和无脉性室速对CPR、除颤、血管升压药无反应时应用。首次剂量300mg静脉/骨内注射，可追加一剂150mg。利多卡因可考虑作为胺碘酮的替代药物（未定级）。首次剂量为1~1.5mg/kg，如果室颤和无脉性室速持续存在，间隔5~10min重复给予0.5~0.75mg/kg静推，总剂量3mg/kg。镁剂静推可有效终止尖端扭转型室速，1~2g硫酸镁，用5%GS 10ml稀释5~20min内静脉推入。

4. 心脏电击除颤：电击除颤是终止心室颤动的最有效方法，应早期除颤。有研究表明，绝大部分心搏骤停是由心室颤动所致，75%发生在院外，20%的人没有任何先兆，而除颤每延迟1min，抢救成功的可能性就下降7%~10%。除颤波形包括单相波和双相波两类，不同的波形对能量的需求有所不同。成人发生室颤和无脉性室速，应给予单向波除颤器能量360J一次除颤，双向波除颤器120~200J。如对除颤器不熟悉，推荐用200J作为除颤能量。双相波形电除颤：早期临床试验表明，使用150~200J即可有效终止院前发生的室颤。低能量的双相波有效，而且终止室颤的效果与高能量单相波除颤相似或更有效。儿童第1次2J/kg，以后按4J/kg计算。电除颤后，一般需要20~30s才能恢复正常窦性节律，因此电击后仍应立刻继续进行CPR，直至能触及颈动脉搏动为止。持续CPR、纠正缺氧和酸中毒、静脉注射肾上腺素（可连续使用）可提高除颤成功率。

目前已出现电脑语音提示指导操作的自动体外除颤器（automatic external defibrillator，AED），大大方便了非专业急救医务人员的操作，为抢救争取了宝贵的时间。AED使复苏成功率提高了2~3倍，非专业救护者30min就可学会。AED适用于无反应、无呼吸和无循环体征（包括室上速、室速和室颤）的患者。公众启动除颤（PAD）要求受过训练的急救人员（警察、消防员等），在5min内使用就近预先准备的AED对心搏骤停患者实施电击除颤，可使院前急救生存率明显提高（49%）。

2010年新指南建议应用AED时，给予1次电击后不要马上检查心跳或脉搏，而应该重新进行胸外按压，循环评估应在实施5个周期CPR（约2min）后进行。因为大部分除颤器可一次终止室颤，况且室颤终止后数分钟内，心脏并不能有效泵血，立即实施CPR十分必要。

大脑复苏：很多心脏骤停患者即使自主循环恢复以后脑功能也不能完全恢复，而约80%复苏成功的患者昏迷时间超过1h。在入院患者中，神经功能转归良好率为1%~18%，而其他或者死亡或者成为持续性植物状态。研究表明各种药物在脑复苏领域疗效甚微，而亚低温（32~35℃）对脑具有保护作用，且无明显不良反应。

六、复苏标准

非专业急救者应持续CPR直至获得AED和被EMS人员接替，或患者开始有活动，不应为了检查循环或检查反应有无恢复而随意中止CPR。对于医务人员应遵循下述心肺复苏有效指标和终止抢救的标准。

1. 颈动脉搏动：按压有效时，每按压一次可触摸到颈动脉一次搏动，若中止按压搏动亦消失，则应继续进行胸外按压，如果停止按压后脉搏仍然存在，说明病人心搏已恢复。

2. 面色（口唇）：复苏有效时，面色由发绀转为红润；若变为灰白，则说明复苏无效。

3. 其他：复苏有效时，可出现自主呼吸，或瞳孔由大变小并有对光反射，甚至有眼球活动及四肢抽动。

七、终止抢救的标准

现场CPR应坚持不间断地进行，不可轻易做出停止复苏的决定，如符合下列条件者，现场抢救人员方可考虑终止复苏：①患者呼吸和循环已有效恢复。②无心搏和自主呼吸，CPR在常温下持续30min以上，EMS人员到场确定患者已死亡。③有EMS人员接手承担复苏或其他人员接替抢救。

（栾波）

第六节 漂浮导管（Swan-Ganz导管）的临床应用

Swan-Ganz导管又称漂浮导管（clinical application of Swan-Ganz catheter），是由不透X线的聚氯乙烯制成，主要应用于危重病人血流动力学监测，以分析判断心脏泵功能、外周血管舒缩情况、肺循环变化情况等，为危重症患者的临床诊治提供客观参数。Swan-Ganz气囊漂浮导管全长110cm，每10cm有一刻度，气囊距导管顶端约1mm，可用0.8~1ml的空气或二氧化碳气充胀，充胀后的气囊直径约13mm，导管尾部经一开关连接1ml的注射器，用以充胀或放瘪气囊。导管顶端有一腔开口，可做肺动脉压力监测，此为双腔心导管。三腔管是在距导管顶部约30cm处有另一腔开口，可做右心房压力监测。如在距顶部4cm处加一热敏电阻探头，就可做心输出量的测定，此为完整的四腔气囊漂浮导管。

一、适应证

主要应用于血流动力学不稳定且对治疗反应不良的高危患者，或需要获得精确的血流动力学监测数据及心功能指标等。

1. 急性心肌梗死合并泵衰竭或心源性休克；
2. 严重心力衰竭；

3. 严重创伤、灼伤、低血压或各类型休克;
4. 肺栓塞、急性呼吸功能衰竭;
5. 嗜铬细胞瘤及其他内外科危重病人;
6. 应用血管扩张剂治疗时血流动力学监测;
7. 各种高危的外科手术如血管外科、神经外科、创伤外科尤其是心脏外科手术等;
8. 其他:利用漂浮导管技术进行临时性心房、心室、房室顺序起搏、超速抑制等。

二、禁忌证

凝血机制障碍、白细胞减少、免疫功能低下、心肌炎、风湿活动、严重心律失常、感染、感染性心内膜炎等,不宜做血流动力学监测。

三、路径及操作方法简介

1. 路径:漂浮导管的插入多采用静脉穿刺法,偶尔采用静脉切开法。前者常选择颈内静脉、锁骨下静脉或股静脉进入,后者可由贵要静脉、大隐静脉进入。导管经上或下腔静脉进入右心房、右心室到肺动脉及肺小动脉中(表2-6-1)。

表2-6-1 漂浮导管插入途径至右心房的距离

插入途径	至右心房距离
1. 右颈内V→锁骨下V→上腔V→右心房→右心室→肺A	约25cm
2. 颈外V→锁骨下V→上腔V→右心房→右心室→肺A	约25cm
3. 锁骨下V→上腔V→右心房→右心室→肺A	约25cm
4. 贵要V→肱V→锁骨下V→上腔V→右心房→右心室→肺A	左侧50cm,右侧40cm
5. 股V→髂外V→髂总V→下腔V→右心房→右心室→肺A	35~45cm

注:V指静脉,A指动脉。

经肘静脉或股静脉置管距心脏距离较远,股静脉置管本身及术后导管维护过程中污染机会相对增加。颈内静脉或锁骨下静脉置管,插入导管径路比较通顺,植入长度几乎是远端静脉置管的一半,污染机会少,易于临床监测及护理。但要求操作者技术全面,解剖位置明确,以尽可能地避免一些并发症的发生。

颈内静脉置管术穿刺方法:术者左手食指与中指触摸到颈动脉表面,并将其推向内侧,使之离开胸锁乳突肌前缘。在其前缘的中点食指与中指之间与额平面成30°~45°角进针,针头向尾侧指向同侧乳头。待穿刺针进入皮肤抽到静脉血后证明穿刺成功,放入引导钢丝后拔出穿刺针。穿刺口用刀片稍扩张,以钢丝引导方向,利用扩张器将外套管植入颈内静脉中。退出引导钢丝及扩张器,再经外套管植入心导管,使导管以小距离快速进入心腔。

打开X光机,追踪导管插入位置,直至进入肺动脉。使气囊充气,导管立即进入肺动脉远端,气囊放气后,导管又迅而退回原肺动脉位置,证明位置良好,外固定术毕。

在实际工作中,有些病人因病情危重不可能移动至导管室,或病室内不具备X光机设备,就可行床边盲目插入Swan-Ganz导管法,也往往能顺利置管。所谓床边盲目置管,就是通过导管在某一心脏内的压力波形来间接判断其位置所在,这需要有一定的基础知识及临床经验。床边盲目插管时，先要使原备好的心导管尾部三通板连接换能器，使各心腔压力波形直接显示在床边监护仪上，也需有同步心电图监测。植入的心导管经上或下腔静脉首先进入右心房，在监护仪上即出现右心房内压力波形，再经血流导向经三尖瓣进入右心室，将导管气囊充气，使其上漂。经肺动脉瓣至肺动脉，最后进入肺动脉远端分支嵌入。放瘪气囊后，导管迅而退回肺动脉。当证实导管位置良好后，予皮肤外缝合一针固定导管，穿刺点以无菌敷料覆盖，胶布固定。

总之，漂浮导管是靠血流作用于导管气囊上的推力进入肺动脉，由于导管远端十分柔顺和充胀的气囊表面与血流力量间的几何学关系，使之以很小的气囊面积获得最大的漂浮力，而易于漂入肺动脉。且由于充胀的气囊使导管顶端不超出气囊表面，使原作用于导管顶部的力分散于充胀气囊的表面，而减少了对心内膜的刺激。因而 Swan-Ganz 导管具有使室性心律失常少、能迅速植入肺动脉和不用 X 光透视三项优点，而成为测量血流动力学参数的标准床边方法。

四、常见并发症

1. 心律失常：为多发生在插管术中的常见并发症，由于导管尖端接触心肌壁或心瓣膜所致，可防止室性早搏、室上性心动过速等心电图改变，将导管退出后，室性早搏很快消失。但如出现严重心律失常，如室性心动过速、室性颤动时应立即拔除心导管，给予药物治疗及急救处理。

注意：操作中必须有心电图持续监护，插入的导管如遇到阻力时不可强行进入。原有心肌供血不足或心脏疾患的病人，可予术前口含硝酸甘油 5mg，并给氧吸入治疗。原有心律失常者先予注射利多卡因 50mg 预防其再发生。病人床边必备急救药物。

2. 导管、气囊破裂：常见于反复使用的导管、气囊弹性丧失所致。气囊破裂后致使肺动脉嵌入压指标丧失，且可能由于再次的气囊充气造成气栓形成。

注意点：气囊充气最大量不能超过 1.5ml，临床中，有用空气、二氧化碳气或盐水充胀气囊的。但由于后两者操作不便及放气困难等而尽少采用。发现气囊破裂而暂不需拔除心导管者应在导管尾端做好标记并应交班，以避免其他人再做气囊充胀试验（特别是当导管位置似有改变时）。

3. 感染及血栓性静脉炎：由于置管术中无菌操作不严格，反复使用的导管消毒不彻底及导管维护中的污染而致直接的血行污染，临床中可见病人出现高热、寒战，甚至败血症。血栓性静脉炎多发生于经外周静脉置管的病人。与置管时间有密切关系，时间越长，其发生率越高。

注意点：术中及术后操作的无菌要求必须强调，皮肤插管处伤口每日换药1次，并保持局部清洁干燥。心导管留置时间以最多不超过 72h 为佳，以防止感染及血栓性静脉炎的发生。

4. 肺栓塞：由于导管头端充胀的气囊长时间嵌入肺动脉或插管时导管在肺动脉中多次移动所致。

注意点：除置管术中掌握一定的操作熟练技巧且必须注意导管气囊充胀的时间问题，一般不主张持续气囊充气，而以肺动脉平均压作为临床持续监测指标，它间接反映了肺动脉嵌入压的改变。

5. 导管堵塞或肺动脉血栓形成：多见于有栓塞史及血液高凝状态的病人。应予预防性抗凝治疗，心导管各腔以每小时1次的肝素盐水冲洗，并注意心内压力图形改变，保持心导管通畅。

6. 肺动脉破裂：见于肺动脉高压、血管壁变性的病人，由于导管在肺动脉内反复移动、气囊过度充气所致。应注意气囊内保持适当的充气量并严密监测肺动脉压力改变。

7. 导管在心腔内扭曲、打结：因导管质软、易弯曲、插入血管长度过长时发生。应注意导管植入长度，从右心房进入肺动脉一般不应超过15cm，发现扭曲应退出。如已打结，可用导丝插入导管内解除打结退出，如不奏效，只好尝试将结拉紧，缓缓拔出。

8. 气胸、局部感染、静脉炎：与操作、维护及个体差异有关，有时难以预防，但应注意及早发现。

五、漂浮导管的维护

在心腔内插入的漂浮导管对于估价循环动力学状态有着极其重要的价值。但由于导管较长，各管腔十分狭小，故而很容易发生管内栓塞，为能保证导管最大的有效使用性，设置的肝素液冲洗装置是十分必要的。肝素液：肝素6250IU稀释到0.9%的生理盐水500ml中，使每毫升液体中含肝素12.5IU。导管冲洗指征如下：

1. 心脏压力图像异常：监测压力波变为平坦，压力数值与前有明显差异。波形异常的另一现象是由于导管位置改变所致，如导管退出肺动脉，监测仪上则显示右心室压力图像，这并非由于管腔阻塞所致，冲洗是无效的。应在无菌操作下重新调整导管位置或通过X光胸片给予证实。

2. 每次测量全套血流动力学指标前，为保证数值的准确性，应冲洗各管腔1次。

3. 常规维护导管肝素液冲洗为每小时1次，方法同动脉管冲洗法。

4. 临床中，如患者出现高热、寒战等表现，高度怀疑心导管污染所致者，应立即拔除导管，并做导管中残留血液的细菌培养及给予抗生素治疗。

5. 一般漂浮导管留置时间为3~5d，也可保留至9d或更长，但一般对导管留置5d以上的压力数值可信度表示怀疑。如出现血栓性静脉炎或有栓塞时应拔除导管。导管留置的最佳时间为48~72h。

（赵颖军）

第七节 右心导管检查及临床应用

一、右心导管检查的适应证

1. 原因不明的肺动脉高压（超声心动图估测收缩压＞50mmHg），测定肺动脉压力和计算肺动脉阻力，判断有无肺动脉高压及肺动脉高压的程度及性质，为手术或药物治疗提供依据。

2. 超声诊断不明确的肺血多先天性心脏病，协助超声心动图完成先天性心脏病的诊断和鉴别诊断。并了解其分流水平、分流量及心功能状态。

3. 分流性先天性心脏病合并重度肺动脉高压，术前需判断肺动脉高压的程度及性质。

4. 心力衰竭需测定肺毛细血管嵌顿压，判断心功能情况。

5. 心脏移植前后判断心功能及全肺阻力情况。

6. 适合行介入治疗的左向右分流性先天性心脏病（房间隔缺损、室间隔缺损、动脉导管未闭等）介入治疗前后。

二、右心导管检查的禁忌证

由于心导管术技术方面及近年来内外科治疗的发展，目前无绝对禁忌证，禁忌证是相对的。一般情况下，下列情况暂不宜行常规心导管检查：

1. 急性感染性疾病，亚急性感染性心内膜炎，急性心肌炎，风湿活动期。
2. 严重的未控制的恶性心律失常。
3. 严重的心力衰竭。
4. 严重肝肾功能不全及其他脏器功能衰竭者。
5. 电解质紊乱，钠、钾失衡或洋地黄中毒。
6. 有出血倾向或者现有出血疾病者。
7. 造影剂过敏者。

三、操作步骤及注意事项

1. 术前准备：建立静脉通路，婴幼儿及不能合作儿童需请麻醉师协助进行全身麻醉，术前需禁食，但最好不要禁食时间过长，1岁以内术前4h给清淡液体；大于1岁术前6h给予清淡液体，牛奶、固体食物要禁食8h。术前给予静点5%~10%葡萄糖注射液，发绀患者给予静点平衡盐液，以免引起血液浓缩。

2. 静脉穿刺或切开：静脉穿刺多选用右侧股静脉，亦可选择颈内静脉或锁骨下静脉。静脉切开常用左贵要静脉，此血管的走行与右心导管的弯曲度相匹配，比较容易进入右心室及肺动脉，但此法目前很少应用。按Seldinger穿刺术行相应血管的穿刺，引入导丝，退出穿刺针，沿导丝送入导管鞘，撤出导丝及鞘管芯，抽吸鞘并弃去抽吸物2~3ml，并用肝素盐水冲洗鞘管。

3. 导管操作：将充满肝素盐水的右心导管沿外鞘插入股静脉，在X线引导下，沿髂静脉、下腔静脉依次送入右心房、右心室、肺动脉。右心导管一般头端略带曲度，如无明显右室高压，右室增大，明显三尖瓣反流时，在右房下部转动导管头端指向三尖瓣口，可趁三尖瓣开放时直接将导管送入右室中部。当心脏明显增大，导管直接进入右室有困难时，可采用"导管头端打圈法"，即将导管头端顶在右房侧壁或肝静脉形成倒"U"形圈，然后轻轻转动并下拉导管，使导管头端朝向三尖瓣口，并弹入右室内。若进右室困难者，可借助于导丝硬头人工弯曲成形，然后送入导管头端（不能出头），使导管头曲度增大，进入右心室将导管由右室中部轻轻后撤至右室流出道，使导管水平状浮于心腔，然后顺时针转动导管使导管头端上抬后，继续推送导管，一般都可以顺利进入肺动脉，深吸气时推送导管有助于进入右心室流出道。如果导管进肺动脉比较困难，可尝试借助泥鳅导丝配合，导丝漂入肺动脉后，循导丝推送导管入肺动脉。

有时由于解剖畸形或变异，导管可到达正常不能到达的部位，如经房间隔缺损或卵圆孔未闭导管可至左房及肺静脉，经室间隔缺损导管由右室至升主动脉，或经动脉导管未闭导管由肺动脉入降主动脉等。同样，这些异常部位也要求取血、测压，以获得丰富的血流动力学资料。

4. 压力及血氧含量测定：导管到位后可以测定相应心腔的压力。压力换能器的位置应固定在一个零点水平，可选择在卧床患者的腋中线等高水平。将连接管两端与三通开关和压力换能器相连接，开放通大气，使电压力计为零，再关闭通大气后即可测压。测压的顺序可按心导管推进顺序的逆方向回撤经路，即肺小动脉-肺动脉-肺总动脉-右心室流出道-右心房上、中、下部-上腔静脉及下腔静脉等不同部位，分别测压并记录压力曲线。需要的时候将肺总动脉与右心室进行连续测压，可显示压力阶差，这对肺动脉瓣狭窄的诊断具有重要意义。

采血与导管测压同步进行。在抽血前先用空注射器抽出导管腔内的盐水和少量血液3~4ml后，接着用肝素盐水冲洗过的注射器或血气针，缓慢抽血0.5~1.0ml。每次采血后立即向导管腔内注入数毫升肝素盐水，以免导管内形成血凝块。

压力和血氧测量值的准确性直接影响右心导管报告结论的准确性，所以在右心导管操作中必须仔细，规范操作，确保数据的准确性。主要应注意以下几点：

（1）测压时必须保持导管、三通管、压力延长管、换能器的连接严密和通畅。导管、三通管、压力延长管必须定时冲洗，排气要完全，避免气泡和血凝块堵塞导管或延长管而影响压力的描记。如发现压力波形与导管位置不符，需仔细检查，必要时更新换能器。

（2）测压取血时需保持准确、良好的导管头端位置。正确的导管位置是游离于心脏、大血管腔内，如导管头端顶在血管壁或心腔壁上，则会取血困难，测压不准确。测压时不要触碰导管，以保证测压的稳定性。

（3）每次测压前必须重新校零，以避免零点漂移带来的误差。

（4）各部位血氧饱和度的测定受血流层流、导管冲洗程度、测定时间等多种因素的影响，每次测定时需要仔细核对，并保持导管位置不变，一旦发现误差，需及时重新取样本。原则上每个心腔内血氧取2~3个样本，取平均值，以保证准确性，每次取血后应及时测定，尽量缩短标本体外停留时间。每次取血样前必须充分冲洗导管，并先用10ml注射器抽取2~4ml导管内残留血液后再用5ml注射器取样本。

5. 肺小动脉嵌顿压的测定：一般来说，将肺小动脉嵌顿压近似等于肺毛细血管嵌顿压，其测定对于评价肺血管状态、测定肺血管阻力、反映左房压力及左室舒张末压等有重要意义。需要测量时，一般将4-5F端孔导管或球囊-漂浮导管送至肺动脉远端、楔入肺小动脉内来测定。目前，肺小动脉嵌顿压并不是常规右心导管术中的测定项目。

6. 附加试验：为了评价肺动脉高压的性质或判断肺血管扩张能力，或了解肺血管对药物的反应，在普通右心导管检查完成后有时需对患者加以吸氧、吸入NO，给予扩肺血管药物（如前列腺素E等）后10~30min重复右心导管检查，将前后数据进行对比，以达到对肺循环的全面评价。

7. 术后处理：当各部血氧和压力记录齐全并核对无误后，可撤出导管于体外，局部穿刺点压迫10~15min后加压包扎，沙袋压迫1~2h，平卧6h。

四、右心导管检查结果分析

1. 血氧资料分析：血氧结果分析主要判断有无分流存在、分流方向、分流的水平和分流量的大小。

（1）左向右分流水平及分流量判断：左向右分流可以发生在房水平、室水平、肺动脉水平、腔静脉水平。

①当右房与腔静脉水平血氧饱和度之差大于9%时，可以认为房水平存在左向右分流，主要存在于房间隔缺损、肺静脉异位引流入右房、冠状动脉瘘入右房等疾病中。

②当右室与右房平均血氧饱和度之差大于5%时，可以认为室水平存在左向右分流，主要存在于室间隔缺损、主动脉窦瘤破入右室等疾病中。

③当肺动脉与右室血氧饱和度之差大于3%时，可以认为肺动脉水平存在左向右分流，主要存在于动脉导管未闭、主肺间隔缺损等疾病中。

④当上腔静脉或者下腔静脉血氧饱和度明显增高或者同一部位多次采血以后发现血氧饱和度相差很大时，应该怀疑腔静脉水平存在左向右分流，多见于肺静脉异位引流入腔静脉。

（2）向左分流量的判断：正常人外周动脉血氧饱和度95%~100%，如果外周动脉血氧饱和度<95%，在排除肺部疾患导致的血氧交换困难后，应考虑存在右向左分流。低于95%时往往患者即可出现青紫、发绀。

（3）向右分流量的判断：通过计算体循环血流量（QP）与肺循环血流量（QS）的比值（QP/QS）来判断分流量的大小。正常时：QP/QS=1；少量分流：1<QP/QS<1.5；中等量分流：1.5<QP/QS<2；大量分流：QP/QS>2。

2. 压力资料分析：心腔及血管内压力的测量是右心导管检查需要获得的重要生理参数。一般通过与导管尾端的多道生理记录仪来完成测压。

（1）心房压力测定

①右心房正常平均压0~5mmHg，超过10mmHg即视为高压。压力曲线包括a波、c波和v波，x、y倾斜（下降），a波由心房收缩引起，高度代表右房收缩压，出现在心电图的P波之后，R波之前；a波的高度取决于心房的收缩力以及右心室的充盈阻力。x下降被c波所打断，c波是由于关闭的三尖瓣向右房突出所致的一个小的正向曲度。x下降后由于心房被动充盈使心房压力升高，心房压力然后在v波到达峰值，代表右心室收缩。v波反映心房在收缩晚期紧靠房室瓣关闭时心房充盈（称心房充盈波），出现在心电图的T波之后，P波之前。y下降发生在v波之后，反映三尖瓣的开放和右心房排空至右心室。正常情况下，a波峰略高于v波，正常a波值为4~8mmHg，v波值为4~7mmHg，右心房过度负荷时a波增大；右心房衰竭及三尖瓣关闭不全时v波亦增大；缩窄性心包炎的患者a波和v波都变成丘陵状隆起波，整个右心房压力曲线呈M形或W形。

②左心房压力波形与右心房相似，但正常左心房压力较高，反映心脏左侧的高压系统。与右心房相反，左心房的v波一般高于a波，是因为左心房被肺静脉从后压迫，而右心房可以通过上下腔静脉顺利减压。左房v波高度较准确地反映了左心房的顺应性。

（2）心室压力测定：右心室正常收缩压18~30mmHg，舒张压8~15mmHg，平均压15mmHg。如果收缩压、舒张压及平均压分别超过30mmHg、8mmHg及20mmHg时即视为高压。在右室等容收缩期，三尖瓣已关闭，肺动脉瓣尚未开放，由于心肌的收缩，心室内压力迅速上升，形成右室压力上升曲线，相当于心电图R波之后，于第一心音末达到最高峰。在右室的射血期，右室血液向肺动脉大量喷射，其顶峰代表右室收缩压，在射血的后期压力曲线略为下降。射血结束，肺动脉瓣关闭，右室开始舒张，室内压力迅速下降。肺动脉瓣狭窄时，右室收缩压升高，形成等腰三角形压力曲线。肺动脉高压的压力曲线的上升支迟缓或是呈驼峰状。在右室舒张受限的疾病中，由于右室舒张早期压力曲线下降不到零点，继之压力又上升维持一个"高原"形，直到下一次心室收缩，称作舒张早期低垂、晚期高原的右室压力曲线。

（3）肺动脉压力测定：在右室开始收缩，肺动脉瓣开放后，肺动脉压力迅速上升，到一定高度后略有回降而又继续上升，形成圆钝顶峰。当右室射血到2/3以后，压力逐渐降低，曲线开始下降。当肺动脉瓣关闭时压力又略上升形成一个切迹，以后右室舒张，肺动脉压平稳降至舒张压高度，至下一次心室收缩又重复以上的波形。正常收缩压18~30mmHg，舒张压6~12mmHg，平均压10~18mmHg。如肺动脉收缩压超过31~50mmHg或平均压超过21~30mmHg，提示轻度肺动脉高压。收缩压超过51~80mmHg或平均压超过31~50mmHg，提示中度肺动脉高压；收缩压80mmHg以上或平均压50mmHg以上，提示重度肺动脉高压。肺动脉高压时，压力曲线的顶峰出现较迟，且顶峰比较圆钝。肺动脉瓣狭窄时，收缩压及舒张压均低于正常，压力曲线低平。

（4）肺小动脉嵌顿压测定：正常平均压为5~12mmHg，通常反映左房平均压及左室舒张末压，其平均压超过12mmHg即提示存在左心衰竭、左室舒张受限、肺静脉回流受阻等。

（5）主动脉压力测定：正常人主动脉收缩压和左室收缩压相等，80~130mmHg之间，舒张压60~90mmHg之间。

（6）连续测压：主要测定血管腔内、心腔与血管腔内有无收缩压差，以判断血管有无狭窄、瓣膜有无狭窄。同一血管腔内收缩压差>10mmHg提示存在有意义狭窄。瓣膜上下收缩压差>20mmHg，提示存在有意义瓣膜狭窄。

五、血流动力学计算

1. 氧耗量

（1）直接测定法：由氧耗量测定仪计算每分钟每平方米体表面积氧耗量。但3岁以下小孩难以合作。

（2）查表法：基础代谢热量查表。

每分钟氧耗量（ml）=基础代谢热量×209/60×体表面积（m²）。体表面积可查表计算。

2. 心脏血流量计算

（1）心排量（CO）：无左向右分流时，心排量（L/min）（CO）=体循环血流量（Qs）=肺循环血流量（Qp）。

Fick法心排量计算公式为CO（L/min）=氧消耗量（ml/min）/（主动脉血氧含量-混合静脉血氧含量）（ml/dl）×1/10。

肺静脉血可由动脉血氧饱和度95%来代替，混合静脉血可取自肺动脉，由左向右分流者混合静脉血取自分流部位以前心腔血氧含量。

血氧含量（ml/dl）=血氧饱和度（%）×血红蛋白含量（g/dl）×（1.34-1.36）

利用公式可计算肺循环血流量，即右心室排血量，体循环血流量即左心室排血量。若无心内分流，肺循环血流量与体循环血流量相等。当存在左向右分流时，则需分别计算。

（2）体循环血流量（Qs）：Qs（L/min）=氧消耗量（ml/min）/（主动脉血氧含量-混合静脉血氧含量）（ml/dl）×1/10。

公式中混合静脉血氧含量取血目前有两个部位选择：

①左向右分流先天性心脏病。一般取分流所在部位上游心腔的血液，如动脉导管未闭者，右心室为取混合血部位；室间隔缺损者，右心房为取混合血部位；房间隔缺损者则取上腔静脉血。

②混合静脉血取自上腔静脉，对于不管是否存在心内左向右分流的患者均适用，该处采血可避免不少影响血氧浓度的因素。

（3）肺循环血流量（Qp）：Qp=氧消耗量（ml/min）/（主动脉血氧含量-肺动脉血氧含量）（ml/dl）×1/10

（4）分流量的计算：有效循环血流量（L/min）=氧耗量（ml/min）/（肺静脉血氧含量-混合静脉血氧含量）（ml/dl）×1/10

左向右分流量=右心排血量-有效肺循环血流量；右向左分流量=左心排血量-有效肺循环血流量

分流量占体循环血流量百分比（%）=分流量/体循环血流量×100%

分流量占肺循环血流量百分比（%）=分流量/肺循环血流量×100%

（5）血管阻力计算：血管阻力通常以单位时间心脏做功计算，以（dyn·s/cm^2）为代表，由压力与心排量计算出的mmHg/min·L即为Wood单位，每Wood单位相当于80dyn·s/cm^2。

①全肺阻力（PVR）Wood单位=肺动脉平均压（mmHg）/肺循环血流量（L/min）；PVR正常值2.5~3.7Wood单位或200~300 dyn·s/cm^2（20~30kPa/s·L）。PVR＞5.5Wood单位或450dyn·s/cm^2（44kPa/s·L）为显著增高。

②肺小动脉阻力（PAR）Wood单位=（肺动脉平均压-肺毛细血管平均压）mmHg/右心排血量（L/mln）；PAR正常值200dyn·s/cm^2（2.5Wood单位）。

（齐静　侯平）

第八节　动脉导管未闭封堵术

1966年，Porstmann首先应用经导管塑料栓子闭合动脉导管未闭（PDA）获得成功，开创了先天性心血管病介入治疗的先河。1983年国内开展PDA的介入治疗。随着介入技术的不断提高以及封堵器的不断改进，动脉导管未闭封堵术已成为PDA的主要治疗方法。与传统的外科治疗相比，介入治疗具有方法简单、创伤小、手术并发症少和术后恢复快等优点。蘑菇伞形封堵器（Amplatzer PDA封堵器及国产类似形状封堵器）是目前应用最为广泛的封堵器。

一、适应证及禁忌证

1. Amplatzer法适应证
（1）左向右分流不合并需外科手术的心脏畸形的PDA。
（2）PDA最窄直径≥2mm。
（3）年龄通常≥6个月，体重≥4kg。
（4）外科术后残余分流。

2. 弹簧栓子法适应证
（1）左向右分流不合并需外科手术的心脏畸形的PDA。
（2）PDA最窄直径≤2mm。
（3）年龄通常≥6个月，体重≥4kg。
（4）外科术后残余分流。

3. 禁忌证
（1）存在依赖PDA生存的心脏畸形。
（2）严重肺动脉高压并已导致右向左分流。
（3）败血症，封堵术前1个月内患有严重感染。

4. 2010 ESC成人先天性心脏病指南

成人动脉导管未闭（PDA）钙化会增加手术难度，经导管封堵成功率高、并发症少。外科手术可用于动脉导管过大、合并动脉瘤不宜封堵者。该指南建议：
（1）左室容量负荷过重应将导管闭合（Ⅰ/C）。
（2）肺动脉高压（肺动脉压<2/3体循环血压，肺血管阻力<2/3体循环阻力）应将导管闭合（Ⅰ/C）。
（4）条件允许时经导管封堵应为治疗选择之一（Ⅰ/C）。
（5）肺动脉压>2/3体循环压或肺血管阻力>2/3体循环阻力，但以左向右分流为主，应闭合导管（Ⅱa/C）。
（6）有连续杂音（左室功能和肺动脉压正常）的小PDA可经导管封堵（Ⅱa/C）。
（7）无杂音的小PDA不宜闭合（Ⅲ/C）。
（8）合并艾森曼格综合征者不宜闭合（Ⅲ/C）。

二、操作方法

1. 术前准备：患者术前需经体检、心电图、X线胸片及超声心动图检查，明确诊断，对于重度肺动脉高压的PDA患者需查血气分析以明确外周血氧是否饱和，帮助判定分流方向。局麻或全麻下穿刺股静脉行右心导管检查，穿刺股动脉行降主动脉左侧位造影，测量PDA直径，了解其形态及位置。对于重度肺动脉高压的患者还需行右心导管检查附加试验（吸氧试验），以判定肺动脉高压的性质，一般来说动力型肺动脉高压封堵效果良好，阻力型肺动脉高压则效果不佳，且封堵有风险。

2. Amplatzer法封堵术：选择比所测PDA最窄直径大2~4mm的Amplatzer动脉导管封堵器，将其安装于输送钢丝的顶端，透视下从股静脉途径沿输送鞘管将其送至降主动脉。待封堵器的固定盘完全张开后，将输送鞘管及输送钢丝一起回撤至PDA的主动脉侧。然后固定输送钢丝，仅回撤输送鞘管至PDA的肺动脉侧，使封堵器的腰部完全卡于PDA内。10min后重复主动脉弓降部造影，若证实封堵器位置合适、形状满意，无或仅有微量或少量残余分流，且听诊无心脏杂音时，可操纵旋转柄将封堵器释放。重复右心导管检查，测左肺动脉、主肺动脉和升主动脉-降主动脉压。后撤出鞘管压迫止血。

3. 弹簧栓子法封堵术：穿刺股静脉插入端孔导管经PDA入降主动脉。选择适当直径的可控弹簧栓子（Cook公司）经导管送入降主动脉，将3~4圈置于PDA的主动脉侧，1圈置于PDA的肺动脉侧（这个过程也可通过股动脉逆行途径完成）。10min后重复主动脉弓降部造影，若证实封堵弹簧栓子的位置合适、形状满意、无残余分流时，可操纵旋转柄将弹簧栓子释放。重复右心导管检查后撤出鞘管压迫止血。

三、术后处理及随访

术后卧床12h，术后24h、1个月、3个月、6个月及12个月复查超声心动图、心电图及X线胸片。

四、疗效评价

经主动脉弓降部造影观察，若封堵器或弹簧栓子位置恰当，无或仅有微量或少量残余分流为效果良好。

五、并发症

PDA封堵术的严重并发症发生率约为1.6%，病死率<0.05%。主要并发症为：

1. 溶血：主要与术后残余分流过大或封堵器过多突入主动脉有关，尽量避免高速血流的残余分流，一旦发生术后溶血可使用激素、碳酸氢钠、保护肾功能等药物疗法，多数可自愈。残余分流较大者，内科药物控制无效时，也可采用可控弹簧栓子再次进行封堵。若上述措施无效则应施行外科手术处理。

2. 封堵器脱落：可采用异物钳夹取或外科手术方法。严格按照操作规程，选择合适的封堵器材，一般不会造成脱落。

3. 一过性高血压；可适当给予降压治疗，一般短期内即可恢复正常。

4. 降主动脉狭窄：轻度狭窄（跨狭窄处压差小于15mmHg）可严密观察，如狭窄较重需考虑接受外科手术。

5. 左肺动脉狭窄：轻度狭窄可严密观察，若狭窄较重则需外科手术。术中应对PDA的形态有充分了解，根据解剖形态选择合适的封堵器来避免发生此种并发症。

（齐静　侯平）

第九节　房间隔缺损封堵术

1955年Rashikind等报道应用单盘带钩闭合器封堵继发孔型房间隔缺损（ASD）获得成功。1997年Amplatzer封堵器治疗继发孔型ASD应用于临床，目前是全球应用最广泛的方法。以下以 Amplatzer 法为例介绍 ASD 封堵术。

一、适应证及禁忌证

1. 适应证

（1）年龄通常≥3岁。
（2）直径≥5mm，伴右心容量负荷增加，≤36mm 的继发孔型左向右分流 ASD。
（3）缺损边缘至冠状静脉窦，上、下腔静脉及肺静脉的距离≥5mm，至房室瓣≥7mm。
（4）房间隔的直径大于所选用封堵伞左房侧的直径。
（5）不合并必须外科手术的其他心脏畸形。

2. 禁忌证

（1）原发孔型 ASD、冠状静脉窦型 ASD、下腔静脉型 ASD。
（2）心内膜炎及出血性疾患及封堵器安置处有血栓存在，导管插入处有静脉血栓形成。
（3）严重肺动脉高压导致右向左分流。
（4）伴有与 ASD 无关的严重心肌疾患或瓣膜疾病。

3. 2010 ESC 成人先天性心脏病指南

（1）当存在显著分流、右室容量负荷过重和肺血管阻力<5Wood 时，无论患者有无症状，应行介入封堵治疗（Ⅰ/B）。
（2）继发孔型 ASD 应行封堵器封堵（Ⅰ/C）。
（3）怀疑为反常栓塞的 ASD，无论缺损大小均应介入治疗（Ⅱa/C）。
（4）肺血管阻力≥5Wood、<2/3 体循环阻力或肺动脉压<2/3 体循环血压（基线、应用血管扩张剂或选择性降低肺动脉压后）及以左向右分流为主时，可行介入治疗（Ⅱb/C）。
（5）合并艾森曼格综合征时不宜行 ASD 封堵术（Ⅲ/C）。

二、操作方法

1. 术前准备：患者术前需经体检、心电图、X 线胸片及超声心动图（必要时需经食管超声心动图）检查，明确诊断，确定 ASD 大小、边缘。

2. 封堵术：局麻或全麻下穿刺股静脉，行右心导管检查；静脉推注肝素 100U/kg。将 0.035″（260cm）加硬导丝置于左上肺静脉内，沿该导丝送入输送鞘管于左房内。超声心动图核实 ASD 大小和边缘后选择适宜大小的 ASD 封堵器，经输送鞘管送至左房内，在透视及超声心动图监测下，先打开封堵器的左房侧伞，回撤至 ASD 的左房侧，然后固定输送导丝，继续回撤鞘管打开封堵器的右房侧伞。经透视及超声心动图下监测封堵器位置及形态达满意，且无残余分流时，可少许用力反复推拉输送鞘管，重复超声及透视，当封堵器固定不变，可操纵旋转柄释放封堵器，撤出鞘管，压迫止血。

三、术后处理及随访

术后置病床心电监护；术后低分子肝素 24h，口服阿司匹林，小儿 3~5mg/(kg·d)，成人 3mg/(kg·d)，持续 6 个月；术后 24h、1 个月、3 个月、6 个月、12 个月复查超声心动图、心电图及 X 线胸片。

四、疗效评价

根据多普勒左向右分流信号判定，无左向右分流信号为效果佳；直径<1mm 左向右分流信号为微量残余分流；直径 1~2mm 为少量残余分流。

五、并发症

ASD 封堵术的严重并发症发生率为 0.9%，病死率为 0.2%。主要并发症：

1. 血栓栓塞：术后应用抗凝血药物及抗血小板药物，可减少血栓栓塞的并发症。
2. 气体栓塞：主要是未能排尽封堵器内的气泡，多为右冠状动脉气栓。
3. 残余分流：微量分流，一般不需要处理。
4. 心包填塞：在推送导管和导引钢丝过程中动作应轻柔。
5. 封堵器脱落：可发生在术中和术后。术中应用食道超声监测和应用球囊测量有可能避免发生封堵器脱落。
6. 心律失常：术中可出现窦性心动过速、房性早搏及房室传导阻滞。
7. 主动脉–右心房瘘：可能与 ASD 的前上缘较短有关。

（齐静 侯平）

第十节 室间隔缺损封堵术

传统外科手术治疗室间隔缺损（VSD）创伤大，并发症发生率高。1988 年 Lock 等首次应用双面伞经导管成功封堵 VSD。近年来，Amplatzer 发明了新型的封堵器及输送装置，简化了操作步骤，提高了手术安全性。国内于 2001 年研制出对称型镍钛合金膜周部 VSD 封堵器。与进口封堵器相比，国产封堵器术后房室传导阻滞和三尖瓣反流等并发症的发生率明显降低。

一、适应证及禁忌证

1. 适应证

（1）膜周部 VSD：①年龄通常≥3 岁。②对心脏有血流动力学影响的单纯性 VSD。③VSD 上缘距主动脉右冠瓣≥2mm，无主动脉右冠瓣脱入 VSD 及主动脉瓣反流。

（2）肌部 VSD：通常直径≥5mm。外科手术后残余分流。心肌梗死后室间隔穿孔或外伤后 VSD。

2. 禁忌证

（1）巨大 VSD、缺损解剖位置不良，封堵器放置后可能影响主动脉瓣或房室瓣功能。

（2）重度肺动脉高压伴双向分流。

（3）合并出血性疾病、感染性疾病或存在心、肝、肾功能异常以及栓塞风险等。

3. 2010 ESC 成人先天性心脏病指南：经导管封堵 VSD 可用于手术风险大或已行多次心脏外科手术的患者。经导管封堵肌部 VSD 可作为外科手术的替代选择，经导管封堵膜周部VSD被证实是可行的，但也有出现房室传导阻滞、三尖瓣和主动脉瓣反流的报道。该指南对VSD经导管封堵有较为严格的适应证。我国情况有所不同，国产与进口VSD封堵器的形态结构明显不同，介入封堵术后房室传导阻滞的发生率低。

二、操作方法

1. 术前准备：患者术前需经体检、心电图、X线胸片及超声心动图（必要时需经食管超声心动图）检查，明确诊断，确定VSD大小、边缘、有无膜部瘤形成等。局麻或全麻下做股静脉及股动脉插管，常规给予肝素100U/kg，先行左右心导管检查及左室升主动脉造影（长轴斜位），造影测量VSD大小及其距主动脉瓣的距离以及有无主动脉瓣脱垂及反流。确定能否行VSD封堵术。

2. VSD封堵术：确定可尝试封堵后，采用右冠状动脉管或其他导管配合泥鳅导丝经股动脉至左室寻找VSD开口，导丝及导管经过VSD进入右室、肺动脉（或右房、腔静脉），股静脉途径送入圈套器，将导丝由股静脉拉出，建立股静脉-右室-VSD-左室-股动脉导丝轨道。然后由静脉途径送入输送鞘管至左室心尖部，沿输送鞘管送入VSD封堵器，在超声及透视引导下回撤长鞘使左盘释放并与室间隔相贴，确定位置良好后，封堵器腰部嵌入VSD，后撤长鞘，释放右盘。复查超声心动图确认封堵器位置、有无残余分流和瓣膜反流，随后做左室造影确认封堵器位置是否恰当及分流情况，并做升主动脉造影观察有无主动脉瓣反流，在X线及超声检查效果满意后即可释放封堵器，撤去长鞘及导管后压迫止血。

三、术后处理及随访

术后心电监护3~5d，术后低分子肝素抗凝24h；地塞米松静脉注射3d（小儿5mg/d，成人10mg/d），防止封堵器周围水肿影响传导束；口服阿司匹林，儿童3~5mg/(kg·d)，成人3mg/(kg·d)，持续6个月；术后24h、1个月、3个月、6个月及12个月复查超声心动图、心电图及X线胸片。

《2010 ESC成人先天性心脏病指南》建议：VSD术后应注意有无房室传导阻滞，应每年了解患者左室功能、残余分流、主动脉瓣或三尖瓣反流及心室流出道梗阻情况。经导管封堵术后2年内定期随访，以后每2~4年随访1次。

四、疗效评价

封堵器安置后超声及左室、主动脉造影下观察封堵器安置位置恰当，无或仅有微量至少量残余分流，无明显主动脉瓣及房室瓣反流则为效果良好。

五、并发症

由于VSD封堵术难度较大，VSD解剖部位特殊，临床应用时间相对较短，其并发症发生率略高，为2.7%。主要并发症为：

1. 传导阻滞：在封堵器植入过程中或封堵后可出现左、右束支传导阻滞、房室传导阻滞等，多为一过性，可使用激素治疗，严重者不能恢复，必要时需安装起搏器或经外科取出封堵器。

2. 残余分流：如果是微量分流，可逐渐消失；大的残余分流若对血流动力学影响较大时，应通过网篮或外科手术取出移位的封堵器，再实施介入治疗或外科手术修补。

3. 封堵器脱落：多是由封堵器放置或选择不当引起，封堵器可以脱落到左室、升主动脉或右室、肺动脉等处，封堵器一旦移位可以经导管用圈套器取出。若采用介入方法不能取出时，可采用外科手术取出，并行室间隔缺损修补。

4. 溶血：轻微的溶血可暂时观察，给予激素和碳酸氢钠碱化尿液等治疗。严重病例必须取出封堵装置。

5. 主动脉瓣反流及二尖瓣、三尖瓣反流：微量者可随访观察，重者应外科处理。

（齐静 侯平）

第十一节 瓣膜性心脏病的介入治疗

在我国风湿性瓣膜病是成年人常见的心脏病之一，各瓣膜损害以二尖瓣最为常见，其次为主动脉瓣病变。1984年，Inoue首次成功实现经皮穿刺二尖瓣球囊成形术，我国于1985年开始引进此项技术，并取得较好成绩，目前已广泛应用于临床。相比之下，主动脉瓣介入治疗开展较为谨慎，目前我国开展较少。

二尖瓣球囊成形术

因经皮二尖瓣球囊成形术（PBMV）避免了开胸手术，对病人损伤小，术后恢复快，所以单纯二尖瓣狭窄者，应首先考虑经皮球囊成形术。临床研究表明，PBMV手术成功率在95%以上，绝大多数患者术后心功能可改善1~2级，目前已基本替代了传统的外科二尖瓣狭窄分离手术。

一、适应证及禁忌证

1. 适应证

（1）中、重度单纯二尖瓣狭窄，瓣膜无明显变形、弹性好、无严重钙化，瓣膜下结构无明显异常，左心房无血栓，瓣口面积≤1.5cm^2，窦性心律。

（2）二尖瓣交界分离手术后再狭窄，心房纤颤，二尖瓣钙化，合并轻度二尖瓣或主动脉瓣关闭不全，可作为相对适应证。

（3）二尖瓣狭窄伴重度肺动脉高压，肺动脉压力静息时＞50mmHg，运动时＞60mmHg。

（4）手术治疗危险性很大者，不宜换瓣者，也可作为PBMV的选择对象。

2. 禁忌证

（1）风湿活动。

（2）有体循环栓塞史及严重心律失常。

（3）二尖瓣叶明显变形，瓣下结构严重异常，二尖瓣或主动脉瓣中度以上关闭不全。

(4) 右房明显增大。
(5) 脊柱畸形。
(6) 房间隔穿刺禁忌者。

3. 2012 ESC/EACTS 瓣膜性心脏病处理指南：经皮球囊扩张术在80%患者中可以达到满意的效果［定义为二尖瓣瓣口面积＞$1.5cm^2$，二尖瓣反流（MR）≤2级］。主要并发症包括手术相关死亡率0.5%~4.0%，心包积液0.5%~1.0%，栓塞0.5%~5.0%，严重MR2%~10%，急诊外科手术＜1%。长期随访显示10~20年无事件生存率在30%~70%，受患者本身的特点影响。在发展中国家，闭式分离式仍在开展，但在其他国家使用的是开放式分离，并且也越来越少开展了。在有经验的医疗中心，外科手术长期预后良好，10年无事件生存率为81%~90%。目前二尖瓣狭窄（MS）手术95%为外科换瓣术。

二、操作方法

二尖瓣球囊扩张术目前所采用的技术有两类：

（1）顺行途径技术：球囊导管经股静脉入右心房，穿过房间隔进入左心房，顺血流方向置于二尖瓣口。

（2）逆行途径技术：球囊导管经股动脉、主动脉至左心房。逆血流方向置于二尖瓣口。

以顺行途径技术为例说明。采用Seldinger技术，经右股静脉穿刺插管，行右心导管检查，观察各部血氧饱和度、肺动脉压、肺毛细血管嵌顿压以及测定心排出量，再行右心房造影，观察三尖瓣环、左心房及主动脉根部的相对解剖关系。穿刺股动脉，送入5F猪尾导管，测量主动脉及左心室压力以及血氧饱和度，再做左心室造影，观察二尖瓣有无反流，然后将5F猪尾导管后退至降主动脉，作为监测血压用。经右股静脉送入Brockenbrough穿刺针，穿刺房间隔。穿刺成功后，用14F扩张器扩张股静脉穿刺孔和房间隔穿刺孔，然后经导丝送入球囊导管（Inoue球囊导管系统），在荧屏连续监视下充胀球囊扩张二尖瓣口。扩张结束后，重复左右心导管检查，观察扩张的效果。

三、术后处理及随访

（1）密切观察病人生命体征，必要时给予心电血压监测。
（2）穿刺处的观察：穿刺处有无渗血，肢体有无麻木、肿胀。
（3）随访：1个月、3个月、6个月、12个月复查超声心动图、心电图及X线胸片。

四、疗效评价

判断PBMV临床成功的指标是：

（1）心尖部舒张期杂音消失或明显减弱。心功能提高一级以上。
（2）左心房平均压≤1.5kPa（11mmHg），二尖瓣压差≤18mmHg（2.4kPa）。
（3）心排出量增加，全肺阻力下降，二尖瓣口面积≥$2cm^2$。
（4）无重要并发症发生，PBMV的技术成功率一般在95%以上。

成功的扩张术可使患者心功能维持2~10年而不需其他治疗，随着时间推移，再狭窄率会不断增高。对于瓣膜条件好的年轻患者，PBMV术可施行多次，使换瓣时间推迟，甚至终身不换瓣;对于瓣膜条件较差的年龄较大患者,PBMV术一般可以使其换瓣时间推迟2~5年,从这点来说,远期疗效还是令人满意的。

五、并发症

穿刺房间隔可引起心包填塞,误穿入主动脉后,造成主动脉—右心瘘以及房间隔缺损、心律不齐等。球囊扩张可引起二尖瓣反流、体循环栓塞、心律不齐、心脏穿孔及急性肺水肿等,严重者可造成死亡。

经导管二尖瓣修复术

二尖瓣反流是一种常见的心脏瓣膜疾病,传统的标准治疗方法为外科手术。近年来,一种基于二尖瓣叶"缘对缘"外科修复技术原理的经导管二尖瓣修复术(TMVR)——MitraClip被研发并取得较大进展。

一、适应证及禁忌证

1. 目前MitraClip参考适应证
(1)功能性或者器质性中、重度二尖瓣反流。
(2)患者具有症状,或者有心脏扩大、房颤或肺动脉高压等并发症。
(3)左室收缩末内径≤55mm、左室射血分数(LVEF)>25%,心功能稳定,可以平卧,耐受心导管手术。
(4)二尖瓣开放面积>4.0cm^2(避免术后出现二尖瓣狭窄)。
(5)二尖瓣初级腱索不能断裂(次级腱索断裂则不影响)。
(6)前后瓣叶A2、P2处无钙化,无严重瓣中裂。
(7)二尖瓣反流主要来源于A2、P2之间,而不是其他位置。
(8)瓣膜解剖结构合适:对于功能性二尖瓣反流患者,二尖瓣关闭时,瓣尖接合长度>2mm,瓣尖接合处相对于瓣环深度<11mm;对于二尖瓣脱垂呈连枷样改变者,连枷间隙<10mm,连枷宽度<15mm。由于MitraClip大小有限(每个翼长8mm),如果瓣叶关闭时接合组织少,或两个瓣离得太远,MitraClip两个翼将无法同时捕获2个瓣尖,也没有足够的瓣尖组织固定Cilp。所以患者术前行心超检查,尽量满足第8条标准,以保证手术的成功。

2. 禁忌证
(1)风湿活动。
(2)有体循环栓塞史及严重心律失常。
(3)脊柱畸形。
(4)房间隔穿刺禁忌者。

二、操作方法

MitraClip技术是在外科缘对缘二尖瓣修复技术的启发下,在全麻状态下,使用一个特制的二尖瓣夹合器,经股静脉进入,穿刺房间隔,进入左心房及左室,在三维超声及

DSA引导下，使用二尖瓣夹合器夹住二尖瓣前、后叶的中部，使二尖瓣在收缩期由大的单孔变成小的双孔，从而减少二尖瓣反流。MitraClip技术相对于外科手术有明显优势。外科手术创伤大，需要体外循环，许多高危患者不适合外科手术，术后患者需要较长的恢复期（通常为6周）。而MitraClip技术通过股静脉将器械送入心脏，在操作过程中心脏正常搏动，不需要体外心肺循环支持，患者恢复较快，通常在术后2~3d可以出院，术后1周内就可以参加日常活动。

2003年完成了第一例使用MitraClip系统的TMVR术。2008年3月MitraClip通过欧洲CE认证，并在欧洲、土耳其、以色列和澳大利亚陆续上市应用于临床。

三、术后处理及随访

（1）密切观察病人生命体征，必要时给予心电血压监测。
（2）穿刺处的观察：穿刺处有无渗血，肢体有无麻木、肿胀。
（3）随访：1、3、6、12个月复查超声心动图、心电图及X线胸片。

四、疗效评价

MitraClip益处包括：明显减少二尖瓣反流且不引起二尖瓣狭窄，改善急性期血流动力学，包括降低左心房压、左室舒张末压，提高心输出量及降低体循环阻力；同时缩小左心房，逆转左室重构；改善患者6min步行距离、NYHA分级及生活质量评分；远期来讲，可能会降低患者的死亡率。

五、并发症

该手术有较好的安全性，主要的并发症包括：
（1）房间隔穿刺相关并发症（心包填塞），发生率约3%。
（2）局部出血，需要输血2U以上出血发生率在3.7%~13%。
（3）术后需要长时间的机械通气（2%），由于手术使用全麻，某些患者心肺功能较差，术后需要较长时间的机械通气。
（4）最为担心的二尖瓣夹合器脱落造成栓塞，但迄今为止，未有夹合器完全脱落的报道。但是有9%的患者二尖瓣夹合器部分脱位（两个臂中的一个与二尖瓣瓣尖脱离），这些患者虽然未引起并发症，不需紧急处理，但二尖瓣夹合器部分脱位会导致二尖瓣反流加重，手术失效。
（5）由于Clip是异物，放置于体内可能形成血栓导致栓塞。术后需使用阿司匹林、氯吡格雷双联抗血小板1~3个月，但该手术导致血栓栓塞风险目前还未能明确。

经导管主动脉瓣置换术

经导管主动脉瓣置换术（TAVR）是经股动脉或心尖部通过特制的传输系统将瓣膜送入主动脉瓣区，释放后植入主动脉瓣，是近几年国际上出现的一种微创技术。在一些不适宜外科手术的主动脉瓣狭窄患者中，如极高龄、慢性肺部疾患、肾衰竭、贫血、肿瘤等，是很好的治疗方法，目前我国应用较少。

一、适应证及禁忌证

1. 适应证

（1）建议对符合以下条件患者行TAVR：严重的症状性的三叶式钙化性主动脉瓣狭窄（CAS），解剖上适合TAVR，预期寿命＞12个月，外科手术禁忌［定义为术后30d内死亡风险＞50%或存在严重不可逆并发症或其他影响手术的因素（如体质弱、胸部放射治疗后、胸廓畸形、严重肝脏疾病、严重肺部疾病、主动脉弥漫严重钙化等）］。

（2）对于外科手术高危（PARTENER研究标准：STS评分≥8分）且解剖符合TAVR的患者，TAVR可作为外科手术之外的另一合理的选择。

2. 禁忌证：TAVI 不宜应用于外科手术中度风险的患者。

二、操作方法

TAVR技术的手术路径包括最早期的顺行法（经股静脉穿刺房间隔）、经股动脉、经心尖、经主动脉、经腋或锁骨下动脉途径等，目前最常用的仍为经心尖和经股动脉途径。支架经导管送入，通过自膨胀性固定在瓣环处。

三、术后处理及随访

（1）密切观察病人生命体征，必要时给予心电血压监测。
（2）穿刺处的观察：穿刺处有无渗血，肢体有无麻木、肿胀。
（3）随访：1个月、3个月、6个月、12个月复查超声心动图、心电图及X线胸片。

四、疗效评价

通过超声心动图确定手术是否成功。

五、并发症

TAVR早期的并发症包括脑卒中、冠状动脉阻塞、植入心脏起搏器、血管并发症、肾功能衰竭、心脏破裂、心包填塞、出血、主动脉夹层和死亡。其他常见的并发症如瓣周漏、冠脉开口阻塞、消化道出血等。

（石蕴琦）

第十二节　冠状动脉造影术及结果解读

一、概述

目前冠状动脉造影是诊断冠状动脉粥样硬化性心脏病的一种常用有效的方法。冠状动脉造影可以清楚地将整个冠状动脉的主干及其分支血管腔显示出来，可以显示血管有无狭窄病灶存在，对病变部位、范围、严重程度、血管壁的情况做出明确的诊断，以便决定下一步治疗方案,还可以用来进行疗效及预后的判断。这是一种较为安全可靠的微创诊断技术,目前已经广泛应用于临床,被认为是诊断冠心病的"金标准"。

二、冠状动脉造影的适应证

1. 以诊断为目的

(1) 不明原因的胸痛,无创性检查不能确诊,临床怀疑冠心病,需要按冠心病进行治疗,这种病人精神负担较重,工作和生活压力较大,经常四处就医花费也较大,而真正是冠心病的机会并不高,对此类患者行冠状动脉造影检查,明确诊断,非常有价值。

(2) 不明原因的心律失常,如顽固的室性心律失常及传导阻滞,有时需冠状动脉造影除外冠心病。

(3) 不明原因的左心功能不全,主要见于扩张性心肌病或缺血性心肌病,两者鉴别往往需要行冠状动脉造影。

(4) 经皮冠状动脉介入治疗(PCI)术后或冠状动脉旁路移植术后复发心绞痛。

(5) 先天性心脏病、瓣膜病手术前,年龄>50岁,易合并有冠状动脉畸形或动脉粥样硬化,应该在手术前进行评估,必要时给予干预。

(6) 无症状但可疑冠心病,在高危职业如飞行员、汽车司机、警察、运动员、消防队员等或医疗保险需要。

2. 以治疗目的为主

(1) 稳定型心绞痛,内科治疗效果不佳,影响工作和生活。

(2) 不稳定型心绞痛,首先采取内科积极强化治疗,一旦病情稳定,积极行冠状动脉造影;内科药物治疗无效或症状不缓解,一般需紧急造影。对于高危的不稳定型心绞痛患者、无明显诱因反复发作且伴有明显的心电图改变的患者、梗死后心绞痛的患者,也可直接行冠状动脉造影。

(3) 急性心肌梗死,急性心肌梗死的主要治疗措施是闭塞血管的再灌注治疗,PCI技术以其成功率高、效果确实可靠已作为急性心肌梗死再灌注治疗的首选方法。有条件的医院对急性心肌梗死患者应首选直接冠状动脉造影,进行PCI技术,包括冠状动脉的球囊扩张及支架术。如果无条件开展PCI技术,对于AMI后溶栓有禁忌的患者,应尽量将这种病人转入有条件的医院。AMI后静脉溶栓未再通的患者,应适时争取补救性PCI措施,静脉溶栓再通者,一旦出现梗死后心绞痛,应行冠状动脉造影评价,对于无并发症的患者,应考虑梗死后一周左右,择期冠状动脉造影。AMI伴有心源性休克、室间隔穿孔等并发症应尽早在辅助循环的帮助下行血管再灌注治疗。对高度怀疑AMI而不能确诊,特别是伴有左束支传导阻滞、肺栓塞、主动脉夹层、心包炎,可直接行冠状动脉造影明确诊断。

(4) 无症状性冠心病,其中对运动试验阳性、伴有明显的危险因素的患者,应行冠状动脉造影。

(5) 原发性心脏骤停复苏成功者属高危人群,应早期进行血管病变干预治疗,需要冠状动脉评价。

(6) 冠状动脉CT等影像学检查发现或提示怀疑冠状动脉中度以上的狭窄或存在不稳定斑块。

三、冠状动脉造影的禁忌证

冠状动脉造影没有绝对禁忌证，ACC/AHA提出冠状动脉造影存在以下相对禁忌证：

1. 碘过敏或造影剂过敏。
2. 有严重的心肺功能不全，不能耐受手术者。
3. 未控制的严重心律失常如室性心律失常、快速房颤及室上性心动过速等。
4. 未纠正的低钾血症、洋地黄中毒及电解质紊乱和酸碱平衡失调等。
5. 严重的肝肾功能不全者。
6. 出血性疾病如出血和凝血功能障碍患者。
7. 病人身体状况不能接受和耐受该项检查者。
8. 发热及重度感染性疾病。
9. 拒绝行冠状动脉造影术的患者。

四、冠状动脉造影术前准备

1. 完成冠状动脉造影必需的人员：完成一次冠状动脉造影至少需要4名工作人员，包括术者1名、助手1名、护士1名、监护和放射线技师1名。

2. 抢救药品及器械：冠状动脉造影为相对安全的有创检查，但如果冠状动脉病变严重或患者合并其他严重疾病时可能出现严重的并发症，故术前应准备相应的抢救药品。如遇到严重的传导阻滞剂或血流动力学异常时需要准备临时起搏器及IABP等辅助抢救器械。

3. 术前相关检查：完善血常规、尿常规、便常规、肝肾功能、血脂、血糖、血型、出凝血时间、心肌酶、心肌钙蛋白、传染病相关检查、心电图、胸部X线、心脏超声、心脏负荷试验等相关检查，对患者整体疾病情况做到一定了解。特别是术者应亲自检查患者造影路径部位血管情况，必要时可提前采取超声等评估穿刺部位血管情况。

4. 术前讨论：冠状动脉造影前有关人员应参加术前讨论。全面了解患者的病史及相关检查结果，并通过相应检查对患者冠状动脉病变做出粗略的估计和判断，评估患者手术的风险及可能出现的并发症，提前做出相应准备及预处理。最后决定术者及助手。

5. 术前用药及皮肤准备：一般术前无须特殊用药。针对患者相关疾病可给予相应用药治疗。对于急性心肌梗死患者术前给予充分抗血小板药物（具体参见PCI章节），对于肾功能不全患者可提前给予水化治疗，对于情绪焦虑及过分紧张的患者可给予镇静剂。对患者术区备皮，嘱患者术前禁食4~6h。

6. 术前与患者谈话：术者于术前一定要与患者进行必要的交流。通过向患者介绍造影的必要性、手术的简单操作步骤及安全性等以此消除患者的恐惧心理，帮助患者树立信心。

7. 患者的术前训练：采取股动脉路径时患者术后需要长时间卧床，故术前应嘱患者做平卧位排尿训练。

8. 签署手术知情同意书：冠状动脉造影为一项存在一定风险的有创检查，术前应向患者及患者家属交代检查的必要性及检查过程中存在的风险，并签署手术知情同意书。

五、冠状动脉造影入路

1. 股动脉途径：确定搏动最强侧的股动脉作为血管入路，然后采用2%利多卡因（10~20ml）进行局部麻醉。如果股动脉在1周之内曾被穿刺过，可选用对侧股动脉。超过1个月的人造血管可以作为血管入路。通过改良Seldinger技术经皮穿刺股总动脉前壁。穿刺部位位于股总动脉。应在股骨头中下1/3交界处进行动脉穿刺，该处和腹股沟韧带下2~3cm处位置相对应。

2. 桡动脉途径

（1）Allen试验：Allen试验目的是评价桡动脉穿刺前手掌是否存在双重血供及其程度。同时压迫一只手的桡动脉和尺动脉30~60s，随后释放对尺动脉的压迫（图2-12-1）。释放后10s内手掌颜色恢复正常则该试验为正常，表明有良好的双重血供。更客观的动脉循环评价可以进行改良Allen试验：采用手示指或拇指进行血氧饱和度检测来代替手颜色的恢复，可以持续评价桡-尺循环的完整性。尺动脉压力释放后如果血氧饱和度持续下降则表明反应异常，这样不应采用经桡动脉途径。

（2）桡动脉途径禁忌证（表2-12-1）。

（3）桡动脉穿刺方法：手腕过伸，充分显露动脉。皮下注射2%利多卡因麻醉。穿刺点选择在桡动脉波动最强处，一般在腕曲侧横纹近端2~3cm处，此处穿刺可以避免网状组织和小的表浅分支。穿刺成功后如果有桡动脉痉挛可以通过鞘管内使用硝酸甘油（100~200μg）、维拉帕米（250~500μg）以减轻痉挛。

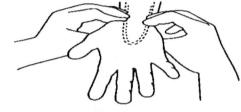

图2-12-1　Allen试验

表2-12-1　经桡动脉途径禁忌证

绝对禁忌证	相对禁忌证
Allen试验异常	
已知末梢动脉近段存在阻塞性病变	
需要大鞘管（≥8F）	对侧IMA移植
雷诺现象	
Buerger病	
桡动脉作为搭桥血管或透析用血管	

六、冠状动脉造影方法及导管选择

1. Judkins法：Judkins法是最常用、最容易掌握的经股动脉途径造影方法。左Judkins导管的特殊塑形有两个弧度，第1个弧度使导管尖端指向左冠脉开口，第2个弧度靠在主动脉壁上，提供较强的支持力。Judkins导管根据第一弯曲至第二弯曲的长度，分为3.0、3.5、4.0、5.0、6.0等不同类型（图2-12-2）。经股动脉或左侧桡动脉最常用的Judkins导管为JL4.0，经右侧桡动脉常用JL3.5。

2. Amplatz法：应该说Judkins方法可以顺利完成大部分冠脉造影，仅在某些特殊情况下才需用Amplatz方法，这些特殊情况主要是冠脉的异位和主动脉高度扩张。Amplatz导管的形状很像鱼钩，导管尖朝上，"鱼钩"的大小不同，有左Amplatz Ⅰ、Amplatz Ⅱ、Amplatz Ⅲ三种，主要根据主动脉的内径大小不同来选择。主动脉越大，"鱼钩"应越大（图2-12-3）。

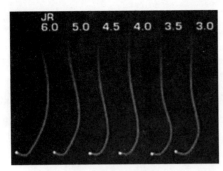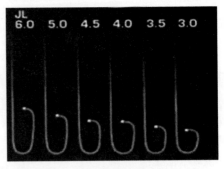

图 2-12-2　左侧为 Judkins 右（JR）造影导管；右侧为 Judkins 左（JL）造影导管

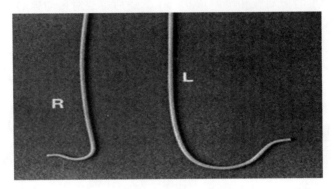

图 2-12-3　Amplatz 导管

七、冠状动脉解剖及投照示意图

1. 左冠状动脉解剖：左冠状动脉通常发自主动脉左冠窦，左主干的直径为 3~6mm，然后前行分出前降支和回旋支。左前降支经前室间沟向心尖走行。右前斜位投照前降支向心脏的前面延伸（图 2-12-4）。在左前斜投照位，前降支向下经过心脏的中线部位，行走在右室和左室之间。前降支的主要分支为对角支和间隔支。间隔支呈大约 90° 从前降支发出，间隔支的直径、数量和分布有很大的差异。对角支经过心脏的前侧面，对角支的数量和直径在不同的患者之间也有很大的差异，90% 以上的患者有 1~3 根对角支，仅有 1% 的患者无对角支。

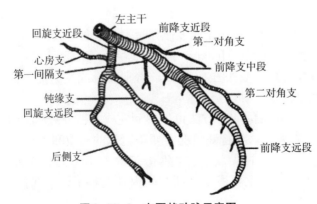

图 2-12-4　左冠状动脉示意图

2. 右冠状动脉解剖：右冠状动脉起源于主动脉根部的右冠窦，其位置稍低于左冠窦，右冠向下经过右房室沟走向房室交叉部。右冠的第一分支为圆锥支。在大约50%的冠脉血管中，圆锥支起自右冠状动脉口或开口处2~3cm处，并向前向上经过右室流出道朝向前降支（图2-12-5）。右冠的第二个分支为窦房结动脉，支配右心房或者左右心房。右冠的中部通常发出1支或1支以上中等大小的锐缘支。这些分支血管支配右室前壁。右冠远端分支血管为后降支，后降支血管起自房室交叉部附近，向前在后室间沟中经过，并发出若干细小的下间隔支。在房室交叉部附近，右冠远端通常发出细小的房室结动脉，并向上供应房室结。

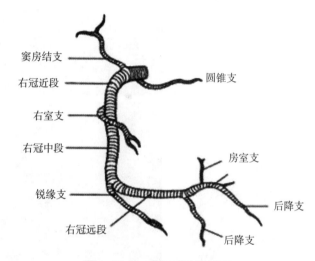

图2-12-5　右冠状动脉示意

3. 冠状动脉造影投照示意图：冠状动脉造影体位的选择以充分暴露病变为原则，由于冠脉造影的局限性，即便是冠脉造影正常的患者也宜多角度投射。以下为冠脉投照示意图（图2-12-6）。

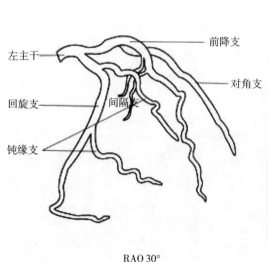
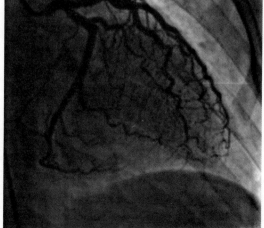

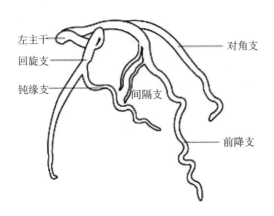
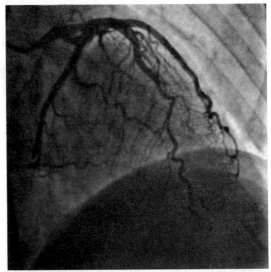

RAO30°+CRA30°

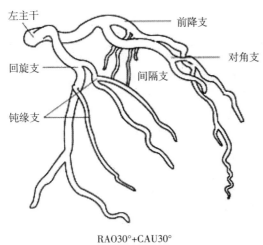
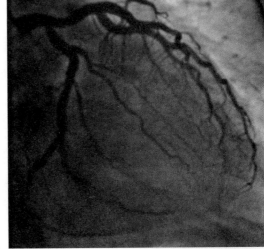

RAO30°+CAU30°

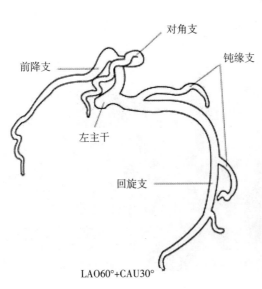
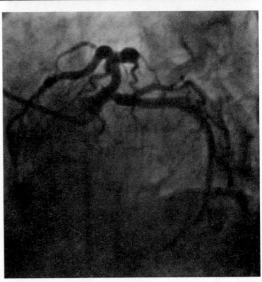

LAO60°+CAU30°

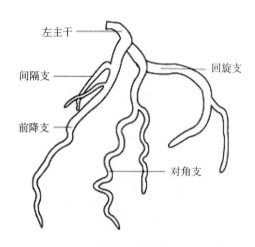

LAO60°+CRA30°

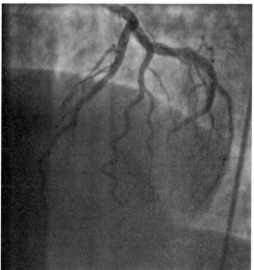

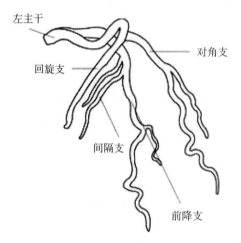

AP+CRA30°

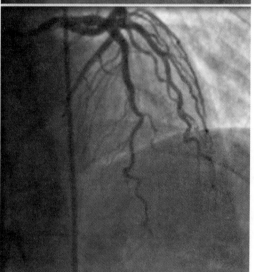

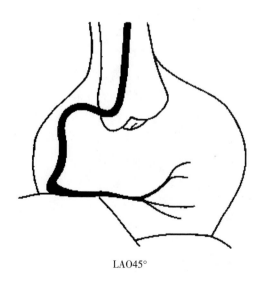

LAO45°

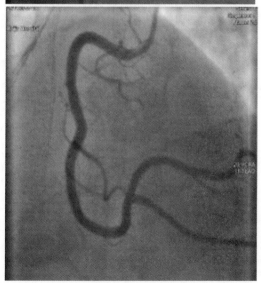

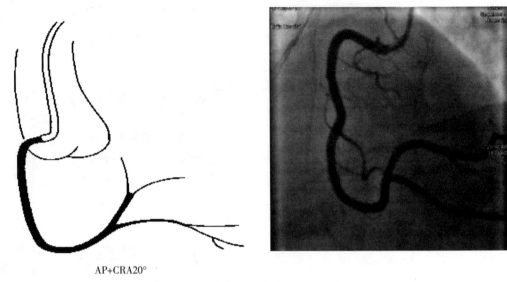

AP+CRA20°

图 2-12-6　冠状动脉常用投照体位示意图

八、冠状动脉造影相关检查

1. 左心室造影：左心室造影一般选择 RAO30°，将导管推送至冠状窦，旋转导管使猪尾导管的圈弯向上。此时轻轻推送导管，导管即可进入左心室。有时造影导管无法进入左心室，可沿导引钢丝送入造影导管至主动脉根部，并使圈弯向上，后撤导引钢丝，造影导管也可跳入左心室。也可先将导引钢丝送入左心室，然后沿导引钢丝送入造影导管至左心室。

2. 旁路移植血管造影：旁路移植血管造影最常使用的是右 Judkins 导管。一般主动脉到右冠远端或后降支的大隐静脉桥血管起自主动脉的右前侧壁，距右冠窦上方大约 2cm 处。而升主动脉到前降支的大隐静脉桥血管起自主动脉前壁，距左冠窦上方大约 4cm 处。到钝缘支的大隐静脉桥血管起自主动脉左前侧壁，距左冠窦上方 5~6cm 处。

3. 左侧内乳动脉造影：多采用右 Judkins 导管及 LAO 体位。将其置于主动脉弓处，其头端指向下，然后顺时针旋转导管使其头端翻向上方后导管应该"弹"入左侧锁骨下动脉开口。推送导丝进入锁骨下动脉后，推送导管超越内乳动脉开口处。将导管头端向下，撤出导丝，回撤导管的途中，导管头端可进入左侧内乳动脉的开口。

4. 冠状动脉畸形的造影：冠状动脉畸形的检出率为 1.3%，87% 为冠状动脉起源和分布异常，其余为冠状动静脉瘘。冠状动脉起源异常的患者多数血流动力学正常，一般不引起心肌缺血，故无明显的症状及临床表现，只是在做冠状动脉造影时被发现。其中女性多表现为冠状动脉起源异常，男性多表现为冠状动静脉瘘。最常见的冠状动脉起源异常是右冠脉起源于左冠窦或无名窦，一般采用常规造影无法找到右冠脉时，可以将导管调整到左冠窦偏顶部和中线部位寻找。

九、冠状动脉造影结果的判定

1. 正常的冠状动脉造影结果

（1）透照角度能清楚暴露全部冠状动脉主干、主要分支、分叉部位。

(2) 三支冠状动脉无缺如。

(3) 管径逐渐变细、管壁光滑柔软、无狭窄、无血栓、无钙化、无夹层等。

(4) 血流TIMI分级：冠状动脉造影血流TIMI分级表见表2-12-2。

表2-12-2 冠状动脉造影血流 TIMI 分级

分级	表现
TIMI 0级	无再灌注或闭塞远端无血流
TIMI Ⅰ级	造影剂部分通过闭塞部位，梗死区供血冠状动脉充盈不完全
TIMI Ⅱ级	部分再灌注或造影剂能完全充盈冠状动脉远端，但造影剂进入和清除的速度都较正常的冠状动脉慢（3个心动周期以上）
TIMI Ⅲ级	完全再灌注，造影剂在冠状动脉内能迅速充盈和清除（3个心动周期以内）

2. 异常冠状动脉造影结果

(1) 狭窄：是指有粥样硬化斑块突入的病变血管段直径与"正常"血管段直径的比值，如"正常"血管段的直径是3mm，病变血管段的直径是1mm，狭窄程度便是66%。大于50%的直径狭窄和大于75%面积的狭窄通常认为可以引起运动中的血流下降；大于85%的直径狭窄可以引起休息时血流下降。如果在一条血管内有数个程度相同的狭窄，对血流会产生累加影响。

①冠脉狭窄按程度分级（表2-12-3）。

②冠脉狭窄按形态特征分类（表2-12-4）。

表2-12-3 Proudilit狭窄程度分级

级别	狭窄程度
一级	无狭窄
二级	轻度狭窄，<30%
三级	中度狭窄，30%~50%
四级	重度狭窄，50%~90%
五级	次全闭塞，>90%
六级	完全闭塞，无血流

表2-12-4 狭窄形态分类

向心性狭窄	狭窄围绕管径均匀分布
偏心性狭窄	狭窄以管径上局部增厚为主
局限性狭窄	狭窄长度小于10mm
管状性狭窄	狭窄长度介于10~20mm
弥漫性狭窄	狭窄长度大于20mm
管腔不规则	狭窄程度小于25%弥漫性病变
管腔全闭塞	狭窄充满整个管腔无血流通过

(2) 钙化：冠脉钙化可在X线透视下观察到，一般为沿血管行走的条状高密度影，其亮度和大小反映了钙化的严重程度。观察钙化对判断病变的性质和部位很有帮助，如狭窄处有钙化说明病变比较硬，单纯扩张可能效果不好，可以选择旋磨。

(3) 溃疡：斑块内形成溃疡缺损，造影显示位于血管壁以内的瘤样改变或龛影。

(4) 瘤样扩张：冠状动脉瘤样扩张与狭窄一样也是动脉粥样硬化的结果，粥样硬化破坏血管壁内层及弹力纤维层，导致冠状动脉管壁不同程度向外扩张。

(5) 夹层：指冠状动脉内膜及其斑块在外力的作用下或自发地发生在造影下可见的撕裂。造影显示冠状动脉管腔内有被线状造影剂隔离的充盈缺损。

(6) 血栓：造影剂充盈冠状动脉时，血栓处可见被造影剂包绕的椭圆形、条形或不规则形的低密度影像，造影剂消散后血栓处及近端仍有少量造影剂残留。

(7) 冠状动脉畸形：冠状动脉畸形的概念包括冠状动脉起源和分布异常、冠状动脉的支数异常，冠状动静脉瘘，发生率在0.6%~1.6%，多在冠状动脉造影时偶然发现。如果在冠状动脉造影时发觉动脉缺失，应首先考虑冠状动脉畸形的可能，认识不到可误诊为某一支冠状动脉完全闭塞。

十、冠状动脉造影的术后处理

1. 一般处理：术后收入CCU观察24h，观察患者临床症状及监测基本生命体征。立即行18导联心电图一份。如果患者无心功能不全，可嘱患者适量饮水以利于造影剂的排出。患者术后可以进食，以流食及半流食为主，24h后恢复正常饮食。

2. 动脉鞘管处理及并发症监测

（1）如果造影术中应用2 000~3 000U肝素，完成造影后可以即刻拔除鞘管。如果应用5 000U以上肝素或患者肝素化则应推迟拔管时间。在最后一次使用肝素约4h查凝血酶时间（ACT）或查部分凝血活酶时间（APTT），如在正常值高限的1.5倍以内可拔出鞘管。

（2）动脉压迫止血方法：股动脉鞘管拔出后压迫止血一般10mim左右，确认无出血后予弹力绷带加压包扎，6~8h后拆除弹力绷带，予无菌纱布覆盖术区。拔出鞘管后术区肢体制动约12h。拔管期间监测患者生命体征变化，防止迷走反射的发生。拔管后制动期间观察术区有无出血发生，同时观察患者足背动脉搏动情况及观察患者下肢是否有肿胀、疼痛症状，以便及时发现患者动脉血栓及下肢深静脉血栓发生的可能。目前国内也常用Perclose血管缝合器及Angioseal血管封堵器止血。桡动脉鞘管拔出后无须压迫止血，可予弹力绷带加压包扎或使用专用止血器，一般2~4h后拆除。

3. 监测尿常规及肾功能：目前对于造影剂肾病的发生引起介入医生的广泛关注。特别对于老年高龄患者、糖尿病患者、肾功能不全患者，应严密监测尿常规及肾功能的变化。造影剂肾病患者血肌酐常于造影剂使用后24~48h升高，对于此类高风险患者可在造影前3~12h及术后6~24h给予生理盐水（1.0~1.5ml/kg·h）水化治疗。如果发生急性肾功能衰竭常需要透析治疗。

十一、冠脉造影的并发症及处理

1. 动脉闭塞：表现为穿刺动脉搏动消失，相关动脉供血肢体出现皮肤发凉、苍白，一般没有肢体疼痛，也不会因缺血而发生坏疽，但患者感觉患肢无力、发麻，可有间歇性跛行。处理可从动脉内注射尿激酶溶栓，从动脉内注射罂粟碱扩张血管，一般不需手术治疗。但如果患者出现明显的下肢缺血，应请血管外科医师会诊，必要时行股动脉取栓术。

2. 血肿：血肿是介入性冠状动脉诊断和治疗后最常见的并发症，但也是危害性最小的并发症，通常是由于压迫止血不好所致，也可发生于留置动脉鞘后，血液顺动脉鞘流到组织中形成血肿。血肿的大小各异，小的血肿对患者无任何影响，大的血肿甚至可导致失血性低血压或休克。一般血肿可采取压迫处理，必要时外科协助手术处理。

3. 腹膜后血肿：如果股动脉穿刺点较高，越过了腹股沟韧带，加上术中应用肝素抗凝或应用溶栓治疗，可在腹膜后形成血肿。腹膜后血肿的临床征象凶险，在术后患者突然出现低血压，伴腰部剧烈疼痛。也有的患者不出现低血压而以血红蛋白降低为主要表现，CT和超声可见腹膜后片状血肿，为肯定性诊断依据。一般不需要手术治疗，快速补充液体或者输血后血压迅速恢复，预后一般较好。

4. 假性动脉瘤：假性动脉瘤系动脉与其周围组织中的血肿有异常的交通，动脉血液经异常交通进入血肿内，瘤的颈部一般比较狭小。假性动脉瘤与真性动脉瘤的区别在于前者的瘤壁为血管以外的软组织，而后者的瘤壁为动脉壁。假性动脉瘤一般继发于介入性诊断或治疗后腹股沟大血肿，数天后血肿消退但遗留一个搏动性包块，听诊可闻及吹风样血管杂音。切实有效的股动脉压迫止血是预防假性动脉瘤的有效措施。假性动脉瘤的颈部很窄小，只要在外部稍加压迫就可扭曲其颈部中断其血流，血流停止假性动脉瘤内的血液会逐渐被吸收而痊愈。

5. 动脉夹层：造成动脉夹层的原因较多，主要与术者经验不足有关。穿刺针没有进入股动脉血管腔内，而是刺入股动脉壁，送入的导丝和动脉鞘实际上是插入到动脉壁里。一般小的夹层无须特殊处理，撤出导丝及动脉鞘管正常压迫止血。严重夹层导致相关血管闭塞时需要外科手术处理。

6. 血栓栓塞性并发症：由于导管和导丝都是异物，因此接触血液后有可能在导管的表面和腔内形成血栓，注射进人体后可产生血栓栓塞，如冠状动脉栓塞、脑栓塞，还可能发生其他动脉的栓塞。最常见的是脑栓塞和周围动脉的栓塞，冠状动脉栓塞已很少见。脑栓塞的并发症不难识别，多数发生在操作中间，如栓塞较大患者可突然发生意识障碍和肢体瘫痪，但大多数患者的栓塞较小，意识障碍不重，运动障碍局限而且轻。周围动脉栓塞一般也不严重，可能与血栓较小有关。最严重也是最难治疗的周围动脉栓塞是粥样硬化斑块栓塞。血栓栓塞并发症重在预防。如果注意以下一些操作步骤，可以大大降低血栓栓塞的发生率：①适当地应用肝素，一般2 000~3 000 U。②在降主动脉内用肝素生理盐水反复抽吸冲洗，以防将血栓带入升主动脉内，因为脑栓塞和冠状动脉栓塞的严重性要明显大于下肢动脉栓塞。③导管永远带着"J"导丝前进，这项措施是非常重要的，既可以避免损伤血管，还可以避免将动脉粥样硬化物质刮下。④尽量避免将导管或导丝送入颈动脉，这就要求术者在透视下送导管和导丝过主动脉弓。

冠状动脉栓塞后如发生急性心肌梗死，应迅速采取一切方法开通闭塞的冠状动脉，如溶栓、PCI、急诊旁路手术。但采取上述治疗要根据患者的情况，权衡利弊，冠状动脉栓塞后没有明显的症状或梗死面积小，应采取保守治疗，大面积心肌梗死则应不失时机地采取再通治疗，否则后果很严重。

7. 冠状动脉口夹层：左主干夹层是很危险的并发症，患者可突发心肌梗死甚至突然死亡。当造影导管深入到左主干内，管尖与左主干不同轴而是对着左主干壁，用力注射造影剂容易发生夹层，这时应在后前位将导管稍微退出，使导管与主干同轴。另外注射造影剂也有技巧，应先慢后快，先慢是注射少量造影剂使导管尖脱离左主干壁，然后快速注射以使冠状动脉显影。如果左主干有动脉粥样硬化斑块，则产生夹层的机会更大，因此无论是在造影或是PCI时都应注意左主干内有无动脉粥样硬化斑块、钙化、造影剂滞留，如果有斑块应注意避开。

十二、冠状动脉造影的评价

近年来随着冠状动脉血管内超声（IVUS）、光学干涉断层成像技术（OCT）、冠状动脉多层螺旋CT及血流储备分数（FFR）检查等在临床的逐步应用，发现冠状动脉造影可能在以下几个方面存在一定的局限性。故临床上如果遇到病变复杂，单纯冠状动脉造影无法解释临床症状或造影提示临界病变时，往往需要进一步借助其他的检查来明确诊疗计划。

1. 冠状动脉造影在评估血管狭窄方面的局限：因为冠状动脉造影仅仅显示冠状动脉血管的内腔，其对狭窄的判断依赖于邻近的"正常"血管节段。但是所谓的"正常"血管往往也存在动脉粥样硬化斑块。所以单纯的冠状动脉造影有可能低估病变的狭窄程度。冠状动脉造影因为不能反映动脉壁结构，所以在评估血管狭窄上存在一定的局限性，而需要进一步行IVUS或OCT检查。

2. 冠状动脉造影在评估斑块性质及形态上的局限：对于急性冠状动脉综合征的患者目前提出了易损斑块的概念。认为易损斑块表面的糜烂、溃疡、出血而导致随后的急性血栓的形成是引发急性心脏事件的主要原因。同样冠状动脉造影二维显现无法显示斑块的性质及形态，不能明确鉴别易损斑块。而近年来IVUS及OCT的研究显示在诊断易损斑块上取得了很大进展。特别是OCT是新一代的血管内影像学技术，其分辨率约为IVUS的10倍，可以提供接近组织学的超高分辨率图像，对于易损板块的鉴别评估远远超过其他影像学检查。

3. 冠状动脉造影在对冠状动脉变异及CTO病变造影上的局限：在完成冠状动脉造影时经常会遇到冠状动脉变异和畸形的患者，此类患者往往没有临床症状，而研究也显示多数冠状动脉畸形和变异属于良性，对患者心肌供血并不产生影响。在冠状动脉变异的患者中，冠状动脉开口异常占绝大多数。有时单纯冠状动脉造影检查由于种种原因没有找到变异的冠状动脉开口（右冠状动脉多见），而诊断为冠状动脉缺如。此时冠状动脉多层螺旋CT检查往往能明确变异的冠脉位置。同时冠状动脉多层螺旋CT在CTO病变介入治疗上也有一定的价值。在正向冠状动脉造影无法使CTO病变远端显影，对侧造影又没有侧支循环时，术者有时不能准确判断血管走行，往往会导致手术的失败或出现冠状动脉穿孔等严重并发症。此时冠状动脉多层螺旋CT检查能明确判断CTO病变血管远端走行，给术者提供手术帮助。

4. 冠状动脉造影在对冠状动脉生理功能评估上的局限：在造影后针对造影结果而选择进一步治疗手段时往往会遇到一些难以选择的情况。例如：临界病变是否选择PCI术、单支血管多处病变的罪犯病变、多支血管病变的罪犯血管、分叉病变边支挤压后是否处理等问题。此时单纯的冠状动脉造影无法给术者提供有效的帮助。而针对血管生理功能的血流储备分数（FFR）检查能很好地解决此类问题。通过对狭窄冠状动脉最大充血相压力与同一冠状动脉完全正常时最大流量的压力比值的测定来判断病变狭窄是否真正会对心肌供血产生影响，从而决定是否对该病变进行干预。

5. 冠状动脉造影在介入治疗后评估疗效上的局限：在评估介入治疗后，特别是支架植入后手术是否成功上冠状动脉造影也存在局限性。特别是针对左主干病变、前三叉病变等关键部位支架植入后评估支架是否贴壁良好、管腔横截面积大小、支架与非支架节段间是否存在夹层等方面，冠状动脉造影无法有效评估。而此类问题一旦出现往往导致灾难性的后果，所以针对此类病变PCI术后单纯造影评估手术结果是不够的，而需要进一步行IVUS检查准确评估。

综上所述，冠状动脉造影在诸多方面存在一定局限性，冠状动脉血管内超声（IVUS）、光学干涉断层成像技术（OCT）、冠状动脉多层螺旋CT及血流储备分数（FFR）

检查可以弥补单纯冠状动脉造影的不足。但冠状动脉造影检查仍然是冠心病诊断的主要手段，是其他介入检查的基础。

（陈韦　侯平）

第十三节　经皮冠状动脉介入治疗基本策略及操作流程

经皮冠状动脉介入治疗（percutaneous coronary intervention，PCI）是指经心导管技术，扩张严重狭窄甚至闭塞的冠状动脉管腔，进而改善心肌血流灌注的治疗方法。PCI已成为冠心病治疗的最重要手段之一。在完成了冠状动脉造影及其他侵入性检查后，结合患者临床症状及合并疾病等情况，决定介入治疗策略。同时还需要考虑手术相关风险，包括手术并发症及合并用药所带来的相关风险（如对比剂肾病、抗血小板治疗导致的出血风险等），综合评估获益/风险比，最后选择合理的技术手段，完成介入治疗。德国Gruentzig医生于1977年首先施行了经皮冠状动脉成形术（PTCA）。1986年Puol和Sigmart医生将第一枚冠状动脉支架植入人体。冠状动脉内支架植入术可显著减少PTCA的再狭窄，处理急性冠状动脉夹层和闭塞，已成为冠状动脉介入治疗新的里程碑。2003年药物洗脱支架（drug eluting stent，DES）投入临床使用，支架的再狭窄率明显降低，使冠状动脉介入治疗又进入到一个新的纪元。

一、PCI适应证

根据患者的临床情况，首先区分是稳定型心绞痛、非ST段抬高性急性冠状动脉综合征（NSTE-ACS）还是急性ST段抬高性心肌梗死（STE-MI）。针对不同情况，PCI的作用和策略均不相同。《2012年中国经皮冠状动脉介入治疗指南》对PCI适应证进行了明确的阐述。

1. 稳定型心绞痛的血运重建治疗

（1）具有下列特征的患者进行血运重建可以改善预后：

①左主干病变直径狭窄＞50%；

②前降支近段狭窄≥70%；

③伴左心室功能减低的2支或3支血管病变；

④大面积心肌缺血（心肌核素等检测方法证实缺血面积大于左心室面积的10%）；

⑤非前降支近段的单支病变，且缺血面积小于左心室面积10%者，则对预后改善无助。

（2）具有下列特征的患者进行血运重建可以改善症状：

①任何血管狭窄≥70%伴心绞痛，且优化药物治疗无效者；

②有呼吸困难或慢性心力衰竭且缺血面积大于左心室的10%，或存活心肌的供血由狭窄≥70%的罪犯血管提供者；

③优化药物治疗下无明显限制性缺血症状者则对改善症状无助。

（3）对于病变既适于PCI又适于CABG，而预期外科手术死亡率低的患者，可以采用SYNTAX积分帮助制定治疗决策。

2. 非ST段抬高型ACS的血运重建治疗：对NSTE-ACS患者应当进行危险分层，根据危险分层决定是否行早期血运重建治疗。推荐采用全球急性冠状动脉事件注册（GRACE）危险评分作为危险分层的首选评分方法。冠状动脉造影若显示适合PCI，应根据冠状动脉影像特点和心电图来识别罪犯血管并实施介入治疗；若显示为多支血管病变且难以判断罪犯血管，最好行血流储备分数检测以决定治疗策略。建议根据GRACE评分是否＞140及高危因素的多少，作为选择紧急（＜2h）、早期（＜24h）以及延迟（72h内）有创治疗策略的依据。

（1）需要行紧急冠状动脉造影的情况：

①持续或反复发作的缺血症状。

②自发的ST段动态演变（压低＞0.1mV或短暂抬高）。

③前壁导联V_2-V_4深的ST段压低。

④血流动力学不稳定。

⑤严重室性心律失常。

（2）对于具有以下特征一项以上的中、高危患者，则建议在72h内进行PCI：

①心肌生物标志物升高。

②心电图有ST段压低＜0.2mV。

③尽管强化抗缺血治疗，24h内仍反复发作胸痛。

④有MI病史。

⑤PCI术后或CABG术后。

⑥左心室射血分数（LVEF）＜40%。

⑦造影显示冠状动脉狭窄病史。

⑧伴有糖尿病。

⑨伴有肾功能不全（肾小球滤过率＜60ml/min）。

（3）对于风险评估低危患者，或者病情已稳定的高危患者，建议在出院前对心脏射血分数以及缺血心肌进行评价。如提示射血分数低或者有中等以上面积心肌缺血，则应进一步行冠状动脉造影检查。

3. 急性ST段抬高型心肌梗死的血运重建治疗：急性ST段抬高型心肌梗死早期治疗的关键在于开通梗死相关血管，尽可能地挽救濒死心肌，降低患者急性期的死亡风险并改善长期预后。根据患者就诊的时机以及初始治疗的不同分为以下几种情况：

（1）直接PCI：对于起病后及时就诊于有直接PCI能力医院的患者进行直接PCI。与溶栓治疗相比直接PCI可以更加持续快速、有效地开通闭塞血管。应将"就诊-球囊"时间控制在90min以内。指南建议如下：

①对于起病12h以内（特别是3~12h），特别是对于有溶栓禁忌的患者，如有条件可进行直接PCI。

②对于起病超过12h但是不到24h，仍有缺血症状、血流动力学或者电活动不稳定的患者仍可选择直接PCI，对于发生心源性休克的患者可将时间放宽至36h。

③对于就诊时起病已超过12h，并且无缺血症状，而血流动力学和心电活动也稳定的患者，则不建议直接PCI。

（2）转运PCI：对于起病后及时就诊，但是医院无直接PCI能力的情况，是将患者转运至有直接PCI能力的医院还是就地进行溶栓。指南建议如下：

①对于有溶栓禁忌的患者选择转运PCI。

②对于起病超过3h，特别是高危患者（如血流动力学不稳定、梗死范围大）转运PCI获益更明显。

③对于3h内就诊且无溶栓禁忌的患者如果估计转运PCI导致的血管开通延迟不超过1h，仍建议进行转运PCI，否则应当立即溶栓。

④不建议对溶栓的患者常规进行易化PCI策略。

（3）补救PCI：对于已接受溶栓治疗，但是有证据表明梗死血管仍处于闭塞状态的情况，应进行补救PCI。提示梗死血管持续闭塞需要进行补救PCI的临床情况包括以下几种情形：

①溶栓45~60min后仍有胸痛。

②起病12h以内，患者有心力衰竭或肺水肿。

③合并心源性休克，起病时间不超过36h、休克不超过18h、年龄小于75岁者。

④年龄大于75岁者。

⑤血流动力学或者电活动不稳定患者。

（4）未接受早期PCI的患者：此类患者包括早期未接受任何形式的再灌注治疗、已接受溶栓治疗并且成功、已接受溶栓治疗但是未成功。对于这些患者，需要评估行择期PCI的必要性，对于有以下明确缺血证据或者不稳定的患者应进行择期PCI：

①再发心梗。

②有诱发的或者再发的缺血证据。

③心源性休克或者血流动力学不稳定。

④左室射血分数（LVEF）<40%。

⑤心力衰竭或者严重室性心律失常。

⑥对于无上述表现的患者，不建议在起病24h后常规进行PCI。

⑦对于无症状的心肌梗死后患者晚期是否应常规开通闭塞的血管，仍有争议。

4. 特殊人群血运重建治疗

（1）糖尿病：冠心病合并糖尿病患者无论接受何种血运重建治疗，预后都较非糖尿病患者差，再狭窄率也高。

①对于STEMI合并糖尿病的患者，在推荐时间内PCI优于溶栓。

②对于稳定的、缺血范围大的冠心病合并糖尿病的患者，建议行血运重建以增加无主要不良心脑血管事件生存率。

③对于糖尿病患者使用药物洗脱支架以减少再狭窄及靶血管再次血运重建。

④对于服用二甲双胍的糖尿病患者，冠状动脉造影或PCI术后应密切监测肾功能。

⑤缺血范围大的糖尿病患者适于行CABG（特别是多支病变），如果患者手术风险评分在可接受的范围内，推荐行CABG而不是PCI。

⑥对已有肾功能损害的糖尿病患者行PCI，应在术前停用二甲双胍；服用二甲双胍的患者冠状动脉造影或PCI术后复查发现肾功能有损害者，亦应停用二甲双胍。

⑦不建议对血运重建的糖尿病患者静脉应用极化液。

（2）慢性肾病：慢性肾病合并心血管疾病的患者，住院死亡率高、预后差，特别是合并糖尿病者，若适应证选择正确，心肌血运重建可以改善这类患者的生存率，建议术前应用估算的肾小球滤过率评价患者的肾功能。

①对于轻、中度慢性肾病，冠状动脉病变复杂且可以耐受CABG的患者，建议首选CABG。

②若实施PCI应评估对比剂加重肾损害的风险，术中尽量严格控制对比剂的用量，且考虑应用药物支架，而不推荐用裸金属支架。

③为预防对比剂导致的急性肾损伤，冠心病合并慢性肾病者应在PCI围术期采取持续水化等预防措施。

（3）心力衰竭：冠心病合并心力衰竭的患者行血运重建的围术期死亡风险较无心力衰竭的患者增加约30%。

①对于心衰合并心绞痛的患者，推荐CABG应用于明显的左主干狭窄、左主干等同病变（前降支和回旋支的近段狭窄）以及前降支近段狭窄合并2或3支血管病变患者。

②左心室收缩末期容积指数$>60ml/m^2$和前降支供血区域存在疤痕的患者可考虑行CABG，必要时行左心室重建术。

③如冠状动脉解剖适合，预计CABG围术期死亡率较高或不能耐受外科手术者，可考虑行PCI。

（4）再次血运重建：对于CABG或PCI术后出现桥血管失败或支架内再狭窄、支架内血栓形成的患者，可能需要再次CABG或PCI。选择再次CABG或PCI应由心脏团队或心内、外科医生会诊决定。

5. 特殊病变的PCI

（1）慢性完全闭塞病变（CTO）的PCI：CTO定义为大于3个月的血管慢性完全性闭塞病变。冠心病患者约1/3冠脉造影可见≥1支冠状动脉CTO病变。目前随着CTO病变介入技术的逐步成熟，介入器械的不断更新发展，CTO开通的成功率较以前有显著提高，特别是逆向导丝技术及内膜下寻径技术的熟练应用将CTO病变开通的成功率提高了90%以上。因此目前认为：

①若患者有临床缺血症状，血管解剖条件合适，由经验丰富的术者开通CTO是合理的。

②CTO开通后，与植入BMS或球囊扩张对比，植入DES能显著降低靶血管重建率。

（2）分叉病变的介入治疗：分叉病变的治疗策略主要纠结于单支架术式和双支架术式的选择。目前认为单支架术式的简单处理远期预后要优于双支架术式，但是随着Culotte及DK-Crush等双支架技术，新的临床试验的结果证实可能会对治疗策略产生影响。目前分叉病变的策略：

①如边支血管不大且边支开口仅有轻中度的局限性病变，主支植入支架、必要时边支植入支架的策略应作为分叉病变治疗的首选策略，即TAP术式。

②若边支血管粗大、边支闭塞风险高或预计再次送入导丝困难，选择双支架植入策略是合理的，Culotte及DK-Crush术式的远期预后要优于其他术式。

（3）左主干及多支血管病变：可根据SYNTAX评分选择CABG或PCI进行血运重建。SYNTAX评分系统在以往冠状动脉病变评分与分类系统的基础上，结合专家共识，采用冠状动脉树16分段法，综合考虑冠状动脉的优势分型、病变部位、狭窄程度以及病变特征，对直径$>1.5mm$的血管进行评分。该评分系统共包括12个问题内容，包括优势分型、病变数、累及节段和病变特征（完全闭塞、三分叉、分叉、主动脉-开口病变、严重迂曲、病变长度＞20mm、严重钙化、血栓、弥漫/小血管病变）。根据SYNTAX评分来选择CABG或PCI进行血运重建：①积分较低（0~22）患者可根据患者个体特征、患者意愿和医生选择PCI或CABG。

②中度积分患者（23~32）PCI依然是合理选项，但应根据患者特征与并发症选择治疗。

③在积分较高（＞33）的患者，其病变多较为复杂，PCI一般不可行，应选择CABG。

二、PCI患者的风险评估

PCI术相关风险主要来源于手术本身的风险以及围术期用药带来的风险，前者包括各种手术相关并发症，如血管急性闭塞、冠状动脉穿孔、支架脱落、外周血管损伤及栓塞等；后者主要包括过敏、肾损害以及出血等。上述风险发生的概率主要与患者的基本情况和基础疾病以及冠状动脉病变的解剖特点相关，也与术者的判断、操作以及围术期的处理有一定关系。在进行PCI治疗前，不仅仅要考虑手术的适应证以及患者可能的获益，同时也要对手术风险有充分的估计，仔细复习患者的病史以及冠状动脉造影影像是进行全面风险评估的基础。

1. 病变解剖情况：目前将拟行介入治疗的病变以解剖因素分为低危险、中危险和高危险病变（表2-13-1）。

表2-13-1　病变解剖的危险度分级

低危险	中危险	高危险
孤立短病变（＜10mm）	管状病变（10~20mm）	弥漫病变（＞20mm）
对称性病变	偏心病变	瘤样扩张
非成角病变（＜45°）	中度成角（45°~90°）	严重成角（＞90°）
无钙化	轻度或中度钙化	重度钙化
近端无弯曲	近端轻度或中度弯曲	近端严重弯曲
病变表面光滑	病变表面不光滑	
非完全闭塞	完全闭塞＜3个月	完全闭塞＞3个月和（或）伴桥状侧支
非开口处病变	开口处病变	左主干病变
未累及大的分支	需保护的分支病变	累及不能保护的大分支
无血栓	少量血栓	静脉桥退行病变或大量血栓

2. 患者临床情况：在病变危险度分级的基础上，任何不利的临床情况均可增加并发症的发生率，影响介入治疗的效果。这些不利的临床情况如下：

（1）女性：与男性相比，女性PCI的平均年龄高，危险因素多合并存在。血管直径较小，血管并发症发生率高，住院期间死亡率高。

（2）高龄：年龄≥75岁是危险性增高的主要临床因素。心血管事件发生率高，如心肌梗死、心力衰竭；周围血管的并发症发生率高；高危险病变出现的概率升高，并易伴发其他疾患。

（3）糖尿病：糖尿病的病程长短和血糖控制是否良好与危险程度有关。围手术期缺血并发症发生率高;再狭窄率可能较高;多支血管病变介入治疗的远期预后不如外科手术。

（4）左心功能：是近期危险及远期预后的重要预测因素。左室射血分数（LVEF）<50%危险度升高；LVEF<30%为极高风险。

（5）多支血管病变：尤其是提供侧支循环血管的PCI。

（6）急性冠状动脉综合征：主要为48 h内发作的不稳定型心绞痛及AMI患者。

（7）合并存在的临床情况：心脏瓣膜疾患，如严重主动脉瓣、二尖瓣疾患；肾功能不全，血肌酐>176.8μmol/L（2.0mg/dl），尤其是正在血液透析的患者；肺功能减退，如慢性阻塞性肺疾病（COPD）患者；神经系统疾患，如脑卒中患者；周围血管疾患，如多发周围血管狭窄、钙化患者。

（8）特殊介入技术的应用：如旋磨术、旋切术等为手术高并发症术式。

在临床实践中，应根据术者经验、医院条件、器械及可采用的特殊手段等情况来分别妥善处理低危险、中危险及高危险病例。应尽可能地合理采用药物、介入和外科手术等治疗方法，最大限度地提高成功率，降低死亡率，改善远期预后。

三、术前准备及用药

1. 术前讨论及知情同意：PCI是一种有创性检查及治疗手段。PCI需进行术前讨论，评估手术适应证及手术风险，并与患者及其家属讨论介入治疗、CABG及药物治疗的优劣，并阐明受益与风险，包括手中、术后可能出现的各种并发症，以征得患者理解和同意并签署知情同意书。

2. 抗血小板药物：阿司匹林能减少介入治疗后心脏缺血性并发症的发生，一般建议剂量是100~300mg/d，从术前2~3d开始使用。既往未服用阿司匹林的AMI患者，在决定进行紧急介入治疗后应立即给予300mg水溶性阿司匹林制剂口服；若无水溶性阿司匹林制剂，可应用肠溶片嚼服，以促进药物尽快经胃肠道吸收。不能耐受阿司匹林或对其过敏者，可应用P2Y12受体抑制剂（氯吡格雷）。拟行支架植入术的患者，术前均应在阿司匹林基础上加服氯吡格雷。氯吡格雷用法为首剂300mg，急诊可给予600mg，继之以75mg/d口服。

关于新型P2Y12受体抑制剂抗血小板治疗：新型P2Y12受体抑制剂普拉格雷和替格瑞洛在ACS有良好的应用前景，需进一步积累中国患者的证据。临床建议如下：在使用阿司匹林的基础上，除氯吡格雷外，可根据出血风险选择联合应用下述一种P2Y12受体抑制剂。

（1）NSTE-ACS：①对所有缺血事件中、高危（如肌钙蛋白水平升高）而无出血高风险的患者，替格瑞洛180mg负荷剂量后，90mg、2次/d维持。②在年龄≤75岁且无卒中或短暂性脑缺血发作病史等高出血风险的患者，普拉格雷60mg负荷剂量后，10mg/d维持。

（2）STEMI：①对拟行直接PCI而无出血高风险的患者，替格瑞洛180mg负荷剂量后，90mg、2次/d维持。②在年龄≤75岁、无卒中或短暂性脑缺血发作病史等高出血风险且拟行直接PCI的患者，用普拉格雷60mg负荷剂量后，10mg/d维持。

无论植入BMS或是DES，普拉格雷、替格瑞洛与阿司匹林联合抗血小板治疗时间最好持续12个月。

3. 抗心绞痛药物：包括硝酸酯类、β受体阻滞剂和钙离子拮抗剂。一般情况下，患者应继续口服原有的常规用药，不必仅仅为了介入操作而另加特殊药物。当患者安静状态下基础心率低于50次/min时，应考虑术前停用一次β受体阻滞剂（服用较小剂量时）或减量服用（服用较大剂量时）。

4. 镇静剂：精神紧张患者可在介入治疗的前一天晚上口服镇静剂，也可在操作开始前肌肉或静脉注射镇静剂。

5. 糖尿病患者如安排在上午手术，则手术当日晨停用降糖药物及胰岛素。如果手术安排在下午，可以让患者进食少量食物。

6. 正在使用肝素或低分子肝素患者，手术当日上午停用1次。

7. 肾功能不全或对比剂肾病高危的患者术前需充分水化，并停用可能导致对比剂肾病的药物，建议患者使用对肾功能影响相对小的对比剂。

8. 过敏体质或既往曾对对比剂过敏者，建议术前3d开始服用泼尼松30mg/d，或术前给地塞米松5mg。

9. 双侧腹股沟区备皮，拟行桡动脉穿刺时行双上肢备皮。

10. 通过触诊动脉搏动、Allen试验，必要时需要采用血管超声，评价手术入路动脉血管情况。

四、PCI术中药物及器械支持

1. 药物支持

（1）硝酸甘油：PCI术中应用硝酸甘油的目的：①解除冠状动脉痉挛，了解实际的管腔真实直径，判断因病变导致的血管狭窄程度。②缓解因导丝、球囊扩张或支架植入过程中对血管刺激导致的痉挛。③治疗由于微血管障碍导致的慢血流或无复流现象。通常采取冠状动脉内给药，根据患者的血压情况，可注入50~200μg。对于不甚紧急的情况，也可通过舌下含服途径给药。

（2）肝素：目前普通肝素作为术中常规抗凝药。穿刺成功并植入动脉鞘后经鞘管注射肝素2 500~3 000U后进行造影，如决定进行介入治疗者可静脉内追加注射5 000~7 500U肝素（或总剂量60~100U/kg），以后每小时酌情追加2 000~5 000U/L，使ACT保持在250~350s或300~350s。急性心肌梗死行紧急介入治疗者保持在350~400s。同时使用替罗非班者则总剂量为50~70U/kg，ACT保持>200s。在PCI术前8~12h接受过标准剂量的依诺肝素皮下注射，应于PCI前静脉追加0.3 mg/kg的依诺肝素；如PCI术前8h内接受过标准剂量的依诺肝素皮下注射，无须追加依诺肝素。

（3）血小板GPⅡb/Ⅲa受体拮抗剂：对于高危的急性冠状动脉综合征患者应在术前尽早应用。如术前未用，术中造影显示病变高危（如静脉桥血管病变、血栓负荷重的病变），可于术中冠状动脉内或静脉应用。

（4）其他药物：针对各种心律失常、高血压、低血压甚至心源性休克、慢血流等情况，可以应用相应的药物治疗。

2. 器械支持

（1）临时起搏器：急性下壁心肌梗死时，多为右冠状动脉急性闭塞。如患者在病程中合并缓慢性心律失常（包括窦性心动过缓、窦性停搏、窦房阻滞、交界性心律和二度、三度房室传导阻滞等）发生，则再灌注后也易发生缓慢性心律失常。对于这些患者需要在行血运重建以前，预防性植入临时起搏器备用，或者至少预防性地穿刺股静脉，植入鞘管。

（2）主动脉内球囊反搏（IABP）装置：IABP装置可以增加冠状动脉灌注、脑灌注、外周灌注，降低心脏后负荷，增加每搏量，增加心脏前向排血量，因此可以应用于心源性休克、大面积心肌梗死、顽固性室性心律失常和心脏破裂等机械并发症的患者。在PCI术前，如果患者已有血流动力学不稳定的表现或者心电图提示为大面积心肌梗死，则需要尽早进行IABP装置的植入。对于无上述表现的患者如造影后准备对前降支甚至无保护的左主干病变进行高危的介入治疗，也应预防性植入IABP装置。另外，对于术中发生慢血流等并发症导致患者血流动力学不稳定的情况，也可以植入IABP装置进行治疗。

（3）血栓抽吸和远端保护装置：主要目的在于防止病变局部的血栓或者不稳定斑块中的成分在介入治疗过程中，顺血流阻塞远端微循环，造影时通常表现为慢血流甚至无复流。这样即便解除了病变血管处的阻塞也不能使心肌得到有效灌注。因此，其主要用于血栓负荷重的病变，如STEMI的血栓闭塞性病变和退化的静脉桥血管病变。

（4）左心室辅助装置：主动脉球囊反搏装置仅能改善已存在的循环障碍，而左心室辅助装置是一个可提供动力的血泵。其效能较IABP高6~8倍，能有效代替心脏工作能力的80%以上，泵血能力可达到10L/min，是纠正顽固性心衰和心脏移植前的一种理想治疗手段。

五、PCI术后药物、监测和随访

1. PCI术后用药

（1）抗血小板治疗：PCI技术在解除冠状动脉狭窄的同时均会导致局部血管内皮细胞受损，内皮下胶原暴露，加之植入的金属支架的作用，共同导致血小板在局部的黏附、激活和聚集，形成血栓。因此必须强化抗血小板治疗。特别是植入药物支架，由于支架表面内皮化的延迟以及多聚物和药物对血管局部炎症激活的作用，使术后抗血小板治疗更为重要。所有患者应接受长期阿司匹林抗血小板治疗，剂量为100mg/d。对于不能耐受阿司匹林者，则需要长期应用氯吡格雷75mg/d。BMS支架植入后至少1个月，DES植入后至少12个月。在阿司匹林的基础上加用氯吡格雷75mg/d，对于冠心病高危而出血风险不高的患者，抗血小板治疗的应用时间还可以延长。对于因血栓负荷高、病变不稳定而在术中应用血小板GPⅡb/Ⅲa受体拮抗剂的患者，术后可根据手术的复杂性、病变血管的TIMI血流及患者的出血风险等因素决定停用或者继续应用24~48h。

（2）抗凝治疗：与抗血小板治疗不同，术后不需要常规应用抗凝治疗。但是对于高危患者，如手术过程复杂或病变不稳定的情况下可酌情应用低分子肝素1~3d。

（3）术后水化：液体种类和速度同术前水化方案，用至术后12h。

（4）其他二级预防用药：PCI术后的二级预防用药需要遵循冠心病二级预防用药的指南建议：

①抗高血压治疗：初始治疗使用β受体阻滞剂和（或）ACEI，必要时加用其他降压药物，以使血压达标（＜140/90mmHg），慢性肾病或糖尿病者应＜130/80mmHg。

②调脂治疗：使用他汀类药物使血脂达到以下目标：LDL-C＜2.60mmol/L，极高危患

者（如ACS、糖尿病）的LDL-C＜2.08mmol/L。

③糖尿病治疗：进行生活方式调整和药物治疗以使HbAlc＜6.5%。

④ACEI：除非有禁忌证，所有LVEF小于40%及高血压、糖尿病或慢性肾脏疾病的患者均应开始并长期服用ACEI。

⑤醛固酮拮抗剂：建议用于MI后无明显肾功能障碍或高钾血症，且已接受治疗剂量ACEI和β受体阻滞剂、LVEF小于40%、合并糖尿病或心力衰竭的患者。

⑥β受体阻滞剂：除非有禁忌，对MI后ACS、左室功能障碍（无论有无心力衰竭症状）的患者均应长期应用。

2. PCI术后监测：应围绕术后并发症以及病情进展的可能性进行密切的术后监测。监测包括以下几个方面：

（1）症状：对于术中有未处理的内膜撕裂或者分支受累的患者，需要特别注意监测患者心绞痛的症状。对于有心包填塞风险的患者应注意观察心悸、气短、胸闷等症状。术后再发胸痛者需要注意再梗死或者支架内血栓形成的可能性。腹膜后血肿患者的早期症状可能不具有特征性而只有烦躁不安、心悸等表现，应结合血常规、腹部B超等做出迅速判断。

（2）生命体征：对于所有接受介入治疗的患者都需要注意的是心率、呼吸频率这些体征的变化，往往早于血压、血氧饱和度等指标，值得特别重视。

（3）心肌损伤标志物：术后需要连续监测心肌酶谱及cTnI的变化。cTnI升高至正常上限的3倍以上者，诊断为PCI术后心肌梗死。

（4）血肌酐：通常以血清肌酐比较使用对比剂前升高25%以上或绝对值增加44.2μmol/L（0.5mg/dl）以上作为对比剂肾病诊断标准。术前无明显肾功能不全的患者，发生对比剂肾病时通常不出现少尿，而仅表现为血肌酐的升高。晚期血肌酐升高，伴有嗜酸性粒细胞升高及皮肤青斑时，需要考虑胆固醇结晶栓塞的诊断。

（5）心电图：PCI术后心电图监测不仅可以监测PCI的疗效，还有助于及时发现介入的并发症，如PCI后心肌梗死导致的T波变化。支架内血栓导致的ST段抬高以及心包积液导致低电压等。

3. PCI术后随访

（1）随访目的：①确保冠心病患者二级预防措施的有效性。②再发心脏事件风险的评估。③再发心脏事件的及时发现和处理。

（2）随访时间：①术后半年内应尽可能每月随访1次。②之后应每2~3个月随访一次。③1年后应每半年至一年进行针对性的评估。

（3）随访内容：①随访时应询问患者的症状，判断有无再发缺血的可疑症状。对一切有可疑缺血症状者，应根据情况应用心脏负荷试验或冠状动脉造影进行评估。②对于已有高血压病、糖尿病或高脂血症的患者，需要了解血压、血糖及血脂的控制情况。③对于尚无上述疾病的患者，也需要监测相应的指标，以便及时检出并及时治疗。④对于再狭窄风险高的患者，无论其是否有心绞痛症状，都应在术后半年至一年进行负荷试验评价。高危因素包括左室功能不良、多支血管病变、前降支近段病变、既往猝死病史、糖尿病、左主干病变、高危职业以及PCI效果不理想等。⑤无论患者有无症状均应在术后6个月接受冠状动脉造影随访。⑥对于已有证据表明存在较大范围心肌缺血的患者，也应选择冠状动脉造影随访。

六、PCI操作过程

1. 手术入路选择

（1）经股动脉途径。

（2）经桡动脉途径。

2. 导引导管的选择及操作

（1）导引导管的选择：导引导管为PCI提供输送管道。所以在选择时要注意导管的内径、支持力以及与冠状动脉开口的同轴性。常规选择左、右冠状动脉Judkins导引导管。如果为了增强支持力，在某些特殊病变（慢性闭塞、迂曲血管、钙化等）可以选用其他构型的导引导管，如Amplatz、XB、EBU等。当应用强支撑力导管行PCI时需注意轻柔操作，如果操作不当易造成冠状动脉开口部或近端的血管夹层。

（2）导引导管的操作方法：将导引导管套在0.035英寸（0.9mm）的导丝上，尾端通过"Y"形连接管与高压三通板及环柄注封器连接并冲洗。在0.035英寸（0.9mm）导丝导引下，推送导引导管至冠状窦底撤出导丝，放出导引导管内气泡，拧紧尾端螺旋后经环柄注射器回吸，确认无气泡后推入少量对比剂。观察压力图形，确定导引导管顶端位置，导管有无打折，是否顶壁。调节导引导管进入冠状动脉开口，注意压力图形。如压力图形异常，应注意导管与冠状动脉的同轴性，并注意冠状动脉开口处病变。推入少量对比剂，明确导引导管到位。左冠状动脉导引导管多在后前位调整到位，而右冠状动脉导引导管则在左前斜体位调整。

3. 导丝的选择及操作

（1）导丝的选择：一般根据导丝的特性将导丝分为4类：

①通用型导丝：此类导丝的特点是实用性强，安全性好，头端柔软，对血管的损伤性小。既适用于简单病变，也能满足部分复杂病变的技术要求。例如：BMW/BMW Universal、HI-TORQUE BALANCE、Runthrogh等。

②超滑导丝：主要适用于过度弯曲的血管或靶病变严重迂曲，需要导丝具有出色的操控性及跟踪性。导丝头端外表涂有亲水涂层，使导丝与血管壁和病变的摩擦力减小，有利于导丝通过病变。例如：WhisperMS/LS、Pilot50等。

③强支撑力导丝：当血管严重弯曲，近段严重成角，或有严重钙化时，推送器械时需要克服较大的阻力，所以需要强支撑力的导丝支持。强支撑力导丝在设计上突出强的支撑力，并以牺牲操控性及跟踪性为代价，因而导丝的操作性及输送性较差。例如：Stabilizer、Balance Heavyweight等。

④CTO病变导丝：CTO病变闭塞时间长，病变组织机化过程中纤维素沉积和包裹因而病变质地坚硬。为了能穿越和通过病变，CTO导丝设计上首先强调的是头端和核芯的硬度，也称硬头或尖头导丝。其次导丝有较好的操控性，有利于导丝在病变中按术者理想的方向前进。但由于过硬会导致血管夹层及穿孔的并发症增加。例如：非亲水涂层的Miracle系列导丝，亲水涂层的Whisper系列、Pilot系列、Fielder系列等。

（2）导丝的操作方法：①引导钢丝头部需弯成一定的弯度，弯度的大小应根据病变的走行、血管直径和特点来决定。②引导钢丝进入冠状动脉开口时，动作要轻柔，在确保推送引导钢丝无任何阻力情况下将其送入血管内。③引导钢丝通过狭窄病变时要边转动钢丝边推送。④引导钢丝到位后要造影确认其在血管真腔内再行操作。一般应用左前斜位45°投照体位进右冠状动脉近中段，左前斜位30°+头位25°进右冠状动脉远段后降支或后侧支；应用右前斜位30°/后前位/左前斜位45°+足位30°进左前降支或左旋支，之后以右前斜位30°/后前位/左前斜位45°+头位30°进前降支中远段。

4. **球囊的选择及操作**

（1）**球囊的选择**：以球囊与靶病变部位的血管直径（1~1.1）∶1来选择球囊导管。对于准备植入支架的病变，可采用小于血管直径的球囊进行预扩张，然后植入支架，这样可减少球囊预扩张所致的内膜撕裂、夹层的发生率。但对于明显钙化或弯曲处的病变，**球囊预扩张要充分**，只有充分的预扩张，支架才能顺利放置到位。球囊扩张时其压力应由小向大逐渐增加，直到球囊上病变压迹消失为止。当球囊扩张压增加至16个大气压仍不能使球囊上的压迹消失时，尤其当透视下见冠状动脉钙化明显时，最好应用冠状动脉斑块旋磨术。

（2）**球囊的操作方法**：首先，经球囊外保护圈尾部冲洗并抽出球囊。经球囊头部冲洗球囊，球囊尾部与带有生理盐水1∶1稀释对比剂的压力泵连接，吸负压。将导丝穿入球囊导管，待导丝由球囊导管近段穿出后，由助手帮助固定导丝，术者继续推送球囊至导丝穿出处完全进入导引导管内，由术者自己一手固定导丝，一手推送球囊。估计球囊导管即将出导引导管时行X线透视，谨慎推进球囊至靶病变处。推送球囊导管的过程中应注意体会阻力，并注意观察导引导管尖端是否因阻力后退。注入少许对比剂或行造影以确定球囊位置，确定球囊定位准确后，在X线透视下，开始使用压力泵加压使球囊扩张。逐渐加压至病变消失，加压时间一般持续10~30s，加压结束后重新将压力泵抽负压。由于病变反应的差异，加压时间可以由术者依经验而定。加压过程中应注意患者的症状、压力及心电图的改变，还需要注意观察球囊充盈情况，以判断病变是否被充分扩张。如病变在较高压力下仍不能充分扩张，则不能植入支架，需要应用非顺应性高压球囊、乳突球囊或双导丝球囊扩张病变。对于明显钙化的病变，则可能需要旋磨后植入支架。扩张结束后造影评价扩张结果，并判断病变血管直径及病变长度以利于选择合适尺寸的支架。以一手固定导丝，另一手回撤球囊导管，直至将其撤出至"Y"形连接管止血阀以外，用湿纱布擦拭导丝。

5. **支架的选择及操作**

（1）**支架的选择**：在决定植入支架前，应于冠状动脉内注射硝酸甘油，然后按照给予硝酸甘油后的血管直径，根据支架与血管直径1∶1的原则选择相应大小的支架。血管近端病变应选择支撑力强的支架，狭窄病变前血管显著迂曲时可选柔顺性良好的支架，分叉处病变应选择支撑力较强并有较大侧孔的支架，成角病变应选择柔顺性良好和能较好适应血管形状的支架。支架应略长于病变。对于转弯处病变，支架应覆盖转弯处的近端和远端部位；对于有多处狭窄病变的血管，支架植入顺序应由远至近；在少数情况下需要在支架远端再植入支架时，需充分扩张近端支架后再送入另一支架。目前理想支架应具备以下特点：①灵活、跟踪性好。②通过外径小。③不透X线。④抗血栓。⑤生物相容性好。⑥扩张性能可靠。⑦支撑力好。⑧良好的覆盖病变。⑨表面积小。⑩符合流体力学。

（2）支架操作方法：充分预扩张病变后即可准备植入支架。支架植入过程与球囊类似。支架到达病变部位后一定行多体位造影以充分评估支架植入部位的准确性。释放支架时应按照支架说明书进行操作，释放压力最低不应低于标准释放压力，否则支架膨胀不全。最高压力应视支架膨胀是否充分以及与血管直径之比来决定，一般常用8~14个大气压，当高压（>16个大气压）仍不能使支架满意扩张时，为尽可能减少支架近、远端撕裂、夹层的发生，可换用长度短的非顺应性的高压球囊，对未充分膨胀的支架部位再进行高压扩张。

6. 术区处理

（1）确认介入治疗效果满意后，轻柔地撤出介入器械，注意避免对冠状动脉开口的损伤。操作均在X线的透视下进行。导引导管需要应用0.035英寸（0.9mm）导引导丝带出，以避免导管尖端损伤血管壁，特别是经由桡动脉入路。

（2）经由桡动脉介入的患者术后可以直接拔除动脉鞘管，加压包扎或用压迫装置。1~2h后稍微松解加压包扎的力度避免手部缺血。6~8h后可拆除加压包扎或压迫装置。

（3）经股动脉介入的患者，在术后4h测定APTT或ACT缩短至正常的1.5~2倍时可拔除动脉鞘管，徒手压迫止血15~20min，以弹力绷带垫纱布卷加压包扎。下肢严格制动8~12h后撤出弹力绷带，以碘伏消毒后无菌纱布覆盖术区。应用止血装置如Angioseal或Perclose的患者，也可以弹力绷带垫纱布卷加压包扎，沙袋压迫，下肢严格制动2~4h即可。

七、PCI效果评价

1. 冠状动脉造影成功标准
（1）单纯PTCA后管腔残余狭窄小于50%，TIMI血流3级。
（2）支架植入术后管腔残余病变小于20%，TIMI血流3级。
2. 手术成功标准
（1）满足冠状动脉造影成功标准。
（2）患者于住院期间不出现并发症（如死亡、心肌梗死、急诊TLR）。
3. 临床成功标准
（1）短期的临床成功是指在达到造影成功标准及手术标准的同时，患者术后没有缺血的表现和症状。
（2）长期的临床成功是指患者术后6个月以上持续没有心肌缺血的表现和症状。

八、PCI并发症及防治

1. 动脉损伤并发症
（1）死亡、急性心肌梗死、急诊CABG：死亡、急性心肌梗死、急诊CABG是冠状动脉损伤导致急性闭塞或濒临闭塞的结果。冠状动脉一旦急性闭塞或濒临闭塞（TIMI血流≤2级）将产生严重的心肌缺血，表现为剧烈胸痛、心电图示ST段抬高或压低、房室传导阻滞或室性心律失常（包括频发室性早搏、室性心动过速）甚至出现心室颤动。严重时（如左心功能低下或冠状动脉近端闭塞、大面积心肌缺血）立即出现血压降低、心率减慢、心室停搏即心血管崩溃而死亡。冠状动脉急性闭塞的治疗关键是迅速使闭塞的冠状动脉恢复血流。应首先在冠状动脉内注射硝酸甘油除外冠状动脉痉挛。若为冠状动脉夹层，应紧急植入支架；若为支架近、远端夹层，应植入新支架覆盖夹层部位。由冠状动脉血栓形成或栓塞引起的急性闭塞，通常可通过球囊扩张使之再通。这类患者若不能在短时间内恢复冠状动脉血流，需在IABP和升压药的支持下行外科急诊CABG，否则将导致AMI或死亡。

（2）冠状动脉穿孔和心包填塞：若诊断和处理不及时，可危及患者生命。冠状动脉穿孔常发生于小分支和末梢血管，其原因多数是钢丝（特别是亲水涂层和中等硬度以上的钢丝）直接穿出，或球囊在闭塞病变的假腔内或桥状侧支内扩张，或斑块消蚀器械过硬、血管相对小而弯曲直接损伤的结果。冠状动脉穿孔可产生心包填塞，应先用球囊在血管穿孔近端长时间扩张，封堵住破口，阻止血液漏入心包，再通过静脉注射鱼精蛋白中和肝素的抗凝作用，这对小穿孔往往能奏效；若无效可植入带膜支架（在大血管内）覆盖破口或用缠绕塞栓堵出血口（小血管和末梢）。若出现心包填塞则在维持血流动力学稳定（扩容并应用升压药如多巴胺）的情况下立即行心包穿刺引流或外科心包切开引流术。

（3）无复流现象：无复流现象是指PCI术后冠状动脉原狭窄病变处无夹层、血栓、痉挛和明显的残余狭窄，但血流明显减慢（TIMI血流0~1级）的现象；若血流减慢为TIMI血流2级时称为慢血流现象。多见于血栓性病变、退行性大隐静脉旁路移植血管病变的介入治疗和使用斑块旋磨术、旋切吸引导管以及人为误推入空气时。临床表现与冠状动脉急性闭塞相同。发生无复流现象时死亡率增高10倍。其产生机制尚不清楚，可能与微循环功能障碍有关，包括痉挛、栓塞（血栓、气栓或碎片）、氧自由基介导的血管内皮损伤、毛细血管被红细胞和中性粒细胞堵塞和因出血所致的心肌间质水肿。治疗措施：①冠状动脉内给药：硝酸甘油（200~800μg），钙拮抗剂（异搏定0.1~0.2mg，总量1.0~1.5mg；或地尔硫䓬0.5~2.5mg，总量5~10mg），硝普钠（50~200μg），GPⅡb/Ⅲa受体拮抗剂（欣维宁0.5~1mg）。②循环支持（包括多巴胺升压、IABP），维持血流动力学稳定。③若为气栓可通过导引导管加压注入动脉血，清除微循环内气栓子。

（4）分支闭塞：分支闭塞较常见。小分支闭塞可无缺血症状，大分支闭塞则可引起严重的后果，如AMI、急诊CABG或死亡。分支闭塞应以预防为主，原则上根据分支大小和分支开口本身有无病变来确定是否使用双钢丝技术保护分支，或对吻球囊技术扩张分支。对分支病变植入支架时应选用侧孔大的支架以免影响分支。重要分支一旦闭塞，应尽快积极开通。

2. 穿刺血管损伤并发症：主要是因穿刺血管（包括动、静脉）损伤或局部压迫止血不当产生的夹层、血栓形成、栓塞、出血、血肿、假性动脉瘤和动-静脉瘘等并发症，可引起严重后果。

（1）穿刺动脉血栓形成可致动脉闭塞，产生肢体缺血坏死，需立即行外科手术修补或取栓。

（2）穿刺静脉血栓形成或栓塞可引起致命性肺栓塞，应给予抗凝或溶栓治疗。

（3）穿刺部位出血、巨大血肿应及时发现和处理，包括输血和压迫止血，必要时行外科修补止血。

（4）经股动脉穿刺途径者应警惕并及时发现腹膜后出血和血肿，其主要表现有低血压或休克，背部或下腹部剧烈疼痛，腹股沟上部肌张力增高、压痛，红细胞比容迅速下降。腹部超声或CT可诊断腹膜后血肿。80%的腹膜后血肿可经输血等保守治疗而好转，不需手术处理。

（5）应当注意及时发现穿刺局部的假性动脉瘤和动静脉瘘。假性动脉瘤经局部加压多可治愈，压迫不愈合者应外科手术修补。动静脉瘘分流量较大者应手术修补。

3. 其他脏器并发症

（1）低血压：主要是低血容量、血管扩张和严重并发症的结果，最常见的原因有血容量不足、失血、血管神经性迷走反射和血管扩张剂（如硝酸甘油）过量等，少见的原因有PCI动脉急性闭塞、冠状动脉破裂穿孔致心包填塞、急性肺栓塞和严重的过敏反应，应及早做出诊断和治疗。治疗原则为扩容（生理盐水或糖盐水）、使用血管活性药物和对因处理。

（2）脑卒中：栓子可来自冠状动脉近端血栓病变或颈动脉、升主动脉和头臂动脉损伤及介入器械形成的血栓，也可以是进入导引导管的气栓。故术中应适度抗凝，操作轻柔和规范。对高血压患者应有效控制高血压。

（3）急性左心衰：左室功能低下或慢性心力衰竭患者的介入治疗操作过程中可出现心功能恶化，诱发急性肺水肿，应重点予以预防。术前应纠正心力衰竭，术中和术后控制输液量，并酌情给予利尿剂。

（4）急性肾功能不全：在原有肾功能受损和糖尿病肾病的患者中多见，是PCI常见的、潜在的严重并发症。一般均表现为暂时性血肌酐升高，但尿量不少。少数患者发展到少尿性肾功能衰竭伴氮质血症，需要行血液透析治疗。造成肾功能衰竭的原因包括原有肾功能受损、糖尿病肾病、低血容量和左心功能低下及对比剂用量过多；少见的原因有血管紧张素转换酶抑制剂诱发的肾缺血、肾动脉粥样硬化斑块脱落引起的栓塞、降主动脉夹层和IABP放置位置过低影响肾血流。肾功能损害的治疗除针对病因外，药物治疗以扩容、利尿为主，还可给予低剂量多巴胺扩张肾血管、增加肾血流。

（陈韦　张月兰）

第十四节　血管内超声（IVUS）的应用

一、概述

血管内超声（intravenous ultrasound，IVUS）是无创性的超声技术和有创性的导管技术相结合的一种新的诊断方法。利用回声对动脉管壁进行二维断层成像，图像类似于血管组织的横断面解剖。运用该方法可以准确掌握血管的管壁形态及狭窄程度，尤其是在冠心病的介入性诊疗中有很高的指导价值。

二、基本操作过程

输送IVUS导管的技术大致与标准血管成形术/支架术的导管植入技术相仿。操作前切记经鞘管注入普通肝素3 000~5 000U，以及经导引导管向靶血管内注射硝酸甘油100~

200μg，以预防血栓栓塞和血管痉挛。在将IVUS导管送入体内之前务必排空导管保护鞘内的空气，以免空气影响声波传导导致图像质量明显下降。操作前首先要检查成像系统的完整性，超声图像表现为中心导管不显影，从中心向周围放射的明亮的同心圆回声圈（由导管—空气界面反射形成）。在导管进入冠状动脉前自动消除图像上的环状伪影。一般最好将成像晶片送至目标血管的远端，在导管回撤的过程中进行系统检查。为避免血管损伤，导管推送要轻柔，而且要避免送入细小血管的远端。

三、图像判读

1. 正常声像图：判读图像需要辨别两个关键性标记结构：血流/内膜界面和中膜/外膜界面（图2-14-1）。血管腔边界为导管外第一个明亮回声带，很容易在IVUS图像上定位。第二个关键性IVUS标记为中膜/外膜界面。在冠状动脉等肌性动脉中，中膜较相邻的内膜和外膜所含的回声物质（胶原和弹性蛋白）更少，因此中膜可显示为一薄层暗带。血管壁在IVUS图上显示为典型的三层结构（明带—暗带—明带）。

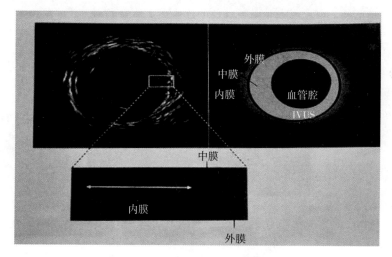

图2-14-1 典型的IVUS图像截面

2. 异常的声像图：根据ACC建议，依据斑块回声的强弱，应用IVUS对冠状动脉粥样硬化斑块进行定性分析，斑块的性状包括以下几类：

（1）软斑块：软斑块的主要成分低于血管外膜回声，主要包括由纤维组织组成的低回声、粥样斑块和周围高回声区或无回声区的脂质斑块（图2-14-2）。

（2）纤维斑块：纤维斑块的主要成分回声接近或者等同于血管外膜回声，两者回声较一致，包括脂质斑块表面的纤维帽和致密纤维组织斑块（图2-14-3）。

（3）钙化斑块：钙化斑块为强于血管外膜的回声且后方伴有声影，包括分布在靠近管腔与内膜交界侧的浅表钙化，分布在斑块深层、靠近中层与外膜交界侧的深部钙化和浅表及深部均有的混合钙化。此外，钙化斑块又可分为点状钙化、表浅钙化和深部钙化。点状钙化为病变外有少量钙化。钙化范围<90%。深度不超过斑块厚度的50%为表浅钙化。深度超过斑块厚度的50%为深部钙化（图2-14-4）。

（4）混合斑块：同时含有两种或两种以上不同性质的斑块（图2-14-5）。

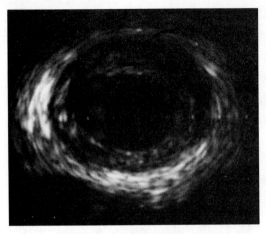
图2-14-2 软斑块

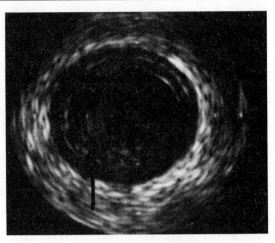
图2-14-3 纤维斑块

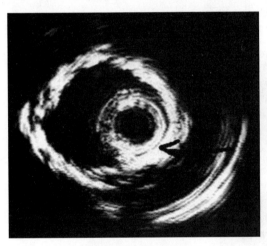
图2-14-4 钙化斑块

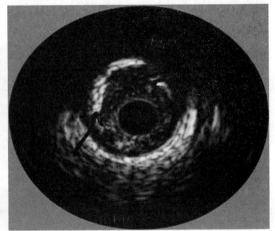
图2-14-5 混合斑块（由钙化斑块和软斑块组成）

四、定量分析

1. 管腔的测量：分为最大管腔直径、最小管腔直径、管腔偏心指数、管腔横截面积、管腔狭窄指数。IVUS测量主要选择狭窄程度最明显的切面。仪器可以自动算出斑块面积的狭窄率。斑块面积=总截面积-管腔面积；斑块面积狭窄率=斑块面积÷总截面积×100%；血管平均径=血管总截面积或管腔的（最大径+最小径）÷2；直径狭窄率=[（总截面平均径-管腔平均径）÷总截面平均径]×100%。

2. 管腔的偏心性=（最大管腔直径-最小管腔直径）/最大管腔直径；管腔面积狭窄率=（参照节段管腔横截面积-最小管腔横截面积）/参照节段管腔横截面积；斑块与中膜面积=外弹力膜面积-管腔横截面积；最大斑块与中膜厚度=通过管腔中心线的从内膜表面到外弹力膜之间的最大距离；最小的斑块与中膜厚度=通过管腔中心线的从内膜表面到外弹力膜之间的最小距离；斑块偏心指数=（最大斑块与中膜厚度-最小斑块与中膜厚度）/最大斑块与中膜厚度；斑块负荷（plaque burden,%）=斑块与中膜面积/外弹力膜面积×100%。

五、适用范围

1. 明确评价左主干病变：IVUS测量的最小管腔面积（MLA）和最小管腔直径（MLD）是左主干病变患者发生晚期心脏不良事件的重要预测指标。目前临床可参考IVUS测定的MLA决定是否对左主干病变行PCI治疗。一般认为，MLD<2.8mm或MLA<5.9mm^{2}可以作为指导左主干病变患者接受血运重建治疗的评判标准。

2. 指导冠脉支架的植入

（1）对除左主干之外的冠状动脉，MLA<4mm^{2}是患者接受冠状动脉介入治疗的评价指标，MLA<4mm^{2}常作为预测FFR<0.75的最佳界值，当MLA>4mm^{2}可以推迟介入治疗。但是，4mm^{2}的标准仅适用于管腔直径>3mm的冠状动脉，对于管腔直径<3mm的血管，并不适用于上述标准。

（2）IVUS还可以评价支架植入术后的即刻效果。支架植入理想的IVUS标准包括：①支架完全贴壁。②支架扩张充分。③支架展开均匀。④支架完全覆盖病变。⑤并发症（主要为夹层和血肿）。其中支架贴壁情况是判断支架植入术后效果的主要指标之一，判断支架贴壁不良的IVUS标准是发现支架柱未能完全贴壁，即有1个或1个以上的支架柱与血管壁之间存在有空隙。

3. 确定模糊病变的诊断：模糊病变是指冠状动脉造影中发现的造影剂密度分布不均一、血管腔边缘不清晰或管腔内毛玻璃样变化，并除外造影可明确的血栓、内膜撕裂或显著狭窄病变。

IVUS通过实时显示冠状动脉管腔的横截面图像，可精确地反映病变的性质和严重程度，发现冠状动脉造影不能提示的血管早期病变，显示动脉夹层、内膜撕裂及血栓等原因所致血管造影图像模糊的病变。冠状动脉介入治疗前的模糊影像主要是由于冠状动脉内膜不平整或血管壁粥样硬化斑块的裂痕造成，造影剂可进入这些微裂隙，导致造影剂密度的不均一，呈现模糊影像。冠状动脉介入治疗术后造影图像中的模糊病变很大程度上与手术导致的内膜损伤及随后引发的血栓形成有关。IVUS可以用来鉴别哪些病变类型不需要进一步介入处理（如局限性钙化或接近正常血管壁），及哪些需要及时植入支架（如内膜撕裂、斑块破裂或血栓）。

4. 评价临界病变的临床意义：目前IVUS对临界病变的判断遵循以下标准：对除左主干之外的冠状动脉，当最小管腔面积（MLA）<4mm^{2}或斑块负荷（PB）>70%时应当行介入治疗，当MLA>4mm^{2}或PB<70%时，可以推迟介入治疗；而对于左主干病变，当MLA<6.0mm^2，应当行介入治疗，当MLA>6.0mm^2，可以推迟介入治疗。

5. 决定分叉病变的治疗策略：IVUS在评价分叉病变斑块分布、指导分叉病变治疗策略的选择方面有重要的临床意义。IVUS可以精确测量血管的参考直径、斑块的位置，了解主、边支成角角度，主支、边支血管的解剖关系，评价边支开口部的狭窄程度及病变特点。有助于合理选择治疗术式、球囊及支架直径。对于边支血管参考直径>2.5mm的I型分叉病变，常选择2个支架的处理策略，而边支参考直径<2.5mm的I型分叉病变，多数情况下可不予处理。

IVUS还可以评价冠状动脉介入治疗术后主/边支血管支架的贴壁、膨胀情况等。如IVUS发现存在支架贴壁不良现象，可再次给予球囊后扩张保证支架的完全贴壁，降低术后不良事件的发生。

6. 判断支架内再狭窄：IVUS有助于明确支架内再狭窄的可能机制，从而使术者能够针对不同的情况选择合适的处理策略。

支架膨胀不全是引起支架内再狭窄的最常见原因之一，支架膨胀的效果常用支架最小面积来反映，通常认为非左主干病变支架植入术后获得的支架最小面积应大于5mm^2，否认就可能会存在支架膨胀不全的情况。支架最小面积小于5mm^{2}是预测支架内再狭窄的重要因素。

7. 评价斑块的性质和组织成分：VH-IVUS综合反映了超声波的振幅和频率信息，能有效识别富含脂质坏死核（Necrotic Core，NC），从而弥补了灰阶IVUS的不足。VH-IVUS将冠状动脉粥样硬化分为5类：薄帽纤维粥样硬化（Thin-capIfibroatheroma，TCFA）、厚帽纤维粥样硬化（Thick-cap fibroatheroma，ThCFA）、病理性内膜增厚（Pathological intimal thickening，PIT）、纤维斑块和纤维钙化斑块。

六、血管内超声检查的并发症

IVUS检查最常见的并发症是冠状动脉痉挛，发生率为1%~3%，冠状动脉内注射硝酸甘油可以迅速缓解。此外在检查小血管或病变严重的血管时，超声导管可能会导致管腔阻塞进而引起短暂的缺血，但是大多数的缺血是轻度可耐受的。当出现严重的心绞痛或心电图缺血性改变时，应迅速撤回导管。IVUS的其他并发症包括动脉夹层、冠状动脉闭塞、心肌梗死、恶性心律失常等，但发生率极低。总体来看，血管内超声检查安全、可靠，并发症较少。

七、局限性

1. 超声导管造价较高使此项技术的应用受到了一定限制。
2. 延长手术时间使得部分患者难以承受。
3. 该技术对术者经验有较高要求。
4. 超声导管仍无法通过严重狭窄的管腔，通过已植入支架的血管有很大难度。CAG可显示冠状动脉病变全貌，而IVUS只能对某段病变血管进行精确测量，故IVUS不可能代替CAG，两种技术应该互补，从而达到全面评价冠状动脉的目的。

八、小结

相对于冠状动脉造影，血管内超声对于冠心病各种病变的诊断和治疗以及支架术后的评价有着越来越多的优势，虽然IVUS也存在一定自身局限性，但是作为一种超声技术与导管技术相结合的新的诊断方法，在冠状动脉介入治疗中起着重要的作用。

（姜钧文　马淑梅）

第十五节　冠状动脉血流储备分数（冠脉FFR）的应用

一、概述

近年来，随着对冠状动脉血流动力学及病理生理学的研究不断深入，单纯冠状动脉造影已不能满足临床对狭窄性病变解剖特征和生理功能评价的需要。IVUS以及OCT等影像技术的出现，从很大程度上增加了对狭窄程度的判断、病变性质的评估以及治疗策略的选择的准确性和合理性，但仍未能从功能上对病变血管做出更科学合理的评价。基于上述原因，一项新的技术应运而生，并取得了长足的发展，它就是冠状动脉血流储备分数（Fractional Flow Reserve，冠脉FFR）。冠脉FFR是利用特殊的压力导丝精确测定冠状动脉内某一段的血压和流量，以评估冠状动脉狭窄病变对心肌灌注所造成的影响，属于冠状动脉血流的功能性评价指标。大量研究表明，通过FFR检测以指导介入治疗策略的选择，可使患者获得更大的临床益处。

二、冠脉FFR的基本原理

冠脉FFR是通过精确测定冠状动脉狭窄病变两端的压力，再用后者与前者的值相比，其比值即为FFR。FFR不仅仅是压力的比较，也真实反映了通过存在狭窄病变的血管向远端所能提供的最大血流，与没有病变的理想血管所能提供的最大血流的比值。因此，是对冠状动脉血流的功能性评价的可靠指标。

三、冠脉FFR系统的组成

FFR系统主要由压力导丝（PressureWire）和Xpress机器组成。可用来测量FFR和温度。FFR是标准配置，温度是可选配的。

四、冠脉FFR的特征

1. FFR理论正常值为1，且在评价病变的功能意义时有清晰的阈值。
2. FFR测量重复性高，且因为它是一个比值，因此不受全身血流动力学的影响。
3. FFR不仅能把侧支循环的影响考虑在内，还能评价狭窄程度与所支配灌注区的面积是否相关。
4. FFR可以实时地反映血管的功能性狭窄情况，因此在行冠状动脉球囊扩张或支架植入时，可以实时地反映其效果。
5. FFR不能提供斑块性质、纤维帽的厚薄及斑块负荷等信息。

五、冠脉FFR测量的必备条件

1. 压力导丝（压力感受器）：目前应用于临床的压力导丝有瑞典Saint Jude Medical Systems公司产的PressureWire和美国Volcano公司产的PrimeWire两种。压力导丝直径0.014″（0.36mm），其性能类似于PCI导丝，并可用于PCI操作。导丝近头端3cm的透X线与不透X线连接处镶有压力感受器，能感知血管内压力信息的变化，可以测量FFR、温度。压力导丝必须与专用界面相连接，界面上的荧光屏可以显示压力曲线和FFR值（图2-15-1）。

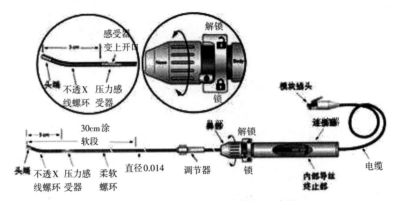

图2-15-1　RrineWire压力导丝示意图

2. 最大血管扩张药物：最大充血状态是FFR评估冠状动脉狭窄血流动力学意义的基石。临床常用的药物包括腺苷或三磷酸腺苷和罂粟碱等。

3. Xpress机器：压力导丝必须与Xpress机器相连接，测压过程中通过荧光屏可以记录压力曲线和读取FFR值。

六、冠脉FFR测量方法及判断值

1. 测量方法：FFR的测定要用到特殊的顶端带有传感器的介入导丝，通过传感器可以测量压力、温度和血流，通过这些数据来评价病变的严重性。在测定FFR时，要求被测量的血管达到最大的血流量，因此需要局部注入类似腺苷或罂粟碱之类的物质以充分扩张远端血管，减少测量血管的远端阻力。然后回撤导丝，同时记录压力的变化。

2. 评价标准：FFR的理论正常值为1.0，一般选择0.75和0.8作为临界值。当FFR<0.75是其定义心肌缺血的界值，提示该病变具有临床干预意义。FFR>0.8则提示该病变不引起明显心肌缺血，因此无须介入干预。而在0.75~0.8之间的数值被称为FFR的"灰色地带"，对此类患者的处置方案目前还很难选择，仍需要从解剖学诊断和临床综合评估冠状动脉狭窄的功能意义。

七、冠脉FFR的应用适应证

1. 临界狭窄病变的血流动力学意义的判断。
2. 弥漫性病变罪犯血管段的判断：左主干开口或远端病变的血流动力学意义的判断。
3. 分支病变的血流动力学意义的判断。
4. 指导多支病变介入治疗策略的选择。
5. PCI术后近远期的疗效评价。
6. CABG静脉桥通畅性预测。

八、冠脉FFR的相对禁忌证

1. 严重的左室肥厚：左心室肥厚患者，血管床的增长与心肌的增长不成比例，导致心肌血管床的正常流量储备降低。因此，使用0.75的FFR临界值可能并不适合，也许FFR阈值可能更高。

2. 急性心肌梗死6天内：急性心肌梗死病人，通过心电图及冠状动脉造影的结果分析，准确判断罪犯血管应该不难，况且急性期病变血管有可能存在血栓栓塞、心肌顿抑、急性缺血性微血管障碍等因素，致使受检冠状动脉不可能达到最大舒张，因此测量结果不可靠。

九、冠脉FFR检测的并发症

1. 心绞痛及心肌梗死等。
2. 心律失常，包括房室传导阻滞、室早、室速、室颤等。
3. 冠状动脉痉挛、夹层及穿孔。
4. 血管内栓塞并发症，如脑、肾脏等重要脏器。
5. 穿刺部位出血、血肿、动脉瘤及动静脉瘘等。
6. 压力导丝的打结断裂等。

十、冠脉FFR的常用最大扩血管药物的应用方法、冠脉FFR的具体操作步骤

1. 导管室压力通道归零。
2. 校准AO主动脉压压力感受器。
3. 校准PressureWire压力导丝。
4. 验证AO和PressureWire压力是否相等。
5. 记录并计算FFR。
6. 完成测压后再次验证AO和PressureWire压力是否相等。

十一、冠脉FFR的操作常用技巧

1. 压力导丝的取出：压力导丝制作精细，取放应格外小心，避免打折损坏。从螺环盘内取出压力导丝时避免紧抓近端电极；在对导丝远端塑形时，应注意方向，动作要轻柔，避免损伤压力感受器。

2. 导引针的选择：导引针选择应适当，测定时宜退出导引针，并关紧Y-接头的活瓣，保证测量的准确性。

3. 两个压力通道的平衡：在应用两条压力通道时，应正确校"0"，确保两条压力曲线完全或几乎完全弥合。

4. 压力导丝电极与连接器的连接及退出：压力导丝近端的电极应当充分保持干燥，无血液及对比剂，这对于压力导丝准确记录压力曲线至关重要。同时，电极与连接器连接与退出均应格外小心，避免操作时打折或损伤。且每一包装的压力导丝只能与随包的连接器相连接，确保测得的压力准确。

5. 压力曲线的漂移：检测过程中应注意识别是否存在压力曲线的漂移，如疑为漂移，需将压力导丝退回，再次对两条压力曲线进行平衡，确保测量数据的准确。

6. 压力曲线的振荡：当压力导丝感受器顶住冠脉壁时，PressureWire压力曲线会出现短暂的"尖峰脉冲"，常易被误认为冠脉远段压力增加，此时稍微回撤或前送导丝数毫

米,这种伪像即会消失。

7. 指引导管压力嵌顿:指引导管的选择应与冠脉开口的内径匹配,并保持同轴。如冠状动脉开口痉挛,可冠状动脉内给予硝酸甘油,并将指引导管回撤稍离开冠脉开口重新测量即可。对左主干或右冠状动脉开口病变,可应用腺苷。

8. 侧孔指引导管:应避免使用带侧孔的指引导管,该导管不仅除冠状动脉内给药不可靠外,测得的压力曲线也不可信。

十二、冠脉FFR实例应用图解

1. 冠状动脉临界病变:对于临界病变按介入治疗选择,临床上顾虑是很多的,但随着FFR应用于临床以来,临床医生可以通过FFR进一步评价其功能意义指导治疗。如图2-15-2,右冠状动脉中段狭窄,通过FFR检测为0.89,证实其功能上是没有意义的,可以不予干预。

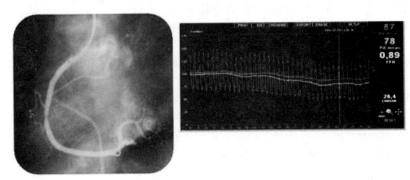

图2-15-2 冠脉临界病变

2. 弥漫性病变:弥漫性病变血管内压力的降低与斑块总负荷相关。因此在保持最大充血状态的同时缓慢回撤压力导丝,连续记录全血管段FFR。根据FFR结果,指导弥漫病变支架植入部位是可行的。如图2-15-3,通过连续检测,可以定位功能病变血管段,指导支架植入。

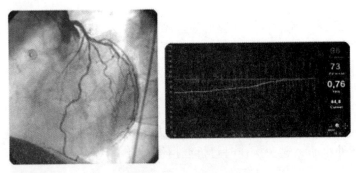

图2-15-3 弥漫性病变

3. 左主干狭窄病变:左主干病变部位重要,一旦发生闭塞,后果可能是致命的。因此对左主干病变的干预,应更谨慎。通过FFR检测以指导左主干的血运重建策略更符合目前循证医学的治疗思路(图2-15-4)。

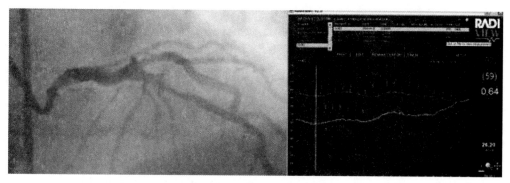

图2-15-4　左主干狭窄病变

4. 分叉病变：对于分叉病变，FFR可用于评估主支和侧支的功能意义，指导支架植入的部位及方式；同时也可用于评价对吻后即刻的手术效果。图2-15-5为LAD分叉病变FFR检测结果，根据FFR结果说明此分叉病变功能上导致心肌缺血的意义不大。

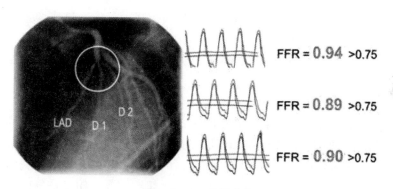

图2-15-5　分叉病变

5. 多支病变：对于多支病变的患者，怎样区分罪犯病变，从而对血运重建策略做出选择，一直是困扰临床介入医生的一个难题；而通过FFR检测，根据狭窄的功能指标进行决策，不仅能有效改善患者预后，也能避免过度医疗的费用。

十三、小结

FFR是一个评价冠状动脉病变功能意义的指标，为准确定位真实导致心肌缺血的狭窄病变，提供了更可靠的信息，指导介入医生的治疗策略。目前的循证证据也肯定了FFR在处理冠状动脉病变中的地位。2010ESC指南已将FFR指导的PC作为ⅠA类证据，足见FFR在处理冠状动脉病变中的地位。况且FFR操作并不复杂，并不增加过多的手术时间和难度，因此可以相信，FFR在今后将有广泛的应用前景。

（吴桂平）

第十六节　冠状动脉介入光学相干断层扫描（OCT）的应用

一、概述

近年来，医学影像技术的发展取得了长足的进步，尤其是微创血管内成像技术的发展，为临床冠状动脉介入医生对冠状动脉病变的评估提供了更加丰富的信息。光学相干断层扫描（optical coherence tomography，OCT）为近几年新兴的冠状动脉内成像模式，自2000年哈佛大学的IK Jang教授首次应用于冠状动脉内的检查以来，OCT以其检查的安全性和极高分辨率在世界范围内迅速普及，开创了冠状动脉内检查新的里程碑。

二、OCT的种类及组成

OCT系统主要由光源、参照镜和光电探测器所组成。目前，该成像系统主要分为两种：一种是时域光学相干断层成像技术（TD-OCT）；另一种是频域光学相干断层成像技术（FD-OCT）。而目前应用的OCT成像系统主要是FD-OCT，临床使用的是M4（C7）。

三、OCT的原理

OCT是采用低相干技术，利用波长为1 300nm左右的近红外线的光波作为光源，通过分光器将光源发出的光分为样本光束和参照光束，采用距离相同的参照光束和样本光束反射波相遇后产生的光学相干现象，用光波反射时间和光波延迟时间来测量距离，光波强度代表深度，经计算机处理成信号后，从而获得组织图像。OCT是分辨率最高的血管内成像技术，其分辨率接近10μm，比IVUS大约高10倍，能清晰地分辨血管内组织，被誉为"体内组织学显微镜"。

四、OCT的成像优点和缺点

1. OCT的成像优点

（1）具有无辐射、非侵入、高分辨率及高探测灵敏度等特点。

（2）可清晰显示内膜下的病变或斑块，识别易损斑块、稳定斑块、血栓、钙化、夹层、支架及支架表面的内膜增生和支架内再狭窄，因此，在评价斑块的性质、介入治疗的指导、再狭窄机制临床研究和疗效评价方面，有着其独到的优势和应用价值。

2. OCT的成像缺点

（1）OCT组织穿透力较差，仅为1~2mm，而且不能穿透红细胞，因此，需要通过冠状动脉内注射造影剂排空血液；在有冠状动脉病变的情况下，常常不能观察到冠状动脉外膜及冠状动脉外病变情况。

（2）频域OCT检查时探头高速自动回拉，不能随意停留在感兴趣的病变血管段，因而实时易用性显得不足。

五、OCT的适应证

1. 冠心病诊断中的应用
（1）冠状动脉病变特征的定性及定量分析。
（2）对血栓病变的鉴别。
2. 冠心病介入治疗中的应用
（1）支架释放即刻效果评价。
（2）术后即刻血管的损伤情况评价。
（3）指引复杂病变的支架植入。
（4）慢性完全性闭塞病变介入治疗指导及评价。
（5）左主干及前降支开口处病变的评价。
（6）支架术后的近远期随访。

六、OCT的相对禁忌证

1. 开口部位的病变。
2. 直径较大的血管。
3. 血管壁深层病变结构的分析。

七、OCT的并发症

1. 急性心肌缺血。
2. 心律失常，如房室传导阻滞、室早、室速、室颤等。
3. 血管损伤，如冠状动脉痉挛、夹层及破裂。
4. 栓塞等。

八、OCT注意事项

1. 指引导管
（1）通常选用内腔比较大的指引导管，一般是6F或者7F的指引导管。
（2）导管要有比较好的同轴性。
2. 成像导管
（1）首先应该对中心腔进行冲洗。
（2）导管准备最重要一点就是"0"点校正。
（3）成像导管沿导丝送入到病变的远端，至少确保要超出病变远端5mm以上，这样才可以将全部病变都包进去，从而得到一个病变整体的成像（图2-16-1）。

3. OCT检测的伪像：临床医生在做OCT的时候，有时候会遇到一些特别严重狭窄的病变，这时并不适合做OCT，硬行将导管通过的话，很容易将导管损坏。即使导管能通过病变，但是回撤

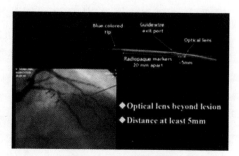

图2-16-1　成像导管

到最狭窄病变处，成像导管很容易就会卡住，成像光纤回撤时在最狭窄处受阻，光纤随之在局部甩动形成了一个伪像（图2-16-2A）。伪像主要分为导丝伪像和运动伪像。导丝伪像的形成是由于导丝会遮挡光线，从而导致后面形成一个暗区（图2-16-2B）。运动伪像是由于心脏跳动从而产生的一个伪像（图2-16-2C）。而对于血液干扰图像，一定要使用造影剂将血管里的血液冲洗掉。如果导管同轴性不好，造影剂注射不充分、血管里红细胞没有冲洗干净，就会形成血液干扰图像。

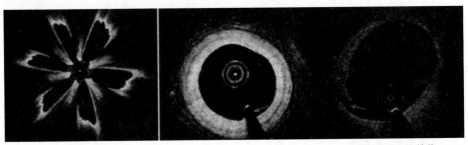

A. 回撤受阻产生伪像　　B. 箭头示导丝伪像　　C. 运动产生的伪像

图2-16-2　OCT检测的伪像

九、OCT检测过程中可能出现的并发症

1. 心绞痛及缺血性ST-T改变：OCT检查过程中可能出现心绞痛及发作。造成原因多数是由于助手配合欠佳致操作时间过长，影响冠状动脉血流所致；或者是OCT扫描血管病变段过长，致使OCT阻断球囊，阻断血流时间也相应延长；还有检查过程中病变血管痉挛甚至闭塞均可诱发上述症状发作，因此，在检查过程中应严密观察心电监护及患者情况。

2. 心律失常的发生，如房室传导阻滞、室早、室速、室颤等。心律失常的发生有时是致命的，应高度重视，主要发生在压力检查时，与阻断血流时间过长、局部血管损伤等导致心肌缺血有关，应熟练操作规范，减少操作时间。

3. 冠状动脉血管损伤，如冠状动脉痉挛、夹层及破裂。OCT阻断球囊为低压力球囊，对血管壁压力较低，一般不易损伤血管。但如果球囊正好卡在斑块上时，有可能发生血管损伤，因此术中OCT阻断球囊准确定位，可减少发生。

4. 其他如栓塞等常规介入治疗相关并发症。

十、OCT在冠心病诊治中的应用

1. OCT在冠心病诊治中的应用：OCT是目前空间分辨率最高的血管内成像技术，分辨率可达10~20μm。应用OCT可以获得组织水平的血管内断层影像，可准确分析斑块成分、性质及分布，从而提高冠心病诊治的准确性。

（1）斑块的稳定性分析：在所有急性缺血性心血管事件中，冠状动脉不稳定斑块是导致其发生的主要病理生理机制。不稳定斑块的特征主要表现在纤维帽薄、脂质核心大伴巨噬细胞的浸润以及纤维帽破裂等。目前，OCT是唯一能够测量斑块纤维帽厚度的检查方法。同时OCT能清晰显示斑块脂质核心大小，并能够识别斑块中巨噬细胞的密度以及分布情况。图2-16-3为不稳定斑块的OCT成像，左图显示两处斑块纤维帽很薄，而右图可清晰看到纤维帽出现裂缝，因此可以评定为不稳定斑块。

第二章　循环系统诊疗技术　107

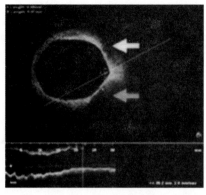
A. 箭头示两处不稳定斑块

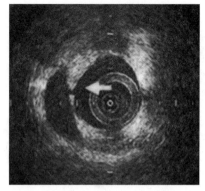
B. 箭头示不稳定斑块的纤维帽破裂口

图2-16-3　不稳定斑块的OCT成像

（2）对冠状动脉血栓的评价：由于OCT不能透过红细胞，因此OCT可识别血栓的组成，即可区分红或白血栓。红色血栓含有大量的红细胞，OCT表现为突入管腔中的组织为高反光信号，伴有无信号尾影的图像（图2-16-4A）。而白色血栓主要由血小板组成，OCT表现为突入管腔中的组织为强反光信号，低衰减图像（图2-16-4B）。准确区分红白血栓对临床治疗方案的选择是尤为重要的。

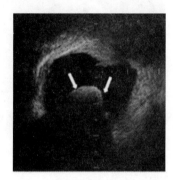
A. 白色箭头示红血栓

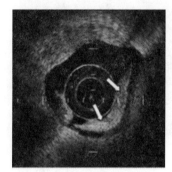
B. 白色箭头示红血栓

图2-16-4　OCT识别红或白血栓

（3）钙化的检测：钙化斑块在OCT成像中的特点是低信号，边界清晰，质地不均一。并且可清晰显示钙化病变是位于内膜、内膜下还是血管外等部位，可为冠状动脉旋磨术的选择提供更为可靠的参考依据（图2-16-5）。

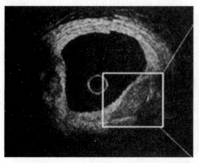
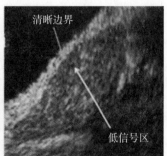

图2-16-5　钙化斑块的OCT影像

2. OCT在冠心病介入治疗中的应用：在介入治疗过程中，对于左主干及开口病变、分支病变的介入治疗选择一直以来是介入治疗的难点，术中血管夹层、支架贴壁不良以及组织脱垂又是影响支架术后疗效的重要因素。因此上述病变的合理选择治疗策略，同时防止支架植入术后不良因素的发生，是改善患者预后的重要前提。OCT检测可以清晰显示上述情况，并且能够提供详细的三维成像，以指导介入医师的决策。

（1）病变狭窄程度的评价：研究表明，通过OCT所测量得到的管腔面积与组织学所得到的管腔面积具有很强的相关性，并且优于IVUS，目前最小管腔面积（MLA）<3.5mm^{2}作为需要介入干预的界值。因此通过OCT检测，可以评价冠状动脉狭窄程度。

（2）支架膨胀和贴壁是否良好及支架内血栓的评价：OCT较IVUS能够更加清晰地显示支架植入后即刻、远期的支架膨胀和贴壁等情况。OCT还可以清晰地显示支架的金属丝、支架植入后的血管反应情况、支架贴壁不良、支架内动脉粥样硬化斑块、支架内血栓以及支架内膜等。支架贴壁不良定义为支架丝表面与血管壁之间的距离超过支架丝和多聚物的厚度，其原因可能跟病变本身特点如钙化、支架扩张不充分、支架本身结构特性及血管回缩有关（图2-16-6）。

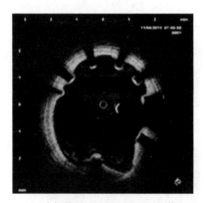 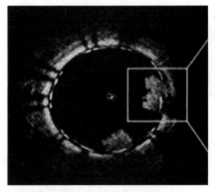

A. 支架植入后贴壁不良OCT影像　　　　　　B. 支架附壁血栓的OCT影像

图2-16-6　支架植入后OCT影像

（3）术后血管损伤：介入治疗过程中，为达到良好的支架释放效果，尤其是遇到钙化病变，高压释放或高压后扩张是必需的，但是这将导致支架植入后的血管壁损伤。这种管壁损伤如夹层、组织脱垂等是导致支架内再狭窄的重要因素。OCT可更清晰地观察到血管壁损伤类型，并可对这些损伤进行定量分析，及早做出处理，减少并发症的发生，提高介入治疗远期疗效。支架植入后组织脱垂的OCT图像特点是表面光滑、没有信号衰减（图2-16-7）。

（4）复杂病变的支架植入评估：分叉病变是冠状动脉支架植入失败率较高的一种复杂病变，分叉开口处的支架贴壁不良或者重叠支架处小梁的内皮化会延迟，都会增加分叉病变的支架内血栓形成风险，这两种现象均能够被OCT识别。在分叉病变支架植入过程中应用OCT检测主支血管和分支开口处的斑块分布以及斑块成分，对术者选择恰当的治疗方案具有重要的指导意义。

（5）慢性完全性闭塞病变（chronic total occlusions，CTO）：慢性完全性闭塞病变（CTO）是由不同程度的纤维脂质斑块和血栓组成。当纤维闭塞斑块致密化和均一化后，

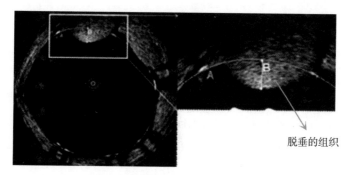

图2-16-7　支架植入后组织脱垂OCT影像

指引导丝通过病变的成功率往往很低；另一方面，贯穿病变的内皮化微通道则增加了CTO病变手术成功的可能性。自FD-OCT应用于临床上后，采用FD-OCT来发现闭塞微通道指导CTO病变的介入治疗也是OCT应用的热点之一。OCT能够区分闭塞的管腔和血管壁的不同层次，并且如果发生了管壁夹层，OCT能够区分真腔和假腔，可增加手术的准确性与成功率，同时减少并发症的发生。

（6）左主干及前降支开口处病变：左主干及开口病变因其部位的重要性，在选择治疗策略时，存在诸多不可知的因素，这为临床介入医生的决策带来很大的困惑。虽然IVUS用于临床以指导左主干及开口病变治疗以来，获得了可喜的成效，但OCT的应用，可提供更多、更准确、更清晰的病变信息，以指导介入治疗方案。

十一、小结

目前，OCT作为临床上使用的一种新的影像技术，对于我们了解动脉粥样硬化斑块特征、血栓以及评价远期支架植入后的内膜覆盖情况、支架内再狭窄、支架内斑块、晚期贴壁不良、晚期血栓等能提供更多的信息。因此可以相信，随着OCT技术在冠心病介入治疗领域的应用逐渐增多，它将成为一项指导冠状动脉介入治疗、分析冠状动脉内斑块特点及评价冠状动脉支架植入术后疗效的重要影像学技术。近年来3D-OCT技术也在快速发展，由于FD-OCT系统回撤速度快、成像帧数高，使得对体内冠状动脉长节段的三维微细结构进行成像成为可能。这种新技术一旦投入临床使用，将会更进一步拓展OCT在冠脉介入治疗中的应用。

（吴桂平）

第十七节　肥厚型梗阻性心肌病化学消融诊疗进展

肥厚型梗阻性心肌病（hypertrophic obstructive cardiomyopathy，HOCM）是比较常见的具有遗传性的一种心肌病，目前治疗措施为药物及非药物治疗，前者为基础，对于有症状药物治疗无效或不耐受的患者，可采用非药物治疗，可选择外科及化学消融术。肥厚型梗阻性心肌病室间隔化学消融术（percutaneous transluminal septal myocardial ablation，PTSMA）因其操作简单、创伤小，目前被大多数患者接受，手术例数已经超过外科。

一、室间隔化学消融术的适应证

掌握好适应证是规范开展PTSMA的关键，具体适应证如下：

1. 临床症状

（1）患者有明显的临床症状，且乏力、心绞痛、劳累性气短、晕厥等进行性加重，充分药物治疗效果不佳或不能耐受药物副作用。

（2）外科间隔心肌切除失败或PTSMA术后复发。

（3）不接受外科手术或外科手术高危患者。

2. 有创左心室流出道压力阶差（left ventricular outflow tract gradient，LVOTG）

（1）静息LVOTG≥50mmHg。

（2）和（或）激发LVOTG≥70mmHg。

（3）有晕厥可除外其他原因者，LVOTG可适当放宽。

3. 超声心动图

（1）超声心动图证实符合HOCM诊断标准，梗阻位于室间隔基底段，并有与SAM征相关的左心室流出道梗阻，心肌声学造影确定拟消融的间隔支动脉支配肥厚梗阻的心肌。

（2）室间隔厚度≥15mm。

4. 冠状动脉造影：间隔支动脉适于行PTSMA。

二、室间隔化学消融术的禁忌证

1. 肥厚型非梗阻性心肌病。
2. 合并需同时进行心脏外科手术的疾病，如严重二尖瓣病变、冠状动脉多支病变等。
3. 室间隔弥漫性明显增厚。
4. 终末期心力衰竭。

年龄虽无限制，但原则上对年幼及高龄患者应慎重，权衡利弊后决定是否行PTSMA治疗。由于PTSMA术后右束支传导阻滞发生率高，术前已存在完全性左束支传导阻滞者多数会面临Ⅲ度房室传导阻滞并发症，需植入永久性心脏起搏器，所以行PTSMA要慎重。

三、操作步骤及注意事项

术前准备同一般心血管病介入性治疗。常规行左、右冠状动脉造影后测定LVOTG。测定LVOT压力阶差的方法：①单导管技术：用端孔导管（如右冠造影导管或多用途造影导管）在左心室与主动脉间连续测压，获得连续压力曲线，测量LVOTG。②双导管技术：建立2个股动脉或桡股动脉通路，经其一通路送端孔导管于主动脉瓣上，经另一通路送猪尾形导管植入左心室心尖部，同步测量主动脉根部及左室腔内压力曲线，在无瓣膜疾病时，其压差即为LVOTG，如图2-17-1。

A. 为用右冠造影导管在左心室与主动脉间连续测压，获得连续压力曲线，测量LVOTG；

B. 为用端孔导管置于主动脉瓣上，另一猪尾形导管植入左心室内，同步测量主动脉根部及左室腔内压力曲线，测量LVOTG。

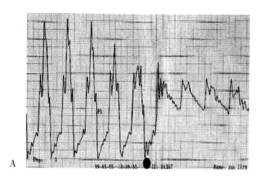 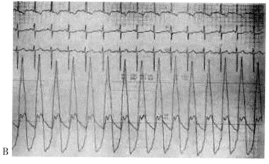

图2-17-1 测量LVOTG的方法

若LVOTG静息时<50mmHg,可测应激性LVOTG。应激压差的测定方法：①药物刺激法：多巴酚酊胺5~20μg/（kg·min），或异丙肾上腺素静滴，使心率增加30%以上。②早搏刺激法：用导管刺激产生单个室性早搏，测量室性早搏后第一个窦性心搏的LVOTG。③瓦氏动作，如图2-17-2。

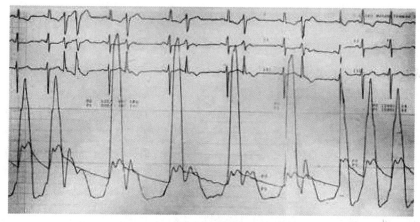

图2-17-2 早搏刺激法测定应激压差

第1、2及后2次心搏为正常时的窦性心搏，而第5、7、9、11心搏为早搏后心搏，早搏后心搏所产生的LVOTG明显大于正常时的窦性心搏所产生的LVOTG。

值得注意的是，在进行常规的冠状动脉造影时，应充分暴露室间隔基底部的间隔支血管，为了更好地观察其解剖走行，应选用右前斜位（RAO）和后前加头位（PA）。决定间隔支动脉沿室间隔（即在右边还是在左边）的走行路线，可选用左前斜位投照。有时间隔支的1个分支沿室间隔左侧走行，而另一分支沿右侧走行。因为左分支注射乙醇时可能减少完全性传导阻滞的发生，所以选择左侧分支消融为最佳。血管造影识别出间隔动脉后，必须密切注意血管大小、成角和其所分布的心肌区域。因为直径>2.0mm的动脉通常对应着比所期望还要大的心肌分布区域，为了防止产生过大的梗死面积，应避免将乙醇注射到这种管径的血管。在血管选择上间隔血管的成角应重点考虑，若血管成角>90°，因为导引导丝难以固定在欲消融的间隔支血管内，通常导致球囊很难进入到靶血管，造成PTSMA失败。

PTSMA术前应植入临时起搏电极，追加肝素总量至50~100IU/kg，使活化的凝血时间达到250~300s，防止导引导管和导丝及冠状动脉形成血栓。按PTCA技术操作：送0.014

英寸（0.36mm）导引导丝到达拟消融间隔支的远端（通常为第一间隔支），沿导丝送入合适直径的Over The Wire球囊至拟消融间隔支近段，加压充盈球囊阻塞该间隔支血管（通常给4~6个大气压）。通过中心腔注射造影剂以观察有无造影剂通过侧支血管进入前降支或其他血管，观察该间隔支分布区域大小。球囊充盈封闭拟消融的间隔支10~15min后，若心脏听诊杂音明确减轻或压力阶差下降，心肌声学造影（myocardial contrast echocardiography, MCE）确定拟消融的间隔支动脉向室间隔基底段供血，即可确定为消融靶血管。

PTSMA可选用具有特殊支撑力的导引导管，如6F或7FXB导管；导引导丝可选用0.014英寸（0.36mm）强支撑力的软头导丝；扩张球囊通常选用直径为1.5~2.0mm，长度为10mm以下的短球囊。如果扩张球囊通过困难，可重新选择加硬导引导丝，以便提供较好的支撑力使球囊到位。必须注意在间隔支动脉内放置球囊要足够深，确保注射的乙醇不会反流进入LAD。相反，如果球囊在间隔血管内放得太深，注射的乙醇可能不能消融大部分间隔基底段，导致操作失败。

靶血管确定的方法：①球囊阻塞间隔支后，LVOTG下降。②注射造影剂后证实：a. 肥厚间隔由靶血管供血；b. 侧支血运少，间隔能充分被消融；c. 造影剂快速排空至冠状窦。为了减少并发症，建议尽可能采用MCE，用生理盐水5~10ml经球囊中心腔清除造影剂后，快速注射心肌声学造影剂六氟化硫微泡（商品名：声诺维）1~2ml，确定拟消融血管与肥厚梗阻区域的匹配关系，若MCE确定拟消融的间隔支动脉支配肥厚梗阻的基底部室间隔，即可确定为消融靶血管。球囊导管阻塞间隔支后引起LVOTG下降的时间曲线影响无水乙醇用量的选择及效果，且与远期压差下降成正相关（$r=0.8$，$P<0.001$）。

在注射乙醇前，应检查：①球囊在测试过程中没有移位。②先前植入的临时起搏器工作状态良好。同时，为了减轻患者的胸痛，静脉推注吗啡5~10mg。然后，在球囊持续充盈下（保持初设值），通过球囊中心腔缓慢匀速（0.5~1ml/min）注入96%~99%的无水乙醇1.0~2.0ml（实际注射入间隔支血管的量）。若压差无变化，且无P-R间期延长，无房室传导阻滞发生，则可适度增加乙醇注入量。注射乙醇推力不宜太大，整个过程应在X光透视下进行，以防充盈的球囊弹出误将乙醇注入前降支，同时应严密观察患者的心率及心律变化、胸痛的严重程度等，注射过程中出现房室传导阻滞或严重室性心律失常时应暂停注射。

手术消融终点：通常LVOTG下降≥50%，或静息LVOTG<30mmHg，被认为是手术成功的标志。

术中如LVOTG变化不满意，在无不良事件发生时，可在MCE指导下寻找其他间隔支动脉，如图2-17-3和图2-17-4。

Over The Wire球囊撤除体外技巧：首先解除其内压力，并回抽加压泵呈负压状态。灌注残存间隔支5~10min后，连接球囊尾端的注射器呈负压抽吸状态时快速撤离球囊到体外，弃掉无水乙醇污染过的针、注射器及球囊导管等物品。术后复检冠状动脉造影，可以观察到消融的间隔支完全闭塞，少部分也可观察到残余血流存在。冠状动脉造影结束后，拔出导引导管。X线透视下，查看临时起搏电极位置满意后，体外固定。保留动脉鞘管、右股静脉鞘及临时起搏电极，无菌膜覆盖。于末次肝素后2~4h，化验APTT，APTT<80s，可拔出双股动脉鞘管。如果术后无房室传导阻滞，术后24~48h可以撤除临时起搏电极及静脉鞘管。

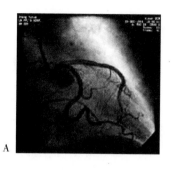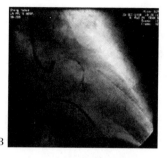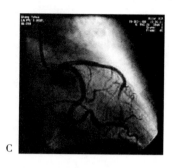

图 2-17-3　PTSMA 术 X 线影像图

A：术前见第一间隔支及第二间隔，见临时起搏电极。B：Over the wire 球囊在第一间隔支内，球囊加压充盈后，通过中心腔注射造影剂，无造影剂通过侧支血管进入前降支或其他血管，及观察到该间隔支分布区域大小。C：术后第一间隔支消失，其他血管完好。

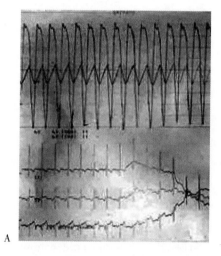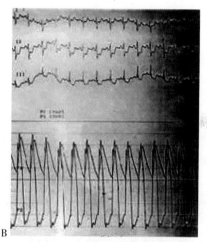

图 2-17-4　PTSMA 术中球囊充盈封闭间隔支使压力阶差下降

A：术前 LVOTG 近 80mmHg。B：术后 LVOTG 近 0mmHg。

为了能够快速识别和治疗可能的并发症，消融术后应心电血压监护 48~72h。若术后出现Ⅲ度房室传导阻滞等异常，则应延长心电血压监护及临时起搏电极保留的时间。术后Ⅲ度 AVB 长时间不恢复（术后 1~2 周），需植入 DDD 永久起搏器。PTSMA 诱发心肌组织坏死的数量常导致磷酸激酶（CPK）升高到 800~1200U/L 的水平，这与乙醇注射量、血管大小和测量酶学的方法相关。

若 PTSMA 术后症状复发，LVOTG 回升，可再次行 PTSMA，但应在距第一次 PTSMA 3 个月后进行。

四、并发症

PTSMA 围术期死亡率为 1.0%~1.4%，死因多为酒精溢漏、前降支夹层、急性乳头肌功能不全、顽固性心室颤动、心包填塞、肺栓塞、泵衰竭及心脏传导阻滞。远期死亡率约 0.5%，死因为猝死、肺栓塞、心力衰竭及非心源性死亡。围术期并发症主要有 3 类：①心律失常：包括需植入永久起搏器的传导阻滞（8.3%）、左束支传导阻滞（6%）、右束支传导阻滞（46%）、心室颤动（2.2%）。②冠状动脉损伤与心肌梗死：包括冠状动脉夹层（1.8%）、冠状动脉痉挛（1.4%）、非靶消融部位心肌梗死或室间隔穿孔。③其他：如卒中（1.1%）、心包填塞（0.6%）等。

1. 围术期心律失常：PTSMA发生右束支传导阻滞可能无害，但发生左束支传导阻滞则有潜在风险，可能增加术后植入永久性心脏起搏器的概率。早期研究中，消融术后需植入永久心脏起搏器者高达38%，现降至10%左右。这与以下危险因素有关：女性患者、弹丸式注射无水酒精、多支消融、术前存在左束支传导阻滞和Ⅰ度房室传导阻滞。

MCE有助于选定理想的间隔支，减少梗死面积，降低Ⅲ度AVB的发生率。另外，缓慢注射无水酒精亦有助于减少起搏器的使用率。

2. 冠状动脉损伤与非靶消融部位心肌梗死：主要由于导丝操作不当及酒精溢漏导致。导丝操作造成冠状动脉损伤与夹层的防治同经皮冠状动脉介入治疗（PCI）术，建议选择末端柔软的导丝。

酒精溢漏主要见于酒精逆流前降支，轻者可诱发冠状动脉痉挛，重者可造成冠状动脉急性血栓形成导致急性闭塞，形成急性前壁心肌梗死，也可通过间隔支走行变异或侧支循环致使酒精流向非靶消融区域。虽然MCE可帮助确定消融区域，减少非靶消融部位心肌梗死，但仍有20%的患者在短暂血管堵塞后可诱发侧支循环开放，造成非靶消融部位心肌梗死或传导系统损伤。

为避免无水酒精逆流，OTW球囊直径应略大于靶血管，保证球囊加压封堵彻底。若靶血管较粗，可分别消融靶血管的分支血管。OTW球囊准确定位于靶血管开口以远，通过球囊中心腔用力注射造影剂，未见造影剂逆流及球囊移位。持续X透视下缓慢注射无水酒精。注射结束后，球囊仍继续封堵5~10min。

3. 心肌瘢痕诱导心律失常：与外科不同，PTSMA术后可产生心肌瘢痕，造成室性心律失常和猝死的潜在风险。幸运的是，在长期随访中，这种担心并未转变成现实。文献报道PTSMA减少了因一级预防植入埋藏式心脏复律除颤器（implanable cardioverter defibrillator，ICD）的放电次数，这可能得益于LVOTG和左心室肥厚的减轻。

五、注意要点

1. 猝死：PTSMA可以改善HOCM患者的临床症状，但不是治疗心源性猝死的首选方法。对于具有恶性心律失常的HOCM患者需要做风险评估，进行猝死筛查。目前预测HOCM患者发生猝死的主要危险因素见表2-17-1。对于已发生猝死或猝死高发的HOCM患者应首选植入ICD。

表2-17-1　HOCM患者发生心源性猝死的主要危险因素

序号	原因
1	特发性持续性室性心动过速
2	动态监护可见阵发性室性心动过速（3次心率>120次/min）
3	有猝死或心脏骤停的家族史
4	既往有心脏骤停史
5	不明原因的晕厥（尤其是劳累性）
6	运动负荷试验异常（特别是低血压）

续表

序号	原因
7	左心室室壁厚度＞30mm
8	高危的基因突变（MYH7，MYBp3等）
9	LVOTG＞30mmHg*
10	心房颤动*
11	类晕厥*
12	心尖部室壁瘤*

注：*与心脏性猝死的直接关系尚未得到很好的确认。

2. 若有严重临床症状，如晕厥等，可除外其他原因者，PTSMA手术指征放宽，LVOTG可＜50mmHg，应激时＜70mmHg，需要术者综合考虑。

3. HOCM的冠状动脉往往粗大，所以在行PTSMA时，要选择支撑力良好的导引导管，以便其后操作可以顺利完成。软导丝可首选，这样可减少不良事件的发生。

4. 随着手术时间的延长，加压扩张球囊可能出现压力衰减。所以术者在注入无水乙醇前，应检查加压球囊的压力，确保无水乙醇不能反流至前降支。

5. 术者加压扩张球囊，注入1~2ml对比剂评价所选血管供应心肌的全部范围，对比剂注射速度应如同乙醇注射一样缓慢。应非常小心地保证注射的对比剂不反流入LAD或其他冠状动脉（如后降支动脉）。当乙醇被注入后，可能会导致大量非目标心肌的损伤。由于间隔支侧支化使对比剂快速清除，故防止乙醇经侧支逃逸到不希望的心肌区域，应降低乙醇注射的剂量和速度，不可猛力、弹丸式注射。注射无水乙醇时，应在X光透视下进行。

6. 注射无水乙醇结束，球囊撤压后，不要立即撤出球囊，要有一定的自我灌注时间，防止无水乙醇进入前降支。撤除球囊在间隔支段一定要小心，动作要轻柔，要在X光下进行。一旦球囊进入前降支，注意要快速撤离球囊至导引导管内，随后快速撤离体外。注射无水乙醇的物品要马上弃掉，以免污染其他。

（石蕴琦）

第十八节 临床心脏电生理检查基础

一、概论

心脏基本活动形式包括心脏的电活动和机械活动。在每个心动周期中都是电活动在前，机械活动在后，两者相差0.04~0.07s，形成了兴奋与收缩的偶联。心脏电活动的障碍，急剧紊乱，直接影响着心脏的机械活动和泵功能，均可引起血流动力学的改变，严重者可使心输出量降为零，造成猝死。因此，对心脏电活动的检查及研究日益受到人们的重视。临床心脏电生理学就是应用生理学的方法，研究和阐明心律失常发病机制，明确心律失常的诊断，并且用于心律失常治疗的专门学科。

二、心脏生理检查历史回顾

体表心电图：19世纪。

心腔内心电图：心导管术发明之后（20世纪）。

1945年，Lenegre及Maurice在做心导管时记录到心房、心室的电活动。

1950年，Kossmann提出心内电图在心律失常诊断中的价值。

1950年，Levine及Goodale首次记录到冠状窦电图。

1958年，Alnis动物离体心脏首次记录到希氏束电图（HBE）。

1960年，Giraud用导管法记录到HBE。

1968年，Scherlag等三人将血管切开法改为经皮穿刺，使心导管法记录HBE规范化，故Scherlag等1968年之举是心电生理学发展史上一个重要的里程碑。

20世纪60年代后，程控电刺激应用于临床。1971年Wellens提出的规范化的心脏程控刺激法大大提高了心脏传导系统疾病与功能的研究水平，使心律失常的研究从心电图时代进入到心脏电生理时代。程序刺激法成为心脏电生理检查的核心部分。Scherlag和Wellens成为现代心脏电生理检查术的奠基者。

近20年来，心脏电生理研究已从诊断转向治疗。心脏起搏器、直流电消融、射频电流消融治疗心律失常已取得很好的临床疗效。目前心脏电生理学已成为心血管病学科中十分重要的一门独立诊断和治疗学科。

三、心脏基本电生理特性

1. 兴奋性：心肌细胞对阈上刺激发生反应的特性称为兴奋性。在一次兴奋后一段时间内，心肌对任何刺激不发生反应，称绝对不应期。在绝对不应期后很短一段时间内（约10ms），心肌对刺激只产生不能传导的局限性兴奋，这一间期同绝对不应期一道，称为有效不应期。有效不应期后的一段时间，心肌兴奋性得到部分恢复，对强大的阈上刺激可产生兴奋，但反应强度、传导速度都低于正常，此期称为相对不应期。

2. 自律性：心脏在无外来刺激条件下能自动地、有节律地发放冲动，这一特性称为自律性。

3. 传导性：已兴奋的心肌细胞能将激动传至邻近的心肌细胞，使未兴奋的心肌细胞产生激动，这一特性称为传导性。

四、临床心脏电生理检查设备

心脏电生理检查是将电极导管放置在心脏不同位置，在窦性心律、起搏心律及心脏程序刺激时，同步记录各个部分的心内心电图。记录后经过测量及分析可以了解心电冲动起源的部位、传导途径、速度、顺序以及传导过程中出现的异常心电现象。因此，心脏电生理检查的基本设备包括电极导管、多导生理记录仪、心脏程序刺激仪、X光机。

1. 电极导管（导电、不透X线、软硬适度）

（1）型号：根据外直径确定，用"F"表示。成人有5F~7F电极导管，儿童用4F~5F电极导管。

（2）电极数目：双极、四极、六极、十极，常用二极、四极，极间距多为1cm，也有0.5cm。

（3）长度：80~125cm。

（4）形状：是指电极导管头部一定的弯曲度，有利于电极导管靠近心腔内某一特殊部位。不同部位的导管形状有差异，如冠状静脉窦电极导管。

2. 多导生理记录仪：多导生理记录仪是临床心脏电生理检查的关键设备之一，其具有的通道至少应有4个。目前市面出售的多导生理记录仪有7导、8导、12导、16导、32导、64导、128导。多导生理记录仪有许多工程技术指标，临床应用过程中应注意以下几个问题：

（1）良好的同步性：用纸速100mm/s，几道记录器同时记录同一信号，该信号是否落在同一条直线上，如有不同步的导联应及时调整。

（2）应用前检查记录器的阻尼：阻尼是指抵消记录器所发生振荡的力量。阻尼过度或不足都会影响描记出的心电图形。可通过观察记录笔打出的定标波形来判定。

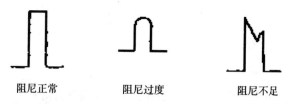

阻尼正常　　　阻尼过度　　　阻尼不足

（3）选择适当的记录纸速：12.5mm/s、25mm/s、50mm/s、100mm/s、200mm/s。

（4）根据需要选择同步记录的体表心电图导联：一般常选择Ⅰ、Ⅱ、V_1。体表心电图导联越多，对诊断帮助越大。

3. 心脏刺激器：心脏刺激器相当于一个功能更复杂的临时起搏器，根据需要发出一定强度和方式的脉冲刺激，在心腔内特定部位刺激心脏，引起心电冲动。

（1）要求技术指标：①电量漏出应在10μA以下。②电压可调（0~10V）。③脉宽可调（0.5~2.0ms）。④刺激周期可调（0~2 000ms），精确到1ms。⑤感知功能好，灵敏度可调。⑥可编排多程序、多参数刺激。⑦刺激发出时有视听同步信号发出。

（2）应用时注意事项：①应随时有良好的感知，这是保证刺激程序安全有效进行的基本条件。②心室刺激时，连续心室刺激周期不低于270ms，极限250ms，避免出现室颤。

4. X光机：500mA以上X光机，最好有C型臂支持系统（可转位）。

5. 其他辅助设备：心脏电生理检查的所有仪器均应良好地接地。

（1）除颤器。

（2）心肺复苏全套设备。

（3）必要的抢救药物。

五、临床心脏电生理检查的适应证

1. 窦房结功能评价。

2. 房室传导阻滞：有或无症状的Ⅲ度AVB、高度AVB、疑双束支、三束支阻滞，临床上若不能明确阻滞部位，则需电生理检查。

3. 阵发性室上性心动过速：证实有无室上速，判断发生机制。

4. 预激综合征：合并SVT，特别是合并房颤者，应行电生理检查，明确旁道位置，以利治疗。

5. 猝死高危患者的筛选：反复室速、室颤者，通过电生理检查可观察诱发室速、室颤的情况，评价药物预防效果，评价ICD效果。

6. 晕厥原因的鉴别：有无快或慢的心律失常。

7. 评价药物对心脏电生理的影响。

8. 术前标测：外科手术治疗心律失常（心外膜标测），RFCA治疗心律失常（心内膜标测）。

9. 安置某些类型起搏器前电生理检查：如AAI、ICD。

六、电生理检查的禁忌证

同一般心导管术：全身感染、局部感染、败血症、细菌性心内膜炎、出血性疾病、严重肝肾功能障碍、恶液质、疾病临终期、严重心衰、离子紊乱、酸碱失衡等。

七、心脏电生理检查的分类及方法

1. 心脏电生理检查分类

（1）心内膜标测：用多根电极导管放置不同位置，进行标测。

（2）心外膜标测：开胸切开心包暴露心脏表面后进行，将心脏表面分为53个区，每个区一个标测点。

（3）冠状动脉内标测：右冠脉走行于右房室沟，回旋支走行于左房室沟，均可做标测途径。

2. 心脏电生理检查方法：以心内膜标测最常用，且损伤小，应用范围广。标准的经导管心内膜电生理检查，放置电极导管如下：

（1）经右侧颈内静脉，左或右锁骨下静脉穿刺放电极导管至冠状静脉窦（Cs）。Cs开口于右心房下部，沿左侧房室沟走行于心外膜，故可记录到A波、V波。标准Cs电图是大A小V。

（2）经左或右侧股静脉穿刺放电极导管分别至高位右房（HRA）、希氏束（HB）、右室心尖部（RVA）。高位右房（HRA）在右心房上部游离壁，因距窦房结较近，故在窦律时先激动，心内电图仅记录到A波。希氏束（HB）在三尖瓣上缘偏后，标准的希氏束电图见A波、V波，A、V振幅相当，H波最清晰、最稳当。希氏束电图P-A间期为0~40ms，A-H间期为60~140ms，H-V间期为30~55ms，H波径时为10~25ms。右心室心尖部（RVA）只能记录到V波（图2-18-1、图2-18-2）。

八、临床心脏电生理检查常用的电刺激方式

1. 分级递增刺激法：（S_1-S_1起搏）用比自身心率快10~20次/min的频率起搏心房或心室，根据需要可选择适当的刺激周期和刺激时间。

2. 程控期前刺激法：按事先编好的程序进行心脏刺激。包括：①S_1起搏S_2程控扫描法（S_1-S_2）。②P波或R波同步S_2程控法（或加S_3）：P-S_2或R-S_2。

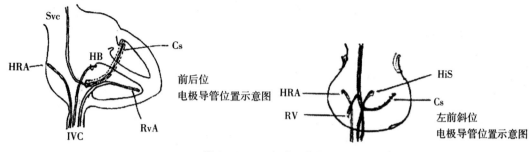

图 2-18-1 心脏示意图

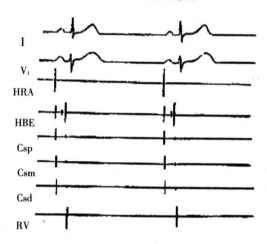

图 2-18-2 窦性心律下正常的心内心电图（向心传导）

九、临床心脏电生理检查的应用示例（图2-18-3至图2-18-10）

1. 窦房结功能检查（窦房结恢复时间SNRT测定）：用S_1-S_1分级递增刺激高位右房或经食道刺激左房。每次递增10~20次/min，每次持续起搏30s，记录停止刺激后的最后一个电脉冲信号至第一个P波起始部的时间为SNRT。最大且稳定的数值为SNRT。

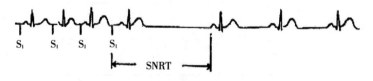

图 2-18-3 窦房性恢复时间测定（SNRT）

2. 房室结前传（或逆传）有效不应期的测定：用S_1-S_2程控刺激高位右房或经食道刺激左房。随着S_1-S_2间期的缩短，当S_2不能下传时的S_1-S_2间期，为房室结前传（或逆传）的有效不应期。

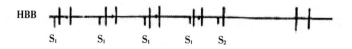

图 2-18-4 房室结前传有效不应期的测定

3. 房室结前传（或逆传）2∶1文氏点的测定：用S_1-S_1分级递增刺激起搏心房或心室，每次递增（10~20次/min），当出现2∶1传导时，为2∶1文氏点。

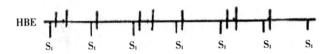

图2-18-5　房室结前传2∶1文氏点的测定

4. 正常人心室起搏（S_1-S_1）时的心内心电图
(1) 希氏束逆传，室房1∶1逆传。
(2) 室房分离。

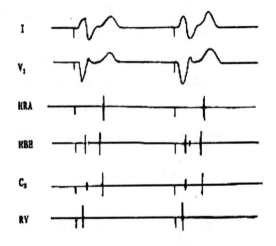

图2-18-6　正常人心室起搏（S_1-S_1）的心内心电图可见室房1∶1逆传，呈向心传导

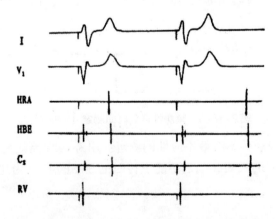

图2-18-7　正常人心室起搏（S_1-S_1）心内心电图，可见室房分离

5. 左侧显性旁道的心内心电图

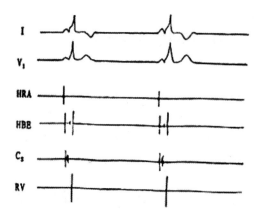

图 2-18-8　左侧显性旁道的心内心电图，可见偏心传导

6. 左侧隐匿性旁道的心内心电图（RVS_1-S_1 起搏）

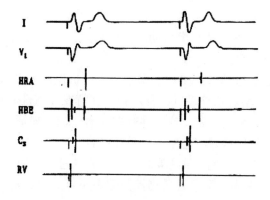

图 2-18-9　左侧隐匿性旁道的心内心电图（右心室 S_1-S_1 起搏），可见偏心传导

7. 左侧隐匿性旁道参与的 AVRT 心内心电图

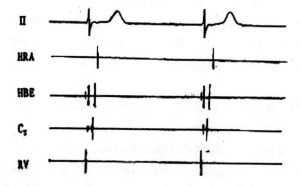

图 2-18-10　左侧隐匿性旁道参与的 AVRT 心内心电图 HBE 呈 H-V-A，V-A 间期 >70ms

（栗印军）

第十九节 射频导管消融治疗快速心律失常简介

射频导管消融（RFCA）治疗快速心律失常自1991年引入中国以来，得到了极为迅速的发展与普及。中国生物医学工程学会心脏起搏与电生理分会二次修订了射频导管消融治疗快速心律失常指南，这里重点介绍其适应证及并发症。

一、适应证选择

此次修订的指南适应证仍分为明确适应证、相对适应证和非适应证三种。其中明确适应证不等同于绝对适应证，只是表明目前多数医疗中心或多数专家认为这类患者应接受RFCA治疗；相对适应证指有争议的适应证，临床判断中应考虑实施RFCA对患者的综合影响或利弊；非适应证不完全等同于禁忌证，只是表明大多数医疗中心或专家认为这类患者目前的病情不宜接受RFCA治疗。

1. 成人明确适应证

（1）预激综合征合并阵发性心房颤动（简称房颤）并快速心室率引起血流动力学障碍者或已有充血性心力衰竭。

（2）房室折返性心动过速（AVRT）、房室交界区折返性心动过速（AVJRT）、房性心动过速（简称房速）、典型心房扑动（简称房扑）和特发性室性心动过速（简称室速，包括反复性单形性室速）反复发作者，或合并有CHF者，或有血流动力学障碍者。

（3）非典型房扑，发作频繁、心室率不易控制者。

（4）不适当的窦性心动过速（简称窦速）合并心动过速心肌病。

（5）慢性房颤合并快速心室率且药物控制效果不好、合并心动过速心肌病者进行房室交界区消融。

（6）手术切口折返性房速反复发作者。

2. 成人相对适应证

（1）预激综合征合并阵发性房颤心室率不快者。

（2）显性预激无心动过速但是有明显胸闷症状，排除了其他原因者。

（3）从事特殊职业（如司机、高空作业等），或有升学、就业等需求的显性预激患者。

（4）AVRT、AVJRT、房速、典型房扑和特发性室速（包括反复性单形性室速）发作次数少、症状轻者。

（5）阵发性房颤反复发作、症状严重、药物预防效果不好、愿意根治者。

（6）房扑发作次数少、症状重者。

（7）不适当窦速反复发作、药物治疗效果不好者。

（8）心肌梗死后室速、发作次数多、药物治疗效果不好或不能耐受者。

（9）频发室性早搏，症状严重，影响生活、工作或学习，药物治疗无效者。

3. 成人非适应证

（1）显性预激无心动过速、无症状者。

（2）不适当窦速药物治疗效果好者。

（3）阵发性房颤药物治疗效果好或发作症状轻者。

（4）频发室性早搏，症状不严重，不影响生活、工作或学习者。

（5）心肌梗死后室速，发作时心率不快并且药物可预防发作者。

4. 儿童明确适应证

（1）年龄小于4岁者：①AVRT、典型房扑，心动过速呈持续性或反复性发作，有血流动力学障碍，所有抗心律失常药物治疗无效者。②显性预激综合征右侧游离壁旁道，心动过速呈持续性发作，有血流动力学障碍者。

（2）年龄大于4岁者：①房速，心动过速呈持续性或反复性发作，有血流动力学障碍，除胺碘酮以外所有抗心律失常药物治疗无效者。②AVRT、特发性室速，心动过速呈持续性或反复性发作，有血流动力学障碍者。③预激综合征伴晕厥。④预激综合征合并房颤并快速心室率。

（3）AVJRT：①年龄小于7岁，心动过速呈持续性或反复性发作，有血流动力学障碍，除胺碘酮以外所有抗心律失常药物治疗无效者。②年龄大于7岁，心动过速呈持续性或反复性发作，有血流动力学障碍者。

5. 儿童相对适应证

（1）年龄小于4岁者：①AVRT、典型房扑，心动过速呈持续性或反复性发作，有血流动力学障碍者。②显性预激综合征右侧游离壁旁道，心动过速呈持续性或反复性发作者。

（2）年龄大于4岁者：①房速，心动过速呈持续性或反复性发作，有血流动力学障碍，除胺碘酮以外的抗心律失常药物治疗无效者。②AVRT、特发性室速，心动过速呈持续性或反复性发作者。③预激综合征合并房颤心室率不快者。

（3）AVJRT：①年龄小于7岁，心动过速呈持续性或反复性发作，有血流动力学障碍，除胺碘酮以外的抗心律失常药物治疗无效者。②年龄大于7岁，心动过速呈持续性或反复性发作者。

（4）先天性心脏病手术前发生的AVRT和AVJRT：术前进行射频消融治疗，可缩短手术时间和降低手术危险性先天性心脏病手术获得性持续性房扑，除外因心脏手术残余畸形血流动力学改变所致，真正意义的切口折返性房速。

6. 儿童非适应证

（1）年龄小于4岁者：①AVRT、AVJRT、典型房扑，心动过速呈持续性或反复性发作，无血流动力学障碍者。②显性预激综合征右侧游离壁旁道，心动过速发作次数少、症状轻。

（2）年龄大于4岁者：①房速，心动过速呈持续性或反复性发作，有血流动力学障碍，除胺碘酮以外的抗心律失常药物治疗有效者。②AVRT、AVJRT和特发性室速，心动过速发作次数少、症状轻。

（3）先天性心脏病手术后切口折返性房速，因心脏手术残余畸形血流动力学改变所致。

二、RFCA 的并发症

1. 急性心脏压塞

（1）冠状静脉窦电极放置：电极穿破冠状静脉窦，主要是由于电极头端遇阻力后用力推送所致。

（2）右心房内用力推送导管：导管进入右心耳后头端固定，力量易传导至远端，过分用力推送会导致右心房穿孔。

（3）左心房内操作导管：导管经房间隔进入左心耳后头端固定局限，推送导管可导致穿孔，并且该处房壁较薄，穿孔后不易闭合，易导致心脏压塞并且经导管穿刺引流不易控制。

（4）主动脉根部操作导管：跨主动脉瓣操作时电极导管经动脉窦穿入心包，这种情况罕见，主要原因有：①标测消融导管远端较硬。②导管跨主动脉瓣操作时粗暴用力。

（5）左室内操作导管：①消融电极以大弯跨过主动脉瓣后在左心室内伸直时顶破左心室，这种操作易使导管经心尖穿破心室。②经主动脉逆行法消融左侧旁道时，尤其是左前侧壁旁道时消融电极钩挂在左室前侧壁，用力推送导管会导致左室前侧壁穿孔。③经主动脉逆行法消融左侧旁道时，导管跨二尖瓣口入左心房操作时导管未能跨过二尖瓣口，相反顶到左室下后壁，如果此时过度钩挂并且用力推送导管会导致左心室后侧壁穿孔。

（6）房间隔穿刺：有导致右心房、冠状静脉窦和左心房等部位穿孔的可能。

（7）消融：消融导致心脏破裂少见，使用温度控制消融可能有助于减少这种并发症，非温度控制消融时根据电极贴靠程度选择不同功率，当发生焦痂粘连电极时不宜过度用力回撤导管，应适当旋转导管以解除粘连，然后才能回撤。

2. 完全性房室阻滞：完全性房室阻滞可见于以下心动过速的消融：①AVJRT。②间隔部位旁道。③游离壁部位旁道。④间隔部位房速。⑤房扑。⑥室速（消融部位邻近 His 束）。⑦导管机械损伤房室结或 His 束。⑧原有束支阻滞，因消融或机械损伤导致另一束支阻滞。

3. 肺栓塞：肺动脉栓塞主要发生在解除卧位开始活动时。栓塞范围小者症状轻、恢复快，大的栓塞很快导致呼吸心跳停止而丧失抢救机会，因此预防血栓形成很重要。预防的方法是缩短卧床时间，仅穿刺股静脉者下肢限制活动不超过 6h、穿刺股动脉者不超过 12h。有深静脉血栓高危因素者如高龄、静脉曲张、栓塞史、肥胖、口服避孕药物等可在血管包扎 2h 后应用肝素预防血栓形成。

4. 迷走反射：可发生于术中和术后，表现为意识模糊、血压低、心率慢，甚至会有心影搏动消失，严重者会有呼吸心跳骤停。处理：可静脉注射阿托品 1~2mg、补充血容量、升压药物如多巴胺应用。预防：①避免空腹时间太长。②补充足够的血容量，空腹时间较长者可在结束操作之前快速补充生理盐水 500ml。③避免疼痛。

5. 与血管穿刺有关的并发症：①误穿锁骨下动脉。②纵隔血肿。③血/气胸。④血肿、动静脉瘘、假性动脉瘤。⑤动脉夹层、血栓形成及栓塞。⑥损伤左冠状动脉主干可导致患者死亡。

6. 严重过敏反应：严重过敏反应导致喉痉挛者一般情况下经过吸氧、阿托品和镇静剂应用后数分钟可缓解，不缓解者应气管切开缓解症状。过敏性休克或以心脏骤停为表现者则按心肺复苏处理。

7. 死亡：死亡率0.1%左右，导致死亡的可能原因有心脏压塞、肺栓塞、损伤左冠状动脉主干、完全性房室阻滞、气胸、过敏反应、心室颤动、导管室除颤器故障等；另外严重并发症如脑血管意外、心肌梗死等也会导致死亡。

（赵颖军）

第二十节　临时心脏起搏技术

一、临时心脏起搏适应证

1. 可逆性的或一过性的严重房室传导阻滞、三分支传导阻滞或有症状的窦性心动过缓、窦性停搏等（如药物过量或中毒、电解质失衡、急性心肌梗死、外科或导管消融术后等）。

2. 保护性起搏，潜在性窦性心动过缓或房室传导阻滞需做外科手术、心导管手术、电转复等手术及操作者。

3. 反复发作的阿-斯综合征（Adam-Stokes syndrome）者在植入永久性起搏器之前以及起搏器依赖患者更换起搏器前的过渡性治疗。

4. 药物治疗无效或不宜用药物及电复律治疗的快速心律失常如心动过缓或药物诱发的尖端扭转性室性心动过速、反复发作的持续性室性心动过速及室上性心动过速、房性心动过速等给予起搏或超速起搏终止心律失常，达到治疗目的。

二、临时心脏起搏禁忌证

1. 心脏停搏20min以上。
2. 超低体温状态为绝对禁忌证。
3. 三尖瓣修补或置换术后导管通过障碍为相对禁忌证。
4. 伴反复性室速的洋地黄中毒，为相对禁忌证。
5. 全身性或局部感染性疾病、出血性疾病为相对禁忌证。

三、临时心脏起搏器植入方法

1. 静脉穿刺：一般多选用股静脉途径进行穿刺，将鞘管插入静脉并将临时起搏电极导线送至右心室。股静脉穿刺：常规消毒铺巾后，在腹股沟韧带下2~5cm、股动脉搏动的内侧0.5~1cm处以1%利多卡因局部麻醉后，将穿刺针刺入。

如果在没有X线透视的情况下进行床旁盲插临时起搏术，应该首选锁骨下或右颈内静脉途径。

2. 放置电极：穿刺成功并插入鞘管之后，应该用带有肝素的生理盐水冲洗鞘管。然后通过鞘管将临时起搏电极送至右室心尖部或其附近，如心尖部无法满足感知和起搏要求，也可以将其放置到右心室流出道。放置过程中应当注意操作轻柔，以免诱发恶性的室性心律失常。放置妥当之后即将电极远端与临时起搏的脉冲发生器负极相连接。近端电极与正极相连。

3. 电极位置的确定和起搏阈值的测定：临时起搏电极位置的确定与永久性起搏无异。其中除影像下的解剖定位之外，最重要的还是通过阈值来定位，尤其是床旁盲插时。临时起搏阈值的确定可先将心室感知的灵敏度设置为2.5mV左右，然后以60次/min（若患者自身心率此时>60次/min，则以高于患者自身心率10次/min）的频率起搏，逐渐降低起搏输出，直至起搏不能夺获心室为止，能夺获心室的最低起搏电压即为起搏阈值，通常要求低于1V。

电极的固定：留置鞘管，用针线在皮肤切口处缝扎一针，打结后将线插入鞘管的侧孔内，留出适当的长度之后打结固定，以防鞘管脱出静脉，如鞘管末端带有锁定装置，则可以将其旋紧以固定电极防止脱位或移位。试图通过捆绑电极导线本身来固定导线是靠不住的。起搏电极出鞘管外大约20cm的部分盘绕后以酒精纱布覆盖。之后以无菌贴膜或胶布固定，电极导线与临时起搏器的连接头部分最好也粘贴到体表，以免因牵拉而脱位。

四、临时心脏起搏治疗术后管理

1. 放置起搏器后无论采用何种静脉入路，为保证电极稳定，患者都应该采取平卧位，直至电极拔出。

2. 需要持续的心电监护，注意起搏感知功能，评估心律失常情况。

3. 不需要常规应用抗生素，但应密切观察患者体温变化及术区。警惕导管相关性感染。如患者无局部红肿、疼痛等异常感觉，每2~3d换药一次。

4. 临时起搏器较长时间放置是否需要预防性抗栓处理目前没有统一的共识，为了减少局部血栓的形成可予以肝素盐水每天冲管1~2次，或皮下低分子肝素注射每天1~2次。

5. 根据病情需要，一般情况下一周以内去除临时起搏器。超过一周不能去除者，应考虑植入永久起搏器。去除之前需要逐渐减慢起搏频率，观察自身心脏频率，如果自身心脏频率稳定，关闭临时起搏器并观察12~24h，进一步确定自主心律稳定后，拔出起搏电极和静脉鞘管。

（刘仕利　李蒙）

第二十一节　永久心脏起搏治疗技术的应用与进展

心脏起搏治疗是临床医学与生物工程技术及电子工程技术相结合的产物，自1958年第一台心脏起搏器植入人体以来，起搏器制造技术和工艺快速发展，功能日趋完善。在应用起搏器成功地治疗缓慢性心律失常的同时，该技术也开始应用到快速性心律失常及非心电性疾病的治疗中，如快速恶性室性心律失常、心房颤动、神经介导的晕厥、双室同步化治疗药物难治性充血性心力衰竭。

一、起搏系统组成及分类

(一) 起搏系统组成

1. 脉冲发生器;
2. 起搏电极导线。

(二) 脉冲发生器分类

1. 按起搏功能分类

(1) 抗心动过缓起搏器：主要用于治疗严重性缓慢型心律失常。
(2) 植入型转复除颤器 (ICD)：主要用于防治快速型室性心律失常及心脏骤停。
(3) 心脏再同步化治疗 (CRT)：主要用于纠正终末期心功能不全。

2. 按起搏心腔分类

(1) 单腔起搏器：起搏电极导线单独植入心房或心室，如AAIR、VVIR等。
(2) 双腔起搏器：起搏电极导线分别植入心房和心室，如DDDR。
(3) 多腔起搏：如三腔（双心房单心室或单心房双心室）或四腔起搏（双心房+双心室），此时，起搏电极导线除常规植入右心房和右心室外，通常尚需通过心脏静脉植入电极导线分别起搏左心房和（或）左心室。

3. 按起搏生理效应分类

(1) 生理性起搏：即尽可能模拟窦房结及房室传导系统的生理功能，提供与静息及活动相适应的心率并保持房室同步，如AAIR和（或）DDDR。
(2) 非生理性起搏：如VVI起搏器，只是保证心室按需起搏，而房室电机械活动不同步。实际上，起搏治疗都不可能是完全生理性的。故严格地说，所有的心脏起搏器都是非生理性的。

4. 永久起搏器编码：起搏器有各种不同的工作方式和功能内容，用完备的文字全面描述过于烦琐，通过编码可以知道其功能设计与工作方式。之前为3位代码，1985年北美心脏起搏与电生理学会 (NASPE) 和英国心脏起搏与电生理工作组 (BPEG) 共同编制了本编码，又称NBG编码（表2-21-1）。

表2-21-1 NBG起搏器五位代码命名

Ⅰ起搏心腔	Ⅱ感知心腔	Ⅲ感知的反应	Ⅳ程控功能/频率应答	Ⅴ抗快速心律失常功能
V=心室	V=心室	T=触发	P=程控频率及或输出	S=电击
A=心房	房	I=抑制	M=多项参数程控	D=P+S
		D=T+I	C=通信	

编码表中Ⅰ~Ⅲ为起搏器的基本功能，Ⅳ增加了程控频率及/或输出功能 (P)，多项参数程控功能 (M)，频率应答功能 (R)，前两个是每一个起搏器都具备的，所以该代码专指R功能，是指起搏器根据感知反映某种生理参数的信号（如机械振动、呼吸、QT间期）而主动调节起搏频率。Ⅴ抗快速心律失常功能，起搏方式 (P)，电击方式 (S)，P不陈述具体刺激发放方式，S不陈述应用多大能量。

(三) 起搏电极导线分类

1. 按植入心腔分类

(1) 心房导线：可植入右心耳或右心房的任何部位。

(2) 心室导线：可植入右心室心尖部（被动固定）、间隔部、游离壁（主动固定），目前多采用间隔部起搏。

(3) 冠状窦导线（左房/左室）：冠状静脉窦近端起搏左房，远端左室静脉起搏左心室。

2. 按极性分类

(1) 单极导线：是指电极导线上仅有一个极，即其头端的阴极，而阳极为脉冲发生器。

(2) 双极导线：是指阴、阳极均在电极导线头上，阴极位于电极导线头端，其后一段距离为阳极，两个极性均在心腔内，构成起搏感知通路，目前均使用双极导线。

3. 按固定方式分类

(1) 被动固定式：电极头有倒叉状的翼状固定装置，或锚状固定装置，嵌入肌小梁。

(2) 主动固定式：在电极头上设有螺旋固定装置，通过操作螺旋钢丝将螺旋旋出，拧入心内膜固定电极，可选择固定部位，心房、心室扩大，心内膜平滑，心室间隔部生理性起搏，不易脱落，易于拔除。

4. 按含药物分类

(1) 激素电极：电极导线中含类固醇激素，电极植入后从电极头中释放到组织界面上，可降低植入早期的起搏阈值。

(2) 非激素电极：导线电极不含激素，目前已很少使用。

二、适应证的选择

目前，起搏治疗的适应证逐渐扩大。早年植入心脏起搏器的主要目的是为挽救患者的生命，目前主要的适应证可以简单地概括为严重的心跳慢、心脏收缩无力、心跳骤停等心脏疾病。指南中适应证被分为三类：Ⅰ类：针对病人的症状，一致认为应该安置。Ⅱ类：针对病人的症状，对其必要性尚有不同意见，进一步根据证据/观点的倾向性可分为Ⅱa（倾向于支持）和Ⅱb（倾向于不支持）两个亚类。Ⅲ类：一致认为起搏治疗无效，特殊情况下甚至对患者有害。

(一) 缓慢型心律失常的起搏治疗适应证

1. 窦房结功能障碍

Ⅰ类适应证：

(1) 平时有临床症状的窦房结功能障碍，包括显著窦性心动过缓、窦性停搏、窦房阻滞引起的脑缺血症状，如头晕、黑蒙、疲倦等。

(2) 由于窦房结变时障碍，使患者在运动时由于心率不能足够增快而引起的症状。药物导致的有临床症状的窦性心动过缓者，但是药物又不能停用的。

(3) 清醒无症状的窦性心律患者出现大于3s的长间歇。

(4) 清醒无症状的窦性心律患者出现小于40bpm的逸搏心律。

Ⅱa类适应证：对于不能用其他原因解释的晕厥或其他严重临床症状，怀疑与窦房结功能严重异常引起的心率减慢相关者，建议植入人工心脏起搏器。

Ⅱb类适应证：对于心率<40次/min，但是如症状轻微，不积极推荐植入起搏器。

Ⅲ类适应证：不建议植入起搏器，对于无临床症状的患者或由非必需治疗药物引起的窦性心动过缓。

2. 成人获得性房室传导障碍

Ⅰ类适应证：

（1）有症状的房室阻滞，包括三度、高度或二度房室阻滞患者，均应植入永久性人工心脏起搏器。

（2）虽然房室阻滞没有引起心动过缓的明显症状，但伴随严重的心力衰竭症状、心脏扩大，或由于房室阻滞出现室性心律失常的患者。

（3）必需的药物治疗引发的有症状的房室阻滞。

（4）活动时诱发的非缺血性的房室阻滞。

（5）即使没有明显症状，考虑到严重房室阻滞难以恢复的，也应植入起搏器，包括：
①导管消融手术导致的三度或高度房室阻滞患者，4周不能恢复的。
②外科手术造成的三度或高度房室阻滞，且无希望恢复的。
③对于神经肌肉疾病（如强直性肌营养不良、克雅综合征、假性肥大性肌营养障碍等）导致的三度或高度房室阻滞。
④阻滞点在房室结以下者，表现为室性逸搏心律、逸搏节律点频率低（<40次/min）。
⑤清醒无症状的心房颤动或心动过缓患者，出现大于5s的心室停搏。心房颤动患者出现伴有临床症状的长间歇、慢心室率相关的晕厥，同时排除药物因素影响。

Ⅱa类适应证：

（1）无症状的三度或二度（莫氏Ⅰ型或Ⅱ型）房室阻滞。

（2）有症状的、PR间期过长的一度房室阻滞。

Ⅱb类适应证：伴有一度房室阻滞的神经肌肉性疾病（如强直性肌营养不良、克雅氏综合征等）。

Ⅲ类适应证：

（1）无症状的一度房室阻滞。

（2）希氏束分叉以上的无症状性二度Ⅰ型房室阻滞。

（3）有望治愈的房室阻滞。

3. 慢性束支或分支阻滞

Ⅰ类适应证：

（1）慢性双分支阻滞伴有高度房室传导阻滞或一过性三度房室传导阻滞。

（2）双束支及三分支阻滞伴有二度Ⅱ型房室阻滞。

（3）左右束支交替性阻滞者。

（4）合并晕厥发作症状者。

（5）有症状者，且电生理检查HV间期≥100ms，或起搏诱发出希氏束分叉下阻滞。

Ⅱa类适应证：

（1）不能证明是由于房室阻滞所致的晕厥，但其他可能原因尤其是室性心动过速已被排除。

（2）伴有任何程度分支阻滞的神经肌肉性疾病（如强直性肌营养不良、克雅氏综合征等）。

（3）无症状患者，电生理检查意外发现HV间期显著延长（≥100ms），或起搏诱发出希氏束分叉下阻滞。

Ⅲ类适应证：

（1）不伴AVB或有症状的分支阻滞。

（2）无症状的伴一度AVB的分支阻滞。不伴房室传导阻滞和临床症状者；伴有一度房室传导阻滞但无临床症状者，不建议植入人工心脏起搏器。

4. 急性心肌梗死后导致的房室阻滞

Ⅰ类适应证：

（1）急性ST段抬高心肌梗死（STEMI），His束及以下水平的持续性二度房室传导阻滞、交替性束支阻滞或三度房室传导阻滞。

（2）一过性高度或三度房室传导阻滞（His及以下部位），相关的束支阻滞，如阻滞部位不确定，需要行心脏电生理检查（EPS）。

（3）有症状的、持续性高度或三度房室传导阻滞。

Ⅱb类适应证：持续性二度或三度房室传导阻滞，无症状。

Ⅲ类适应证：

（1）一过性房室传导阻滞，不伴室间传导障碍。

（2）一过性房室传导阻滞，孤立性左前分支阻滞。

5. 颈动脉窦高敏反应综合征/血管迷走性晕厥

Ⅰ类适应证：

（1）由颈动脉窦刺激所致的反复晕厥发作。

（2）轻微的颈动脉窦压迫导致的心室停搏＞3s。

Ⅱa类适应证：无明显原因的反复发作晕厥，伴高敏感的颈动脉窦心脏抑制反应所引起的心脏停搏≥3s。

Ⅱb类适应证：症状明显的神经心源性晕厥，与自发的或直立倾斜试验诱发相关的心动过缓。

Ⅲ类适应证：

（1）颈动脉窦刺激引起的过度的心脏抑制反应，症状轻，没有发生晕厥。

（2）场景性血管迷走性晕厥，回避场景就能避免发作，如避免一些特殊的体位。

6. 肥厚性梗阻型心肌病（HOCM）的起搏治疗

Ⅰ类适应证：合并病态窦房结综合征或房室传导阻滞的HOCM患者。

Ⅱb类适应证：药物治疗无效，静息或应激时流出道梗阻的肥厚型心肌病患者，考虑植入永久性起搏器。

Ⅲ类适应证：对无症状或有症状但药物可控制的和没有左心室流出道梗阻证据的肥厚型心肌病患者，不应该植入永久性起搏器。

7. 儿童、青少年和先天性心脏病患者的起搏治疗

Ⅰ类适应证：

（1）二度或三度房室传导阻滞合并有症状的心动过缓、心功能不全或低心排血量。

（2）有窦房结功能不全症状，窦房结功能不全表现为与年龄不相称的窦性心动过缓。

（3）术后二度或三度房室传导阻滞持续＞7d，预计不能恢复。

（4）先天性三度房室传导阻滞合并宽QRS波逸搏心律、复杂室性期前收缩及心功能不全。

（5）婴儿先天性Ⅲ度房室传导阻滞，心室率＜50~55/min，或合并先天性心脏病，心室率＜70/min。

（6）心动过缓依赖性持续性室速，可合并或无长QT间期，起搏治疗证明有效。

Ⅱa类适应证：

（1）慢-快综合征，需长期药物治疗（地高辛除外）。

（2）先天性三度AVB，1岁以上，平均心率＜50/min或有2~3s的长间隙，或因变时功能不全患儿有症状。

（3）长QT综合征合并2∶1二度房室阻滞或三度房室阻滞。

（4）无症状窦性心动过缓合并复杂器质性心脏病，休息时心率＜40/min或有＞3s的长间隙。

（5）先天性心脏病患者，其血流动力学由于心动过缓和房室不同步受损。

Ⅱb类适应证：

（1）暂时性术后三度房室传导阻滞，恢复窦性心律后残留室内双支传导阻滞。

（2）先天性三度房室传导阻滞婴儿和青少年，其心率可接受，窄QRS波，心功能正常。

（3）青少年合并先天性心脏病，休息时心率＜40/min或有＞3s的长间隙，但患者无症状。

（4）神经肌源性疾病伴发的任何程度（包括一度）的房室阻滞，无论是否有症状，因为传导阻滞随时会加重。

Ⅲ类适应证：

（1）术后暂时性房室传导阻滞，其传导已恢复。

（2）无症状的术后室内双分支传导阻滞，伴或不伴一度房室传导阻滞。

（3）无症状的二度Ⅰ型房室传导阻滞。

（4）青少年无症状的窦性心动过缓心率＞40/min，或最长间隙＜3s。

（二）植入型转复除颤器（ICD）适应证

Ⅰ类适应证：

1. 室颤或血流动力学不稳定的持续性室速（VT），除外其他可逆原因，导致心脏骤停的存活者。

2. 有器质性心脏病且有自发持续性VT者，无论血流动力学是否稳定。

3. 有晕厥史，电生理检查明确诱发血流动力学不稳定的持续性VT或室颤（VF）。

4. 心肌梗死40d后，左室射血分数≤35%，NYHA Ⅱ或Ⅲ级。

5. 非缺血性扩张性心肌病，左室射血分数≤35%，NYHA Ⅱ或Ⅲ级。

6. 心肌梗死前有左室功能不全，心肌梗死40d后，左室射血分数≤30%，NYHA Ⅰ级。

7. 心肌梗死后，左室射血分数≤40%，非持续性VT或电生理检查诱发出VF或持续性VT。

Ⅱa类适应证：

1. 非缺血性扩张性心肌病，显著左室功能异常，不能解释的晕厥。

2. 持续性室速，即使心室功能正常或接近正常。

3. 肥厚型心肌病患者有一项以上主要SCD危险因素。

4. 致心律失常性右室发育不良/心肌病患者有一项主要的SCD危险因素（包括电生理检查诱发VT，心电监护的非持续性VT，男性，严重右室扩大，广泛右室受累，<5岁，累及左室，有心脏骤停史，不能解释的晕厥）。

5. 长QT综合征患者在应用β受体阻滞剂时出现晕厥和（或）室速。

6. 在院外等待心脏移植的患者。

7. Brugada综合征有晕厥者。

8. Brugada综合征有室速但未出现心脏骤停者。

9. 儿茶酚胺敏感性室速患者，用β受体阻滞剂后仍出现晕厥和（或）室速。

10. 心脏结节病、巨细胞性心肌炎、南美洲锥虫病患者。

（三）心脏再同步化治疗（CRT）适应证

心脏再同步化治疗（CRT）的作用仍然建立在最佳药物治疗的基础上，不能过分强调CRT/CRTD治疗，而忽视常规的药物治疗。

Ⅰ类适应证：

1. LVEF≤0.35、窦性心律、LBBB且QRS时限≥120ms，指南推荐的药物治疗基础上心功能Ⅲ级或不必卧床的Ⅳ级患者可植入有/无ICD功能的CRT。

2. LVEF≤0.35、窦性心律、LBBB且QRS时限≥150ms，指南推荐的药物治疗基础上心功能Ⅱ级可植入有/无ICD功能的CRT。

Ⅱa类适应证：

1. 药物基础上LVEF≤0.35、窦性心律、LBBB且QRS时限120~149ms、心功能Ⅱ级的患者可植入有/无ICD功能的CRT。

2. 药物基础上LVEF≤0.35、窦性心律、非LBBB且QRS时限≥150ms、心功能Ⅲ~Ⅳ级的患者可植入有/无ICD功能的CRT。

3. 药物基础上LVEF≤0.35的房颤节律患者，心室起搏依赖或符合CRT标准且房室结消融和/或药物治疗后导致近乎100%心室起搏可植入有/无ICD功能的CRT。

4. 药物基础上LVEF≤0.35、预期心室起搏比例>40%的新植入或更换起搏器的患者可植入有/无ICD功能的CRT。

Ⅱb类适应证：

1. 药物基础上LVE≤F0.30、窦性心律、LBBB且QRS时限≥150ms、心功能Ⅰ级的缺血性心肌病患者可植入有/无ICD功能的CRT。

2. 药物基础上LVEF≤0.35、窦性心律、非LBBB且QRS时限120~149ms、心功能Ⅲ~Ⅳ级患者可植入有/无ICD功能的CRT。

3. 药物基础上LVEF≤0.35、窦性心律、非LBBB且QRS时限≥150ms、心功能Ⅱ级患者可植入有/无ICD功能的CRT。

Ⅲ类适应证：

1. CRT不适合用于心功能Ⅰ~Ⅱ级、非LBBB且QRS时限<150ms的患者。

2. CRT不适合用于因并发症或其他原因导致的预期寿命不足1年者。

三、禁忌

1. 周身感染性疾病，感染性心内膜炎，败血症等感染的急性期。
2. 水电解质紊乱，酸碱失衡，地高辛中毒等。
3. 严重高血压未控制者。
4. 有出血倾向或有出血性疾病者。
5. 正在接受抗凝治疗者不能马上接受手术治疗。
6. 严重心功能不全不能耐受手术者。
7. 其他脏器功能衰竭者，急性疾患极重期，慢性疾患终末期。
8. 严重营养不良，难以耐受手术者。
9. 严重室性心律失常未控制者。
10. 未经患者同意者。

四、植入器械的选择

为具有明确起搏器植入适应证的患者，选择适当的植入器械同样重要。《2012HR5/ACCF心脏起搏治疗专家共识》是对《2008年心脏节律异常装置治疗指南》的补充，并可以与之共同使用以帮助患者选择决策。事实上，器械治疗的指征不可避免地随着应用的拓展和获益人群的鉴定不断被更新。而且，当患者具有植入起搏器（不管单腔、双腔还是双室）和ICD的双重指征时，器械的整合和恰当的程控是必要的。

（一）治疗心动过缓的起搏器起搏模式选择

1. 病窦患者起搏器和模式选择

（1）Ⅰ类适应证：对于房室传导功能正常的病态窦房结综合征患者双腔起搏（DDD）或单腔心房起搏优于单腔心室起搏；双腔起搏优于单腔心房起搏。

（2）Ⅱa类适应证：频率适应起搏对于有症状的窦房结变时功能不良患者有益，在随访过程中应再评价；对于房室传导功能正常的病窦患者，程控双腔起搏器以减少心室起搏有助于减少房颤事件。

（3）Ⅱb类适应证：AAI起搏可选择性应用于房室和室内传导功能正常的患者（证据级别：B），单腔心室起搏可以考虑应用于无须长时期起搏的患者，或是那些有严重并发症有可能影响预期生存或临床预后的患者。

（4）Ⅲ类适应证：双腔起搏或单腔心房起搏不应应用于持续性或长期持续性而又没有维持窦性心律计划的房颤患者；该指南强调了双腔起搏对于病窦患者的重要性。此外，还强调频率应答对于病窦患者的重要性，并指出要结合后期随访，而且提出最小化右室起搏功能的重要意义。

2. 房室传导功能障碍患者起搏模式选择

（1）Ⅰ类适应证：双腔起搏推荐于房室传导阻滞患者；单腔心室起搏可选择应用于那些无法从双腔起搏获得临床获益的房室传导阻滞患者。这些包括但并不限于静坐的患者以及有严重的并发症或有技术问题，譬如血管疾病限制、增加放置心房电极的风险。对有起搏器综合征的房室传导阻滞成年患者，双腔起搏优于单腔心室起搏。

（2）Ⅱa类适应证：单电极双腔起搏器（VDD）可使窦房结功能正常的方式传导阻滞

患者临床获益（先天性房室传导阻滞的年轻患者）；单腔心室起搏可用于房室结消融术后患者，或持续性心房颤动患者为控制心室率而计划行房室结消融术的患者。

（3）Ⅲ类适应证：双腔起搏不建议用于没有维持窦性心律计划的持续性或长期持续性房颤患者。该指南强调了对房室传导阻滞患者双腔起搏的重要性。指出房室结消融患者应用普通起搏器的情况。还强调双腔起搏对于病窦和房室传导阻滞患者的必要性。对于病窦患者，双腔或心房起搏相比心室起搏可以减少房颤、中风、起搏器综合征风险并提高生活质量；对于房室传导阻滞患者，双腔起搏可以减少起搏器综合征，并改善生活质量。关于起搏器并发症的考虑：虽然植入时感染率双腔略高于单腔，但是长期来看，由于起搏器升级的需要，再次手术的感染率将明显增加。频率应答只被推荐用于有严重症状性变时功能不全且随后的频率适应性功能可以改善症状的患者；频率适应性起搏需要在随访中常规评估，因为变时性功能不全是会随着时间进展的。

3. 颈动脉窦过敏综合征患者起搏模式选择

（1）Ⅱa类适应证：双腔起搏或单腔起搏可使颈动脉窦过敏综合征患者临床获益。

（2）Ⅲ类适应证：单腔心房起搏不建议用于颈动脉窦过敏综合征患者。

4. 肥厚性心肌病起搏模式选择

（1）Ⅱa类适应证：双腔起搏有益于药物治疗无效的症状性肥厚型心肌病患者，如静息或激发状态下存在显著的左心室流出道梗阻的患者。

（2）Ⅲ类适应证：单腔起搏（VVI或AAI）起搏不建议用于药物治疗无效的症状性肥厚型心肌病患者。

5. 长QT综合征患者起搏模式选择：对于有症状或先天性长QTR综合征高危患者，双腔或单腔心房起搏优于单腔心室起搏（图2-21-1）。

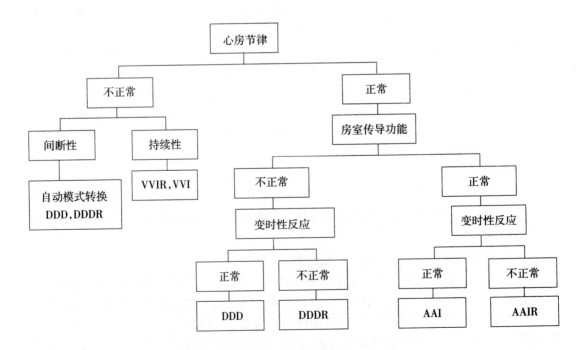

图2-21-1　心动过缓起搏器模式选择流程

（二）ICD的模式选择

1. ICD的分类：①单腔ICD。②双腔ICD。③三腔ICD（CRT—ICD）。
2. 植入选择：双腔ICD植入并发症的发生率高于单腔ICD。单腔ICD寿命要明显长于双腔ICD，更换概率更小，更具有性价比优势。在减少不恰当放电治疗双腔ICD未表现更优，故心脏猝死的二级预防应首选单腔ICD。同时需要治疗心动过缓可考虑双腔ICD。

（三）CRT的模式选择

1. CRT分类：①CRT-P。②CRT-D。
2. 植入选择：所有具有CRT Ⅰ类及Ⅱa类适应证的患者均具有ICD植入的适应证，所以CRT-D几乎适用于所有需植入CRT的患者，选择何种装置需要考虑：

（1）患者的预期生存时间，如果选择CRT-D应至少大于1年。
（2）医疗保险的限制和费用效益分析。

五、术前准备及注意事项

1. 术前检查：术前化验血常规、尿常规、便常规、肝肾功能、血糖、电解质及出凝血时间、胸部X线正位片、心脏彩超、动态心电图。
2. 药物准备

（1）术前停用抗凝抗栓药物，如肝素、阿司匹林、氯吡格雷、华法林等，以防术中出血及囊袋内形成血肿，停肝素至少12h，阿司匹林、氯吡格雷5~7d，华法林INR＜1.2。
（2）术前尽量停用影响起搏阈值的药物，利多卡因及美西律、氟卡尼、恩卡尼和普罗帕酮能不同程度地增高心肌起搏阈值。
（3）植入ICD停用抗心律失常药物至少5个半衰期以免影响除颤阈值（胺碘酮和索他洛尔对除颤阈值影响小，不必停用）。
（4）植入CRT的患者术前应给予充分的抗心衰药物治疗，术中至少需平卧2~3h。

3. 心理护理：术前让患者及其家属充分了解安装起搏器的必要性，了解安置术的大体过程，使患者消除顾虑，积极配合。
4. 皮肤准备：术前皮肤准备范围应较大些，因为预定静脉插管如失败，常在其附近甚至改行对侧穿刺，手术部位清洁应彻底。建立静脉通路。
5. 术前饮食：术前一餐应少食但不禁饮食，以防患者虚脱、低血糖或静脉充盈不良。
6. 心导管室准备手术所需物品

（1）药品：消毒用的碘伏或碘酒，70%乙醇，局部麻醉药物，1%利多卡因或1%普鲁卡因。
（2）起搏器和起搏电极导线，备用与起搏导线相匹配的可撕性静脉导引鞘管。
（3）行植入手术所用相应手术器械。
（4）心电监护仪和除颤器、氧气、气管插管和必备抢救药品。

六、手术经过

1. 局部或全身麻醉：绝大多数患者采用局部麻醉，少数老年人或儿童采用全身麻醉。
2. 静脉选择：可选择的静脉有左、右锁骨下静脉，左、右头静脉，左、右颈内静脉，左、右颈外静脉共8条，目前常用左、右锁骨下静脉。

3. 囊袋制作：切开皮肤，分离皮下组织至胸大肌筋膜，并在切口下方制作与起搏器大小相适应的囊袋，注意彻底止血，避免术后血肿形成而增加起搏器囊袋感染机会。

4. 起搏导线植入及固定：沿导引钢丝送入扩张管和套管，拔除套管后，沿扩张管送入起搏导线进入右心房。分别将起搏导线放置在合适位置。对植入CRT的患者需行冠状静脉窦造影，经标测确定心室最迟激动区域，操作电极导线进入附近左室静脉，可供选择的心脏起搏靶静脉有心侧静脉、心侧后静脉、心后静脉、心中静脉、心大静脉。

5. 术中起搏参数测试

(1) 起搏阈值测定：在脉宽0.5ms下起搏阈值：心房≤1.5V，心室≤1.0V；心房内P波振幅≥2mV，心室R波振幅≥5mV；阻抗一般在300~1 000Ω，高阻抗导线可在1 000~2 000Ω。

(2) ICD除颤阈值（DFT）测定：进行除颤阈值测定时，首先需要诱发心室颤动。室颤的诱发方法有3种：①为T波电击，即在T波易损期上以低能量电击诱发室颤。②为50Hz交流电刺激3~6s。③短阵快速刺激（burst），首选前两种方法。两次心室颤动间至少间隔5min。DFT应小于最大放电功率10J。

(3) 左心室电极起搏阈值：左心室外膜起搏阈值大多数患者<1V，但在曾发生过心肌梗死的区域、左心室的基底部近二尖瓣环处可达2.5~3.0V，如解剖定位十分理想，也可接受。R波振幅>5mV（可不测试，因右心室双极感知）。右心室心内膜及右心房各起搏参数测试同常规。此外，还须行双心室再同步化起搏参数测定。另外，需观察左心室起搏导线在阈值及高输出（10V）时对膈肌是否有刺激。

6. 脉冲发生器的埋植：测试参数合适，并固定起搏导线后，将导线与脉冲发生器连接，并埋于预先制作的囊袋中，并注意观察心电图中有无起搏信号，并观察起搏、感知功能是否正常，逐层缝合。

七、常见并发症及处理

1. 锁骨下静脉穿刺并发症

(1) 气胸：少量气胸不需干预，气胸对肺组织压迫>30%时需抽气或放置引流管。

(2) 误入锁骨下动脉：针头和（或）导引钢丝立即拔除并局部加压止血，通常无须特殊处理。如已送入鞘管，需外科手术或逐步更换小直径鞘管后拔出。

2. 局部出血血肿：通常可自行吸收。有明显血肿形成时可在严格无菌条件下加压挤出积血。

3. 心脏穿孔：少见。应小心将导管撤回心腔，并严密观察患者血压和心脏情况。心包压塞常于24h内发生，一旦出现心包压塞表现，应考虑开胸行心包引流或做心脏修补。继续安置电极时应避免定位在穿孔处。

4. 感染：皮肤囊袋感染早期最常见的病菌为金黄色葡萄球菌，晚期感染最常见的为表皮葡萄球菌，经食道超声心动图可明确与导管相关赘生物，根治需拔除起搏系统，择期另取新的植入途径。

5. 膈肌刺激：少见。可引起顽固性呃逆。植入左室电极导线时较常见。处理：降低起搏器输出或改为双极起搏。若症状持续存在，应重新调整电极位置。

6. 静脉血栓形成：报道有30%~40%患者锁骨下静脉造影可见血栓影，有症状者少见，出现症状者需要抗凝治疗数周。上腔静脉阻塞是一种罕见并发症，需溶栓治疗。

7. 电极脱位与微脱位：明显移位时X线检查可以发现，而微脱位者X线透视可见电极头仍在原处，但实际已与心内膜接触不良。可造成起搏感知功能障碍，阻抗升高，局部肌肉刺激。处理：通常需重新手术，调整电极位置，微脱位可进行参数调整，不成功再考虑手术调整。

8. 电极导线折断或绝缘层破裂：如阻抗很低则考虑绝缘层破损；如阻抗很高，则要考虑电极导线折断。处理：多需重新植入新的电极导线。

9. 脉冲发生器故障：电池提前耗竭，需及时更换。强磁场干扰或电击后输出参数不当，需及时程控。

10. 起搏器综合征（PMS）：植入VVI起搏器的某些患者由于丧失正常的房室收缩顺序及室房逆传，可出现头昏、乏力、活动能力下降、低血压、心悸、胸闷等表现，严重者可出现心力衰竭，称为起搏器综合征。处理：若发生PMS且为非起搏依赖者，可减慢起搏频率以尽可能恢复自身心律，必要时更换为房室顺序起搏器。

11. 起搏器介导的心动过速（PMT）：是双腔起搏器主动持续参与引起的心动过速。为心房电极感知到逆传的P波，启动AVD并在AVD末发放心室脉冲，后者激动心室后再次逆传至心房，形成环形运动性心动过速。室性期前收缩、心房起搏不良是诱发PMT的最常见原因。可通过程控为更长的PVARP、适当降低心房感知灵敏度、延迟感知房室间期或启动起搏器对PMT的自动预防程序等预防。终止方法有在起搏器上放置磁铁、延长PVARP、程控起搏方式为心房无感知（DVI、VVI、DOO）或非跟踪方式（DDD）或启用起搏器具有的终止PMT的自动识别和终止程序。

12. CRT植入术中并发症：CRT植入术中可见冠状静脉窦夹层及穿孔、造影剂肾病。注意术中操作与术前患者肾功能评价。

八、术后管理与随访

（一）术后管理

1. 一般监护：术后24h内予心电、血压、血氧监护，局部盐袋压迫6~8h，口服抗生素3d。

2. 24h内须行：①伤口和囊袋评估，有无感染血肿。②12导联心电图检查。

3. 出院前须行：①胸部正侧位片检查。②24h动态心电图检查。③基本的起搏感知参数的程控，调整所有参数以确保最佳血流动力学效果和最佳效比。ICD患者应做除颤能力检测。CRT患者需行超声心动图指导下参数优化。

4. 患者教育：①心脏起搏系统的最新进展允许患者术后正常积极生活，恢复期进行肢体功能锻炼时要遵循循序渐进的原则，避免患侧肢体做剧烈重复的甩手动作、大幅度地外展、上抬及患侧肩部负重、从高处往下跳。通常术后一周即可驾驶，如果出现肩部肌肉抽动，可能是导线脱离，应立即到医院检查。②远离强磁场、电场，不宜接近高压电线、电场、电瓶车等。雷雨天不在户外活动或逗留，不使用电热毯、电按摩器、电烙铁等，防止发生触电使起搏器发生故障。勿靠近磁场，应避免核磁共振显像检查（兼容核磁共振检查的起搏器除外）。过去报道的电磁干扰包括真空吸尘器、电动剃须刀、发动机打火装置、屏蔽不严的微波炉、机场上使用的金属探测器等。现在的起搏器基本上不再受这些干扰源的影响。但应注意尽量避免。

(二) 长期随访

1. 随访目的：①评估术后临床症状改善情况。②了解起搏器工作状态，及时发现起搏系统的故障和功能异常，以及与起搏器相关的并发症及副作用。③根据患者具体情况调整起搏参数，发挥起搏器最佳工作效能，减少不良反应。④教育患者管理及指导。⑤及时发现起搏器电池耗竭，进行更换。

2. 随访时间：一般来说，要求植入起搏器后1、3、6个月各随访一次，以后每年随访一次。对于复杂双腔起搏器需每6个月随访一次，预计接近起搏器使用期限时，改为每3个月一次或更短的时间。ICD患者需每隔2~3个月随访一次，或每次放电后都应进行随访。

3. 随访内容

(1) 病史询问：了解起搏器安装前后症状变化，区别由原发病引起的症状和起搏器导致的症状，分析原因见表2-21-2。

表2-21-2 起搏器随访过程中的常见症状及可能原因

症状	可能原因
心悸	起搏频率过快
	窦速、频发早搏、房速、快速房颤及房扑
	起搏器介导性心动过速
	室房传导诱发
	肌电触发
	电磁触发
乏力	起搏器综合征
	不适当的程控频率
	原有心肺系统疾病
	起搏器功能障碍
呼吸困难	起搏器综合征
	原发心脏疾病及其他系统疾病
呃逆	膈肌受刺激
肌肉抽动	起搏器或导线绝缘层损害
头晕，晕厥	心脏或其他系统疾病
	起搏器综合征
	起搏器功能障碍
	起搏器误感知使起搏功能受抑制

(2) 体格检查：着重进行与起搏系统有关的特殊检查，包括起搏器埋藏部位、颈动脉搏动、心脏听诊、心脏大小的检查、膈肌刺激的检查以及检查起搏器植入同侧肢体，颜面及颈部有无肿胀等。

(3) 辅助检查：心电图，动态心电图，电话遥测心电图，运动试验，胸片，心脏彩超。

(4) 体外程控：①电池状态：主要通过磁频心电图、电池状态、电池电压、电池内阻四个指标进行评估。②测试参数：阻抗、感知、阈值判断电极及脉冲器状况。③查看统计图表以及事件提示：起搏器可以储存从患者上次程控到现在的与心率变化或起搏器工作情况有关的数据，如心房/心室率直方图、长期阻抗趋势图、房性心律失常以及室性心律失常的统计等，通过分析这些数据可以帮助临床医生全面掌握患者病情变化，给予最佳治疗方案。

（5）必要时优化参数：根据上述的参数测试结果与对统计图表的分析，可以适时优化参数，更适合患者病情，更加安全舒适省电。

（6）ICD随访：每次随访时，应对ICD进行检查以确定事件的数目和类型，放电治疗的方式及病人对治疗的反应。通过记录的事件、储存的间期和/或由感知电极获得的电图，可进行回顾性验证激活ICD的各种事件。可以用通常的方法评价其起搏和感知功能，同时测定起搏导管阻抗和记录心室电图。

（7）CRT随访：CRT起搏器程控应以心房同步（窦性心律的患者）伴持续的心室起搏为目标：①优化AV间期（通过超声心动图指导或有创血流动力学监测）。②优化VV间期。③设置的上限跟踪频率高于患者的最快窦性心律。④设置自动模式转换。⑤设置预防起搏器介导的心动过速。⑥对变时功能不全的患者应设定频率应答功能。⑦设置起搏器的诊断功能以便检测室性和房性的心律失常。

4. 常见故障原因分析：通常表现为无刺激信号、不能夺获或不能感知。

（1）无刺激信号可能有下列常见原因之一：①如放置磁铁后可解决问题，则其原因多半是过感知或使用了正常的一些起搏功能，如滞后。前者多由于电磁干扰、肌电位、交叉感知或T波过感知等引起，应降低感知灵敏度，而后者无须处理。②电极导线或起搏器故障：可能是由于与起搏器相连的螺丝松动或脱节、电极导线导体故障或电极导线绝缘层破损或电池耗竭。处理：重新手术旋紧螺丝或更换起搏电极导线或起搏器。

（2）不能夺获可能有下列原因之一：①起搏阈值升高：电极导线末端电极的输出不能有效刺激与电极相连的心肌，视为传出阻滞。处理：可临时提高输出电压，纠正可能引起的原因，如应用激素、纠正电解质紊乱或更换起搏位置。②电极导线故障、电极脱位或电池耗竭：根据具体原因采取更换或重新放置电极导线或更换起搏器。

（3）不能感知：可能为下列原因之一：①心内膜信号太小（电解质紊乱、酸中毒引起的暂时改变或心肌梗死或心肌病引起的局部心内膜永久性改变）：此时需提高感知灵敏度，或更换起搏位置。②电极脱位、故障或起搏器故障：根据具体原因采取重新放置或更换电极导线或起搏器。

5. 电池耗竭指征：出现下列情况之一提示脉冲发生器电池耗竭：

（1）磁频减少10%。

（2）起搏频率较原起搏频率下降10%以上。

（3）脉宽增加10%~15%。

（4）脉冲幅度下降15%~20%。

（5）按需功能丧失，出现竞争心律，间歇起搏，双腔起搏器丧失心房起搏功能，变为VVI工作方式。

（6）脉冲波形严重变形，形态不规则。

（7）出现起搏奔放。

（8）ICD除颤阈值升高。

九、起搏植入技术与器械的进展

1. 脉冲发生器：功能向更生理性、自动化及作为心脏疾病管理装置进展。起搏器治疗理念上生理性起搏认识越来越深入，特别是房室结优先最小化右心室心尖部起搏的理念得到了广泛的认同。各个厂家的脉冲发生器也通过各种功能体现这一目标。包括心室起搏管理（Managed Ventricular Pacing, MVP）、自动 AV 搜索（searchAV+）、频率适应性 AV 间期（sensed AV interval, SAV 间期）等。许多型号的起搏器拥有窦房结优先、自动阈值管理、导线阻抗监测等基本生理性、自动化功能。针对一些特定病人房性心律失常管理心室率平滑功能，心脏指南针、肺水肿监测等使医生通过起搏器的管理功能了解患者多方面心肺功能。针对神经介导性晕厥的频率骤降功能，特别是 2011 年上市的兼容核磁共振检查的起搏器给患者提供更多方便。

2. 起搏导线：主动固定电极的应用，可使起搏部位的选择达到更加生理化，许多新型导线超细（4F）无内腔，可实现更精准的定位并减少术后电极损伤的发生。一些新的辅助工具如 safeshealth 鞘管，可使电极更易到达右房，其附带的活瓣与三通可减少并发症。另有外露螺旋甘露醇包绕电极，于进入体内 3min 后甘露醇溶解，之后旋转固定。

3. 术后管理：带有"远程"监控功能的起搏系统，可经电话监测（TTM）随访。TTM 可以提供起搏夺获和电池状态信息。也可为医疗人员提供关于感知信息，近年来其提供的信息范围在逐渐扩大，包括自动阈值夺获功能等自动化功能，但并不能代替院内随访。

（侯平）

第二十二节 晕厥的诊断思路

一、晕厥的概念、发生机制及分类

晕厥不是一种疾病，而是临床上常见的症状。晕厥是突然发生的、短暂的意识丧失，多伴有晕倒，发作时间大多不超过 20s，可自行恢复。住院患者的发生率为 1%~6%。随着年龄的增长晕厥发生率增高，70 岁以上的人发生率为 11.1%。晕厥的发生原因与多种机制有关，但各种病因最终导致脑的血流灌注减少，氧供给障碍而发生意识丧失。脑血管有一定的调节能力，可通过化学感受器、血管内压力感受器、内分泌激素以及神经调节反射作用，调节失衡的脑血流量，使意识短时间内恢复。

二、晕厥的分类

1. 神经反射性晕厥

（1）血管迷走神经性晕厥，如情绪异常（如恐惧）、疼痛、医疗器械检查、晕血等引起的晕厥及立位性晕厥。

（2）情境性晕厥，如咳嗽晕厥、打喷嚏晕厥、胃肠道刺激晕厥、排尿晕厥、运动后晕厥、饱餐后晕厥等。

(3) 颈动脉窦性晕厥。

(4) 非典型性晕厥：诱因不明和/或症状不典型。

2. 直立性低血压晕厥

(1) 原发自主神经异常性晕厥，如单纯自主神经衰竭、多系统萎缩、帕金森病合并自主神经衰竭、路易体痴呆等。

(2) 继发性自主神经异常性晕厥，如糖尿病、淀粉样变性、尿毒症、脊髓损伤等。

(3) 药物致体位性低血压，如酒精、血管扩张剂、利尿剂、吩噻嗪类药物、抗抑郁剂等。

(4) 血容量不足，如出血、腹泻、呕吐等。

3. 心源性晕厥

(1) 心律失常导致的晕厥，如窦房结功能障碍、房室传导障碍、阵发性室上性心动过度、阵发性室性心动过速、遗传性长QT综合征、遗传性短QT综合征、Brugada综合征等，辅助器械装置故障。

(2) 各种心脏病所致的晕厥，如肥厚型梗阻性心肌病、心脏瓣膜病、心房黏液瘤、急性心肌梗死、先天性冠状动脉异常、主动脉夹层、心包压塞、肺动脉高压、肺栓塞等。

三、晕厥的诊断思路

1. 心电图：是晕厥最常用、最简单的检查，主要用于发现窦性心动过缓等各种心律失常，但阳性率较低。

2. 超声心动图：怀疑晕厥由器质性心脏病引起时应做超声心动图检查。其结果有助于心脏病危险分层，且对严重主动脉瓣狭窄、心房黏液瘤或血栓、心包压塞、主动脉夹层、先天性冠状动脉异常引起的晕厥做出明确诊断。

3. 运动试验：如运动中或运动后即刻诱发晕厥、心电图有异常改变或严重低血压者具有诊断意义；运动中出现Ⅱ度、Ⅰ型或Ⅲ度AV阻滞，即使未发生晕厥也有诊断意义；运动中发生晕厥可能是心脏原因所致，有病例报告过度反射性血管扩张也可能引起晕厥；而运动后晕厥几乎均是神经反射机制所致。运动相关性心动过速诱发的位于房室结远端的Ⅱ度或Ⅲ度AV阻滞是发生永久性AV阻滞的先兆。

4. 心电监测：主要用于有临床症状或心电图示有心律失常性晕厥者。下面介绍几种常见方式：①住院心电监测：仅适用于致命性心律失常高危因素者。②Holter监测：频发（每周≥1次）晕厥或先兆晕厥者建议行Holter监测（Ⅰ类，B级）。③体外循环记录仪：适用于晕厥间歇期≤4周者（Ⅱa类，B级）。与Holter监测相比，该装置可提高确诊率。但患者佩戴该记录仪很难坚持数周，晕厥发作不频繁者较难记录到有症状的心电图。④植入式循环记录仪（ILRs）：用于诊断所有检查结果均为阴性、原因不明的晕厥。

5. 三磷酸腺苷（ATP）试验：静脉快速注射（<2s）20mg ATP（三磷酸腺苷），如出现AV阻滞伴室性停搏持续>6s，或出现AV阻滞持续>10s为异常。ATP可诱发一些原因不明的晕厥，提示阵发性AV阻滞可能是某些不明原因性晕厥的病因。但近期有研究提示ATP试验的预后价值较低。

6. 颈动脉窦按摩：适用于经初步评估原因不明、年龄>40岁的晕厥者；既往3个月内发生过短暂脑缺血或卒中，或有颈动脉血管杂音者应避免此项检查。按摩颈动脉窦，如果出现窦性停搏＞3.0s 和/或收缩压下降＞50mmHg，可诊断为颈动脉窦过敏（CSH）；如同时伴有自发性晕厥，则为颈动脉窦综合征（CSS）。

7. 直立试验：由卧位改为立位时，如收缩压下降≥20mmHg，或舒张压下降≥10mmHg，或收缩压＜90mmHg且伴晕厥者，即为直立试验阳性，如无晕厥者，则为可疑阳性。

8. 倾斜试验

（1）适应证：①从事高危作业且原因不明的单次发作、反复发作但无器质性心脏病，虽有器质性心脏病但已排除心源性晕厥者。②临床提示可能为神经反射性晕厥者。③鉴别神经反射性和直立性低血压性晕厥。④评估不明原因反复晕倒者。⑤评估反复晕厥与精神疾病者。⑥不建议评估治疗效果；⑦缺血性心脏病者禁用异丙肾上腺素倾斜试验。

（2）诊断标准：①无器质性心脏病者，如果出现反射性低血压/心动过缓伴晕厥，即可诊断为反射性晕厥。②无器质性心脏病者，如仅出现反射性低血压/心动过缓而无晕厥者，可诊断为直立性低血压。③在考虑倾斜试验阳性所致的反射性晕厥前应先排除器质性心脏病、心律失常或其他心血管疾病引起的晕厥。④无低血压和/或心动过缓而出现意识丧失，可能为心理障碍性晕厥。

9. 电生理检查：电生理检查的灵敏度和特异度通常偏低。左室射血分数（LVEF）严重下降的晕厥患者，不建议行电生理检查。

（1）疑诊间断性心动过缓、心动过速、心电图或心电监测存在无症状窦性心动过缓（HR＜50次/min）或窦房阻滞时，应高度怀疑晕厥相关性心动过缓，此时电生理检查检测窦房结恢复时间（SNRT）≥1.6s或2s，或校正窦房结恢复时间（CSNRT）≥525ms即可诊断为SNRT延长。有研究报道CSNRT≥800ms者发生晕厥的风险性是CSNRT＜800ms者的8倍。

（2）晕厥前有短暂心悸提示室上性心动过速，为明确其发病机制尤其是经导管射频消融能治愈者，可考虑电生理检查。

（3）晕厥患者疑为Brugada综合征者，是否采用电生理检查及Ⅰ类抗心律失常药尚存在争议。

（4）双束支阻滞伴晕厥（近似高度AV阻滞）：右束支阻滞尤其是伴有晕厥史和希氏束两心室（HV）间期延长者发生高度AV阻滞的风险较高，增加心房起搏频率时出现希氏束或希氏束以下阻滞，高度提示可能发生AV阻滞，但敏感性很低；Ⅰ类抗心律失常药诱发自发性AV阻滞的敏感性较高，但药物诱发HV间期延长≥120ms而未出现AV阻滞时，其预后价值尚不清楚。

10. 其他检查：疑为心肌缺血或心肌梗死者应行如冠状动脉造影以排除缺血性心律失常所致的晕厥；疑为心理性晕厥者应行心理评估；疑由癫痫或自主神经异常所致者应行神经系统检查。

四、晕厥治疗

1. 血管迷走神经性晕厥

（1）非药物及药物治疗：物理抗压力训练、健康教育及避免诱发因素是治疗血管迷走神经性晕厥的首选方案。物理治疗已成为治疗反射性晕厥的一线方案，两项临床试验显示，物理抗压力训练如交叉腿或握力训练能显著升高先兆晕厥者的血压，从而能在多数情况下避免或延迟晕厥发生。对体位诱发因素高度敏感的反复血管神经性晕厥者，逐渐延长站立时间可减少晕厥发作；情境性晕厥主要是祛除或避免诱因；如果诱因难以祛除，应及时采取治疗措施如保持血容量、保持适当体位或缓慢变换体位。有学者认为血管迷走神经性晕厥可用$α_2$受体激动剂依替福林和米多君试验治疗，但有研究证实依替福林并不能降低晕厥发作的频率与次数，而米多君能显著降低晕厥的发生率。但米多君对尿量有不利影响，老年男性患者应慎用。另有研究显示反射性晕厥单用$α_2$受体激动剂疗效不理想，偶有晕厥者不推荐长期应用。

(2) 心脏起搏：有研究发现，经起搏治疗者21%复发晕厥，未经起搏治疗者为44%（$P<0.001$）。但近期一项Meta分析表明，在所有双盲对照实验中，经起搏治疗者的晕厥复发率仅下降17%，这可能是因为起搏只对心脏抑制引起的血管迷走神经性晕厥有效，而对以血管抑制为主者无效。总之，反射性晕厥起搏治疗效果不明显。

2. 直立性低血压和体位性晕厥：健康教育及改变生活方式即可明显改善体位性低血压的症状。动态血压监测有助于了解白天不同环境的血压变化，了解高血压患者药物对卧位或夜间血压的影响。药物诱发的自主神经异常性晕厥的主要治疗方法是停药。无高血压者可采取扩充血容量如摄取足够的盐和水；饮服冷开水对运动中或餐后低血压者有明显疗效；高枕位睡眠（头部抬高10°）可防止夜间多尿，维持适量的体液量可改善夜间高血压；老年患者可佩戴腹带或加压弹力袜以减轻下肢血液蓄积；有先兆晕厥时可采取交叉腿和蹲位姿势等预防措施；$α_2$受体激动剂米多君是慢性自主神经异常者的首选药物。

3. 心律失常性晕厥

(1) 窦房结功能不全：窦房结功能不全伴缓慢心律失常或SNRT异常引起的晕厥，起搏治疗效果显著。永久起搏可明显缓解症状，但对生存率无影响。预防晕厥复发的另一主要措施是停用加重或诱发心动过缓的药物，如无合适的替代药物应行心脏起搏。

(2) 房室传导系统疾病：AV阻滞引起的晕厥需起搏治疗，永久右室心尖部起搏的危害已获证实，但其替代起搏位点仍有争议。AV阻滞伴LVEF下降、心力衰竭（心衰）及QRS间期延长所致者可考虑双腔起搏。

(3) 阵发性室上性和室性心动过速：阵发性室上性、室速或典型心房扑动引起的晕厥，应首选导管消融术。尖端扭转型室速所致的晕厥主因是应用引起QT间期延长的药物所致，应立即停药。心功能正常或轻度受损者，如出现室速伴晕厥，可考虑导管消融术或药物治疗。心功能不全、室速或心室颤动伴晕厥且病因无法祛除者应植入埋藏式心脏复律除颤器（ICD）。ICD虽不能有效预防晕厥复发，但可降低猝死风险。其适应证包括：①明显室速及器质性心脏病者。②既往有心肌梗死、电生理检查显示持续单型室速者。③明显室速伴遗传性心肌疾病或离子通道异常者。

4. 继发于器质性心脏病或心血管疾病性晕厥、严重主动脉狭窄或心房黏液瘤所致的晕厥可考虑手术治疗；继发于急性心血管事件如肺栓塞、心肌梗死或心包压塞者主要针对病因治疗；大多数心肌缺血所致者可采用药物和/或血管重建；由原发性肺动脉高压或限制性心肌病引起者，一般不易纠正原发病。

5. 有猝死高危因素伴原因不明性晕厥

(1) 缺血或非缺血性心肌病：急、慢性冠状动脉疾病或LVEF下降均可增加死亡风险，故需评估缺血的严重程度，且如果有适应证应考虑血运重建。但血运重建并不能改善恶性心律失常引起的不良后果，因此该类患者应行电生理检查以评估有无心律失常。心衰且符合最新指南制定的ICD适应证者，无论晕厥发生机制是否明确，均应植入ICD。有研究显示，植入ICD的晕厥患者生存率明显增加；不明原因晕厥的缺血性或非缺血性心肌病伴心衰或LVEF严重下降者应植入ICD（Ⅰ类，A级）；LVEF正常和电生理检查阴性者不建议植入ICD。

（2）其他类型心脏病：①肥厚型心肌病伴不明原因的晕厥尤其是发作间期短（<6个月）、相对危险度>5的患者，其猝死风险较高，植入ICD效果明显。②约1/3致心律失常性右室心肌病（ARVC）者会发生晕厥。年轻、严重右室发育不全、左室功能障碍、多形性室速、心室晚电位、epsilon波及有猝死家族史者，如无其他病因应考虑植入ICD。③遗传性离子通道异常性心脏病常以晕厥为先兆表现，但该类患者是否应植入ICD仍有争议。

五、预后

主要取决于两方面：①死亡风险及致命性事件：器质性心脏病及原发性电生理疾病是心源性猝死及晕厥患者总体死亡率的高危因素；合并联合病变的直立性低血压患者与普通人群相比，其死亡风险增加2倍；年轻且无器质性或电生理异常性心脏病的反射性晕厥患者，预后较好。大多数预后不良或死亡的患者多与基础疾病而非晕厥本身的严重程度有关。②晕厥复发及其危害：晕厥发生的次数是预测其复发的最佳指标，如诊断不明、低风险及年龄>40岁、曾有1~2次晕厥发作史者，其复发率分别为15%（1年内）和20%（2年内）；有3次发作史者，其复发率分别为36%（1年内）和42%（2年内）。

（于开锋　赵颖军）

第二十三节　肺动脉高压诊疗技术进展

肺动脉高压（pulmonary hypertension，PAH）是由多种已知或未知原因引起的肺动脉压异常升高的一种病理生理状态。血流动力学诊断标准：在海平面状态下，静息时，右心导管检查肺动脉收缩压>30mmHg（1mmHg=0.133kPa），和（或）肺动脉平均压>25mmHg，或者运动时肺动脉平均压>30mmHg。

一、肺动脉高压分类

1998年以前，肺动脉高压仅分为原发性和继发性肺动脉高压两大类。

2008年世界卫生组织第四届肺动脉高压会议重新修订了肺动脉高压分类，共分为5大类。该分类考虑了病因或发病机制，病理与物理生理学特点，对于制订患者的治疗方案有重要的指导意义。

1. 动脉性肺动脉高压

（1）特发性。

（2）遗传性。

（3）药物所致和毒物所致肺动脉高压。

（4）疾病相关性肺动脉高压。

①结节组织疾病。

②HIV感染。

③门静脉高压。

④先天性心脏病。

⑤慢性溶血性贫血。

（5）新生儿特征性肺动脉高压。

2. 左心疾病所致肺动脉高压。

（1）收缩性心功能不全。

（2）舒张性心功能不全。

（3）心脏瓣膜病。

3. 肺部疾病和（或）低氧所致肺动脉高压。

（1）慢性阻塞性肺疾病。

（2）间质性肺疾病。

（3）其他限制性与阻塞性通气障碍并存的肺部疾病。

（4）睡眠呼吸障碍。

（5）肺泡低通气。

（6）长期居住高环境。

（7）肺发育异常。

4. 慢性血栓栓塞性肺动脉高压。

5. 未明多因素机制所致肺动脉高压。

（1）血液系统疾病。

（2）系统性疾病。

（3）代谢性疾病。

（4）其他。

二、肺动脉高压的病因与发病机制

近年来在肺动脉高压的发病机制研究方面取得了重大进展，肺动脉高压的发病主要与以下几个方面的机制有关：

1. 肺动脉平滑肌细胞上的电压依赖性钾通道（Kv）受抑制。

2. 肺血管内皮功能失调导致内皮细胞因子的分泌失衡。

3. 炎症机制可能参与了肺动脉高压的发生与发展。

4. 肺动脉高压时弹性蛋白酶、基质金属蛋白酶等分泌失调，使细胞外基质积聚、增加，促进了血管重构。

5. 肺动脉高压的分子遗传学机制。近年来对特发性肺动脉高压的发病机制研究取得的最重要进展之一，就是发现了肺动脉高压具有易感性的分子遗传基础。目前已证实60%的家族性肺动脉高压和26%的特发性肺动脉高压患者发生了骨形成蛋白-Ⅱ型受体（BMPR-Ⅱ）基因突变。基因突变后可表达出未成熟或无功能的BMPR-Ⅱ，使下游的信号通路阻断，导致肺血管内皮细胞和平滑肌细胞的过度增生而造成肺动脉高压。有研究表明，除了BMPR-Ⅱ以外，五羟色氨（5-HT）载体（Serotonin Transporter，SERT）启动子区域的多态性也参与了肺动脉高压的发病。另外ALK1基因突变（笨丙酸诺龙A受体）、血管生成因子-1及其磷酸型的内皮特异性受体TIE2的缺陷也会导致肺动脉高压的发生。

三、肺动脉高压临床症状

缺乏特异性，早期可无症状，随着肺动脉压力升高，症状逐渐明显，并逐渐出现全身症状。

1. 进行性活动后气短或呼吸困难（66%）：最常见，多为首发症状，进行性加重。
2. 乏力、疲劳和虚弱（20%）。
3. 头晕（20%），晕厥或眩晕（13%）：因心搏量下降，脑组织供血突然下降所致。
4. 劳累性胸痛（10%）：右心负荷过重，耗氧量增加及冠状动脉供血减少等引起。
5. 雷诺现象（10%）。
6. 日常活动耐力下降。
8. 下肢水肿、腹胀和膨隆、厌食等。
9. 相关疾病的某些症状如结缔组织病的各种皮疹、红斑、关节肿痛。
10. 打鼾或呼吸暂停、声音嘶哑。

四、肺动脉高压临床体征

主要是肺动脉高压和右心功能不全的表现，具体表现取决于病情的严重程度。

1. 肺动脉高压的表现：最常见的是肺动脉瓣区第二心音亢进及时限不等的分裂，是因肺动脉压升高导致肺动脉高压瓣提前关闭所致。当出现右心衰竭时P2分裂固定。肺动脉瓣环扩大或右室流出道增宽时可闻及Graham-Steell杂音。晚期患者常因肺动脉高压导致卵圆孔被动开放，出现右向左分流，导致病人出现发绀。

2. 右室肥厚和右心功能不全的表现：右室肥厚严重者在胸骨左缘可触及搏动，右室充盈压升高可出现颈部巨大"a"波。右心衰竭时可见颈静脉怒张、肝脏肿大搏动、心包积液（32%的患者可发生）、腹水、双下肢水肿等体征。闻及右心室S3奔马律提示右心衰竭严重。

3. 其他体征：对疑及肺动脉高压的患者，除了心肺表现外，还可能有其他表现：①发绀，是由于右向左分流、心输出量明显下降或肺内气体交换功能障碍所致。②低血压、脉压差变小及肢体末端皮温降低。患者病情较重时可出现，是由于心输出量明显下降及外周血管收缩所致。

特发性肺动脉高压并无特异性的临床体征，重要的是在查体过程中注意排除可引起继发性肺动脉压升高的疾病：如虽然特发性肺动脉高压可出现发绀，但是杵状指在IPAH中很少见，一旦出现往往提示先天性心脏病或肺静脉闭塞病。肺内水泡音、呼吸音粗及呼吸音低分别提示肺瘀血、肺纤维化及肺内渗出增多。肺内湿啰音、肌肉收缩附加音、哮鸣音及呼气时间延长提示肺实质或气管病变。肥胖、脊柱侧凸及扁桃体肥大提示可能合并气道阻塞性疾病。硬皮病皮肤改变、皮疹、甲床下毛细血管异常、关节炎及皮肤红斑提示结缔组织病。外周静脉血栓或栓塞提示静脉血栓栓塞症及肺栓塞。

五、辅助检查

1. 确诊特发性肺动脉高压必须要排除各种原因引起的继发性肺动脉高压。

（1）自身抗体的检查：怀疑风湿免疫性疾病者常用的自身抗体筛查：ANA、抗dsDNA、抗ENA（包括抗SSA、抗SSB、抗Sm、抗Scl-70、抗RNP、抗rRNP、抗Jo-1、抗着丝点抗体、抗磷脂抗体和ANCA等）。IPAH患者以上抗体除抗核抗体与抗KU抗体可呈低度阳性外，其余均应为阴性。

（2）肝功能与肝炎病毒标记物：排除肝炎所致的肺动脉高压，晚期特发性肺动脉高压患者可出现肝瘀血所致肝功能损害。

（3）HIV抗体：排除HIV感染所致的肺动脉高压。

（4）甲状腺功能检查：自身免疫性甲状腺炎可引起肺动脉高压，必须排除。

（5）血气分析：早期正常，但重症患者有低氧血症和低碳酸血症。

（6）凝血酶原时间与活动度：少数患者可有血液高凝状态。

（7）遗传学检查：BMPR2基因、活化素样激酶I型（ALK1）基因。

2. 心电图：右心增大表现：肺型P波；电轴右偏；V_1呈Rs，R/S>1；V_1呈qR或rsR′；右心室肥厚高电压，右胸前导联可出现ST-T波低平或倒置。

3. 胸片：①中到高度的肺动脉段突出，肺门动脉明显扩张，左右肺动脉粗大。②整个肺野清晰，纹理纤细，与扩张的肺门动脉形成鲜明对比（截断现象）。③右心房、右心室扩大。

4. 血气分析：多数患者有轻、中度低氧血症，是早期评估PAH的手段。

5. 超声心动图：PAH筛查和早期诊断最重要的无创性手段。

用来定性判断PAH 指标：①右心室肥大和右心室扩张。②动脉内径增宽。③三尖瓣膜反流：肺动脉收缩压>40mmHg相当于三尖瓣血流反流速率3.0m/s。④定量测定PAP：超声心动图诊断肺动脉收缩压标准为≥40mmHg。⑤明确引起PAH的原因。

6. 右心漂浮导管：可直接测量肺动脉压力，是诊断PAH的"金标准"。右心漂浮导管意义：①测压：肺动脉收缩压、舒张压及平均压等。②PAWP。③心腔内含氧量。④对PAH诊断、评估严重度、预后和指导治疗极为重要。

7. 肺部CT：病因鉴别。肺间质病变及慢性栓塞性肺动脉高压（CTEPH）。

8. 肺通气/灌注扫描：可帮助不明原因的PAH患者排除或确定CTEPH。

（1）弥漫性斑点样缺损，无肺段性灌注缺损（PPH）。

（2）一个或多个肺段性灌注缺损或大的灌注缺损（PTE）。

9. 肺动脉造影：除外慢性栓塞性肺动脉高压（CTEPH）。

六、诊断

不仅要确定PAH诊断、明确严重程度和预后，还应对PAH进行功能分级和运动耐力评价，用以指导治疗。

1. 临床诊断：由于PAH患者早期无特异的临床症状，诊断有时颇为困难。早期肺动脉压轻度升高时多无自觉症状，随病情进展出现运动后呼吸困难、疲乏、胸痛、昏厥、咯血、水肿等症状。本病体征主要是由于肺动脉高压，右心房、右心室肥厚进而右心衰竭引起。常见体征是颈静脉搏动，肺动脉瓣听诊区第2心音亢进、分裂，三尖瓣区反流性杂音，右心第4心音，肝大、腹水等。依靠右心导管及心血管造影检查确诊PAH。PAH诊断标准为肺动脉平均压在安静状态下为25mmHg，在活动状态下为30mmHg。

2. 肺动脉高压分级：参照纽约心脏学会（NYHA）心功能分级标准及肺动脉收缩压进行分级，肺动脉高压功能分级是治疗的重要根据：

Ⅰ级（PASP40~50mmHg）：体力活动不受限，日常活动不引起过度的呼吸困难、乏力胸痛或晕厥；

Ⅱ级（PASP>55mmHg）：体力活动轻度受限，休息时无症状，日常活动即可引起呼吸困难、乏力、胸痛或晕厥；

Ⅲ级（肺动脉压力升高伴中度右室功能障碍，$SvO_2<60\%$）：体力活动明显受限，休息时无症状，轻于日常活动即可引起上述症状；

Ⅳ级（肺动脉压力升高伴重度右室功能障碍，$SvO_2<50\%$）：不能从事任何体力活动，休息时亦有呼吸困难、乏力等症状以及右心衰竭体征，任何体力活动后加重。

3. 运动耐力评价：6min步行试验原是评价充血性心力衰竭患者运动耐量的一个客观检查，具有可重复性，与其他新功能评价方法具有良好的相关性，后来被用于特发性肺动脉高压患者的心功能评价。6min步行试验简单易行，患者容易接受，更能反映日常活动情况。

试验方法：受试者在安静及空气流通的长20~30m的走廊上来回行走。试验前先让受试者熟悉测试方法和环境，并告诉其尽可能快地行走，必要时可自行调整速度（慢下来或稍作停歇），最后测量6min行走的距离。在试验过程中，若出现明显症状，如头晕、心绞痛、气短等，应立即停止试验。步行距离<150m重度心功能不全；150~425m中度；426~550m轻度。6min步行试验已作为主要终点应用于一系列临床试验。该检查也可预测特发性肺动脉高压患者的预后。

七、治疗

由于PAH是一种进展性疾病，目前还没有根治方法。治疗主要应针对血管收缩、血管重构、血栓形成及心功能不全等方面进行，旨在降低肺血管阻力和压力，改善心功能，增加心排出量，提高生活质量，改善症状及预后。

1. 基本治疗：主要是针对基础疾病和相关危险因素进行治疗，例如给低氧血症的患者吸氧，对阻塞性睡眠呼吸障碍的患者给予持续正压通气（CPAP）和吸氧治疗等。

2. 肺动脉高压的传统治疗：传统治疗主要包括华法林抗凝、吸氧、利尿剂和地高辛等。主要是针对右心功能不全和肺动脉原位血栓形成。

（1）氧疗：第一大类肺动脉高压患者（先天性心脏病相关肺动脉高压除外）吸氧治疗的指征是：血氧饱和度低于0.91；其他类型肺动脉高压患者，包括先天性心内分流畸形，相关肺动脉高压则无此限制，均可从氧疗中获益。

（2）地高辛：心排血量低于4L/min，或者心脏指数低于2.5L/（min·m²）是应用地高辛的绝对指征；另外，右心室明显扩张，基础心率大于100/min，合并心室率偏快的房颤等均是应用地高辛的指征。

（3）利尿剂：对于合并右心功能不全的肺动脉高压患者，初始治疗应给予利尿剂，但是应该注意肺动脉高压患者有低钾倾向，补钾应积极且需密切监测血钾，使血钾水平不低于4.0mmol/L。

（4）华法林：为了对抗肺动脉原位血栓形成，一般使国际标准化比值（INR）控制在1.5~2.0即可。如患者为慢性血栓栓塞性肺动脉高压患者，则抗凝强度要达2.0~3.0。

（5）多巴胺：是重度右心衰竭（心功能Ⅳ级）和急性右心衰竭患者首选的正性肌力药物，一般起始剂量为3~5μg/（kg·min），可逐渐加量到10~15μg/（kg·min）甚至更高。

3. 肺动脉血管扩张剂：目前临床上应用的血管扩张剂有钙离子拮抗剂、前列环素及其结构类似物、内皮素受体拮抗剂及5型磷酸二酯酶抑制剂等。

（1）钙离子拮抗剂（CCBs）：CCBs引起肺血管舒张，可使肺动脉压持续下降，心输出量增加，肺血管阻力减少。心脏指数大于2.1L/（min·m^2）和（或）混合静脉血氧饱和度大于63%、右心房压力低于10mmHg，而且只有急性血管扩张药物试验结果阳性的患者才能应用钙离子拮抗剂治疗。由于仅有不到10%的肺动脉高压患者对钙离子拮抗剂敏感，因此强烈建议对没有进行急性血管扩张药物试验的患者或者急性血管扩张药物试验结果阴性的患者禁忌应用钙离子拮抗剂。对急性血管扩张药物试验结果阳性的患者应根据心率情况选择钙离子拮抗剂，基础心率较慢的患者选择二氢吡啶类，但是不宜选用氨氯地平，推荐使用非洛地平的理由是其心脏选择性非常小，因而负性肌力作用非常微弱。基础心率较快的患者则选择地尔硫䓬。开始应用从小剂量开始，在体循环血压没有明显变化的情况下，逐渐递增剂量，争取数周内增加到最大耐受剂量，然后维持应用。应用1年还应再次进行急性血管扩张药物试验，重新评价患者是否持续敏感，只有长期敏感者才能继续应用。应用CCBs有时可引起低血压、通气-灌注不匹配、心脏抑制作用，患者还可出现头痛、面红、心悸等不良反应。长期接受治疗者需密切随访。

（2）前列环素类药物：前列环素是花生四烯酸的代谢产物，主要由血管内皮细胞产生。前列环素是很强的肺血管舒张剂和血小板凝集抑制剂，还具有细胞保护和抗增殖的特性。它们在肺动脉压力升高及肺血管重塑过程中，具有减轻内皮细胞损伤和减少血栓形成的重要作用。

目前在我国只有吸入性伊洛前列素上市。该药可选择性作用于肺血管，其化学性质较依前列醇明显稳定。国内已经有不同类型肺动脉高压患者在使用吸入性伊洛前列素，疗程长短不一。国内经验表明，对于大部分肺动脉高压患者，该药可以较明显快速降低肺血管阻力，升高心排血量。该药半衰期为20~25min，起效迅速，但作用时间较短。因此也建议，每天吸入治疗次数为6~9次。每次吸入的剂量应该因人而异，具体需要急性血管扩张药物试验来评价。根据目前国内的经验，每次吸入剂量至少在5~20μg，国内已经有每次5~10μg，每日6次吸入而心功能明显改善的患者。长期应用该药，可降低肺动脉压力和肺血管阻力，提高运动耐量，改善生活质量。需要强调，应用该药吸入治疗的肺动脉高压患者需要接受雾化器使用培训，以避免不正当应用而浪费药品，并确保达到最佳疗效。

（3）内皮素受体拮抗剂：内皮素-1（ET-1）是强烈的血管收缩剂和血管平滑肌细胞增殖的刺激剂，参与了肺动脉高压的形成。在肺动脉高压患者的血浆和肺组织中，ET-1表达水平和浓度都升高。目前已确认的内皮素受体有两种：ET-A受体和ET-B受体。激活ET-A受体可促进血管收缩和平滑肌细胞的增殖；而ET-B受体主要参与肺和肾血管床中内皮素的清除，激活内皮素的ET-B受体可能会引起血管的舒张和一氧化氮的释放。非选择性的内皮素受体阻滞剂和选择性的ET-A阻滞剂哪个更好目前尚有争议，有专家认为用选择性的ET-A阻滞剂应该更有益，因为其可以保留ET-B受体清除ET和舒张血管的作用。内皮素受体拮抗剂目前在国外已经有双重内皮素受体拮抗剂波生坦和选择性内皮素A受体拮抗剂塞塔生坦上市。我国目前仅有波生坦上市。波生坦（bosentan）是非选择性的ET-A和ET-B受体拮抗剂，能改善NYHA分类为Ⅲ和Ⅳ类的IPAH患者的运动能力和血流动力学指标，多项临床试验结果都证实了该药可改善肺动脉高压患者的临床症状和血流动力学指标，提高运动耐量，改善生活质量和存活率，推迟到达临床恶化的时间。其在我国注册适应证有特发性肺动脉高压以及硬皮病相关肺动脉高压。目前推荐用法是初始剂量62.5mg，每日2次，4周后改为125.0mg，每日2次维持治疗。按照欧洲和美国推荐的治疗指南，波生坦是治疗心功能Ⅲ级肺动脉高压首选药物。需要注意，由于其具有潜在的肝脏酶学指标升高的危险，建议治疗期间，至少每个月监测1次肝功能。如转氨酶增高大于正常值高限3倍，可以继续用药观察；3~5倍之间，可以减半剂量继续使用或暂停用药，每2周监测1次肝功能，待转氨酶恢复正常后再次使用；5~8倍之间，暂停用药，每2周监测1次肝功能，待转氨酶恢复正常后可考虑再次用药；达8倍以上时，需要停止使用，不再考虑重新用药。转氨酶恢复正常后再次使用波生坦，大多数患者肝功能会保持正常。国内已有患者在使用波生坦治疗，初步显示疗效明显，安全性好。

（4）5型磷酸二酯酶抑制剂：磷酸二酯酶抑制剂（Phosphodiesterase inhibitors，PDEI）可抑制环磷酸腺苷（cyclic adenosine monophosphate，cAMP）或环磷酸鸟苷（cyclic guanosine monophosphate，cGMP）的降解，引起全身或肺动脉血管舒张。

双嘧达莫是一种非选择性的PDEI，因其缺乏有效性和选择性，并且可能对体循环产生较大影响，故临床应用很少。西地那非（Sildenafil）为口服PDE-5抑制剂，目前国外只有西地那非上市，商品名为"REVATIO"。我国目前没有批准西地那非治疗肺动脉高压的适应证，也没有治疗肺动脉高压的专用剂型，在此不予推荐。需要注意，国内已经有很多患者自行使用，但是剂量与方法较为混乱，应该按照国外推荐初始剂量20mg，每日3次口服来规范治疗。至于联合治疗，目前没有足够证据，尤其在我国。充分使用上述内科治疗之后，患者仍无明显好转，即可推荐患者进行房间隔造口术和肺移植术。北京安贞医院已经有肺移植治疗肺动脉高压的报道，建议有条件的单位严格掌握手术指征，积极开展此两项技术治疗晚期肺动脉高压患者。本文在此不做赘述。至于基因治疗，虽然西方有成功个案，但距离临床推广使用尚远。正确诊断和治疗肺动脉高压，在我国目前还有困难，但是相信随着专科医师技术培训的推广，必将迎来可喜的局面。

4. 外科手术治疗

（1）经皮球囊房间隔造口术（balloon atrial septostomy，BAS）：BAS是一种侵袭性的手术，是通过建立心房内缺损使之产生从右到左的分流，达到减轻症状的目的。通过产生分流，患者的血流动力学指标得到改善，如右心房压力降低，左心室收缩期输出量增加，活动能力改善。BAS手术可延长患者的生存时间，但也有一定风险。病情严重的患者采用该方法治疗后，死亡的危险性很高。目前认为只适用于那些在接受最佳血管扩张药物治疗方案前提下仍出现发作性晕厥和（或）严重有心衰竭的患者。BAS可作为肺移植治疗前的一种过渡治疗。

(2) 肺移植和联合心肺移植：1982年美国首先成功将肺移植用于治疗IPAH，血流动力学和功能的恢复较满意，右心室功能损害可以逆转，但迄今为止远期疗效尚不太理想。1年存活率约70%，2年存活率约62%，平均存活时间4年。采用单肺移植还是双肺移植，患者的存活时间长短无明显差别。移植的时机很重要，那些（NYHA分级为Ⅲ级或Ⅳ级）的IPAH患者尽管进行了最大限度的内科和（或）外科治疗，疾病仍然有症状且呈进展性，是进行移植的候选对象。对于合并左心室功能不全的药物治疗无效的严重IPAH患者也可行心肺联合移植。

如手术成功，血流动力学和功能的恢复较好，但围术期的风险相对较高。治疗肺动脉高压的新药的发展及其令人乐观的初步临床结果，使得肺移植和心肺联合移植术仅在严重IPAH患者中继续使用。

（崔然）

第二十四节　心室机械辅助装置

一、心室辅助装置概念及分类

心室机械辅助装置（ventricular assist device，VAD）是一种将血液由静脉系统或心脏引出，直接泵入动脉系统，部分或全部代替心室做功的人工机械装置。根据辅助部位的不同，可分为左心室辅助装置（LVAD）、右心室辅助装置（RVAD）和全心辅助装置（BiVAD或TAH）。

二、心室机械辅助适应证与禁忌证

1. 心功能恢复前的辅助治疗：心室机械辅助最早主要用于心源性休克、心脏直视手术后不能脱离体外循环辅助或术后发生低心排综合征的患者。预计低心排综合征是由于心脏本身原因造成的，但在近期内（短期辅助）可以恢复（表2-24-1）。

表2-24-1　心室机械辅助的应用指征

左心室机械辅助	右心室机械辅助	双心室辅助
CI<1.8~2.0L/(m²·min)	CI<1.8~2.0L/(m²·min)	CI<1.8~2.0L/(m²·min)
动脉收缩压<80mmHg	右房压>20mmHg	右房压>20~25mmHg
左房压>20mmHg	左房压<15mmHg	左房压>20mmHg
成人尿量<20ml/h	不合并三尖瓣反流	不合并三尖瓣反流
		右房压>20mmHg时仍无法维持LVAD的流量>2.0L/(m²·min)

2. 心脏移植前的过渡治疗：心脏移植目前仍是终末期心力衰竭患者最有效的治疗手段。心脏移植前的过渡治疗是当前心室机械辅助装置最主要的临床应用领域。

（1）适应证：患者适合接受心脏移植；CI<2.0L/(m^2·min)；动脉收缩压<80mmHg；肺毛细血管嵌压>20mmHg。

（2）禁忌证：体表面积<1.5m^2；主动脉瓣关闭不全；存在右向左分流；合并腹主动脉瘤；存在人工瓣膜；存在左心室内血栓；合并严重右心功能不全，右房压>16mmHg；凝血酶原时间>16s；再次手术者；白细胞>15×10^9/L；尿量<30ml/h；体温>38.6℃。

3. 终末替代治疗：对那些无法接受心脏移植，NYHA分级Ⅲ~Ⅳ级的严重心力衰竭的终末期患者，心室机械辅助作为终末替代治疗可以明显改善患者临床症状，提高生存率。治疗效果明显优于目前的常规药物治疗。

（1）适应证：心功能Ⅲ~Ⅳ级慢性心力衰竭患者；严重依赖血管活性药物，并出现明确低血压；其他脏器功能不全；心力衰竭症状反复且加重；最大限度药物治疗下最大耗量<10ml/(kg·min)。若不能耐受β-受体阻滞剂治疗，则最大耗氧量标准为<12ml/(kg·min)。

（2）禁忌证：患者适合接受心脏移植；急性心源性休克；肾功能不全（透析、血滤或血肌酐>3mg/dl）；肝功能衰竭（转氨酶>3倍正常，INR>2.5）；BMI<18kg/m^2或>35kg/m^2；呼吸机辅助时间过长；FEV_1<1；PVR>8和（或）预估右心功能严重不全；存在急性消化道出血或感染；既往脑血管病变并留下严重后遗症，或神经系统评分（Mini Mental Exam score）<20；合并严重外周血管病变；手术操作风险过大；合并有肝素诱导的凝血功能异常；严重心理异常。

三、心室机械辅助的并发症

1. 出血：出血是所有机械辅助装置植入的常见并发症，出血严重者可导致死亡；而且多种成分的输血可导致以后心脏移植后的排异反应增加，影响心脏移植的效果。围术期出血的原因包括手术操作（很重要）、患者的一般状况（长期肝脏瘀血导致的凝血机制障碍等）、植入部位、是否为再次手术等，而且机械装置的植入本身就可导致纤溶系统的激活、血小板隔离等。

2. 气栓：气栓是所有装置植入时都可能发生的并发症，但它也较容易避免。心内和装置内未排空的气体是导致气栓的主要原因，可通过术中经食管超声进行监测；充分排空升主动脉和流出管内的气体是预防气栓的必要手段。

3. 左心室辅助时诱发右心功能衰竭：右心功能衰竭是影响左心室辅助患者生存率的一个重要因素。左心室辅助植入后，右心室应当有足够的射血分数，以保证肺循环有足够的血液供应去供给辅助泵的输出。过低的右心室射血，不仅满足不了机体的需要，而且会导致静脉系统瘀血，引起肝脏功能的损伤、多脏器功能衰竭等，后果严重。

4. 感染：感染是影响机械辅助装置植入后生活质量和远期生存率的一个重要因素。为减少辅助装置植入后的感染，应注意3个环节：①植入前尽量祛除各种可能引发患者感染的因素（如营养不良、各种动静脉插管、免疫抑制药物等）。②植入手术中严格无菌操作，注意手术技巧。③植入后对管道、插件的护理要仔细小心。

5. 血栓栓塞：各种不同类型的辅助装置，抗凝要求各有不同。大多数辅助装置需肝素、瓦弗林抗凝，仅HeartMate血泵只需阿司匹林抗血小板治疗。除HeartMate外，其余装置在刚开始辅助时，建议静注肝素抗凝，维持ACT在180~200s。当辅助流量低于1.5L/min时，ACT应提高至200~250s。

6. 泵技术故障：机械辅助泵技术故障是导致目前各类辅助装置不能长期植入使用的一个限制因素。泵损坏的主要部位有入口处的瓣膜、电机、管道、轴承磨损等。

四、心脏辅助装置的选择

1. 心肌损伤相对较小，心脏尚具备一定的泵血能力，IABP应是首选。
2. 短期、紧急的全心辅助，ECMO较为快捷方便。
3. 心功能有望恢复的患者，应选择置管方式对心肌损伤小，管道易于撤出的中、短期辅助装置。如BVS5000，AB5000，Berlin Heart Excor，ThoratecVAD等。
4. 心脏移植前过渡治疗的患者，应选择机动性能好，易于管理，对机体和血液损伤小的中、长期辅助装置。如HeartMate，Novacor LVAS，Berlin Heart Excor，Thoratec VAD等。
5. 长期的左心室辅助可选用HeartMate，Novacor LVAS等，长期的全心辅助则应选择Cardiowest TAH，AbioCor TAH。
6. 小儿的循环辅助较为困难。其心脏小，主动脉细，心率快，IABP难以发挥效果；其他机械辅助的管道与泵头又难以与其体重匹配。体重>30kg的患儿，尚可选择12ml泵头的Berlin Heart Excor Pediatric 进行辅助。目前，大多数小儿的循环辅助仍依靠ECMO。

（周鑫　侯平）

第二十五节　主动脉球囊反搏（IABP）技术应用

一、概述

主动脉球囊反搏（intra aortic balloon pump，IABP）是一种重要的机械循环辅助方式，理论基础为氧供氧耗，由Kantrowitz等于1968年发明，并首次用于支持治疗急性心肌梗死（AMI）引起的心源性休克（CS）。最初IABP主要应用对象为心脏围术期血流动力学不稳定、心功能衰竭或CS患者，目的是为患者提供循环支持，通常需要外科手术切开血管植入。20世纪80年代，伴随着经皮穿刺技术的出现，IABP具有创伤小、并发症少及操作简便等优点，其临床应用范围也逐步扩大。目前，IABP因具有可恢复暂时的可逆的心功能不全（心肌顿抑）、稳定血流动力学状态，以便为患者接受血运重建提供机会等功能及特点，故可为高危PCI提供循环支持。

二、组成

组成部分包括驱动控制系统及气囊导管。①驱动控制系统：电源、驱动系统（氦气）、检测系统、调节系统及触发系统。触发模式包括压力触发、心电触发、内触发及起搏信号触发。②气囊导管：目前常用双腔气囊导管，一个管腔连接气囊，另一个中心腔通过压力传感器检测主动脉的压力。气囊呈长纺锤状，顶端有米粒状大小的不透X线的标志点。

三、基本原理

气囊导管内充有氦气，与体外压力泵相连接，由体表心电图的R波与T波进行自动程序控制或压力触发。在舒张早期，主动脉瓣关闭后瞬间气囊即刻充盈，此时大部分血流逆行向上升高主动脉根部压力，增加大脑及冠状动脉血流灌注；而小部分血流则被挤向肾动脉及外周，外周灌注可得以轻度增加。在等容收缩期主动脉瓣开放前气囊瞬间快速排放，产生"空穴"效应，可降低心脏后负荷、左心室舒张末期容积及室壁张力，减少心脏做功及心肌耗氧，增加心排血量。

四、操作方法

采用经股动脉途径，在无菌操作下穿刺股动脉，送入导丝，经血管扩张鞘扩张后送入鞘管。将导丝穿过气囊导管中心腔，通过鞘管，气囊在导丝引导下可缓慢送至左锁骨下动脉开口远端1~2cm处，将反搏气囊导管置于降主动脉，床旁X线检查确认气囊不压迫锁骨下动脉。撤出导丝，经三通接头将导管体外端连接反搏仪，调整参数后开始反搏。如果工作不正常，可调整气囊导管的位置；如果工作正常，可固定鞘管和气囊导管。若是采用无鞘气囊导管时，则先用扩张鞘扩张皮肤及皮下组织，然后经导丝直接送入气囊导管。

五、适应证

1. 急性心肌梗死合并心源性休克：①平均动脉压<60mmHg。②尿量<30ml/h。③有周围循环不良临床表现。④多巴胺用量≥15μg/（kg·min）。
2. 难治性不稳定型心绞痛。
3. 血流动力学不稳定的高危PCI患者（左主干病变、严重多支病变或中度左心室功能不全）。
4. PCI失败需要过渡到心脏外科手术。

六、禁忌证

1. 重度主动脉瓣关闭不全。
2. 主动脉夹层、主动脉窦瘤。
3. 凝血功能障碍。
4. 严重周围血管病变。
5. 其他，如脑出血急性期、严重贫血、不可逆的脑损伤、不可逆的心室衰竭终末状态等。

七、并发症

IABP的相关并发症分为血管型、感染型和出血型三大类型，主要包括下肢缺血、假性动脉瘤、血栓性栓塞、主动脉或股动脉夹层及动脉穿孔、穿刺点出血、血小板及血红蛋白降低、感染、球囊破裂等，其中最常见的并发症是下肢缺血。在临床工作中应严密监测并观察使用IABP的患者的病情及生命体征等变化，如血压、血小板及血红蛋白、足背动脉搏动及皮温等。在IABP不用时，为保证IABP工作稳定应定期检修。除此之外，IABP相关的并发症往往与IABP植入较晚、治疗时间较长有一定关系。

八、IABP 植入后的监测和管理

1. 患者全身情况观察：定时记录动脉收缩压、舒张压、平均压、反搏压及波形、心率、氧饱和度、尿量、足背动脉血供情况。
2. 静脉使用普通肝素，将其调整到正常活化凝血时间（ACT）的1.5~2.0倍，即ACT时间＞180s；保持IABP导管中心腔通畅，每30~60min用肝素盐水冲洗中心腔1次。
3. 根据患者的血流动力学情况调整反搏参数。导管拔出前应停机观察3~5min，若病情稳定即可完全抽空气囊内气体。撤出导管后，应按压穿刺部位30~60min，绷带加压包扎。

九、撤离IABP的标准

1. 临床标准：组织灌注好，尿量＞30ml/h，精神状况改善，四肢温暖，无心衰（无啰音，无S_3），无恶性心律失常。
2. 血流动力学标准：心脏指数＞2.0L/（$m^2 \cdot min$）；MAP＞70mmHg，已经停止或用少量升压药；心率＜110次/min。

十、撤离IABP的方法

停机前先把反搏比率减至2∶1及3∶1，此时如能维持良好循环，即可停止反搏治疗。停止反搏的观察时间不应超过1h，以防动脉内血栓形成。拔除气囊导管时，应让少量血液冲出，冲出血管内可能存在的气泡和血块；然后剪短并缝合人造血管的残端。经皮穿刺式IABP则先将气囊拔出，然后拔扩张器。拔出后压迫股动脉30min，以免发生血肿。

十一、小结

IABP在临床上的应用已日益成熟，其应用范围也逐步扩大。该项治疗技术不仅能减轻严重心功能受损的心脏所承受的负担，维持血流动力学的稳定、脏器的灌注，还能减少心脏外科手术及病情危重患者介入手术的围手术期病死率，改善预后。因此，只有熟练地掌握IABP的应用指征、禁忌证、操作以及植入时期，加强IABP使用期间的管理及护理，才能够充分地发挥IABP的治疗效果，减少并发症，改善患者的预后。

（姜钧文　侯平）

第二十六节 冠状动脉CTA在冠心病诊断中的应用

一、概述

急性胸痛是一组疾病共同的临床表现，病因繁复，症状缺乏特异性，起病急骤，表现凶险，其中心血管源性急性胸痛主要包括急性冠状动脉综合征、急性主动脉综合征和肺栓塞，合称胸痛三联症。为明确诊断，以往需应用多种常规检查方法相互结合进行筛查，如心电图、心肌酶与心肌蛋白检测、D-二聚体、血气分析及肺功能、胸片、超声心动图、血管造影等，耗时长、痛苦大、费用高，许多病人会在长时间的检查过程中病情加重。因此从临床诊疗角度，恰当地选择影像学检查十分必要，而选择的原则应符合简单、迅速、有效。

多排CT（multi-detector computed tomography，MDCT）目前在诊断和排查冠心病方面已经成为临床重要的无创影像检查手段。随着CT设备不断发展，特别是更高端CT设备推向市场，如Discovery HD-750（宝石CT）、Definition flash（新双源CT）、Brilliance iCT（128排CT）、Aquillion One（320排CT），进一步提高了成像能力和图像质量。胸痛三联症CTA一站式检查已经成为一种快速、准确、无创性的检查方法，在急性胸痛三联症的病因诊断中起着非常重要的作用。但是，由于设备用于临床时间有限，尚缺乏大量的科研数据等循证医学证据。所以本章节以64排螺旋CT为冠状动脉CTA成像的主要说明对象。

二、冠状动脉CTA检查适应证

1. 冠心病诊断：冠心病定义为由动脉粥样硬化病变导致的至少1处冠状动脉管腔≥50%的狭窄。MDCT主要用于对门诊患者冠状动脉斑块及其狭窄的初步筛查，适合于：

（1）不典型胸痛或憋气症状的患者，心电图不确定或阴性，且患者不能做或不接受心电图负荷运动试验检查。

（2）有胸痛症状，心电图负荷运动试验或核素心肌灌注不确定诊断或结果模棱两可。

（3）评价低风险（指少于1项冠心病危险因素）胸痛患者的冠心病可能性或发现引起症状的其他原因。

（4）无症状的中、高度风险人群（指具有2项以上冠心病危险因素，如性别、年龄、家族史、高血压、糖尿病、高脂血症、正在吸烟等）的冠心病筛查。

（5）临床疑诊冠心病，但患者不接受经导管冠状动脉造影检查。

（6）对于已知冠心病或冠状动脉粥样硬化斑块临床干预后病变进展和演变的随访观察。

2. 经皮冠状动脉介入治疗（percutaneous coronary intervention，PCI）

（1）筛查冠心病行PCI适应证，包括病变累及范围、钙化程度、分叉病变、左主干病变以及完全闭塞病变的远端显影情况等。

（2）CT显示的斑块成分不仅仅是狭窄程度，对指导PCI适应证和预后的评估有帮助；易损斑块或肇事斑块多为狭窄程度不重的非钙化斑块，钙化斑块行支架治疗的预后不佳，这些方面CT能够提供重要的依据。

（3）指导导丝通过和球囊扩张的可行性，以及支架大小尺寸的选择；特别是对于完全闭塞病变的斑块特征、硬度和范围等的评估有独到价值。

（4）血管成形术和支架植入术后有症状患者的随访评价。

（5）评价冠状动脉造影或介入术后并发症，如出血以及失败的导管检查（如冠状动脉先天畸形）。

3. 冠状动脉旁路移植评价

（1）包括术前评价内乳动脉（Imternal Mammary Artery，IMA）解剖和升主动脉管壁粥样硬化（钙化和管壁增厚情况），以确定升主动脉能否吻合。

（2）评价术后有症状患者的搭桥血管是否通畅。

（3）评价术后患者再发心绞痛症状的病因（包括冠状动脉）等。

4. 非冠心病心脏手术前的冠状动脉评价：与常规冠状动脉造影相比，CT相对无创、廉价、操作简单和安全。利用CT较高的阴性预测价值，排除非冠心病外科手术前明显的冠状动脉病变，如瓣膜病、主动脉疾患（如Ⅰ型和Ⅱ型主动脉夹层时，难以行冠状动脉造影）、成人先天性心脏病（如房间隔缺损封堵术前）等。对二尖瓣狭窄球囊成形术前的高龄患者及对房间隔缺损封堵术前高龄患者（>50岁），除明确冠状动脉病变外，还可观察房间隔的形态、位置及有无合并左房血栓、二尖瓣钙化等。

5. 电生理射频消融术前诊断：在双心室起搏器植入前明确心脏冠状静脉解剖；房颤射频消融之前用于明确患者的肺静脉解剖，测量左心房大小、与周围组织关系（如食管），以及除外左心房附壁血栓。

6. 心脏和血管解剖结构的诊断：明确超声心动图的异常发现，如心包病变、心脏肿块或肿瘤、心内膜炎（赘生物和脓肿）、左心室心尖部的血栓、冠状动脉瘘以及肺动脉、肺静脉和主动脉弓部的异常等。瓣膜病不是CT观察的重点，但是对于主动脉瓣周围、窦管交界处病变及主动脉瓣术前、术后复杂病变的诊断（如大动脉炎累及主动脉瓣、瓣周瘘等），CT有一定优势。

7. 心肌病的诊断：MDCT对于心肌病的诊断价值体现在对患者是否合并冠状动脉病变，或对于缺血性心肌病的鉴别诊断上，尤其对于老年患者更有价值。

三、冠状动脉CTA检查的禁忌证

从冠状动脉CTA临床适用性角度讲，没有绝对的禁忌证，即使是阴性的检查（排除了冠心病）也是有意义的。但是CTA检查因为具有X线辐射且必须使用对比剂，所以需要严格掌握适应证。CTA的禁忌证主要有：

1. 既往有严重的对比剂过敏反应史。
2. 不能配合扫描和屏气的患者。
3. 怀孕期；育龄妇女需要明确没有怀孕。
4. 临床生命体征不稳定（如急性心肌梗死、失代偿性心衰、严重的低血压等）。
5. 严重的肾功能不全。

四、心脏冠状动脉CT临床应用价值

各种影像学方法具有各自的成像特点和不同的诊断优势,应该扬长避短、优势互补地加以应用。主要应用价值分为以下几部分:先天性冠状动脉发育异常、冠状动脉粥样硬化斑块、冠心病诊断、冠状动脉支架评估、冠状动脉搭桥(Caronary Artery Bypass Graft)血管的评估、心肌灌注和心肌活力的评估、左心室功能的评估。现分述如下:

1. 先天性冠状动脉发育异常:先天性冠状动脉发育异常较少见,但却是突发心肌梗死或者猝死的重要病因。CT较常规冠状动脉造影操作简便,更利于显示冠状动脉走行、起源和终止,以及与心室腔的关系。

(1) 开口起源异常:开口于升主动脉而非冠状动脉窦;左、右冠状动脉多个开口;单冠畸形;冠状动脉起源于肺动脉;某支冠状动脉从另一冠状动脉窦发出,如右冠状动脉从左冠窦发出、左冠状动脉从右冠窦发出、前降支或回旋支从右冠窦发出或左、右冠状动脉从无冠窦发出等。

(2) 走行异常:CT对于显示冠状动脉肌桥(myocardial bridging)非常有利,建议书写报告时对心肌桥加以描述,如果有收缩期和舒张期图像,建议观察和评估肌桥的狭窄程度。根据冠状动脉被心肌包埋的程度将心肌桥分为不完全型(部分包埋)、浅表型(包埋≤1mm)和深包埋型(心肌包埋≥1mm);收缩期管腔狭窄的程度与肌桥的深度和左室收缩期室壁的增厚程度相关。

(3) 终止异常:冠状动脉瘘:在左右冠状动脉均可以发生,常见左心房瘘、右心房瘘、右心室瘘和肺动脉瘘。左、右冠状动脉连通(arcade):在没有冠状动脉重度狭窄或闭塞的情况下,左右冠状动脉有较粗大分支的相通,类似于侧支循环血管。冠状动脉与心包外血管的连通:主要见于在冠状动脉重度狭窄或闭塞时,冠状动脉分支与支气管动脉、肋间和内乳动脉、纵隔内动脉等相通。

2. 冠状动脉粥样硬化斑块

(1) 冠状动脉钙化(coronary artery calcification,CAC):可评估冠状动脉粥样硬化程度;与病理对照证实,CAC与粥样斑块的分布和体积大小有显著相关性;与冠状动脉造影对照证实,CAC积分诊断冠心病的敏感性、特异性和准确性大约分别为83%、67%和77%。对于严重钙化节段(积分≥100),导致CTA诊断冠心病的特异性和阳性预测值明显下降,但是CTA的诊断价值仍然高于钙化扫描。沿冠状动脉长轴和短轴方向仔细观察钙化斑块的形态及其与管腔的关系,有利于判断管腔狭窄程度,降低钙化斑块对管腔狭窄诊断的不利影响。CAC表明粥样斑块形成时间较长,结构较硬,不易破裂造成急性冠状动脉管腔的阻塞,不易引发急性冠状动脉综合征。CAC阴性表示存在动脉粥样硬化病变以及管腔狭窄的可能性较低,对于老年患者可以帮助排除冠心病;但对于中青年患者,不能除外管腔内非钙化斑块。CAC阴性,2~5年冠心病事件发生率较低(0.1%/年),而CAC积分>100时,2~5年冠心病事件发生率>2.0%/年。

(2) 非钙化斑块:在显示冠状动脉斑块成分和测量斑块的大小方面,血管内超声(Intra vascular altrascund,IVUS)是目前临床适用技术的"参考标准"。光学相干断层成像虽然空间分辨率高于IVUS,但是临床应用尚不普及。研究数据证实,MDCT对于探测冠状动脉非钙化斑块(脂质斑块和纤维斑块统称非钙化斑块)较为敏感,有较高的临床

实用价值。脂质斑块（平均CT值23.0 HU）和纤维斑块（平均CT值69.0HU）在CT值上有重叠，实际工作中难以将两者明确区分。

3. 冠心病诊断：有荟萃分析显示，按照冠状动脉节段，MDCT诊断敏感性为83%（95%可信区间为79%~89%），特异性为93%（95%可信区间为91%~96%）；按照冠状动脉血管，诊断敏感性为91%（95%可信区间为88%~95%），特异性为86%（95%可信区间为81%~92%）。对于急性冠状动脉综合征（acute coronary sydrome）的诊断：不稳定心绞痛的肇事斑块更常见于非钙化斑块，而稳定心绞痛更常见于钙化斑块。ACS患者与稳定型心绞痛患者相比，肇事血管受累范围更大、更常见于血管的阳性重构（positive remodeling，指该处血管管腔扩张是该处正常管腔直径的1.2倍以上）。对于急诊并疑诊ACS患者行64排CT检查，CT具有较高的阴性预测价值；对于阳性患者，CT能够提供病变范围和程度的诊断信息，诊断敏感性为100%，特异性为92%。64排CT预测1年以上心血管主要不良事件，包括心源性死亡、心肌梗死和血运重建术，敏感性为92%，特异性为76%，阳性和阴性预测值分别为52%和97%。

4. 冠状动脉支架评估：MDCT对支架随访的价值在于评价支架是否完全闭塞、支架周边再狭窄、支架内是否有显著的内膜增生或血栓形成、支架位置不良或假性动脉瘤等。由于目前支架均由金属材料制成，支架金属材料的硬度和编织工艺，均影响CT对支架内管腔的观察，对于<3.5mm支架内狭窄的诊断受限。

5. 冠状动脉搭桥（CABG）血管的评估：这是MDCT心脏检查最好的适应证之一。MDCT能够对93%以上的桥血管通畅性做出准确评估，包括远端吻合口是否通畅，以及固有冠状动脉的逆行充盈（run-off）。适应证主要包括CABG后的常规复查、新发的心绞痛、胸主动脉新发病变或冠状动脉造影失败。MDCT对完全闭塞的搭桥血管诊断敏感性和特异性及阳性和阴性预测值均达到了100%。但是，MDCT不能显示和测量血流量，对吻合口狭窄率的诊断有一定限度。

6. 心肌灌注和心肌活力的评估：64排CT通过评估心肌的"首过"和"延迟强化"来分析心肌的存活性，目前因为缺乏心肌灌注的量化诊断指标，在临床尚未得到广泛认可和应用。除非临床有明确要求，不推荐在常规CTA后对心肌行延迟CT扫描，以尽量减少辐射剂量。陈旧心肌梗死在CT平扫图像上表现为心肌内的低密度影，CT值甚至是负值（脂肪病灶）。CT的诊断价值是能够发现急性心肌梗死2~3h后的早期缺血坏死病灶，这对于及早确定治疗方案、改善预后起到积极作用。

7. 左心室功能的评估：临床上各种影像学方法均能够评估左心室腔大小和收缩功能，如EF值，但是成像和计算原理不同，导致计算的心功能指标偏差较大。CT回顾性心电门控采集可以在观察心脏和冠状动脉解剖的同时，计算收缩末期和舒张末期的容积变化，评估各个房室腔的收缩功能。为了降低辐射剂量，应该积极推广前瞻性心电门控采集，该方法因采集时间窗较窄，计算心功能受限。因此，临床工作中应用CT测量心功能不是首选的方法。

五、心脏冠状动脉CTA的局限性

MDCT有其局限性。由于设备技术的不够完善和能力不足，在图像分辨率和成功率方面仍有限制，比如：

1. 对心律不齐和心律失常以及心率过快等情况，检查仍不能确保成功，图像质量仍不能确保满意。
2. 对于冠状动脉细小分支血管的显示和诊断准确性受限。
3. 对于较多钙化斑块和支架内管腔的观察受限。
4. 对于患者的危险分层、易损斑块的易损性等评估受限。
5. 评估管腔内血流动力学状况受限。
6. 对于心肌缺血及其程度的量化评估受限。
7. 较高的辐射剂量等。

六、总结

冠状动脉MDCT检查既有较高的应用价值，也有局限性，应该科学合理、恰如其分地选择适应证。临床实际应用经验证明，MDCT更适用于在门、急诊对冠心病进行筛查，安全简便有效，没有斑块和狭窄，可以排除冠心病；筛查出较轻的阳性患者，可以采用保守治疗，暂不必行冠状动脉造影等其他检查；而较重的患者（或根据临床需要），推荐行心肌核素灌注扫描，评估心肌缺血状况，如无心肌缺血，则可采取保守治疗，若有心肌缺血则进一步行冠状动脉造影检查。MDCT在显示冠状动脉解剖走行、病变程度、累及支数和范围、斑块的特性等方面是理想的无创影像学方法，为冠状动脉介入治疗或搭桥手术适应证、治疗方案的确定提供有用的信息；对治疗疗效，包括药物、介入和搭桥术等，进行即刻或中长期疗效评估。只有客观和实事求是地评价MDCT临床应用价值和限度，才能更好地发挥它的优势，选择好适应证患者，更好地利用大型设备资源，为广大患者服务。

（韩英）

第二十七节　影像学检查对主动脉夹层的诊断价值

一、概述

主动脉夹层（aortic dissection，AD）是一种危及生命的大血管疾病，是指血液通过主动脉内膜裂口进入主动脉壁并造成动脉壁的分离。AD是最常见的主动脉疾病之一，过去该病被称为主动脉夹层动脉瘤，但目前已摒弃。因为有相当一部分主动脉夹层患者并不伴有主动脉瘤样扩张。早期诊断、早期治疗对提高AD患者的生存率极为重要。

二、主动脉夹层分型

1. DeBakey分型：依据主动脉夹层撕裂的位置和夹层扩展的情况分为3型。

Ⅰ型——胸主动脉夹层起源于升主动脉并向远端延伸，至少累及主动脉弓。

Ⅱ型——胸主动脉夹层起源并局限于升主动脉。

Ⅲ型——胸主动脉夹层起源于降主动脉，很少向近端延伸，但可能会累及血管远端。其中向下未累及腹主动脉的称为ⅢA型，累及腹主动脉的称为ⅢB型。

2. Stanford分型：依据是否累及升主动脉，将主动脉夹层分为A、B两型。

A型——主动脉夹层涉及升主动脉和/或主动脉弓，降主动脉也有可能累及。内膜撕裂起源于升主动脉、主动脉弓或者降主动脉（比较少见）。此分型相当于DeBakey Ⅰ型、DeBakey Ⅱ型和逆行DeBakeyⅢ型（主动脉夹层起源于降主动脉并向近端延伸，累及升主动脉）；

B型——主动脉夹层涉及降主动脉和/或延伸至腹主动脉，但不累及升主动脉和主动脉弓。此分型相当于DeBakey Ⅲ型未逆行累及升主动脉的病例。

Stanford分型在临床实践中比较实用，其中A型夹层一般主张进行手术修复，而B型夹层以支持治疗为主，外科手术仅是作为并发症发生时才使用的手段。

三、主动脉夹层影像学检查方法及价值

（一）主动脉CTA（computed tomography angiography，CTA）

是目前最常用的术前影像学评估方法，其敏感性达90%以上，其特异性接近100%。本章以64排螺旋CT为例说明。典型主动脉夹层（typical aortic dissection，TAD）在CTA上通过有无显示双腔或多腔影、内膜片、破口及血栓等可做出明确诊断，但无论是血管介入还是外科手术治疗都需要准确区分出真假腔。主动脉CTA是一种无创、方便、快速的成像技术，同时应用各种重建方法，能为临床提供更多信息，有利于AD的诊断和制定治疗计划，已成为诊断AD有效的首选影像学检查手段。

1. 主动脉夹层CTA表现

（1）假腔管径通常较大且包绕真腔，表现为"鸟嘴征"，真腔直径常小于假腔且会受压变扁。

（2）真腔表现为外壁钙化及偏心性的内膜片钙化。

（3）在主动脉弓水平，当一个腔被另一个腔环绕时，内腔毫无疑问是真腔，以主动脉弓部多见。

（4）由于中膜的不完全断裂，假腔有时表现为蜘蛛网状。

（5）内膜片的游离缘通常凸向假腔。

（6）真腔密度常大于假腔，假腔内常见低密度血栓形成。

2. 主动脉CTA后处理的优点及限制

（1）轴位图像是多层螺旋CTA的成像基础，能对AD做出定性诊断，在显示破口、真假腔、内膜片、血栓、小溃疡、小的夹层裂口及累及分支血管方面准确可靠，并可了解受累器官的血流灌注情况。轴位图像不能显示主动脉全程；测量特殊位置的破口与左锁骨下动脉距离较为困难；对个别血管分支起源及细小的斜行破口不如MPR敏感。

（2）多平面重建（multiplanar reconstruction，MPR）是通过冠状面、矢状面及任意斜状产生二维图像，可以观察血管的全程，在显示主动脉夹层各个特征表现时有绝对优势。MPR缺乏三维立体感。

（3）曲面重建（curved planar reconstruction，CPR）和管腔拉直图（lumen strip，LS）：CPR是特殊的MPR，是通过对主动脉描点连线而形成拉直的主动脉二维图像，并可以在360°范围任意观察，可准确显示血管开口是位于真腔还是假腔，与CPR相配的LS带

有测量功能。

（4）容积再现（volume rendering，VR）：重建的主动脉表面光滑、空间解剖形态逼真，可根据需要将血管赋予不同色彩，并可进行透明化重建，在显示血管壁及内膜片的走行上比MPR更直观。VR对部分破口显示不敏感。由于血栓内一般无对比剂充盈，因此在VR上不能显示。

（5）最大密度投影（maximum intensity projection，MIP）是沿投射线最大密度像素的成像，对显示小血管及附壁钙化有优势。当重建图像血管与骨骼前后重叠，血管内对比剂浓度差异小时，MIP对破口、真假腔、内膜片及血栓等显示不佳。

（6）仿真内镜（virtual endoscopy，VE）能直观展示腔道的解剖和病理解剖学立体的仿真图像，是从管腔内观察，可分辨真假腔、内膜片及破口形态，能够显示主动脉壁粥样硬化斑块，对不典型主动脉夹层（atypical aortic dissection，AAD）的动脉壁细小的破溃及溃疡有很好显示。VE成像质量的影响因素众多，如操作者的经验、腔内对比剂的浓度、后处理血管阈值的选择等，可出现血管壁不光整的伪像。

（二）主动脉磁共振成像

主动脉夹层MR及三维对比增强磁共振血管成像（three-dimensional contrast-enhanced magnetic resonance angiography，3D CE-MRA）能确定主动脉夹层的类型，显示真假腔、内膜片、初始破裂口的部位、大小及其与邻近动脉分支的关系，以及主动脉分支的起源、假腔内有无血栓及多少。这些信息，无论对外科手术还是血管腔内治疗都很有意义。与CTA相似，应充分利用图像后处理技术，提供更多更详细的影像信息。

1. 主动脉MR的后处理技术分类

（1）VR是选择可视体素的线投射算法进行多组织重建，并显示其表面，能显示病变的三维结构及其与周围组织的解剖关系，立体感强。

（2）MPR是对三维容积数据以任意平面或曲面重构其二维切面图像，操作简单，显示细节准确。

（3）MIP是使用线轨迹追踪算法，沿着预定方向平行线上所遇到的最大信号强度作为图像的像素，可重建出类似DSA效果的图像。

（4）VE是模拟内镜成像效果，显示血管腔内表面的立体情况，这对纤维内镜无法到达的血管腔内成像较为重要。

多种后处理技术对AD内外结构及与周围血管关系的显示各有优点，并有互补作用，而单一技术难以充分显示AD的综合情况，因此，利用各种成像特点加以综合运用，对于进一步提高磁共振成像在AD诊断中的价值具有重要作用。

2. 主动脉夹层MR影像学表现

（1）对真假腔及内膜片的显示：真假腔、内膜片的显示以MIP及MPR为佳，通常可从以下几个方面区分真假腔：①从信号强度看，动脉期因真腔内对比剂浓度高于假腔而信号高。②从形态看，真腔一般受压变扁平或细小，横断面呈卵圆形或半圆形；假腔则扩张膨大，甚至巨大，横断面呈新月状甚至环状包绕真腔，或呈半圆形。③从真假腔两者关系看，真假腔可平行排列，互不缠绕，假腔也可呈螺旋形盘绕真腔，致真腔呈"飘带状"飘浮其中。④从有无血栓看，假腔内常有多少不等的血栓，尤其在破裂口的逆向端，而真腔内一般没有血栓。真假腔对比剂充盈后其间见低信号线样影为内膜片。

在 MIP 上，当真假腔呈平行走行时，内膜片显示清楚；当盘绕走行时，内膜片走行也呈螺旋形，与观察平面垂直的内膜片显示清楚，平行的内膜片不易显示；而在 MPR 上，内膜片均能清楚显示。

（2）对破裂口及其与相邻主动脉分支关系的显示：破裂口（尤其是初始破裂口）的显示是临床治疗最为关注的重点。横断面一般能清楚显示破裂口，但无法建立其立体关系。VR 及 MPR 可立体地显示破裂口及其与分支血管的关系，而 VE 可从内部显示破裂口的游离缘。对破裂口的显示，要注意掌握两个要点：①注意破裂口的部位：Ⅰ型夹层的初始破裂口一般位于升主动脉根部上方 2~4cm 范围内，应注意其与左锁骨下动脉的关系，因为它直接影响到治疗方案的制定。如破裂口与左锁骨下动脉开口足够远，可行血管腔内隔绝术；如两者间距离太近，则腔内隔绝术的难度将大大增加。AD 再入口的位置以髂动脉多见，可位于两侧、左侧或右侧，也可位于腹主动脉，少数可位于降主动脉、肾动脉、腹腔干。与显示初始破裂口不同的是，因 3D CE-MRA 动脉期假腔内对比剂较少，再入口有时难以清楚显示，而静脉期可清楚显示再入口。②注意破裂口的数目：AD 常见两个破裂口，即初始内膜破裂口和再入口，但真假腔间可有多个破裂口相通。对于较大的破裂口，3D CE-MRA 应将其一一显示清楚，但 VR 像有时难以发现多发的小破裂口，而多平面 MPR 像，尤其是横断面 MPR 像在发现多破裂口方面具有优势。

（3）对主动脉分支起源的显示：主动脉主要分支是否受累，及其与夹层的关系也是临床治疗关注的重点之一。3D CE-MRA 应重点显示主动脉弓上大血管及腹主动脉的大分支。Ⅰ、Ⅱ型可累及弓上血管，Ⅲ型夹层也可累及左锁骨下动脉开口。对于累及腹主动脉的夹层，应重点显示腹主动脉分支的起源，一般腹主动脉大分支以从真腔发出为多见，但夹层可累及腹主动脉分支的 1 支或多支，受累的分支可起源于假腔，也可真假腔双重供血。VR 及 MPR 对主动脉分支的显示具有优势，可真实地反映主动脉分支的起源。

（4）对假腔内血栓的显示：血栓一般出现在假腔内，常见于假腔的近侧端，也可见于明显扩张膨大的假腔周壁。在 3D CE-MRA 的动脉期，血栓一般难以显示。在静脉期或延迟期，血栓无强化而呈较低信号，在强化的假腔外壁与假腔腔内对比剂的衬托下，血栓能清楚显示，比在 MIP 上明显。而原始图像、MPR 及增强后 T_1WI 能清楚显示附壁血栓。有时假腔内血栓很多，甚至假腔完全被血栓充填，VR 上主动脉基本显示正常，而 MPR 可清楚显示假腔内的血栓。3D CE-MRA 的优势在于，它消除了动脉导管插管的危险性，且不需要碘对比剂，无辐射作用，并发症低；不需心电门控，成像速度快，适用于急性 AD 患者的检查；数据采集不受血流方向、流率及血流类型的影响，消除了以往非增强 MRA 引起的血管内信号丢失；具有动脉造影与横断面成像结合起来的优点。但它也有局限性，对 AD 显示的准确性与操作者对病变的认识程度及技术水平关系密切；不能对装置有心脏起搏器或金属异物的患者进行检查；不能显示血管壁或内膜片的钙化。

总之，3D CE-MRA 及三维重建，可无创、快速、准确地诊断主动脉夹层及分型，帮助临床制定治疗方案，并为手术或血管腔内术提供立体及精确的解剖信息，可作为主动脉夹层的首选检查之一。

（三）主动脉 DSA

仍然保留着诊断主动脉夹层"金标准"的地位，因为是有创检查且需使用含碘造影剂，目前多只在腔内修复术中应用而不作为术前诊断手段。

（四）X线平片

诊断价值有限。可作为AD的筛选、初步诊断和随访技术。主要征象：①纵隔或主动脉弓降部增宽扩张，边缘较模糊。②主动脉壁钙化内移（>4mm）。③心脏影增大。④并发症的表现：心包、胸腔积液（积血），主动脉旁血肿。

（五）主动脉 Duplex 彩超

包括经胸超声心动图（transthoracic echocardiography，TTE）和经食管超声心动图。其优点是无创，无须造影剂，可定位内膜裂口，显示真、假腔的状态及血流情况，还可显示并发的主动脉瓣关闭不全、心包积液及主动脉弓分支动脉的阻塞。对于A型主动脉夹层，TTE的敏感性为70%~100%，特异性可达80%~90%，而TEE的敏感性和特异性均可达到95%以上。对B型各区主动脉夹层，超声诊断的准确性只有70%左右，尤其在并存慢性阻塞性肺疾患、肥胖等情况下，其诊断的准确性更低。TEE的缺点是可能引起干呕、心动过速、高血压等，有时需要麻醉。

（六）血管腔内超声

血管腔内超声可清楚显示主动脉腔内的三维结构，对主动脉夹层诊断的准确性高于TTE和经食管超声心动图（Trans Esophageal Ecllocardiogrhy，TEE）。目前腔内超声探头的口径已减小至8.2F，常在腔内修复术中应用，对评判夹层裂口和内漏具有较高的使用价值。目前使用尚不普及。

四、评价与总结

AD的临床表现和实验室检查、心电图、胸部X线等检查一般都没有特异性，主要的确诊手段为超声心动图、CTA、MRA和血管造影。这些检查均可单独作为诊断主动脉夹层的诊疗手段。合理地利用以上影像学检查的优缺点做出对AD的安全、有效、明确的诊断十分重要。现分述如下：

1. 既往认为DSA是诊断AD的"金标准"，其有明确破口位置的优势，但其不足在于对假腔、内膜片等情况显示率不及CT，尤其是假腔内血栓形成时，逆行血管造影将受限，且DSA为有创性检查，有可能扩大夹层。多已成为腔内治疗前的一个主要步骤。

2. MRI及3D CE-MRA其优点是无射线辐射，有较高的敏感性和特异性，缺点是扫描时间较长，对循环状态不稳定的急诊病人有一定限制，不适用于体内有磁性金属植入物的病人。且其对于主动脉及内膜片钙化显示不如CT。随着设备及技术的进步，目前3D增强MRA检查时间不断在缩短，且能进行血管重建，有较高的空间分辨率。特别是FFE序列心脏电影成像（cine MRI）对血流更加敏感，且可行心脏长轴、短轴及主动脉全程扫描，在清晰显示血管内附壁血栓、真假腔、内膜片、内膜撕裂口的同时，也可以动态观察大血管在不同心动周期的表现，评价心功能。对于慢性或病情稳定病例的诊断及治疗方案的制定，MRI有着独到的优势，有望成为首选的检查手段。

3. 主动脉CTA已得到广泛普及，不仅具有成像速度快、诊断准确率高的特点，且强大的后处理技术可以显示主动脉全貌，能准确显示病变范围、破口位置等。因其为无创检查，从某种程度上将可以取代主动脉造影检查；且其检查不受支架类型限制，已成为术后随访的首选复查项目。此外，全程CTA"一站式"检查方法对于临床选择治疗方案具有重大的指导意义。全程CTA检查不仅可以明确主动脉夹层的类型，而且可以观察主动脉重要分支血管及脏器受累情况，判断重要器官缺血情况，提早干预，防止器官缺血坏死的发生。由于夹层、假腔或受假腔压迫可引起血管闭塞或血管狭窄导致重要脏器缺血，重者可导致坏死，引起一系列临床症状。全程CTA检查可以在明确夹层破口的情况下，一次性发现上述重要分支血管及脏器的情况。

4. 多数资料表明，超声心动图检查是临床诊断AD的首选的有效手段，但其对降主动脉检查时，常不经过胸骨上窝、锁骨上窝探查，易造成假阴性的结果。其优势在于不受肺组织及肥胖的干扰，可以清晰地显示主动脉壁内的微细病变及其腔内血流情况。

（侯平）

第二十八节　MRI在心血管疾病诊断中的应用

一、心血管磁共振（cardiovascular magnetic resonance，CMR）的优势

1. CMR可任意层面成像，多参数和多序列的多样成像方式，具有较高的时间和空间分辨率。

2. CMR目前已成为无创性评估心脏结构和功能的"金标准"，集心脏解剖、功能、灌注及组织特征于一体的"一站式"成像方法。CMR无电离辐射、受患者体型限制小、重复性好、准确性高，是一种高效和无创的检查手段。

3. CMR对左、右心室功能和容积测量的准确性很高。对心肌质量、经血管或跨瓣膜血流速度、室壁增厚率、应变力、组织灌注、梗死范围或斑块负荷等进行定量分析。

4. CMR检查受患者体形影响小，测量数据的变异小，重复性高，特别适用于临床及科学研究中的疗效观察及随访观察。

二、CMR的主要成像技术

1. 评估心血管形态、结构：常规黑血、亮血序列是评估心脏形态、结构的基本序列。

2. 评估心脏功能：新的稳态自由进动技术（SSFP）可评估心脏容积、质量和收缩功能。

3. 心肌代谢：CMR心脏波谱技术通过检测^{31}P和高能磷酸评估心肌代谢，但目前尚未成为临床常规检测手段。

4. 相位对比血流检测技术（PC-CMR）：PC-CMR能够对血流速度进行准确的定量分析，并可直接观察异常的血流情况如涡流或湍流等。目前已广泛应用于主动脉、肺动脉、冠状动脉搭桥血管以及心脏瓣膜病的血流评估。这对评估主动脉疾病（主动脉夹层、主动脉瘤或主动脉缩窄）、先天性心脏病（自体血管或手术植入管道）、瓣膜狭窄或关闭不全等十分有益。

5. 心肌灌注：心肌灌注检查包括静息和负荷两种状态的检查。目前广泛使用的负荷药物主要为血管扩张剂，包括腺苷和潘佳丁。多巴酚丁胺作为血管扩张剂的替代方法，也可用于评估静息和负荷状态下的心肌节段性收缩反应。CMR心肌灌注成像适用于心肌

缺血的检测及预后判断，适合于可疑冠状动脉疾病患者的检查，还可用于经皮冠状动脉介入治疗的术后疗效评估及随访。

6. 血管造影：MRA技术日趋成熟，因其具有无电离辐射、无须使用碘对比剂以及无创性等优势，目前对比剂增强MRA（CE-MRA）已广泛应用于颈动脉、主动脉、肾动脉以及外周血管系统的血管检查。

7. 组织特征：CMR的显著特点之一是它能利用质子的弛豫特性，即不同T1、T2以及T2*弛豫时间，显示心肌或血管的组织学特征。T1通常用于对比增强成像，应用最广；T2和T2*则多用于非对比成像。通常T2WI有助于识别急性心肌病变，如炎症和水肿等；而T2*可用于检测铁含量超载，如识别血红蛋白沉着症等。钆（Gd）对比剂的延迟增强效应或晚期钆强化（lategadolinium enhancement，LGE）能够可靠识别心肌坏死或纤维瘢痕组织。新近研究表明，LGE显示的心肌瘢痕的透壁程度可以提示再血管化治疗后心脏功能的恢复情况，进而判断患者的预后。非缺血性延迟强化可见于心肌炎、结节病和心肌淀粉样变性等。

三、CMR的主要临床应用

1. 心力衰竭：CMR对左右心室形态、收缩和舒张功能以及心肌组织学特征的一站式成像优势，使其能够对心力衰竭的病因学探索提供有价值的鉴别诊断信息。因其检测准确性高且无电离辐射，所以特别适合于对患者进行长期随访观察、评估治疗效果以及疾病进展情况。

2. 心肌缺血及心肌梗死：CMR在缺血性心脏病中发挥着重要的诊断和鉴别诊断作用。有MR灌注研究的荟萃分析显示，基于个体的冠心病诊断敏感性为91%、特异性为81%。另有多中心对比研究显示，CMR灌注显像具有与SPECT相似的总体准确率以及更高的特异性。CMR网格标记技术能够提高负荷CMR检测的准确性，CMR波谱技术可以识别早期心肌缺血，但目前这两种技术均尚未成为临床的常规检测手段。

3. 非缺血性心脏病：LGE并非冠心病心肌梗死的特异性表现，其他心肌疾患也可出现延迟强化，但LGE部位、程度、范围及形式各异，这种非缺血性强化多见于不同类型的心肌病和（或）心肌炎，表现为左心室心外膜下和心肌壁间强化，这与缺血性心脏病的心内膜下和透壁性强化有明显差别，后者与冠状动脉肇事血管支配的区域一致。

肥厚型心肌病患者LGE常见于肥厚心肌区域内室间隔与左心室游离壁交界处。扩张型心肌病的间隔纤维化可表现为壁间强化征象。心肌炎则表现为局部心外膜下强化。心肌淀粉样变性是由于淀粉样蛋白浸润而呈现为特征性的弥漫性强化。对于冠心病抑或心肌病患者，LGE的存在都是不良心脏事件的主要预测因子，LGE定义的纤维化为心肌疾患的病因学诊断及危险评估提供了新视角。

4. 冠状动脉成像：现阶段，CMR适用于识别冠状动脉起源异常和动脉瘤，判断冠状动脉的通畅性。CMR对左主干与多支病变的诊断（冠状动脉造影≥50%的狭窄）具有极高的敏感性（100%）和较高的特异性（85%）以及很高的阴性预测值（100%）。但目前诊断单支病变的条件尚不具备。未来冠状动脉MRA可用于评估因管壁严重钙化，CT无法判断的管腔狭窄情况。

5. 先天性心脏病：CMR已广泛用于识别、分析先天性心脏病解剖结构、功能，评估或量化分析心内分流的严重程度或心外管道的血流情况等，在先天性心脏病的术前诊断及术后随访过程中均发挥着重要的作用。

6. 其他：CMR有助于诊断缩窄性心包炎与限制型心肌病。CMR能够准确地评估心脏瓣膜狭窄或关闭不全的程度，并进行定性及定量分析。更为重要的是，CMR可以评估瓣膜病变对左心室的影响，如测定左心室功能、大小、容积、心肌质量及射血分数等，尤其适用于超声心动图观察受限或无法行食管超声心动图检查的患者。

四、CMR的安全性

CMR的安全性主要涉及三个方面：MR检查室潜在的吸入物、心血管植入设备和对比剂。

1. 任何铁磁性物质均应严格禁止进入检查室。射频脉冲可使患者体温轻微上升（通常<1℃），因此可以影响植入装置的电子元件或使植入导线升温。

2. 植入弱磁性物质装置的患者在术后6~8周实施CMR检查是安全的。但心脏起搏器和植入式心脏除颤器、心室辅助装置和主动脉内球囊反搏泵等，均为含有铁磁性材料的复杂电磁设备，目前仍为MR检查的绝对禁忌。

3. 钆对比剂与碘对比剂相比，安全性较高，过敏反应发生率也低得多。但对于急性肾功能障碍或慢性肾病晚期合并重度肾功能衰竭的患者，肾源性系统纤维化（NSF）为罕见但严重的钆对比剂并发症，须注意。

（侯平）

第三章　消化系统诊疗技术

第一节　消化内镜技术应用

目前，临床上所应用的消化内镜主要包括胃镜、十二指肠镜、小肠镜、结肠镜、超声内镜及胶囊内镜等。不同的内镜所检查的消化道解剖位置也不同。比如：胃镜主要进行屈氏韧带以上的消化道的检查及治疗；十二指肠镜主要是用在胆胰疾病的诊断及治疗；小肠镜及结肠镜分别用来做小肠及大肠的检查及治疗。通常我们将消化内镜分为上消化道内镜及下消化道内镜。胃镜及十二指肠镜属上消化道内镜，小肠镜及结肠镜为下消化道内镜。因为消化内镜检查属于微创手术范围，检查方式又分为咽喉部局部麻醉及全身麻醉。在此，只讨论胃镜、十二指肠镜及结肠镜。

一、胃镜、十二指肠镜检查及治疗适应证、禁忌证及并发症

1. 适应证
（1）有消化道症状，可疑食管、胃及十二指肠病变而临床又不能确诊者。
（2）原因不明的上消化道出血病人（包括急诊胃镜检查）。
（3）有上消化道症状而胃肠透视检查未发现病变或不能确定病变性质的。
（4）已确诊的上消化道癌前病变，需定期复查内镜者。
（5）观察药物治疗效果（如溃疡愈合情况等）。
（6）内镜下止血治疗（非食管胃底静脉曲张、食管胃底静脉曲张出血）。
（7）上消化道息肉摘除、上消化道黏膜下良性肿物的镜下切除。
（8）上消化道良、恶性狭窄的扩张及支架植入、可回收支架取出术。
（9）胆管取石术。
（10）胆胰疾病所致肝外胆管梗阻性黄疸的扩张、支架植入、支架取出。
（11）上消化道异物患者。
（12）上消化道手术后有无法解释的症状，术后复查、随访。
（13）肠梗阻导管植入术、胃肠营养管植入术。

2. 禁忌证
（1）相对禁忌证：①心肺功能不全。②血压尚为平稳的消化道出血病人。③有出血倾向，血红蛋白低于50g/L。④重度脊柱畸形，巨大食管、十二指肠憩室。
（2）绝对禁忌证：①严重心率失常、心肌梗死急性期、重度心衰、哮喘发作期、呼

吸衰竭不能平卧等严重心肺疾病患者。②休克、消化道穿孔。③不能合作的精神病人（可以进行静脉全麻患者除外）。④口腔咽喉急性重症炎症内镜不能通过者。⑤食管及胃急性腐蚀性炎症。⑥严重胸主动脉瘤病人。⑦急性脑卒中病人（气管插管麻醉下条件可适当放宽，如需要急诊止血治疗等）。

3. 并发症

（1）麻醉并发症：①皮疹、喉头水肿及呼吸困难。②生命体征改变、心肌梗死、呼吸抑制及休克。

（2）检查并发症：①咽部感染、颞下颌关节脱位。②出血。③消化道穿孔。④心律失常、心绞痛、心肌梗死、心脏骤停。⑤迷走神经反射等。

二、胃镜、十二指肠镜检查及治疗的操作前准备、注意事项及并发症的处理原则

1. 操作前准备

（1）阅读内镜检查申请单或病志，做必要体检及相关检查，了解有否危险性及禁忌证。向来检病人介绍有关内镜检查的内容，包括麻醉的选择，对可疑病变黏膜需取黏膜活检及活检后注意事项。检查前耐心告知患者应取的体位及注意事项，如取掉活动的假牙等。科室需备抗过敏药物及完备的抢救措施。如选择全身麻醉，要求术前请麻醉科会诊。

（2）检查前禁食8h，如选择全身麻醉还要禁水6h。疑及有胃排空缓慢的患者，需延长禁食时间。有幽门梗阻者，应洗胃后再检查。

（3）治疗性内镜术前要进行治疗方案讨论，除急诊内镜检查外，内镜下介入治疗须术前讨论，确定介入治疗方式、风险及疗效估计。

（4）按手术要求备血，检查出凝血时间等。

（5）检查治疗器械设备是否完备。

（6）新开展的项目须报请医院批准备案。

（7）将术前讨论结果、手术预案告知患者或委托人，签署告知书。

2. 注意事项

（1）全麻患者需留观至清醒，嘱患者术后不能驾车及游泳等。

（2）向患者及家属说明检查结果，交代术后注意事项。

（3）术者根据病情决定是否做病理检查，做到首检负责制。

（4）治疗性内镜要书写规范的内镜报告、术后记录及术后医嘱。

3. 并发症的处理原则

（1）麻醉：局麻药物过敏时给予抗过敏药物治疗，必要时收住院进一步观察。

（2）心血管意外：根据当时心脏情况给予相应的处理，包括吸氧、抗心律失常、复苏等。

（3）食管穿孔：需抗炎、手术缝合或引流治疗。

（4）胃、十二指肠穿孔：胃穿孔时根据穿孔大小和严重程度给予抗炎、内镜下闭合、腹腔镜缝合或手术治疗；十二指肠穿孔保守治疗时应严密观察病情，及时手术治疗。

（5）出血：少量出血多数可自行停止，出血过多时需镜下止血。

（6）颞下颌关节脱位：采用手法复位。

三、结肠镜检查及治疗适应证、禁忌证及并发症

1. 适应证
（1）不明原因的消化道出血、止血治疗。
（2）不明原因的慢性腹泻。
（3）钡灌肠发现异常，需进一步明确诊断。
（4）疑及结肠或回肠末端病变的腹部包块。
（5）不明原因的低位肠梗阻。
（6）大肠病变镜下治疗。
（7）大肠术后做结肠镜检查、复查及随访。
（8）大肠肿瘤的普查。
（9）大肠息肉切除。
（10）大肠早癌镜下剥离术、大肠黏膜下肿物镜下剥离术。
（11）大肠良恶性狭窄扩张、支架植入、肠梗阻导管植入术。

2. 禁忌证
（1）相对禁忌证：①大肠炎症性疾病急性活动期。②高热、衰弱、严重腹痛、低血压。③不合作、肠道准备不充分者。④多次开腹手术或有肠粘连者。
（2）绝对禁忌证：①疑有大肠穿孔、腹膜炎者。②严重心、肺、肾、肝脏疾病，精神病（可静脉全麻者除外）。

3. 并发症
（1）肠穿孔。
（2）消化道出血。
（3）腹绞痛、浆膜撕裂。
（4）心血管意外。

四、大肠镜检查的操作前准备、注意事项及并发症的处理原则

1. 操作前准备
（1）询问病史，阅读病志，做必要体检及相关检查，了解有否危险性及禁忌证。介绍患者须知，如进行静脉麻醉下结肠镜检查，术前请麻醉科会诊，争取患者配合。
（2）检查前三天少渣饮食，检查前一天进流食，按医嘱清洁肠道，检查当日上午禁食。静脉麻醉下结肠镜检查者按麻醉科要求禁食水。

2. 注意事项
（1）检查结束后观察患者有无腹胀、腹痛、腹部压痛。若腹胀、腹痛、压痛阳性，肺肝浊音界消失，应及时做腹透或腹平片，如有膈下游离气体即为消化道穿孔，应立即转外科治疗。
（2）全麻患者需留观至清醒，嘱患者术后不能驾车及游泳等。

3. 并发症的处理原则
（1）穿孔：结肠镜检查术中发现穿孔，如可以行钛夹夹闭，应及时夹闭，可以保守观察治疗。如不能夹闭穿孔，立即行腹腔镜或手术治疗。

（2）出血：大部分出血镜下止血治疗可痊愈。

（3）腹绞痛、浆膜撕裂：不需特殊治疗，可自行缓解。

（4）心血管意外：结肠镜检查对心血管影响很轻微，原有严重心血管疾病加重应及时抢救。

（5）静脉全麻所致的呼吸抑制应及时复苏。

（李胜昔）

第二节　消化内镜技术新进展

一、诊断技术

1. 消化内镜种类增加：随着人们对消化内镜诊断及治疗技术要求的不断提高，各种新型内镜相继诞生，为消化内镜医生增加了新的武器，使内镜诊疗技术不断进步。近些年来出现了超声内镜、鼻胃镜、胶囊内镜、双腔治疗内镜、小肠镜、十二指肠子母镜等。

（1）超声内镜：将超声技术与内镜技术结合，在内镜引导下，于消化道腔内对消化道及其周围的脏器进行超声扫描的检查方法。

适应证：判断消化系肿瘤的侵犯深度及外科手术切除的可能性；判断有无淋巴结转移；确定消化道黏膜下肿瘤的起源与性质；判断食管静脉曲张程度与栓塞治疗的效果；显示纵隔器官及淋巴结；判断消化性溃疡的愈合与复发；诊断十二指肠壶腹肿瘤、胆囊及胆总管良恶性狭窄及占位；胰腺良恶性肿瘤的诊断及治疗（如胰腺穿刺活检、胰腺囊肿及脓肿的穿刺引流等）；大肠及直肠良恶性肿瘤的诊断及治疗。

禁忌证：消化道EUS的禁忌证基本上与一般内镜检查相同，在此不再赘述。

并发症及处理：除外普通内镜禁忌证外，还包括窒息，其发生率极低，主要由于胃内注水过多时变动患者体位所致。避免方法即注水500ml以内，术中变动体位前抽尽胃内注入水；吸入性肺炎较少发生，常系患者术中误吸胃内液体或注入水量过多所致。

（2）鼻胃镜：胃镜检查及胃镜下活检，成为食管、胃、十二指肠疾病诊断的重要标准。但其作为一种侵入性检查手段还是被一些患者所拒绝，从而延误诊治。经鼻胃镜检查术是利用超细内镜通过鼻腔进行胃镜检查的方法。经鼻胃镜的临床应用，避免了传统内镜检查的较多不适感，如恶心、呕吐、咬管等。鼻胃镜管身直径细小，检查时患者反应小，在临床使用中观察经鼻胃镜检查更优于经口胃镜检查。经鼻电子胃镜由于其镜身细软，外径缩小至5mm，但仍有2mm的活检通道。因此，此型胃镜既能减轻插入不适感及插入时引起的呼吸困难，又能满足诊断与治疗。经鼻进镜避开了对舌根的刺激，减少了对咽部的刺激，患者对检查的耐受性好，易于配合，使咽部视野更清晰，更易于进镜，可操作性好。经鼻胃镜在胃腔观察时几乎无恶心反应，所以医生可以更从容地进行仔细、全面的观察，也可以减少胃食管反流引起的误吸、呛咳甚至吸入性肺炎等并发症的发生。另外，术中医患还可以对话，便于交流，了解患者的感受，转移患者的注意力，使患者更加放松，检查的时间缩短。使不能通过口腔进镜的患者能够经鼻道实现上消化道的内镜检查及治疗。但也因鼻胃镜钳道直径相对较细，一些镜下治疗受到限制。

(3) 胶囊内镜：主要由 M2A™ 胶囊、数字记录仪、应用软件及工作站组成。胶囊外壳有防水抗腐蚀材料组成，前端为光学区，内置短焦镜头、发光二极管和 CMOS 摄像机，中部为电池，尾部为发射器和天线。胶囊内镜较普通胃镜、肠镜检查的优势在于：无痛苦、无伤害、安全，图像清晰、直观，检查过程中病人可自由活动，一次性使用，无须注入空气，提供胶囊内定位、估计胃排空及小肠通过时间。

适应证：经胃镜、结肠镜等检查后仍原因不明的消化道出血；炎症性肠病；缺铁性贫血；肠营养不良；肠易激综合征；小肠肿瘤及息肉；原因不明的疑及肠源性腹泻、腹痛、血管畸形；NSAID 所致肠道疾病。

禁忌证：疑有肠梗阻、狭窄、穿孔、肠瘘及消化道巨大憩室患者；孕妇及幼儿；严重吞咽困难；胃轻瘫；带有心脏起搏器。

2. 消化内镜功能增加：各种诊断方法日新月异，使内镜诊断水平快速发展起来，近年来推出了染色内镜、放大内镜、窄带成像、自发荧光成像、共聚焦激光纤维内镜。

(1) 染色内镜：是指将某些色素（即染料等）配制成一定浓度的溶液，通过不同的途径，如口服、直视下喷洒后再进行胃镜检查，染色剂染过的黏膜结构比未染过的结构更加清晰，使病变部位比周围黏膜轮廓更清晰，可以观察消化道黏膜的隐窝、腺管开口的形态、黏膜下血管分布，提高了早期黏膜病变的诊断准确率，用于 Barrett 食管、早期消化道肿瘤、癌前病变的诊断。

(2) 放大内镜：又称显微胃镜，可将胃镜下的物像放大几十倍甚至几百倍，而普通的内镜只放大几倍。目前，放大内镜放大倍数可达 100 倍左右，能够鉴别正常上皮、过形成上皮、组织异型程度及上皮肿瘤（腺瘤和癌），判断癌灶浸润深度及范围。

(3) 窄带成像：近年来的研究发现，血红蛋白吸收较短波长的光谱，是电子内镜成像，应用光学原理能够更好地观察黏膜微血管结构，更准确地诊断黏膜早期病变。用于早期食管癌、早期胃癌、壶腹癌的诊断及直肠息肉样病变诊断等。

(4) 自发荧光成像：利用彩色成像技术，以氮-镉激光、氦激光为发射源，用高敏摄像机摄取人体组织红和绿色谱，取得谱区荧光，利用成像颜色的差异，区别良恶性组织，用来诊断早期肿瘤。

(5) 共聚焦激光纤维内镜：在内镜头端装一个激光共聚焦显微镜，可在内镜检查时得到黏膜上皮及上皮下高度放大的截面图像，在内镜下做出组织学诊断、指导靶向治疗。

二、治疗技术

1. 内镜黏膜下剥离术：随着上述诊断技术的快速发展，内镜下各种治疗新技术不断开发出来。内镜下黏膜早癌的剥离术已经达到治愈的效果。在超声内镜的协助下，大部分黏膜下肿物可以在内镜下切除。

适应证：食道病变包括局限于黏膜层或黏膜下层，病变直径<2.5mm 且无淋巴管侵犯，固有肌层浸润深度<2.5mm；直径<0.5cm 无法用圈套器治疗；溃疡型病灶；病变直径>2.0cm；早期胃癌包括分化型黏膜内癌，无溃疡发生，不论大小；溃疡、分化型黏膜内癌，直径<3cm；黏膜下层浸润分化型腺癌无溃疡发生，无淋巴结及血行转移，直径<3cm；低分化型黏膜内癌，无溃疡发生，直径<2cm；年老体弱、有手术禁忌证或疑

及淋巴结转移的黏膜下癌拒绝手术者为相对禁忌证。大肠病变包括巨大扁平息肉；直径≥2cm的平坦息肉；黏膜下肿瘤；未累及肌层的直径＜2cm类癌。

禁忌证：严重的心肺疾病、血液病、凝血功能障碍以及服用抗凝剂的患者，凝血功能未纠正之前。

2. 超声内镜引导下可以进行胰腺穿刺活检、引流术

适应证：超声或其他检查发现的胰腺实性、囊性或囊实性肿块；疑有弥漫性肿瘤，且超声能清楚显示者。

禁忌证：合并急性胰腺炎或慢性胰腺炎急性发作者；有严重出血倾向者；伴有中等量以上腹水者；全身衰竭、腹胀明显不合作者。在超声内镜引导下还可以进行胰腺放射粒子植入治疗胰腺恶性肿瘤。

3. 胃镜下食管黏膜下肌层切开术治疗贲门失迟缓症：治疗效果明显优于传统的治疗方法。

适应证：确诊贲门失弛缓症而影响生活质量者。

禁忌证：合并严重凝血功能障碍、严重心肺疾病、食管黏膜下层严重纤维化无法建立"隧道"者；食道下段或贲门部严重炎症、巨大溃疡为相对禁忌证。

4. 胃镜引导下植入肠梗阻导管保守治疗术后粘连性肠梗阻、麻痹性肠梗阻、肿瘤晚期肠梗阻，再通率达90%以上。

5. 对十二指肠镜不能取出的巨大胆总管结石，可以用内镜下激光碎石治疗。十二指肠镜下胰管引流术治疗重症胰腺炎也取得了较好的疗效。

6. 不仅通过内镜在消化道放置支架治疗恶性狭窄，还可以放置带放、化疗粒子的支架治疗狭窄处的消化道恶性肿瘤。

（李胜昔）

第三节 消化内镜检查的临床应用

检查内镜部分

一、上消化道内镜检查的临床应用

上消化道内镜检查（upper gastrointestinal endoscopy，UGE）指食管、胃、十二指肠的内镜检查，通常来讲即我们所说的"胃镜"。现在普遍应用的是电子胃镜，长度约100cm，可以完成食管、胃和十二指肠的检查。

1. 适应证

理论上，只要怀疑上消化道存在病变，如反酸、烧心、呕血、黑便等，均是内镜检查适应证；对于无症状健康者，为了早期发现肿瘤病变，内镜检查同样为适应证。可以说，除外禁忌证，其余均可为适应证，总结如下：

(1) 凡上消化道疑有病变（疑食管、胃及十二指肠炎症、溃疡、肿瘤等）而临床无法确诊者。

(2) 原因不明的上消化道出血病人，如呕血、黑便等。

(3) 已确诊的上消化道病变如胃溃疡、萎缩性胃炎、残胃等癌前疾病，需定期内镜随访者。

(4) 判断药物对某些病变（如溃疡等）的疗效。

(5) 上消化道异物病人。

(6) 包括普查全部适应证（健康检查或普查病人，如胃、食管癌高发地区普查）。

2. 禁忌证

(1) 绝对禁忌证：拒绝检查者。

(2) 相对禁忌证：①严重呼吸、循环系统疾病，如心肌梗死急性期、重度心力衰竭、胸主动脉瘤、呼吸衰竭、哮喘发作期等。②急性肠梗阻，梗阻位于十二指肠以下病变者。③消化道急性穿孔。④腐蚀性胃、食管炎（胃、食管化学性烧伤）急性期。⑤严重精神失常不合作的精神病患者。⑥口腔咽喉急性重症炎症内镜不能插入者。⑦休克状态血流动力学不稳定者。⑧孕妇。

3. 检查前准备及处理

(1) 禁食：检查前一天21时前可进食易消化食物，21时后禁食。对于降压药等不宜停服的药物检查当日清晨可正常服用并多饮水。

(2) 麻醉：一般4%利多卡因胶浆咽部局部麻醉，也可用丙泊酚等静脉全身麻醉。

(3) 抗凝药及抗血小板药的处理：因检查过程中可能涉及活检等治疗，在可以停药的前提下，建议：①抗凝药（华法林）：检查前停药3~4d。②抗血小板药（阿司匹林）：检查前停药7~10d。若病情不允许停药，建议延期检查或尽量不做活检等有创操作。

(4) 解痉药：抗胆碱能药物、解痉药物（如654-2等）肌肉或静脉注射可以抑制胃肠道蠕动和唾液分泌，但对于冠脉缺血、青光眼、前列腺肥大者应该禁用，改用胰高血糖素（对于嗜铬细胞瘤者应注意用药后有反弹现象，注意一过性低血压）。

(5) 镇痛药：哌替啶、吗啡等对呼吸循环系统有抑制作用，普通上消化道内镜检查一般不主张应用，如确需应用，建议监测心电、血压、血氧下应用。

4. 特殊人群的内镜检查

(1) 高龄者：①咽反射减弱，易导致误吸。②部分老年人听力减弱，检查中配合差。③基础疾病较多，如高血压、心脏病、脑卒中等。④若注射解痉药等，注意不良反应较多。

(2) 儿童：①儿童消化道结构较成人细，操作时应轻柔，减少送气量。②儿童配合差，宜麻醉下行内镜检查。③尽量应用超细胃镜。

5. 色素内镜：检查过程中利用一些色素喷洒，与组织细胞等进行物理或化学反应，可提高病变的发现及诊断率。一般有对比法和反应法。对比法利用散布在消化道黏膜表面的色素可以潴留在凹陷处这一特点，进一步强调凹凸结构、强调色调变化，使病变易于观察；反应法利用色素在特定环境下发生特异反应的方法，如食管黏膜碘染色。下面介绍一些常用的色素内镜检查法。

(1) 靛胭脂：0.1%~0.4%靛胭脂染色后可更精细、更清晰地了解黏膜表面结构的变化。

（2）卢戈氏液：主要用来进行食管早期癌及癌前病变的诊断，利用食管鳞状上皮含糖原颗粒与碘形成化学呈色反应原理，一般应用1%~3%卢戈氏液染色。人正常食管鳞状上皮细胞内含有糖原，糖原遇碘后呈现棕色反应，正常食管黏膜被染成褐色，当食管黏膜因各种病因出现形态改变时，如糜烂、溃疡、瘢痕、肿瘤或基底细胞增生等，正常鳞状上皮细胞缺损损伤，使糖原缺失或减少，与碘结合减少，呈现不同程度褪色（淡染或不染）。当鳞状上皮细胞增生时，如棘皮症，碘染色后呈深棕色。内镜医生通过对异常染色区域（主要为淡染或不染区）进行病理活检可进一步进行早期食管癌的诊断。

（3）肾上腺素染色：0.05g/L肾上腺素染色后比较病变组织与邻近组织表面血管变化。

（4）冰醋酸混合靛胭脂染色：0.6%冰醋酸加0.4%靛胭脂混合喷洒后观察胃黏膜表面形态和微血管结构的改变。

6. 上消化道内镜检查的并发症

（1）检查前处置引起的并发症：①咽部局麻药（利多卡因）过敏。②抗胆碱药等解痉药引起的并发症。③镇静剂引起的并发症。

（2）内镜检查引起的并发症：①消化道黏膜损伤。②消化道出血。③消化道穿孔。

（3）其他并发症：①贲门黏膜撕裂综合征（Mallory-Weiss syndrome）。②吸入性肺炎。③心血管意外（如各种严重心律失常、急性心肌梗死等）。④脑血管意外。⑤精神病患者不能配合引起的意外、痉挛发作等。⑥急性胃黏膜病变。⑦下颌关节脱臼。⑧腮腺、颌下腺肿大。⑨咽喉部损伤、感染。⑩腹胀、腹痛等。

二、大肠镜检查的临床应用

大肠镜一般包括直肠镜、乙状结肠镜、全结肠镜，目前国内一般行全结肠镜检查，乙状结肠镜在欧美地区比较流行。只要怀疑有大肠疾病临床表现的基本都是大肠镜检查的适应证，如腹泻、便秘、腹胀、排便改变、便血等。即使没有症状，大肠癌高危人群或有全身疾病需除外大肠病变也是大肠镜检适应证。

此外，大肠镜除外检查还能进行切除大肠息肉等治疗，从而降低大肠癌的发病率。

1. 适应证

（1）原因不明的症状与体征：腹泻、腹痛、腹胀、便秘、便血、黑便、排便习惯改变、腹部包块、消瘦、贫血，疑有结、直肠、末端回肠病变者等。

（2）转移性腺癌，寻找原发灶者。

（3）大肠癌普查。

（4）大肠癌及大肠息肉术后复查，溃疡性结肠炎、克罗恩病等随访。

（5）术中辅助：精准定位新生物病变部位、出血点等。

（6）内镜治疗：电切、止血、异物、减压、狭窄扩张与支架、标记等。

2. 禁忌证

（1）绝对禁忌证：①溃疡性结肠炎等出现中毒性巨结肠。②急性消化道穿孔者。

（2）相对禁忌证：①炎症性肠病重症病例。②有严重基础疾病的病例。③孕妇。

3. 检查前准备及处理

（1）饮食及肠道准备：一般检查前一天患者均可正常进食，但最好避免进食含纤维较多的蔬菜、海藻类食物，避免进食西瓜、芝麻等带"籽"类食物。既往做过肠镜但肠道准备不好或平时有便秘史患者，最好在检查前1~3d加服缓泻药。

（2）麻醉及镇痛药：一般普通肠镜检查可不麻醉，利于变换体位配合检查。对于镇痛药，如哌替啶、吗啡等对呼吸循环系统有抑制作用，如确需应用，建议监测心电、血压、血氧下应用。也可请麻醉专科医师用丙泊酚等静脉应用全身麻醉。

（3）抗凝药及抗血小板药的处理：因检查过程中可能涉及活检等治疗，在可以停药的前提下，建议：①抗凝药（华法林）：检查前停药3~4d。②抗血小板药（阿司匹林）：检查前停药7~10d。若病情不允许停药，建议延期检查或尽量不做活检等有创操作。

（4）解痉药：抗胆碱能药物、解痉药物（如654-2等）肌肉或静脉注射可以抑制肠道蠕动，但对于冠脉缺血、青光眼、前列腺肥大者应该禁用，改用胰高血糖素（对于嗜铬细胞瘤者应注意用后有反弹现象，注意一过性低血压）。

4. 大肠镜检查的并发症：①心血管意外（如各种严重心律失常、急性心肌梗死等）。②消化道出血。③消化道穿孔。④肠系膜撕裂、浆膜撕裂。⑤腹胀、腹痛等。

治疗内镜部分

一、消化道内镜下止血术

（一）非静脉曲张性上消化道出血的内镜下治疗

上消化道出血是指Treiz韧带以上的食管、胃、十二指肠的消化道出血，临床上常有呕血、黑便、血便、胃管内抽吸出血性液体等。上消化道出血原因较多，对于非静脉曲张性上消化道出血，上消化道溃疡是引起出血的主要原因。一旦发生上消化道出血，病情允许条件下应及时进行内镜检查，进行进位及定性诊断，并可于镜直视下进行止血治疗。

适应证、禁忌证、并发症等同上消化道内镜检查。

常用治疗方法：

1. 机械止血法：①钛夹法。②高频电凝法。③氩离子凝固术法（APC）。④微波法。⑤热探头法。⑥冷冻法等。

2. 局部注射法：①肾上腺素盐水。②无水乙醇。③硬化剂或组织胶等。

3. 药物喷洒法：主要用于出血面积大、出血量不大的病变和肿瘤性出血等。常用8%（80mg/L）去甲肾上腺素、凝血酶等进行喷洒止血。

（二）门脉高压性食管胃底静脉曲张内镜下治疗

门脉高压引起的食管、胃底静脉曲张(gastroesophageal varices, GOV)破裂出血死亡率高，且可诱发继发性肝衰竭，因此紧急止血或防止出血再发生显得尤为重要。传统治疗方法包括药物治疗、三腔两囊管压迫治疗、内镜下治疗、介入治疗（TIPS等）、外科手术治疗等。内镜治疗主要包括食管静脉曲张硬化术（EIS）、曲张静脉套扎术（EVL）及胃底静脉曲张组织黏合剂注射等，其目的是控制急性出血，并尽可能使静脉曲张消失或减轻以预防再出血。

1. 适应证：肝硬化食管静脉曲张破裂出血；内科药物治疗失败或介入、手术后再出血病例等。

2. 禁忌证：重度黄疸、休克、肝性脑病等。

3. 术前准备及注意事项：术前咽部充分麻醉，有条件的气管插管全身麻醉，备血，备三腔两囊管。

4. 并发症：①继发出血。②异位栓塞。③食管溃疡、狭窄、穿孔等。

（三）下消化道出血的内镜下治疗

下消化道出血理论上是指Treiz韧带以下的消化道出血，临床上常出现黑便、血便等症状。近期有学者提出"中消化道出血"的概念，主要是指小肠出血。下消化道出血可通过大肠镜、小肠镜进行内镜下止血治疗。下消化道出血原因较多，如肿瘤、血管畸形、憩室等均可引起出血。因下消化道较长且因肠内容物影响，发现病灶相对较难，故止血效率要远低于上消化道。止血手段基本同上消化道。

二、消化道内镜下异物取出术

消化道异物是指误吞、故意吞入或故意经肛插入消化道的各种物体，常造成消化道异物嵌顿、消化道堵塞、溃疡、出血、穿孔等严重并发症。传统方法需经外科手术取出，近年来随着内镜技术的进步及相关器械的发展，内镜技术已成为消化道异物治疗的重要手段，可以通过胃镜、大肠镜，甚至小肠镜进行消化道异物取出术。

1. 适应证：对消化道黏膜具有机械性或化学性损伤的固体物质。

2. 禁忌证：①经口吞食异物已至小肠（小肠镜除外）者。②异物不能经咽部或肛门取出者。③异物已致消化道穿孔者。

3. 并发症：①消化道黏膜损伤、出血。②消化道穿孔。③吸入性肺炎、窒息等。

三、消化道息肉摘除及黏膜切除术

随着内镜技术的不断进步及相关器械的发展，内镜下切除技术在消化道良恶性疾病的治疗中起着越来越重要的作用，甚至衍生出内镜外科这一门学科。消化道切除技术可以分为普通的圈套电切、内镜下黏膜切除术（endoscopic mucosal resection，EMR）和内镜黏膜下剥离术（endoscopic submucosal dissection，ESD）等。

1. 适应证：①消化道黏膜癌前病变，如低级别上皮内瘤变、高级别上皮内瘤变等。②评估后可根治性内镜下切除的消化道早期癌。③消化道息肉等有潜在癌变风险或影响消化道功能者，如引起消化道出血、消化道阻塞等。④一些黏膜下肿瘤需要完整获得病理诊断者。⑤病理学诊断与临床诊断严重不符需大块取材活检者。

2. 禁忌证：①消化内镜的相关禁忌证。②凝血功能严重障碍不适合行内镜下治疗者等。

3. 并发症：①消化道出血。②消化道穿孔。③消化道狭窄等。

四、内镜下消化道狭窄扩张术

消化道狭窄病变传统治疗方法为外科手术治疗，内镜技术的发展大大丰富了其治疗手段，并且在一些狭窄性疾病治疗方面内镜治疗有效性要优于外科手术，而且可以作为外科手术后狭窄的有效治疗手段。消化道扩张技术可以应用于几乎全消化道，如食管、贲门、胃出口、十二指肠、小肠、大肠等。

1. 适应证：①消化道先天性狭窄。②消化道炎性狭窄。③消化道重建后吻合口狭窄。④化学烧伤后所致腐蚀性食管炎等瘢痕期。⑤动力原因致消化道狭窄，如贲门失弛缓症等。⑥其他，如消化道肿瘤放疗后狭窄等。

2. 禁忌证：①消化道内镜禁忌者。②凝血功能严重障碍者。③消化道化学烧伤急性期（一般2周内）。④其他，如狭窄段过长等扩张后穿孔风险极大者，待扩张部位有活动性溃疡等。

3. 并发症：①消化道黏膜损伤、出血。②消化道穿孔。③术后感染。④全身并发症，如心脑血管意外等。

五、内镜下消化道支架植入术

消化道支架临床应用已有百余年历史，总的来说，其功能有两个：一个是保持消化道完整性，主要用于消化道黏膜缺损性病变的治疗，如食管—气管瘘行食管支架植入术封堵瘘口，恢复食管壁结构完整性；另一个是对狭窄性病变支撑扩张作用，即保持消化道的通畅性，如食管癌致食管梗阻支架植入术、结直肠癌致大肠梗阻支架植入术，均能恢复消化道的通畅性，恢复经口进食或解除肠道梗阻等。目前消化道支架多为金属支架，合金材质，传统的支架一般植入后不易于取出，故支架植入一般应用于恶性病变，但随着技术的进步，目前一些可回收金属支架已应用于临床，故良性病变亦可植入金属支架。

1. 适应证：①消化道先天性狭窄。②消化道炎性狭窄。③消化道重建后吻合口狭窄。④化学烧伤后所致腐蚀性食管炎等瘢痕期。⑤动力原因致消化道狭窄，如贲门失弛缓症等。⑥食管等消化道黏膜环周或近环周切除后支架植入预防狭窄。⑦其他如消化道肿瘤放疗后狭窄等。

2. 禁忌证：①消化道内镜禁忌者。②食管入口处，直肠近肛门处等易引起刺激症状的部位。

3. 并发症：①消化道黏膜损伤、出血。②消化道穿孔。③术后感染。④支架移位、脱落、堵塞等。⑤全身并发症，如心脑血管意外等。

六、经内镜空肠营养管植入术、肠减压导管植入术

（一）经内镜空肠营养管植入术

普通胃管鼻饲常产生胃食管反流等，对于一些昏迷的病人易引起误吸等，而内镜辅助可直视下将鼻饲管留置于十二指肠降段远端至空肠，减少反流误吸风险。经内镜空肠营养管植入术可看作是PEG的替代疗法，应用于一些不适合或不愿意行PEG治疗的患者。

1. 适应证：①需肠内营养而又无法经口进食者，如神经系统疾病致吞咽功能障碍者等。②普通胃管鼻饲反流误吸者。③上消化道狭窄经口进食后食管无法通过狭窄段者。④急性重症胰腺炎者。⑤消化道重建术后吻合口狭窄需短期行肠内营养者。⑥其他如消化道重建术后吻合口瘘等需旷置瘘口肠内营养者等。

2. 禁忌证：①消化道内镜禁忌者。②消化道梗阻，且导管无法通过梗阻段者。

3. 并发症：①消化道黏膜损伤、出血。②消化道穿孔。③脱管脱出、堵塞、移位

等。④全身并发症，如心脑血管意外等。

（二）经肛肠梗阻减压导管植入术

经肛肠梗阻减压导管植入术能有效解除急性低位良恶性肠梗阻，对梗阻近端大肠进行减压治疗，梗阻迅速解除，同时使肠道能够充分准备，对于恶性梗阻，为肿瘤根治并一期吻合创造条件，避免了肠造瘘，免除了患者二次肠吻合等手术痛苦，降低了手术并发症发生的风险。

1. 适应证：①急性低位结直肠恶性梗阻。②急性低位结直肠良性梗阻。③上消化道狭窄经口进食后食物无法通过狭窄段者。④急性重症胰腺炎者。⑤消化道重建术后吻合口狭窄需短期行肠内营养者。⑥其他如消化道重建术后吻合口瘘等需旷置瘘口肠内营养者等。

2. 禁忌证：①消化道内镜禁忌者。②消化道梗阻，且导管无法通过梗阻段者。

3. 并发症：①消化道黏膜损伤、出血。②消化道穿孔。③脱管脱出、堵塞、移位等。④全身并发症，如心脑血管意外等。

七、经皮内镜下胃、空肠造瘘术

经皮内镜下胃造瘘术（percutaneous endoscopic gastrostomy，PEG）及内镜下空肠造瘘术（percutaneous endoscopic jejunostomy，PEJ）是指内镜引导下经皮穿刺放置胃造瘘管和（或）空肠营养管，以便进行胃肠内营养和（或）胃肠减压的目的。相对于传统通过外科手术进行胃造瘘及空肠造瘘术，PEG及PEJ具有操作简便、快捷，创伤小等优点，往往局部麻醉即可完成，术后并发症低。一般适合各种原因造成的经口进食困难而胃肠道功能正常，需要长期肠内营养者。

1. 适应证：①各种神经系统疾病及全身性疾病所致的不能吞咽，伴或不伴有吸入性肺炎者。②食管病变所致狭窄，头颈部病变如肿瘤等累及下咽部和（或）食管造成进食困难。③恶性肿瘤引起的恶病质状态及厌食状态，需要经胃肠道补充营养者。④长期输液反复感染者。⑤严重的胆外瘘需将胆汁引流回胃肠道者。⑥头颈部肿瘤放疗后经口进食限制者等。

2. 禁忌证：①胃部疾病，特别是胃前壁肿物、活动性巨大溃疡疾病等。②大量腹水者。③凝血功能严重障碍者。④门脉高压致腹壁和食管胃底静脉曲张者。⑤胃大部切除术后，残胃位于肋弓下，无法从上腹部经皮穿刺行胃造瘘者。⑥各种原因所致幽门或幽门远端梗阻者。

3. 并发症及处理

（1）由于造瘘口直径大于造瘘管或因造瘘管移位，胃内容物及营养液沿造瘘管漏出，即外漏；也可漏入腹腔内，为内漏。前者可更换大号造瘘管止漏，后者为严重并发症，一般需外科手术处理。

（2）造瘘周围感染与脓肿形成：需应用抗生素及脓腔引流。

（3）腹壁蜂窝组织炎由造瘘口周围迅速发展，甚至形成皮下气肿。紧急情况下应该外科清创，并应用广谱抗生素。

（4）胃结肠瘘：穿刺针同时穿入胃及结肠或造瘘管压迫结肠以致结肠坏死，以致胃与结肠相通。小的瘘拔除导管后可自愈，大的瘘应该手术治疗。

(5) 吸入性肺炎：可能与胃食管反流有关，可抬高床头，减少一次性营养液注入量，应用胃肠动力药等。

(6) 造瘘管滑脱：多因固定不牢所致，需重新置管。

(7) 其他：如出血、气胸、腹腔感染等，需对症处理。

八、内镜相关前沿技术的应用

(一) 内镜隧道技术的应用

消化道隧道技术是指切开消化道表面黏膜，镜身钻入黏膜下，建立一条介于黏膜层与固有肌层之间的隧道，并借此通过进行黏膜下层、固有肌层或浆外膜侧直至消化道外的诊疗操作。该技术利用了消化道天然解剖层次，错开隧道进出口，将管壁分成黏膜层面与固有肌层面双重屏障，避免了消化道漏的风险。基于内镜下隧道技术的发展，多项内镜技术在临床上得到了广泛的应用，其中应用最广泛的当属经口内镜下食管环形肌切开术（peroral endoscopic myotomy，POEM）和经黏膜下隧道内镜肿瘤切除术（submucosal tunneling endoscopic resection，STER）等技术。

隧道技术极大地丰富了内镜下的治疗手段，尽管POEM、STER等临床应用时间不长，远期疗效有待进一步验证，但这一技术的出现标志着内镜技术的极大进步。

(二) 自然腔道内镜手术的应用

自然腔道内镜手术（natural orifice transluminal endoscopic surgery，NOTES）是指经口、阴道、结肠、膀胱等自然腔道植入软性内镜到达腹腔，在内镜下完成阑尾切除、胆囊切除、肝段切除、胰尾切除等，实现对腹腔、盆腔疾病的微创治疗。

NOTES手术的优势是腹壁无手术切口，从而避免因腹壁切口疼痛而引起的限制性通气功能障碍，降低了术后肺不张和肺部感染的发生率。NOTES无须开腹从而降低了对麻醉条件的要求，甚至局部麻醉下就能完成，对于一些重症病人床旁就能完成，对于一些开腹或腹腔镜手术风险较大者患者，如COPD患者，重度肥胖、长期服用类固醇激素的患者有很重要的临床意义。

(三) 内镜逆行性阑尾炎治疗

阑尾炎的传统治疗方式为外科手术治疗。受化脓性胆管炎内镜引流治疗的启发，有学者创新性地提出了用类似ERCP方法疏通阑尾梗阻，即内镜下逆行阑尾炎治疗术（endoscopic retrograde appendicitis therapy，ERAT），对阑尾进行插管、造影、冲洗、引流等处置，快速降低阑尾腔内压力，减轻腹痛，消退炎症，治疗急性阑尾炎。

（矫太伟　刘东屏）

第四节　内镜超声技术

一、简介

内镜超声检查技术（endoscopic ultrasonography，EUS）是近30余年前出现的将内镜与超声两项技术融合而成的新技术。随着内镜设备的不断改进和更新,内镜超声已成为既可诊断,也可治疗的综合技术。

内镜超声的检查部位可达食道、胃、十二指肠、大肠以及上述消化道管壁周边的结构,如纵隔、胆道、胰腺、肾脏、子宫、前列腺等,尤其在胆胰疾病的诊断、治疗方面,相比其他方法,有不可比拟的优势。

目前临床上常用的消化内镜超声设备包括超声微探头和超声内镜,其中超声内镜又可根据扫描平面的不同分为环扫超声内镜及纵轴超声内镜。不同的内镜超声设备在超声频率、扫查角度等方面均有所不同,内镜医生需要根据检查目的选择不同的超声内镜,以达到最佳的检查和治疗效果。

1. 适应证:

(1) 诊断消化道管壁和管壁周围区域病变:包括常规内镜可以发现但难以鉴别的隆起性病变,消化道内镜检查中发现的外压性病变的性质诊断。纵隔、胆管、胰腺等部位病变的鉴别。

(2) 消化道肿瘤的分期:内镜超声对中后纵隔、腹主动脉周围、胃周围以及肝门部等部位的观察相比于经体表的超声检查、CT、MR等,具有明显优势;内镜超声分辨率高,可观察到消化道管壁多层结构,该层次与消化道管壁的组织学层次部分对应。因此,内镜超声可以用于对肺癌、食管癌、胃癌、壶腹癌、胰腺癌、直肠癌等进行T、N分期。

(3) 组织活检:在内镜超声引导下,可对消化道管壁以及壁外的病变进行细针穿刺活检(EUS-FNA),此方法创伤小,且可获得用常规方法难以获得的消化道黏膜下病变和消化道壁外病变的细胞学和组织学标本,对病变的定性诊断有巨大帮助。

2. 禁忌证:绝对禁忌证较少,EUS相对禁忌证包括以下几种。

(1) 与常规内镜检查相同的禁忌:全身状态不良;肠梗阻;近期外科手术或消化道穿孔;严重的循环系统或呼吸系统疾病;未获得患者或监护人知情同意。

(2) 新诊断的癌症患者,还没有进行适当的基本检查;解剖结构改变,无法到达检查部位;轻度凝血功能障碍或血小板减少。

(3) EUS-FNA禁忌证:凝血功能障碍(INR>1.5);血小板减少症(血小板计数<50000);脏器本身无法活检。

3. 并发症

(1) 穿孔:因超声内镜先端硬性部分较普通内镜长,且视野为前斜式,因此在进镜操作过程中,发生穿孔的概率较普通内镜检查高。

(2) 出血:FNA操作是导致EUS出血的主要原因。

(3) 感染:包括EUS检查相关感染,如吸入性肺炎等;也包括FNA相关感染,如脓肿、胆管炎等。

(4) 胰腺炎:主要发生在对胰腺囊性、实性病灶的FNA后。EUS-FNA后胰腺炎通常比较轻微,偶有重症胰腺炎报道。

二、诊断

1. 食道和纵隔:

(1) 食道黏膜下肿瘤的来源层次判定:相比于其他影像学检查,内镜超声可确切地判断食道黏膜下肿瘤的起源以及病变内部的回声特点,这对鉴别病变性质以及制定进一步治疗策略具有非常重要的作用。

(2) 后纵隔病变的评估：通过内镜超声可确定后纵隔占位性病变内部回声特点,与食道的关系,病变与周围重要血管、气管的关系以及周围淋巴结情况,还可进一步通过EUS或EBUS对病变或淋巴结进行穿刺活检,确定病变以及淋巴结性质。

(3) 非小细胞肺癌和食管癌的评估：非小细胞肺癌（NSCLC）和食管癌患者,是否存在纵隔淋巴结转移或肿瘤浸润,对进一步治疗方案（首选化疗、放疗或手术）有重要作用。超声内镜检查可近距离观察后纵隔淋巴结情况,与经气管超声内镜（EBUS）配合,可对肺癌、食管癌进行诊断和分期。

2. 胃

(1) 胃黏膜下肿瘤的鉴别诊断：常规内镜检查常可见隆起性病变,这些病变表面多覆盖相对正常的胃黏膜,内镜下仅通过隆起性病变外观的观察和软硬度的观察,无法进一步鉴别病变的来源及性质。此时内镜超声检查可鉴别病变为胃壁来源或壁外来源；还可进一步获得胃壁来源病变的具体层次以及病变内部回声特点、边界等信息。EUS中可鉴别的常见黏膜下肿瘤包括胃肠道间质瘤、平滑肌瘤、异位胰腺、脂肪瘤、类癌、囊肿、血管瘤、淋巴瘤等。

(3) 胃恶性肿瘤的诊断：内镜超声检查可判断胃癌的浸润深度和范围,病变与周围脏器的关系；可发现胃壁周围、腹主动脉周围、肝门等部位的微小淋巴结；发现常规CT等影响检查难以发现的微量腹水。这些信息可为进一步的治疗方案提供重要信息,甚至改变治疗策略。

(3) 胆管、胰腺：超声内镜可经消化道以极近的距离观察胆管和胰腺,且分辨率高,在胆胰疾病的诊治中具有独特优势。

(4) 对不明原因梗阻性黄疸的病因诊断：结石、壶腹癌、胆管癌、淋巴结压迫、胰腺炎、胰腺恶性肿瘤和其他占位性病变等均可引起梗阻性黄疸。这些病变有时在常规检查中不易发现,或是难以鉴别,内镜超声检查和细针穿刺活检可以在这些情况下做出较为准确的鉴别诊断。

另外,内镜超声可获得胰腺各个切面的清晰图像,对于有明确临床症状,高度怀疑胰腺内分泌肿瘤,但因未精确定位而无法手术的患者,内镜超声检查往往能够发现直径小于1cm的胰腺病灶,对手术有重要的辅助作用。同样,内镜超声检查和细针穿刺活检对胰腺囊性、囊实性病灶的良恶性鉴别有重要作用。

三、治疗

在内镜超声引导下的细针穿刺技术的基础上,越来越多的治疗性内镜超声技术应用于临床,如内镜超声引导下腹腔神经节阻滞术、超声内镜引导下胰腺假性囊肿引流术等。

近年来出现的新治疗方法包括：超声内镜引导下注射术,可将治疗药物注入胰腺实体肿瘤内；放射性粒子植入术、支架植入术等对晚期肿瘤进行姑息治疗。另外,经内镜逆行胰胆管造影术（ERCP）为治疗胆胰疾病的重要方法,近年来内镜超声技术与ERCP技术的配合越来越多,二者既可互相支持,又可互相弥补不足,于是出现了越来越多的新方法：如对存在消化道梗阻,无法顺利完成ERCP的胆道梗阻患者行经内镜超声的引流术；经超声内镜植入特殊类型的金属支架，经支架建立的通道完成胆囊取石治疗等，都是令人赞叹的治疗方法。这些新方法的安全性、疗效尚待确定，随着越来越多的临床治疗病例的积累，相信其中定会有部分技术成为常规治疗方法，造福患者。

（刘东屏　孙明军）

第五节　内镜下逆行胆胰管造影术

内镜下逆行胆胰管造影术（endoscopic retrograde cholangio pancreatography，ERCP）是通过十二指肠乳头插管后对肝胆管系统和胰管进行造影的技术。由于ERCP不用开刀，创伤小，手术时间短，并发症较外科手术少，住院时间也大大缩短，深受患者欢迎。在短短几十年中，ERCP在临床上取得了巨大的成绩，已经成为当今胰胆疾病重要的治疗手段。

一、适应证

1. 原因不明的梗阻性黄疸。
2. 怀疑为胰、胆及壶腹部恶性肿瘤者。
3. 怀疑为胆源性胰腺炎者。
4. 不明病因的复发性胰腺炎。
5. 胰胆系先天性异常，如胆总管囊肿、胰腺分裂症、胰胆管汇合异常等。
6. 胆囊结石拟行腹腔镜手术，须排外胆总管结石。
7. 胆囊切除或胆管手术后反复发作性右上腹痛者。
8. 胆道感染并胆管阻塞必须行鼻胆管引流或内支架引流减黄者。
9. 因胆管或胰腺疾病必须行内镜下治疗者。
10. 原因不明的上腹痛而怀疑有胰胆疾病者。
11. 怀疑为肝胰壶腹括约肌及胆管功能障碍需行测压者。
12. 因胆胰疾患需收集胆汁、胰液检查者。
13. 疑为胆道出血者。
14. 胰腺外伤后怀疑胰管破裂及胰管漏者。
15. 胆管手术后有误伤及胆管漏者。
16. 某些肝脏疾患及肝移植术后必须了解胆道情况者。

二、禁忌证

1. 非胆源性胰腺炎。
2. 严重胆道感染及胆管梗阻而无引流条件者。
3. 严重心、肺、肝、肾功能不全及精神病患者。
4. 其他上消化道内镜检查禁忌者。
5. 严重碘过敏者。

三、术前准备

1. 术前6~8小时禁食水。
2. 完善血常规、凝血功能等生化检查。
3. 充分交代病情，签署知情同意书。
4. 器械准备，如十二指肠镜、ERCP配件等。
5. 药品准备，如造影剂、解痉剂、镇静剂、镇痛剂、去泡剂等。
6. 镇静及监护，结合患者的病情及单位的实际条件，选择麻醉方式。

四、操作步骤简介

1. 插镜：患者一般采取俯卧位或左侧卧位，十二指肠镜经口依次通过食管、胃，进入十二指肠降段，找到十二指肠乳头。
2. 插管：选择性插管是顺利进行ERCP诊断和治疗的基础。经活检孔插入导管，调节角度钮及抬钳器，使导管与乳头开口垂直，将导管插入乳头，导丝引导下选择性插管成功率高，并发症少。
3. 造影：在X线透视下经造影导管注入造影剂使胆管或胰管显影，显示病变。
4. 摄片：胰胆管显影后，进行摄片存储。
5. 治疗：根据患者胰胆管病变情况，采取不同内镜下治疗措施。

五、术后处理

1. 为预防胆管及胰管感染，造影后应常规使用广谱抗生素3天。
2. 术后禁食水，术后6h、24h常规检查血清淀粉酶，无术后胰腺炎可进食。
3. 注意观察患者有无腹痛、恶心、呕吐、体温升高、黄疸加重或腹膜刺激征等情况。
4. 禁食期间常规补液。

六、并发症

1. 胰腺炎：是ERCP最常见的并发症。发病率为1%~7%，有些情况下发病率会更高。内镜医生应该告知病人ERCP术后胰腺炎可能很严重，可导致住院时间延长、需要手术治疗，甚至死亡。
2. 感染：胆管炎多见。术后胆管炎发病率不超过1%，胆囊炎的发病率为0.2%~0.5%。在引流通畅的情况下，一般抗炎治疗有效。
3. 穿孔：发病率为0.3%~0.6%，手术导致的解剖改变会明显增加穿孔的风险（比如既往胃大部切除术后患者）。小的穿孔内科保守治疗有效，大的穿孔往往需要手术处理。
4. 出血：大部分出血可自行停止，对于持续活动性出血患者往往需要再次内镜下止血，绝大部分病人出血可以停止，极少数情况下需要手术治疗。
5. 其他，如心脑血管意外、空气栓塞等。

七、正常胆管、胰管影像

1. 正常胆管影像：ERCP时胆管的显影顺序多为胆总管、胆囊管、胆囊、肝总管、左右肝管、肝内胆管。胆管各部分直径为：胆总管5~9mm（平均7mm），肝总管4~8mm（平均5mm），左右肝管3mm。胆总管的宽度随年龄增长而略有加宽趋势。由于注射造影剂的压力及胆管壁的弹性，正常胆管直径的上限为12mm左右，正常的胆管粗细过渡自然，管壁光滑完整，腔内造影剂填充基本均匀，胆总管末端逐渐变细呈漏斗状。

2. 正常胰管影像：主胰管自开口逐渐变细呈锥形，轮廓清晰，走行主要分为四型，大约60%呈上行型，30%呈水平型，其余为下行型及S形。主胰管头、体、尾部的平均口径大致分别为4mm、3mm、2mm，男性较女性略粗。造影时一般胰管直径超过5mm就被认为是"扩张"，但有时需考虑年龄的因素，随年龄增长，胰管有增粗趋势。正常影像中，胰管走行十分自然舒展，粗细过渡均匀，分支清晰，管壁光滑无缺损，管腔内无透亮影，胰腺实质内无异常密度影。胰管排空很快，多数在几秒钟至2min内即会排空，超过5min仍未排空，一般被认为排空缓慢。

八、异常胆管影像

1. 狭窄：狭窄是指造影时发现区域性的胆管口径显著小于正常范围，与上下方的胆管口径不相称，可导致胆汁引流不畅或受阻，是最常见的异常胆管影像之一。胆道狭窄多数为单发局限性，有时也可出现多节段性或广泛性狭窄。临床上许多良、恶性疾病均可引起胆管狭窄，狭窄往往又与闭塞紧密关联，通常是同一疾病在不同发展程度上的不同表现。

2. 闭塞：闭塞也称梗阻，是指造影剂被阻断。闭塞分真性闭塞和假性闭塞，前者指手术造成的胆管完全阻断，后者系严重狭窄性病变所致，通常可通过加压造影或深部插管等方法使梗阻近端胆管显影，因而闭塞与狭窄是相互关联的。

3. 扩张：胆管扩张是指某一区域的胆管或整个胆系的直径明显超过正常范围，或下级胆管的直径超过上级胆管。通常在造影时，肝外胆管直径超过12mm或肝内胆管超过5mm即认为是胆管扩张。胆管扩张的范围取决于病变的位置，位置越低，胆管扩张的范围越大。局限性扩张通常提示先天性病变，肝内胆管扩张时，扩张的形态特点对于疾病的诊断也十分重要。

4. 充盈缺损：充盈缺损是由胆管内的异物或病变所致，造影剂不能充盈该处，表现为透亮影。胆管结石造成的充盈缺损是最常见的原因，其他如瘤栓、寄生虫、血凝块等也可造成充盈缺损。胆管内的气体造成的假性充盈缺损需与结石相鉴别。

5. 受压移位：胆管周围的占位性病变可以压迫胆管，使胆管局部狭窄或位置发生偏移。肝外胆管移位多见于胰腺肿瘤、胰腺囊肿或转移性肿瘤，肝内胆管受压多见于肝脏肿瘤、巨大肝囊肿。

6. 造影剂外溢：胆管内的造影剂经异常通道溢出胆道系统，在腹腔内聚集（外瘘）或流入胃肠道内（内瘘），通常为胆瘘或胆肠吻合手术所致。

九、异常胰管影像

1. 扩张:主胰管从头部、体部至尾部逐渐变细,其直径上限约为5mm、4mm、3mm,如果超过上限,或上游胰管较下游胰管粗,均被认为有扩张。胰管的扩张范围可以是全程扩张、狭窄后扩张或局限性扩张。形态可以为单纯均一性扩张,也可以是扩张与狭窄交替出现的不规则扩张,前者多为胰腺肿瘤所致,后者多见于慢性胰腺炎。

2. 闭塞:主胰管的闭塞可以由多种原因造成,常见的原因是胰腺肿瘤,以胰腺癌为主,其次是重度慢性胰腺炎。引起胰管闭塞的机制有主胰管病变导致梗阻(如胰腺癌)、管腔内异物(如胰石)、周围占位性病变压迫(如胰腺囊肿)。

3. 狭窄:主胰管狭窄是指局限性胰管直径变小,较之周围胰管不成比例,真性狭窄常常伴有上游胰管的扩张,胰腺的良、恶性病变均可造成主胰管狭窄。

4. 充盈缺损:又称透亮影,是胰管腔内异物或新生物所致,通常伴有胰管的扩张,大的胰管内异物还会造成胰管闭塞。

5. 造影剂潴留:造影剂潴留是指造影剂溢出胰管系统,在附近的异常腔道内积聚,多见于胰腺假性囊肿和囊性肿瘤,在胰瘘的病人身上有时也可见到造影剂从胰管破口处流出。胰腺肿瘤的病人,有时在胰管病变周围会发现形态不规则的造影剂聚积区,是造影剂进入瘤体内的坏死区域造成的。

十、ERCP常用治疗技术简介

1. 乳头括约肌切开术:内镜下乳头括约肌切开术(endoscopic sphincterotomy,EST或ES)是最早开展的ERCP治疗技术,已经越来越广泛地用于临床胆管结石及其他胆道疾病的治疗。根据操作目的、方法及括约肌的破坏程度不同分成乳头括约肌切开术(ES)、乳头预切开(Pre-cut)和乳头开窗术(Fistulostomy)三种,使用最多、发展最为成熟的是采用拉式弓形刀进行括约肌切开(ES),最常用于胆道结石的清除。

2. 胆管取石术及碎石术:内镜下胆道碎石取石术是在括约肌切开的基础上,采用专用的器械(如取石网篮、取石球囊等)将结石从乳头内取出。如果结石较大无法通过乳头开口,可采用特殊的器械将结石粉碎后再取出,常用的碎石工具是机械碎石篮。

3. 乳头气囊扩张术:内镜下乳头气囊扩张术(endoscopic papillary balloon dilatation,EPBD)也称为内镜下括约肌气囊成形术(endoscopic balloon sphincteroplasty,EBS),以往采用的气囊为小口径气囊(≤10mm),不行括约肌切开,通过气囊扩张使括约肌松弛,乳头开口扩大进行胆管取石,同时保留乳头括约肌的功能,减少出血性并发症,EPBD主要用于括约肌切开有顾虑或有困难的胆管小结石病人的治疗。近年来,越来越多的学者推荐采用大口径柱状气囊(≥12mm)实施乳头开口的充分扩张,尤其是采用括约肌切开后气囊扩张术(post-sphincterotomy balloon dilation,PSBD),用于胆管大结石等困难病理的处理,往往较单纯括约肌切开术更为便利,已开始为各国学者所采纳。

4. 鼻胆管引流术。内镜鼻胆管引流术(endoscopic naso-biliary drainage,ENBD)是一种较为简单的内镜胆道外引流方法,它采用一根细长的塑料管通过内镜从乳头插入,一端植入胆管内,另一端经鼻孔引出体外。ENBD简便安全,是临床常用的胆道引流措施。

5. 塑料支架引流术：又称内镜逆行胆管引流术（endoscopic retrograde biliary drainage，ERBD）、内镜内引流术（endosopic endoprosthesis）或内镜胆管内支撑术（endoscopic biliary stenting），由于其安全简便，回复胆汁生理流向，无胆汁丢失，术后无特殊护理，提高病人生活质量，对良、恶性胆道梗阻的病人有良好的疗效。

6. 金属支架植入术：内镜下胆管金属支架植入术（endoscopic metal biliary endoprothesis，EMBE）是将可膨式金属支架植入胆管，由于金属支架完全膨胀后口径是塑料支架的数倍，而且支架定位准确，不易移动，引流效果明显优于传统的塑料支架，已广泛用于恶性胆管梗阻的姑息性治疗。

7. 胰管括约肌切开术：内镜下胰管括约肌切开术（endoscopic pancreatic sphincterotomy，EPS）在临床的应用远没有胆管括约肌切开术普遍，EPS最常应用于慢性胰腺炎的治疗，是其他内镜下治疗的基础，可扩大胰管开口处的狭窄，降低胰管内压力，而其最主要是用来清除胰石。

8. 胰管引流术：内镜下经乳头胰管引流分为胰管支架引流（endoscopic retrograde pancreatic drainage，ERPD）和鼻胰管引流（endoscopic naso-pancreatic drainage，ENPD）两种，前者是内引流，后者是外引流。

（刘东屏　孙明军）

第六节　小肠镜技术

一、概述

小肠是人体消化系统中最长的器官，曲曲折折"盘踞"于人体中下腹部位，距口和肛门都很远，小肠管腔长而游离、迂曲，它阻碍了内镜的插入，限制了X线小肠检查的诊断能力，影响了核素扫描及动脉造影的定位，钡剂造影因不是直观式诊断而使其诊断敏感性极低。胶囊内镜及双气囊电子小肠镜的问世，为小肠疾病的诊治提供了新的方法。

1. 小肠的解剖和生理：小肠位于消化道的中段，是消化道中最长的一段，成人全长5~7m，占消化道全长的75%。解剖上起始于胃的幽门，终止于回盲瓣，分为十二指肠、空肠和回肠三部分。十二指肠固定在腹后壁，上端起自幽门，下端续于空肠，呈马蹄铁形包绕胰头，长25~30cm。空肠和回肠形成很多肠袢，盘曲于腹膜腔下部，被小肠系膜系于腹后壁，故合称为系膜小肠。空肠约占空回肠全长的2/5，主要占据腹膜腔的左上部，回肠占远侧3/5，一般位于腹膜腔的右下部，部分位于盆腔内。空肠和回肠之间并无明显界限，在形态和结构上的变化是逐渐改变的。空肠部分管径较大，黏膜环行皱襞较密、较高，管壁较厚，血供丰富，颜色较红；而回肠管径较小，黏膜环行皱襞低而稀疏，管壁较薄，颜色较淡。

小肠是食物消化、吸收的主要部位。胰液和肠液中含有多种消化酶，借以分解蛋白质、脂肪和糖类。胆汁有助于脂肪的消化和吸收。小肠近段主要吸收脂肪酸、甘油三酯、部分单糖、铁、钙、维生素（维生素B_{12}除外），中段主要吸收大部分氨基酸（近段和远段也吸收一部分）、部分单糖。小肠远段吸收胆酸和维生素 B_{12}。因此，食物通过小肠后，消化和吸收过程便已基本结束，只留下不能消化和未被吸收的食物残渣进入大肠。食物在小肠内停留的时间依食物的性质而不同，个体之间也有差异，一般3～8h。

小肠也是一个重要的内分泌器官，许多消化道激素在这里产生。促胰液素、胆囊收缩素、抑胃多肽和胃动素等基本上由小肠分泌，此外，小肠还分泌一部分或大部分的血管活性肠肽、胰高血糖素、P物质、生长抑素和5—羟色胺等。

2. 小肠镜技术的发展：小肠镜的研制及临床应用始于20世纪70年代。1999年，以色列Given公司研制成功了世界上第一个可吞咽的胶囊内镜，可以对全消化道进行拍照，对小肠疾病的检出率较其他传统方法高，其无创性、无交叉感染易为病人所接受，为小肠疾病的诊断提供了一个全新的检查手段。2001年，日本学者率先报道了双气囊电子小肠镜进行全小肠检查的研究。双气囊电子小肠镜在内镜构造和进镜方式上都进行了改良，它不仅能够清楚地观察小肠，还能在检查过程中进行活检、止血、息肉切除、注射等治疗。它的问世与应用，将小肠疾病的诊断和治疗提升到一个全新高度。

二、胶囊内镜

1. 简介：1999年以色列Given公司研制成功了世界上第一个可吞咽的胶囊内镜。2004年国产胶囊内镜由重庆金山科技公司研制成功，国产胶囊内镜大小为28mm×13mm。胶囊内镜是一种无线的、一次性使用的胶囊，可以借助消化道的自身蠕动使其平滑地通过消化道，并自然排出体外。胶囊运行期间，每秒捕捉图像2帧，电池可持续工作8 h，整个检查过程可获取约50000张图像资料。检查时允许患者自由走动，无须住院。当检查结束后，取下患者身上的传感器和记录仪，医师从记录仪中下载图像数据至工作站进行处理和观看。胶囊内镜检查经历10余年的发展，已经成为重要的消化道疾病检查手段，尤其是对小肠疾病的诊断。随着科学技术的不断进步，除了小肠胶囊内镜出现了部分改进之外，专用食管胶囊内镜、专用结肠胶囊内镜和专用磁控胶囊胃镜亦已进入临床应用阶段。

2. 检查方法：检查前，告知患者胶囊内镜检查的注意事项，并签署知情同意书。检查前一天患者进半流质软食，对于近日未排便或有便秘史的患者可服用缓泻剂清除宿便。检查前4h服用清肠药物行肠道清洁准备，前半小时服用适量祛泡剂，便于对小肠的观察。确认排出粪便为水样、无粪渣时进行检查。吞服胶囊内镜后，进行图像实时监视，为加快胶囊运行速度，可配合体位变换，也可酌情给予促胃肠动力药。胶囊进入小肠1h后可饮水，进入小肠3h后可食固体食物。如明确已进入大肠或胶囊电力不足，即可终止检查。检查结束后将记录仪中的数据输入影像工作站处理，所获得的图像由内镜医师进行图像分析。嘱患者记录胶囊排出体外的时间。从服用胶囊内镜到排出前，应避免患者接近任何强力电磁源区域，如MRI或无线电台。

3. 小肠胶囊内镜检查主要适应证

（1）不明原因的消化道出血。

（2）不明原因的缺铁性贫血。

（3）疑似克罗恩病或监测并指导克罗恩病的治疗。

（4）疑似小肠肿瘤。

（5）监控小肠息肉病综合征的发展。

（6）疑似或难以控制的吸收不良综合征（如乳糜泻等）。

（7）检测非甾体类消炎药相关性小肠黏膜损害。

（8）临床上需要排除小肠疾病者。

（9）慢性腹痛、腹泻。

（10）消化道体检。

4. 胶囊内镜检查禁忌证

（1）绝对禁忌证：无手术条件或拒绝接受任何腹部手术者（一旦胶囊滞留将无法通过手术取出）。

（2）相对禁忌证：①已知或怀疑胃肠道梗阻、消化道畸形、狭窄、穿孔或瘘管。②心脏起搏器或其他电子仪器植入者（信号干扰，部分图像缺失）。③吞咽障碍者、严重胃肠道动力障碍者。④孕妇。

5. 并发症：胶囊内镜检查的并发症包括胶囊滞留、误吸入气道等。胶囊内镜检查后胶囊停留于胃肠道2周以上则定义为胶囊滞留。滞留主要发生于克罗恩病及易导致狭窄的高危疾病，如服用非甾体类消炎药、缺血性肠炎、小肠肿瘤、放射性肠炎、肠结核及手术吻合口狭窄等患者。胶囊滞留的总体发生率在1.3%～1.4%。腹部X线检查能帮助确定胶囊是否排出。滞留的胶囊可通过外科手术及双气囊小肠镜予以取出。有因胶囊滞留而造成肠道梗阻甚至穿孔及因误吸入气道导致窒息的个案报道。对于已知或怀疑胃肠道梗阻、狭窄、瘘管者进行胶囊内镜检查需十分慎重，应在充分告知及做好手术前准备的情况下完成检查。

三、双气囊电子小肠镜

1. 简介：双气囊电子小肠镜操作系统由主机部分、内镜、外套管和气泵四部分组成。内镜和外套管前端各安装一个可充气、放气的气囊，两个气囊分别连接于根据气囊壁压力不同而自动调整充气量的专用气泵。

检查前将外套管套入小肠镜，两个球囊均抽气至负压，助手扶镜并固定外套管，由检查医师进镜。当内镜头部进入至十二指肠水平段后，先将小肠镜头部气囊充气，使内镜头部不易滑动，然后将外套管沿镜身滑插至内镜前部，随后将外套管气囊充气，此时两个气囊均已充气，内镜、外套管与肠壁已相对固定，然后缓慢拉直内镜和外套管，接着将内镜头端气囊放气，操作者将内镜缓慢向深部插入直至无法继续进镜，再依次将镜头部气囊充气，使其与肠壁相对固定，并同时释放外套管气囊，外套管沿镜身前滑，如此重复上述充气、放气、推进外套管和向后牵拉操作，直至到达病灶。亦可选择经肛门进镜，操作方法与经口途径相同。可根据患者症状选择进镜途径，估计病变在中上段小肠者选择经口腔进镜，估计病变在远端小肠者选择经肛门进镜。如一侧进镜未发现病灶者，可以美兰或钛夹标记后再从另一侧进镜。

2. 检查方法：检查前，向患者交代检查的必要性，并告知检查中可能发生的意外及并发症，并签署知情同意书。患者需无内镜检查及静脉麻醉的禁忌证。患者检查前一天进半流质软食，对于近日未排便或有便秘史的患者可服用缓泻剂清除宿便。检查前8h服用清肠药物行肠道清洁准备，并服用适量祛泡剂。确认排出粪便为水样、无粪渣时可进行检查。静脉麻醉后行内镜检查。检查全程行心电监护及氧饱和度监测。双气囊小肠镜检查通常需由两名医师：一名主操作者负责插镜和控制旋钮方向，另一名负责托镜和插送外套管；一名护士协同操作，负责给药、观察病人和气泵操作。在操作过程中可根据需要从活检孔道内注入30%泛影葡胺，在X线透视下了解内镜的位置、肠腔狭窄和扩张的情况、内镜离末端回肠的距离等。操作时如遇内镜盘曲、进镜困难时，除了采用拉直内镜和套管套拉的方法外，尚可使用变换病人体位和手掌腹壁按压等辅助手段。小肠镜还能在检查过程中进行活检、止血、息肉切除、注射等治疗，实现了集检查、治疗于同一过程中完成。

3．适应证

（1）不明原因消化道出血的病人，临床上疑有小肠疾病者。

（2）原因不明的腹痛、呕吐或腹泻病人，可疑小肠病变者。

（3）不明原因的贫血、消瘦和发热等，疑有小肠良、恶性肿瘤者。

（4）诊断和鉴别诊断克罗恩病或肠结核者。

（5）小肠吸收不良性疾病者。

（6）协助外科手术中对小肠病变的定位。

（7）小肠钡餐检查病变和部位不能确定或症状与X线诊断不符者。

（8）胶囊内镜提示小肠病变需要小肠镜下取病理或治疗者。

4．禁忌证：包括绝对禁忌证和相对禁忌证。

绝对禁忌证：①消化道急性穿孔者。②严重心肺功能不全者。③急性胰腺炎或急性胆管炎，伴全身情况较差者。④急性完全性肠梗阻者。⑤高热、感染、出血倾向和肝肾功能不全未控制者。⑥脑出血、昏迷和严重高血压心脏病未改善者。⑦其他疾病，如降主动脉瘤和水与电解质严重失衡者等。

相对禁忌证：①高热、感染、出血倾向和肝肾功能不全控制者。②心肺功能不全控制者。③脑出血、昏迷和严重高血压心脏病改善者。④急性、慢性病急性发作（如支气管哮喘发作期等）缓解者。⑤腹腔广发粘连者及水与电解质严重失衡纠正者。

5．并发症

（1）消化道穿孔和出血。

（2）消化道黏膜损伤。

（3）术后腹痛、腹胀。

（4）易损伤壶腹部而引起水肿（术后胰腺炎）。

四、小肠正常内镜表现

十二指肠、空肠管径较大，黏膜环形皱襞粗而密集，局部血供丰富，十二指肠表现为浅橘红色改变，空肠为橘红色改变，黏膜表面突出大量密集绒毛，绒毛长0.5～1.5mm，十二指肠呈叶状绒毛改变，空肠呈指状绒毛改变。回肠管径较小，黏膜环形皱襞细而稀疏，局部血供较少，呈粉红色改变，黏膜表面绒毛为杵状改变。淋巴滤泡散在分布于整个小肠，但以回肠末端分布最为密集。常规小肠镜观察，有时难以观察绒毛改变，如在内镜活检钳道注水，可以清晰观察绒毛在水中漂浮。用放大小肠镜观察，可见绒毛呈叶状，排列整齐、致密。用亚甲蓝染色，绒毛吸收亚甲蓝后变为蓝色，可见其微细结构。在生理情况下，绒毛数目与密集程度是随着年龄的增长而改变的；在病理情况下，绒毛出现异常是含绒毛上皮细胞明显减少为主要特征，并可根据绒毛不同程度的改变，对正常黏膜与异常黏膜、良性病变与恶性病变之间的鉴别诊断起到重要作用。

五、小肠疾病

1. 非特异性炎症

（1）小肠炎：凡不能用小肠先天性发育不良、感染（细菌、病毒、寄生虫等）、血管发育异常和良、恶性肿瘤等疾病解释的小肠炎称为非特异性小肠炎。临床上主要表现为腹痛、腹胀、恶心、呕吐和腹泻等症状。

内镜下表现为黏膜水肿，环行皱襞增粗，注气后不能使环行皱襞变细和肠腔扩张，表面黏膜呈形态各异的散在点状、斑状、斑片状或花斑状发红，继而在发红的黏膜表面呈点状、小圆形、类圆形、椭圆形或不规则糜烂（图3-6-1、图3-6-2），浅凹陷表面覆浅黄白苔，血管纹理模糊，黏膜分泌亢进，光泽存在，绒毛变粗变模糊；萎缩性小肠炎表现为黏膜变薄，环行皱襞变窄、变短，局部褪色，血管显露，绒毛变短变稀。

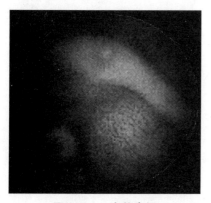
图3-6-1 点状糜烂

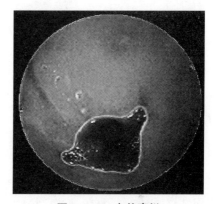
图3-6-2 点状糜烂

（2）克罗恩病：克罗恩病（Crohn disease，CD）是一种原因不明的慢性炎症性疾病。临床上以腹痛、腹泻、肠梗阻为主要表现，并伴有肠外表现，如发热、贫血、关节炎、营养不良和眼部疾病等。本病在消化道常呈节段型分布，以回肠和右半结肠多见，以小肠和结肠同时受累最常见（60%~80%），小肠末端单独发病者占30%~50%，十二指肠受累很少见。组织学以肉芽肿性炎症改变为主要诊断依据，活检组织学可明确诊断，但常规活检常不能获得满意结果。许多学者认为大活检取到非干酪样肉芽肿的概率会高些。

CD主要形态特征是纵行溃疡（图3-6-3~图3-6-6）、铺路石样改变、不规则溃疡、口疮样溃疡、肠腔变小或狭窄、瘢痕和炎性息肉等。早期呈口疮样小溃疡，大小不等，针尖大小或小圆形，伴有出血；较大者，边界清楚，表浅，边缘充血，溃疡间黏膜正常。随着病情的发展，溃疡变大变深，圆形或卵圆形，周围黏膜可呈铺路石样改变，并可见深达黏膜下层或更深的纵行裂隙溃疡，穿透肠壁形成内瘘管和皮肤瘘管。晚期有肠腔变形、肠腔狭窄及窦道形成。

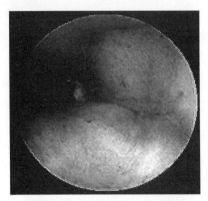
图3-6-3 克罗恩病纵行溃疡

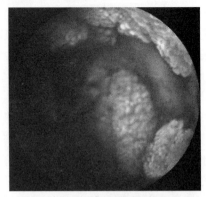
图3-6-4 克罗恩病纵行溃疡

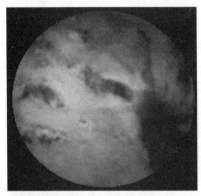
图3-6-5 克罗恩病环周溃疡

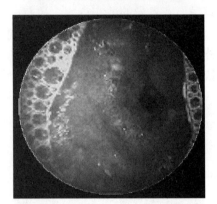
图3-6-6 克罗恩病环周溃疡

(3) 非特异性小肠溃疡：非特异性小肠溃疡分为非特异性多发小肠溃疡和非特异性单纯性小肠溃疡，前者多见于青年女性，好发于空肠和回肠末端，肠腔内呈全周散在性浅溃疡，组织病理检查为轻度炎症；后者高龄多见，无性别差异，好发于回肠末端和回盲瓣，可见较深溃疡，组织病理检查为中、重度炎症。临床表现为小肠慢性出血、大便隐血阳性、重度贫血、低蛋白血症、水肿、腹痛、腹泻等。溃疡多发于回肠，回肠与空肠比例为2:1。

内镜下表现：病变呈单发、多发或集簇样溃疡，椭圆、环形凹陷，表面覆黄白苔，边缘清楚，周围黏膜无炎症反应（图3-6-7、图3-6-8）。较浅溃疡易出血，而较深溃疡易引起肠壁穿孔。反复纤维组织增生易引起肠腔狭窄致肠梗阻。

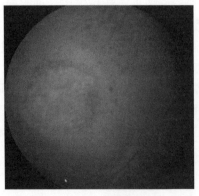
图3-6-7 小肠浅溃疡

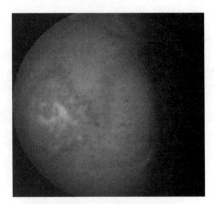
图3-6-8 小肠浅溃疡

(4) 嗜酸粒细胞性胃肠炎：病因不明，主要特征为胃肠壁内有明显的嗜酸粒细胞浸润。嗜酸粒细胞在胃肠道浸润甚广，主要累及胃和小肠，活检发现嗜酸粒细胞聚集可确诊。诊断前还应排除寄生虫感染、放射性肠炎、淋巴瘤、结节性多动脉炎等非特异性炎症。

按浸润范围分为局限型和弥漫型。局限型内镜下表现为坚实或橡皮样平滑无蒂或有蒂的息肉样肿块；弥漫型为黏膜及黏膜下广泛嗜酸粒细胞浸润，表现为黏膜水肿、充血、增厚，偶见浅表溃疡和糜烂。肠道病变多为弥漫型，受累肠壁水肿增厚，皱襞增厚、粗糙、结节感，皱襞可扭曲及不规则成角。

2. 特异性炎症

(1) 肠结核：由结核杆菌侵犯肠腔而引起慢性特异性炎症，多见于回肠及回盲部，偶见于空肠、十二指肠及大肠。常伴有消化道其他部位或脏器结核，最常见的为肺结核。根据病变特征可分为溃疡型、增生型及混合型。溃疡型以溃疡为主要表现；增生型表现为假息肉和增生结节；混合型最多见，溃疡周围有许多假息肉和增生结节。常规活检不能取到黏膜下组织，溃疡周围组织活检阳性率较高，发现干酪型肉芽肿可确诊。

典型肠结核的溃疡呈环形，环绕肠腔伸展，大小不一，深浅不等，边缘陡峭、不规则，表明附有黄色或白色苔，周围炎症反应轻或无。部分肠结核以增生改变为主，尤其在病变早期，主要累及黏膜下层的淋巴组织，引起肠壁增厚、浅表糜烂和大小不等的假息肉。随着病变发展，纤维组织增生，假息肉融合成较大的团块样增生结节。这些病变也可出现在溃疡周围。在结核愈合过程中可有瘢痕形成，引起肠管变形、假憩室形成，严重时可引起肠腔环形狭窄，回盲瓣可变形。

(2) 寄生虫感染：常见的有原虫类和蠕虫类。原虫类主要是阿米巴和贾第虫，需显微镜观察才能分辨；蠕虫类主要有蛔虫（图3-6-9、图3-6-10）、钩虫。蛲虫、鞭虫、绦虫等，肉眼可识别。

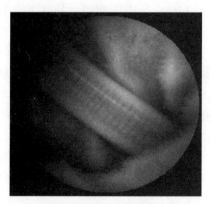

图3-6-9 小肠蛔虫

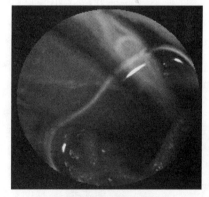

图3-6-10 小肠蛔虫

3. 小肠良性肿瘤：小肠肿瘤并不常见，占全消化道肿瘤的3%~6%，其中60%~70%是良性肿瘤。小肠良性肿瘤分为上皮性和非上皮性两大类。上皮性良性肿瘤为腺瘤，非上皮性肿瘤包括肌源性肿瘤、神经源性肿瘤、脉管源性肿瘤、脂肪瘤和其他肿瘤。以平滑肌瘤、脂肪瘤最多见，错构瘤、纤维瘤、血管瘤、神经源性肿瘤则较少见。在大多数患者中是无症状的。

(1) 腺瘤：又称腺瘤性息肉，组织分类与结肠腺瘤相同，分为管状腺瘤、绒毛状腺瘤及混合型腺瘤。外观与结肠腺瘤相似，山田Ⅰ～Ⅳ型隆起，表面光滑、粗糙、颗粒状、结节状或分叶状改变，无色泽改变、发红或褪色改变，有时隆起表面出现糜烂或浅溃疡（图3-6-11、图3-6-12）。可单发或多发。腺瘤可仅累及一段小肠或整个小肠，有时也可能与全胃肠道腺瘤同时存在。腺瘤大小不等，小者仅数毫米，多无蒂，大者可达3～4cm，常带蒂。

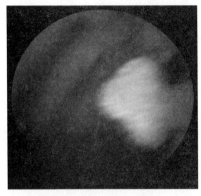 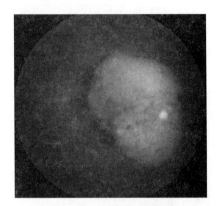

图3-6-11 小肠腺瘤　　　　　图3-6-12 小肠腺瘤

(2) 平滑肌瘤：小肠平滑肌瘤为最常见的小肠良性肿瘤，多发生于固有肌层。根据肿瘤在肠壁间的部位及生长方式可分为三型，即腔内型、壁间型及腔外型，以腔内型较多见。肿瘤多单发，大小不一，从数毫米至数厘米。平滑肌瘤为一种黏膜下肿瘤，突出腔内的病变呈圆形或卵圆形的广基隆起，常有明显光滑的边界，可伴有桥形皱襞，偶有蒂，表面黏膜正常或有炎性充血，可有脐样凹陷。当肿瘤发展到一定程度可压迫肠腔，导致血供不足而引起隆起表面糜烂、溃疡及穿孔。

(3) 脂肪瘤：小肠脂肪瘤占小肠良性肿瘤的14%，是由脂肪组织异常沉着引起。临床表现为腹痛、嗳气和黑便等症状，部分病人无症状。该肿瘤为一界限明显的脂肪组织肿块，呈膨胀性成长，多单发，大小不等，血管少，常呈分叶状。当肿块生长时可形成一蒂。内镜表现与其他黏膜下肿瘤相似（图3-6-13），但脂肪瘤质软，用活检钳触压肿瘤时可出现受压部位光滑的下陷——"枕头"征。

(5) 布氏腺瘤：布氏腺瘤（brunner瘤）包括布氏腺增生和布氏腺腺瘤两种病理类型。布氏腺增生一般认为是炎症刺激的结果，但也有人认为属于错构瘤，常见于十二指肠，呈单发或多发的结节、息肉、肿块等；布氏腺腺瘤就是基因突变所致的真性良性肿瘤，少见。

(6) 神经源性肿瘤：很少见，起源于神经组织，包括神经鞘瘤、神经节瘤和神经纤维瘤。神经纤维瘤相对多见，可见于黏膜下、肌层或浆膜下，多发生于回肠。神经纤维瘤为黏膜下肿瘤，单发或多发，有多发倾向，常无明显包膜，边界不清，中心可有脐样凹陷。

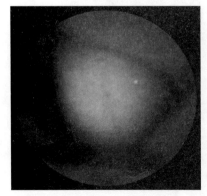

图3-6-13 小肠脂肪瘤

(7) 纤维瘤：很少见，由致密的胶原囊及多少不等的成纤维细胞组成，可见于黏膜下、肌层或浆膜层，纤维瘤常界限清楚。

(8) 息肉病：家族性结肠息肉病及 Gardner 综合征的息肉主要发生于结肠，但也可累及胃和小肠，表现与结肠相似，组织学为腺瘤。Peutz-Jeghers 综合征的息肉分布于整个胃肠道，以小肠最多。息肉多发，可有蒂或广基，大小不一，组织学结构为错构瘤。

4. 恶性肿瘤

小肠恶性肿瘤分为原发性、转移性和邻近肿瘤侵犯 3 大类，以原发性多见。转移性小肠恶性肿瘤罕见，主要是黑色素瘤转移。原发性小肠恶性肿瘤发病率低，约占胃肠道恶性肿瘤的 2%，但种类繁多。

(1) 小肠腺癌：小肠腺癌早期一般无症状，而进展期则表现为间歇性腹痛、缺铁性贫血或显性消化道出血、肠梗阻、梗阻性黄疸、腹部包块等。镜下表现包括结节或息肉样肿块、溃疡、浸润狭窄、脆性增加等改变（图 3-6-14~图 3-6-16）。临床上常将其分为肿块型及浸润狭窄型，有时两者可并存。肿块型表现为自黏膜突向肠腔的结节状或息肉状肿块，血液供应丰富，易出血；浸润狭窄型沿肠壁浸润，易狭窄而引起梗阻。

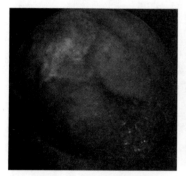 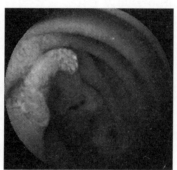 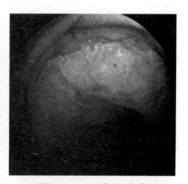

图 3-6-14　小肠腺癌　　　　图 3-6-15　小肠腺癌　　　　图 3-6-16　小肠腺癌

(2) 淋巴瘤：淋巴瘤起源于淋巴结和淋巴组织，病理学上分为霍奇金淋巴瘤和非霍奇金淋巴瘤两大类。胃肠道是非淋巴结起源淋巴瘤的主要发生部位，好发于胃，小肠和结肠次之。病理类型基本上属于非霍奇金淋巴瘤，约 90% 起源于 B 细胞，10% 起源于 T 细胞。小肠淋巴瘤内镜下表现多样化，呈多发结节息肉、溃疡、浸润等改变，还可见到黏膜皱襞增厚、僵硬，肠蠕动消失等变化（图 3-6-17、图 3-6-18）。

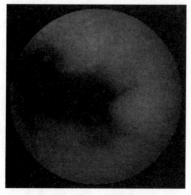 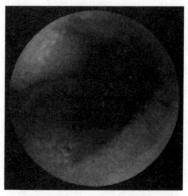

图 3-6-17　小肠淋巴瘤　　　　图 3-6-18　小肠淋巴瘤

(3) 平滑肌肉瘤：肿瘤源自小肠壁肌层，常单发，偶多发。组织学检查由分化不良的平滑肌细胞组成，核分裂象为诊断恶性平滑肌肉瘤的主要标志。由于病变位于肌层，内镜活检取材较困难，如肿瘤中心有溃疡，从该处活检则会提高活检的阳性率。

内镜表现随肿瘤大小及生长方式（腔内、壁间或腔外）而有所不同。一般呈圆形或椭圆形，表面暗红色，带有结节状突起，瘤体较硬韧，常较巨大，可压迫肠腔或引起黏膜溃疡。由于血液供应不足而导致中央坏死、出血形成空腔，可与黏膜溃疡沟通形成窦道，甚至可继发感染而穿孔。

(4) 神经内分泌肿瘤：神经内分泌肿瘤起源于弥散神经内分泌细胞，常分泌各种激素，多数表达生长抑素受体，生物学行为多样。神经内分泌肿瘤多发生于胃肠道和胰腺，类癌是最常见的类型。类癌起源于消化道APUD细胞系统中的肠嗜铬细胞。以直肠、回肠最多见，其他依次为空肠、十二指肠。由于肠嗜铬细胞多位于肠隐窝基底部的腺柱状细胞之间，肿瘤主要位于黏膜下层，当病变较小时，在小肠黏膜表面难以发现异常改变；大的病变则突出小肠黏膜表面，形似息肉样或黏膜下肿瘤。临床表现为腹痛和便血，转移途径主要通过淋巴转移和腹膜种植，肝脏是最常见的转移部位。内镜下，类癌表现为黏膜下肿瘤型或浸润型改变，单发或多发，多数直径在2cm以内，黏膜完整，较大者表面可形成溃疡，有时可伴局部肠管粘连。

5. 其他小肠疾病

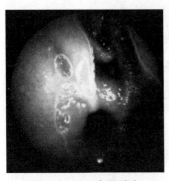

图3-6-19 小肠憩室

(1) 小肠憩室病：小肠憩室是一种常见的先天性畸形，可分为真性憩室和假性憩室（图3-6-19）。真性憩室为先天性畸形，常为单发性；假性憩室是肌层薄弱处向外突出的病变，常为多发性。多数憩室无症状，但可并发出血、溃疡和结石等。内镜下消化道憩室大小不一，呈椭圆形改变。

Meckel憩室为胚胎期卵黄管未闭合部分遗留下的先天性畸形，多位于回肠末端距回盲瓣100cm以内，多开口于对系膜侧，其直径比回肠肠腔小，半数病人可有异位组织黏膜，以含壁细胞的胃黏膜组织最常见，可并发出血、憩室炎、肠套叠等。憩室内翻可见小肠蘑菇状隆起，顶端表面颗粒样或溃疡形成，隆起表面发红，覆正常上皮组织，染色后，隆起表面呈卵黄管改变。

(2) 淀粉样变性：淀粉样变性为胶化纤维蛋白在细胞外沉着，引起原因不明的功能障碍。镜下表现为黏膜苍白或红色，黏膜颗粒样或肥厚不整，也可表现为多发息肉样肿物，活检可确诊。

(3) 吸收不良综合征：吸收不良综合征包括乳糜泻、自身免疫性肠病、热带口炎性腹泻和Whipple病。乳糜泻是一种在遗传易患背景下，因进食含麦麸食物而激发的自身免疫性疾病，受累靶点主要在小肠黏膜。临床表现为脂肪泻、蛋白吸收减少、贫血等，绝大多数病例症状轻微或无症状。血清抗tTG自身抗体检测和抗EMA自身抗体检测是筛查乳糜泻的主要手段。内镜下可见小肠黏膜扁平，上皮缺乏绒毛结构，以十二指肠和近端空肠为主，严重者全小肠受累（图3-6-20～图3-6-22）。小肠镜检查结合病理组织学检查是确诊本病的经典方法。自身免疫性肠病极为罕见，病因不明，其特征是弥漫性小肠绒毛萎缩和血清存在针对小肠上皮细胞的自身抗体,但抗 tTG 自身抗体阴性。

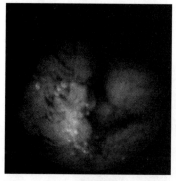 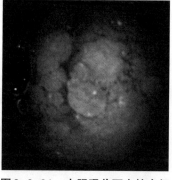 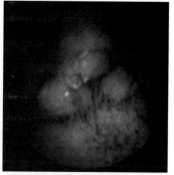

图 3-6-20　小肠吸收不良综合征　　图 3-6-21　小肠吸收不良综合征　　图 3-6-22　小肠吸收不良综合征

(4) 小肠淋巴管扩张症:分为原发性、继发性、灶性和功能性。原发性小肠淋巴管扩张症是一种少见的蛋白丢失性肠病。发病年龄以儿童和青壮年为主,表现为慢性持续性或间歇发作的慢性腹泻、低蛋白血症、水肿、血液淋巴细胞减少和免疫球蛋白降低等。内镜检查及小肠黏膜活检病理可见小肠黏膜弥漫性淋巴管扩张。继发性小肠淋巴管扩张症是指肠道疾病或肠外疾病损害小肠淋巴引流系统引起的小肠淋巴液转运障碍。内镜下表现为绒毛呈乳头色肿胀,受累绒毛分布可呈局灶性、小片状或弥漫性分布,涉及某一段或全小肠(图 3-6-23~图 3-6-24)。灶性淋巴管扩张症是指小肠黏膜出现无因可查的局灶性淋巴管扩张,可能无临床意义。"功能性淋巴管扩张症"一词始于 20 世纪 70 年代。当时一些内镜医师注意到,胃镜检查过程中偶然发现十二指肠出现散在或弥漫性淋巴管扩张,但病人并无任何吸收不良表现,随访病灶存在或消失。

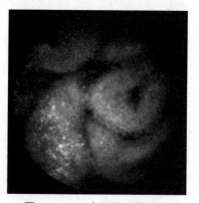 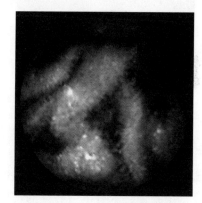

图 3-6-23　小肠淋巴管扩张　　　　图 3-6-24　小肠淋巴管扩张

(5) 小肠血管性疾病:小肠血管性疾病主要包括小肠血管畸形和小肠血管瘤。

小肠血管畸形可发生在肠道任何部位,是引起下消化道出血的重要原因之一,可分为血管扩张、血管发育不良及遗传性出血性毛细血管扩张症。典型毛细血管扩张表现为中心有隆起小动脉,细小的卷须样血管从中央向外放散。很少能看见毛细血管自发出血。这些病变在病人贫血时呈苍白色,不易看见。如果最初的检查结果不能解释消化道出血,在纠正贫血后应重复检查。

小肠血管瘤较少见,一般源自肠黏膜下血管丛,也可来自浆膜下血管。血管瘤是真性肿瘤，多发于空肠，其次为回肠，十二指肠非常少见。组织学上可分为毛细血管瘤、海绵状血管瘤及混合型血管瘤。海绵状血管瘤少见，可包绕小肠引起肠梗阻。血管瘤单发或多发，常为一孤立、无包膜的肿块，主要是毛细血管及薄壁的静脉，也可见动脉。血管瘤一般小、无蒂，与周围黏膜分界清楚，表面暗红色，顶部可有糜烂，形似薄形火山口，周围毛细血管扩张（图3-6-25～图3-6-28）。活检钳压上时组织有柔软感。

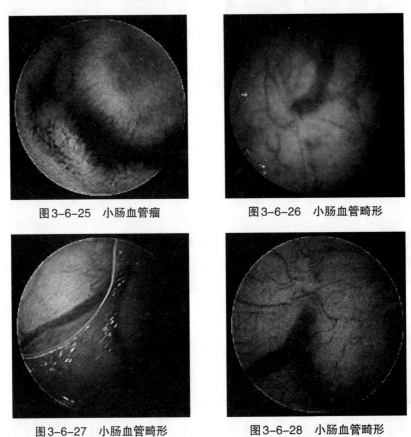

图3-6-25　小肠血管瘤　　　　　图3-6-26　小肠血管畸形

图3-6-27　小肠血管畸形　　　　图3-6-28　小肠血管畸形

六、展望

小肠疾病比较少见，其诊断也比较困难。近几年随着胶囊内镜和双气囊电子小肠镜的出现，使得小肠镜技术有了突破性的进展，我们可以很方便地观察到全部小肠，患者对两种检查手段耐受性良好，安全性值得肯定。二者还有一定的互补性，胶囊内镜适于作为初步的检查手段，而双气囊小肠镜可进一步确认病变或进行治疗。目前胶囊内镜及双气囊小肠镜还有许多方面有待改进和完善，随着科技的不断进步，相信小肠镜技术将会有更大的发展空间，将会给消化内镜带来新的革命。

（刘东屏　孙明军）

第四章　泌尿系统诊疗技术

第一节　血液透析（血液净化技术之一）

血液净化是把患者血液引出体外并通过一个净化装置，除去其中某些致病物质，净化血液，达到治疗疾病的目的。血液净化包括血液透析、血液滤过、血液透析滤过、血液灌流、血浆置换和免疫吸附等。腹膜透析虽然没有体外循环，仅以腹水交换达到净化血液的目的，但从广义上讲，也应该包括在血液净化疗法之内。血液透析是血液净化技术中最常用、最核心的技术。本章节主要叙述血液透析技术。

一、血液透析定义

利用弥散、超滤和对流原理清除血液中有害物质和过多水分，是最常用的肾脏替代治疗方法之一，也可用于治疗药物或毒物中毒等。

二、适应证

1. 终末期肾病

透析指征：非糖尿病肾病估算的肾小球率过滤（eGFR）<10ml/（min·1.73m^2）；糖尿病肾病 eGFR<15ml/（min·1.73m^2）。当有下列情况时，可酌情提前开始透析治疗：严重并发症，经药物治疗等不能有效控制者，如容量过多包括急性心力衰竭、顽固性高血压；高钾血症；代谢性酸中毒；高磷血症；贫血；体重明显下降和营养状态恶化，尤其是伴有恶心、呕吐等。

2. 急性肾损伤。
3. 药物或毒物中毒。
4. 严重水、电解质和酸碱平衡紊乱。
5. 其他：如严重高热、低体温等。

三、禁忌证

无绝对禁忌证，但下列情况应慎用：
1. 颅内出血或颅内压增高。
2. 药物难以纠正的严重休克。
3. 严重心肌病变并有难治性心力衰竭。

4. 活动性出血。

5. 精神障碍不能配合血液透析治疗。

四、透析间期的患者管理

1. 加强教育，纠正不良生活习惯，包括戒烟、戒酒、生活规律等。

2. 饮食控制。包括控制水和钠盐摄入，使透析间期体重增长不超过5%或每日体重增长不超过1kg；控制饮食中磷的摄入，少食高磷食物；控制饮食中钾的摄入，以避免发生高钾血症。保证患者每日蛋白质摄入量达到1.0~1.2g/kg，并保证足够的糖类摄入，以避免出现营养不良。

3. 指导患者记录每日尿量及每日体重情况，并保证大便通畅；教育患者有条件时每日测量血压情况并记录。

4. 指导患者维护和监测血管通路。对采用动静脉内瘘者每日应对内瘘进行检查，包括触诊检查有无震颤，也可听诊检查有无杂音；对中心静脉置管患者每日应注意置管部位出血、局部分泌物和局部出现不适表现等，一旦发现异常应及时就诊。

五、血液透析需要评估的指标

1. 血常规、肾功能、血电解质（包括血钾、血钙、血磷、CO_2CP等）等指标：建议每月检测1次。一旦发现异常应及时调整透析处方和药物治疗。血糖和血脂等代谢指标，建议有条件者每1~3个月检测1次。

2. 铁指标：建议每3个月检查1次。一旦发现血清铁蛋白低于200ng/ml或转铁蛋白饱和度低于20%，需补铁治疗；如血红蛋白（Hb）低于110g/L，则应调整促红细胞生成素用量，以维持Hb于110~120g/L之间。

3. 全段甲状旁腺激素（iPTH）监测：建议血iPTH水平每3个月检查1次。要求血清校正钙水平维持在正常低限，为2.10~2.37mmol/L（8.4~9.5mg/dl）；血磷水平维持在1.13~1.78mmol/L（3.5~5.5mg/dl）；血钙磷乘积维持在55mg/dl及以下；血iPTH维持在150~300pg/ml。

4. 整体营养评估及炎症状态评估：建议每3个月评估1次。包括血清营养学指标、血CRP水平、标准化蛋白呈现率（nPCR）及与营养相关的体格检查指标等。

5. 尿素清除指数（Kt/V）和尿素氮清除率（URR）评估：建议每3个月评估1次。要求spKt/V至少1.2，目标为1.4；URR至少65%，目标为70%。

6. 传染病学指标：必须检查。包括肝炎病毒标记、HIV和梅毒血清学指标。要求开始透析不满6个月患者，应每1~3个月检测1次；维持性透析6个月以上患者，应每6个月检测1次。

7. 心血管结构和功能测定：包括心电图、心脏超声波、外周血管彩色超声波等检查。建议每6~12个月检查1次。

8. 内瘘血管检查评估：每次内瘘穿刺前均应检查内瘘皮肤、血管震颤、有无肿块等改变，并定期进行内瘘血管流量、血管壁彩色超声等检查。

六、血液透析并发症及处理

1. 透析中低血压：透析中低血压是指透析中收缩压下降>20mmHg或平均动脉压降

低 10mmHg 以上，并有低血压症状。处理程序如下：

（1）紧急处理：对有症状的透析中低血压应立即采取措施处理：①采取头低位。②停止超滤。③补充生理盐水 100ml，或 20% 甘露醇，或白蛋白溶液等。

上述处理后，如血压好转，则逐步恢复超滤，期间仍应密切监测血压变化；如血压无好转，应再次予以补充生理盐水等扩容治疗，减慢血流速度，并立即寻找原因，对可纠正诱因进行干预。如上述处理后血压仍快速降低，则需应用升压药物治疗，并停止血透，必要时可以转换治疗模式，如单纯超滤、血液滤过或腹膜透析。最常采用的技术是单纯超滤与透析治疗结合的序贯治疗。如临床治疗中开始先进行单纯超滤，然后再透析，称为序贯超滤透析；如先行透析，然后再行单纯超滤，称为序贯透析超滤。

（2）积极寻找透析中的低血压原因：为紧急处理及以后预防提供依据。常见原因有：①容量相关性因素：包括超滤速度过快〔0.35ml/（kg·min）〕、设定的干体重过低、透析机超滤故障或透析液钠浓度偏低等。②血管收缩功能障碍：包括透析液温度较高、透前应用降压药物、透析中进食、中重度贫血、自主神经功能障碍（如糖尿病神经病变患者）及采用醋酸盐透析者。③心脏因素：如心脏舒张功能障碍、心律失常（如房颤）、心脏缺血、心脏压塞、心肌梗死等。④其他少见原因：如出血、溶血、空气栓塞、透析器反应、脓毒血症等。

（3）预防：①建议应用带超滤控制系统的血透机。②对于容量相关因素导致的透析低血压患者，应限制透析间期钠盐和水的摄入量，控制透析间期体重增长不超过5%；重新评估干体重；适当延长每次透析时间（如每次透析延长30min）等。③与血管功能障碍有关的透析低血压患者，应调整降压药物的剂量和给药时间，如改为透析后用药；避免透析中进食；采用低温透析或梯度钠浓度透析液进行透析；避免应用醋酸盐透析，采用碳酸氢盐透析液进行透析。④心脏因素导致的应积极治疗原发病及可能的诱因。⑤有条件时可应用容量监测装置对患者进行透析中血容量监测，避免超滤速度过快。⑥如透析中低血压反复出现，而上述方法无效，可考虑改变透析方式，如采用单纯超滤、序贯透析和血液滤过，或改为腹膜透析。

2. 肌肉痉挛：肌肉痉挛多出现在每次透析的中后期。一旦出现应首先寻找诱因，然后根据原因采取处理措施，并在以后的透析中采取措施，预防再次发作。

（1）寻找诱因：是处理的关键。透析中低血压、低血容量、超滤速度过快及应用低钠透析液治疗等导致肌肉血流灌注降低是引起透析中肌肉痉挛最常见的原因；血电解质紊乱和酸碱失衡也可引起肌肉痉挛，如低镁血症、低钙血症、低钾血症等。

（2）治疗：根据诱发原因酌情采取措施，可快速输注生理盐水 100ml（可酌情重复）、高渗葡萄糖溶液或甘露醇溶液，对痉挛肌肉进行外力挤压按摩也有一定疗效。

（3）预防：①防止透析低血压发生及透析间期体重增长过多，每次透析间期体重增长不超过干体重的5%。②适当提高透析液钠浓度，采用高钠透析或序贯钠浓度透析。但应注意患者血压及透析间期体重增长。③积极纠正低镁血症、低钙血症和低钾血症等电解质紊乱。④鼓励患者加强肌肉锻炼。

3. 恶心和呕吐

（1）积极寻找原因：常见原因有透析低血压、透析失衡综合征、透析器反应、糖尿病导致的胃轻瘫、透析液受污染或电解质成分异常（如高钠、高钙）等。

（2）处理：①对低血压导致者采取紧急处理措施（见"透析低血压"内容）。②在针对病因处理基础上采取对症处理，如应用止吐药。③加强对患者的观察及护理，避免发生误吸事件，尤其是神志欠清者。

（3）预防：针对诱因采取相应的预防措施是避免出现恶心、呕吐的关键，如采取措施避免透析中低血压发生。

4. 头痛

（1）积极寻找原因：常见原因有透析失衡综合征、严重高血压和脑血管意外等。对于长期饮用咖啡者，由于透析中咖啡血浓度降低，也可出现头痛表现。

（2）治疗：①明确病因，针对病因进行干预。②如无脑血管意外等颅内器质性病变，可应用对乙酰氨基酚等止痛对症治疗。

（3）预防：针对诱因采取适当措施是预防关键，包括应用低钠透析、避免透析中高血压发生、规律透析等。

5. 胸痛和背痛

（1）积极寻找原因：常见原因是心绞痛（心肌缺血），其他原因还有透析中溶血、低血压、空气栓塞、透析失衡综合征、心包炎、胸膜炎等。

（2）治疗：在明确病因的基础上采取相应治疗。

（3）预防：应针对胸背疼痛的原因采取相应的预防措施。

6. 皮肤瘙痒：皮肤瘙痒是透析患者常见的不适症状，有时严重影响患者的生活质量。透析治疗会促发或加重症状。

（1）寻找可能原因：尿毒症患者皮肤瘙痒发病机制尚不完全清楚，与尿毒症本身、透析治疗及钙磷代谢紊乱等有关。其中透析过程中发生的皮肤瘙痒需要考虑与透析器反应等变态反应有关。一些药物或肝病也可诱发皮肤瘙痒。

（2）治疗：可采取适当的对症处理措施，包括应用抗组胺药物、外用含镇痛药的皮肤润滑油等。

（3）预防：针对可能的原因采取相应的预防手段，包括控制患者血清钙、磷和iPTH于适当水平，避免应用一些可能会引起瘙痒的药物，使用生物相容性好的透析器和管路，避免应用对皮肤刺激大的清洁剂，应用一些保湿护肤品以保持皮肤湿度，衣服尽量选用全棉制品等。

7. 失衡综合征：失衡综合征是指发生于透析中或透析后早期，以脑电图异常及全身和神经系统症状为特征的一组病症，轻者可表现为头痛、恶心、呕吐及躁动，重者出现抽搐、意识障碍甚至昏迷。

（1）病因：发病机制是由于血液透析快速清除溶质，导致患者血液溶质浓度快速下降，血浆渗透压下降，血液和脑组织液渗透压差增大，水向脑组织转移，从而引起颅内压增高、颅内pH改变。失衡综合征可以发生在任何一次透析过程中，但多见于首次透析、透前血肌酐和血尿素很高、快速清除毒素（如高效透析）等情况。

（2）治疗：①轻者仅需减慢血流速度，以减少溶质清除，减轻血浆渗透压和pH过度变化。对伴肌肉痉挛者可同时输注高张盐水或高渗葡萄糖，并予以相应对症处理。如经上述处理仍无缓解，则提前终止透析。②重者（出现抽搐、意识障碍和昏迷）建议立即终止透析，并做出鉴别诊断，排除脑血管意外，同时予以输注甘露醇。之后根据治疗反应予以其他相应处理。透析失衡综合征引起的昏迷一般于24h内好转。

(3) 预防：针对高危人群采取预防措施，是避免发生透析失衡综合征的关键。①首次透析患者：避免短时间内快速清除大量溶质。首次透析血清尿素氮下降控制在30%~40%。建议采用低效透析方法，包括减慢血流速度、缩短每次透析时间（每次透析时间控制在2~3h内）、应用面积小的透析器等。②维持性透析患者：采用钠浓度曲线透析液序贯透析可降低失衡综合征的发生率。另外，规律和充分透析、增加透析频率、缩短每次透析时间等对预防有益。

8. 透析器反应：既往又名"首次使用综合征"，但也见于透析器复用患者。临床分为两类：A型反应（过敏反应型）和B型反应。其防治程序分别如下（表4-1-1）。

表4-1-1 透析器反应

	A型透析器反应	B型透析器反应
发生率	较低，<5次/10 000透析例次	3~5次/100透析例次
发生时间	多于透析开始后5min内，部分迟至30min	透析开始30~60min
症状	程度较重，表现为皮肤瘙痒、荨麻疹、咳嗽、喷嚏、流清涕、腹痛腹泻、呼吸困难、休克，甚至死亡	轻微，表现胸痛和背痛
原因	环氧乙烷、透析膜材料、透析器复用、透析液受污染、肝素过敏、高敏人群及应用ACEI等	原因不清，可能与补体激活有关
处理	立即终止透析予对症及支持治疗 严重者予抗组胺药、激素或肾上腺素药物治疗，同时予心肺支持治疗	排除其他引起胸痛原因夹闭血路管 丢弃管路和透析器中血液 吸氧 如情况好转则继续透析
预后	与原因有关，重者死亡	常于30~60min后缓解
预防	避免应用环氧乙烷消毒透析器和管路换用合成膜透析器（生物相容性好的透析器） 透析前充分冲洗透析器和管路	复用透析器可能有一定预防作用

A型反应：主要发病机制为快速的变态反应，常于透析开始后5min内发生，少数迟至透析开始后30min。发病率不到5次/10 000透析例次。依据反应轻重可表现为皮肤瘙痒、荨麻疹、咳嗽、喷嚏、流清涕、腹痛、腹泻，甚至呼吸困难、休克、死亡等。一旦考虑A型透析器反应，应立即采取处理措施，并寻找原因，采取预防措施，避免以后再次发生。

(1) 紧急处理：①立即停止透析，夹闭血路管，丢弃管路和透析器中血液。②给予抗组胺药、激素或肾上腺素药物治疗。③如出现呼吸循环障碍，立即给予心脏呼吸支持治疗。

(2) 明确病因：主要是患者对与血液接触的体外循环管路、透析膜等物质发生变态反应所致，可能的致病因素包括透析膜材料、管路和透析器的消毒剂（如环氧乙烷）、透析器复用的消毒液、透析液受污染、肝素过敏等。另外，有过敏病史及高嗜酸细胞血症、血管紧张素转换酶抑制药（ACEI）应用者，也易出现A型反应。

(3) 预防措施：依据可能的诱因，采取相应措施：①透析前充分冲洗透析器和管路。②选用蒸汽或γ射线消毒透析器和管路。③进行透析器复用。④对于高危人群可于透前应用抗组胺药物，并停用ACEI。

B型反应：常于透析开始后20~60min出现，发病率为3~5次/100透析例次。其发作程度常较轻，多表现为胸痛和背痛。其诊疗过程如下。

(1) 明确病因：透析中出现胸痛和背痛，首先应排除心脏等器质性疾病，如心绞痛、心包炎等。如排除后考虑B型透析器反应，则应寻找可能的诱因。B型反应多认为是补体激活所致，与应用新的透析器及生物相容性差的透析器有关。

(2) 处理：B型透析器反应多较轻，给予鼻导管吸氧及对症处理即可，常不需终止透析。

(3) 预防：采用透析器复用及选择生物相容性好的透析器可预防部分B型透析器反应。

9. 心律失常：多数无症状。其诊疗程序如下：

(1) 明确心律失常类型。

(2) 找到并纠正诱发因素：常见的诱发因素有血电解质紊乱，如高钾血症或低钾血症、低钙血症等，酸碱失衡如酸中毒，心脏器质性疾病等。

(3) 合理应用抗心律失常药物及电复律：对于有症状或一些特殊类型的心律失常如频发室性心律失常，需要应用抗心律失常药物，但应用时需考虑肾衰竭导致的药物蓄积。建议在有经验的心脏科医生指导下应用。

(4) 严重者需安装起搏器：对于重度心动过缓及潜在致命性心律失常者可安装起搏器。

10. 溶血：表现为胸痛、胸部压迫感、呼吸急促、腹痛、发热、畏寒等。一旦发生应立即寻找原因，并采取措施予以处置。

(1) 明确病因：①血路管相关因素：如狭窄或梗阻等引起对红细胞的机械性损伤。②透析液相关因素：如透析液钠过低，透析液温度过高，透析液受消毒剂、氯胺、漂白粉、铜、锌、甲醛、氟化物、过氧化氢、硝酸盐等污染。③透析中错误输血。

(2) 处理：一旦发现溶血，应立即予以处理：①重者应终止透析，夹闭血路管，丢弃管路中血液。②及时纠正贫血，必要时可输新鲜全血，将Hb提高至许可范围。③严密监测血钾，避免发生高钾血症。

(3) 预防：①透析中严密监测血路管压力，一旦压力出现异常，应仔细寻找原因，并及时处理。②避免采用过低钠浓度透析及高温透析。③严格监测透析用水和透析液，严格消毒操作，避免透析液污染。

11. 空气栓塞：一旦发现应紧急处理，立即抢救。其处理程序如下：

(1) 紧急抢救：①立即夹闭静脉血路管，停止血泵。②采取左侧卧位，并头和胸部低、脚高位。③心肺支持，包括吸纯氧，采用面罩或气管插管。④如空气量较多，有条件者可予右心房或右心室穿刺抽气。

(2) 明确病因：与任何可能导致空气进入管腔部位的连接松开、脱落有关，如动脉穿刺针脱落、管路接口松开或脱落等，另有部分与管路或透析器破损开裂等有关。

(3) 预防：空气栓塞一旦发生，死亡率极高。严格遵守血透操作规章操作，避免发生空气栓塞：①上机前严格检查管路和透析器有无破损。②做好内瘘针或深静脉插管的固定，透析管路之间、管路与透析器之间的连接。③透析过程中密切观察内瘘针或插管、透析管路连接等有无松动或脱落。④透析结束时不用空气回血。⑤注意透析机空气报警装置的维护。

12. 发热：透析相关发热可出现在透析中，表现为透析开始后1~2h出现；也可出现在透析结束后。一旦血液透析患者出现发热，应首先分析与血液透析有无关系。如由血液透析引起，则应分析原因，并采取相应的防治措施。

（1）原因：①多由致热原进入血液引起，如透析管路和透析器等复用不规范、透析液受污染等。②透析时无菌操作不严，可引起病原体进入血液或原有感染因透析而扩散，从而引起发热。③其他少见原因如急性溶血、高温透析等也可出现发热。

（2）处理：①对于出现高热患者，首先予以对症处理，包括物理降温、口服退热药等，并适当调低透析液温度。②考虑细菌感染时做血培养，并予以抗生素治疗。通常由致热源引起者24h内好转，如无好转应考虑是感染引起，应继续寻找病原体证据和抗生素治疗。③考虑非感染引起者，可以应用小剂量糖皮质激素治疗。

（3）预防：①在透析操作、透析管路和透析器复用中应严格规范操作，避免因操作引起致热原污染。②有条件可使用一次性透析器和透析管路。③透析前应充分冲洗透析管路和透析器。④加强透析用水及透析液监测，避免使用受污染的透析液进行透析。

13. 透析器破膜

（1）紧急处理：①一旦发现应立即夹闭透析管路的动脉端和静脉端，丢弃体外循环中血液。②更换新的透析器和透析管路进行透析。③严密监测患者生命体征、症状和体征情况，一旦出现发热、溶血等表现，应采取相应处理措施。

（2）寻找原因：①透析器质量问题。②透析器储存不当，如冬天储存在温度过低的环境中。③透析中因凝血或大量超滤等而导致跨膜压过高。④对于复用透析器，如复用处理和储存不当、复用次数过多也易发生破膜。

（3）预防：①透析前应仔细检查透析器。②透析中严密监测跨膜压，避免出现过高跨膜压。③透析机漏血报警等装置应定期检测，避免发生故障。④透析器复用时应严格进行破膜试验。

14. 体外循环凝血

（1）原因：寻找体外循环发生凝血的原因是预防以后再次发生及调整抗凝剂用量的重要依据。凝血发生常与不用抗凝剂或抗凝剂用量不足等有关。另外如下因素易促发凝血，包括：①血流速度过慢。②外周血Hb过高。③超滤率过高。④透析中输血、血制品或脂肪乳剂。⑤透析通路再循环过大。⑥使用了管路中补液壶（引起血液暴露于空气、壶内产生血液泡沫或血液发生湍流）。

（2）处理：①轻度凝血：常可通过追加抗凝剂用量、调高血流速度来解决。在治疗中仍应严密检测患者体外循环凝血变化情况，一旦凝血程度加重，应立即回血，更换透析器和管路。②重度凝血：常需立即回血。如凝血重而不能回血，则建议直接丢弃体外循环管路和透析器，不主张强行回血，以免凝血块进入体内发生栓塞。

（3）预防：①透析治疗前全面评估患者凝血状态、合理选择和应用抗凝剂是预防关键。②加强透析中凝血状况的监测，并早期采取措施进行防治。包括：压力参数改变

(动脉压力和静脉压力快速升高、静脉压力快速降低)、管路和透析器血液颜色变暗、透析器见小黑线、管路(动脉壶或静脉壶内)小凝血块出现等。③避免透析中输注血液、血制品和脂肪乳等,特别是输注凝血因子。④定期监测血管通路血流量,避免透析中再循环过大。⑤避免透析时血流速度过低。如需调低血流速度,且时间较长,应加大抗凝剂用量。

(张东成)

第二节 血液滤过(血液净化技术之二)

一、定义

血液滤过(HF)是模仿正常人肾小球滤过和肾小管重吸收原理,以对流方式清除体内过多的水分和尿毒症毒素。与血液透析相比,血液滤过具有对血流动力学影响小、中分子物质清除率高等优点。

二、适应证

HF适于急、慢性肾衰竭患者,特别是伴以下情况者:
1. 常规透析易发生低血压。
2. 顽固性高血压。
3. 常规透析不能控制的体液过多和心力衰竭。
4. 严重继发性甲状旁腺功能亢进。
5. 尿毒症神经病变。
6. 心血管功能不稳定、多脏器衰竭及病情危重患者。

三、禁忌证

HF无绝对禁忌证,但出现如下情况时应慎用:
1. 药物难以纠正的严重休克或低血压。
2. 严重心肌病变导致的心力衰竭。
3. 严重心律失常。
4. 精神障碍不能配合血液净化治疗。

四、治疗方式和处方

1. 治疗方式:根据置换液与血液滤过器的位置分为前稀释置换法(置换液在血滤器之前输入)、后稀释置换法(置换液在血滤器之后输入)或混合稀释法(置换液在血滤器前及后输入)。

2. 处方:通常每次HF治疗4h,建议血流量>250ml/min。

(1)前稀释置换法:优点是血流阻力小,滤过率稳定,残余血量少和不易形成滤过膜上的蛋白覆盖层。缺点是清除率低,所需置换液量较大。建议前稀释法置换量不低于

40~50L。患者需做无肝素血滤时，建议选择本方式。

（2）后稀释置换法：置换液用量较前稀释法少，清除效率较前稀释置换法高；但高凝状态的患者容易导致滤器凝血。后稀释法置换量为20~30L。一般患者均可选择本置换法，但有高凝倾向的患者不宜选择本方式。

（3）混合稀释法：清除效率较高，滤器不易堵塞，对于血细胞比容高者较实用。置换量可参考前稀释法。

五、并发症及处理

血液滤过可能出现与血液透析相同的并发症，详见"血液透析"内容，除此之外还可出现以下并发症：

1. 致热原反应和败血症
（1）原因：HF时需输入大量置换液，如置换液被污染可发生发热和败血症。
（2）防治措施：①定期检测反渗水、透析液及置换液的细菌和内毒素。②定期更换内毒素过滤器。③置换液配制过程无菌操作。④使用前必须严格检查置换液、血滤器及管道的包装与有效使用日期，检查置换液的颜色与透明度。⑤出现发热者，应同时做血液和置换液细菌培养及置换液内毒素检测。⑥抗生素治疗。

2. 氨基酸与蛋白质丢失
（1）原因：随大量置换液滤出。
（2）治疗：建议增加饮食中的蛋白质摄入量。

（张东成）

第三节 血液透析滤过（血液净化技术之三）

一、定义

血液透析滤过（HDF）是血液透析和血液滤过的结合，具有两种治疗模式的优点，可通过弥散和对流两种机制清除溶质，在单位时间内比单独的血液透析或血液滤过清除更多的中小分子物质。

二、适应证

血液透析滤过适应证与血液滤过相似。

三、禁忌证

血液透析滤过适应证与血液滤过相似。

四、治疗方式和处方

1. 治疗方式：前稀释置换法、后稀释置换法及混合稀释法。

2. 处方

(1) 常需较快的血流速度(建议>250ml/min)和透析液流速(500~800ml/min),以清除适量的溶质。

(2) 置换液补充量:后稀释置换法为15~25L,前稀释置换法为30~50L。为防止跨膜压报警,置换量的设定需根据血流速度进行调整。

五、并发症及处理

1. 反超滤

(1) 原因:低静脉压、低超滤率或采用高超滤系数的透析器时,在透析器出口,血液侧的压力可能低于透析液侧,从而出现反超滤,严重可致患者肺水肿。临床不常见。

(2) 预防:调整适当TMP(100~400mmHg)及血流量(>250ml/min)。

2. 蛋白丢失:高通量透析膜的应用,使得白蛋白很容易丢失,在行HDF治疗时,白蛋白丢失增多,尤其是后稀释置换法。

3. 缺失综合征:高通量血液透析能增加可溶性维生素、蛋白、微量元素和小分子多肽等物质的丢失。因此,在行血液透析滤过治疗时,应及时补充营养。

(张东成)

第四节 单纯超滤(血液净化技术之四)

一、定义

单纯超滤是通过对流转运机制,采用容量控制或压力控制,经过透析器或血滤器的半透膜等渗地从全血中除去水分的一种治疗方法。在单纯超滤治疗过程中,不需要使用透析液和置换液。

二、适应证

1. 药物治疗效果不佳的各种原因所致的严重水肿。
2. 难治性心力衰竭。
3. 急、慢性肺水肿。

三、禁忌证

无绝对禁忌证,但下列情况应慎用:
1. 严重低血压。
2. 致命性心律失常。
3. 存在血栓栓塞疾病高度风险的患者。

四、治疗方式和处方

1. 选择单纯超滤，还是缓慢连续性超滤（SCUF）：应从患者病情及设备条件等方面权衡利弊后确定。SCUF是利用对流原理清除溶质和水分的一种特殊治疗方式，特点是不补充置换液，也不用透析液，与单纯超滤比较，SCUF的超滤率较低，持续时间可视病情需要延长，对血流动力学影响较小，患者更容易耐受，适用于心血管功能状态不稳定而又需要超滤脱水的患者。

2. 单纯超滤原则：每次超滤量（脱水量）以不超过体重的4%~5%为宜。

3. SCUF的超滤率一般设定为2~5ml/min，可根据临床实际情况适时调整，原则上一次SCUF的超滤液总量不宜超过4L。

五、并发症及处理

1. 滤器破膜漏血：由于滤器质量或运输及存放损坏，或跨膜压过高可导致滤器破膜，血液进入超滤液内，此时必须立即更换滤器。

2. 滤器和管路凝血：由于患者存在高凝状态，或使用的抗凝药物剂量不足，或因静脉回血不畅，血流缓慢或血压降低等原因均可导致滤器和管路发生凝血，此时应立即增加抗凝药物（肝素或低分子肝素）剂量；有条件的医院应急检抗凝血酶Ⅲ活性，如果患者抗凝血酶Ⅲ活性低于50%，应改用阿加曲班作为抗凝药物；若静脉压、跨膜压在短时间内突然升高，管路、滤器颜色加深，应立即回血，避免凝血；若在下机时回血阻力突然升高，怀疑滤器管路有凝血时，应立即停止回血，以免血栓进入体内。

3. 出血：使用抗凝药物剂量过大，可引起单纯超滤中患者发生出血情况，此时对于使用普通肝素或低分子肝素的患者，应暂时停用，并给予适量的鱼精蛋白拮抗，对于选用阿加曲班作为抗凝药物的患者，应暂时停用阿加曲班20~30min，然后减量应用。

4. 低血压：超滤率过大可导致低血压，通常发生在单纯超滤后程或结束前，在血清白蛋白或血红蛋白（Hb）水平明显降低的患者身上更易发生。患者早期表现为打哈欠、背后发酸、肌肉痉挛或出现便意等，进而可有恶心、呕吐、出汗、面色苍白、呼吸困难和血压下降。此时应降低超滤率，必要时补充生理盐水或人血蛋白等胶体制剂，对于经过上述处理后血压仍不能恢复正常的患者，应停止单纯超滤，并给予积极救治。

5. 心律失常、猝死：对于心血管状态不稳定的患者，单纯超滤过程中有出现致命性心律失常，甚至猝死的可能，如出现上述情况，应立即停止单纯超滤，并给予积极抢救。对于这样的患者原则上推荐采用缓慢连续性超滤（SCUF）模式治疗。

（张东成）

第五节 血浆置换（血液净化技术之五）

一、定义

血浆置换（PE）是一种用来清除血液中大分子物质的血液净化疗法。其基本过程是将患者血液经血泵引出，经过血浆分离器，分离血浆和细胞成分，去除致病血浆或选择性地去除血浆中的某些致病因子，然后将细胞成分、净化后血浆及所需补充的置换液输回体内。

二、适应证

1. 风湿免疫性疾病：系统性红斑狼疮（尤其是狼疮性脑病）、难治性类风湿关节炎、系统性硬化症、抗磷脂抗体综合征等。
2. 免疫性神经系统疾病：重症肌无力、急性炎症性脱髓鞘性多发性神经病、肌无力综合征、多发性硬化病、慢性炎症性脱髓鞘性多发性神经病等。
3. 消化系统疾病：重症肝炎、严重肝衰竭、肝性脑病、胆汁淤积性肝病、高胆红素血症等。
4. 血液系统疾病：多发性骨髓瘤、高γ-球蛋白血症、冷球蛋白血症、高黏滞综合征（巨球蛋白血症）、血栓性微血管病（血栓性血小板减少性紫癜/溶血性尿毒综合征）、新生儿溶血性疾病、白血病、淋巴瘤、重度血型不合的妊娠、自身免疫性血友病等。
5. 肾脏疾病：抗肾小球基底膜病、急进性肾小球肾炎、难治性局灶节段性肾小球硬化症、系统性小血管炎、重症狼疮性肾炎等。
6. 器官移植：器官移植前去除抗体（ABO血型不兼容移植、免疫高致敏受者移植等）、器官移植后排斥反应。
7. 自身免疫性皮肤疾病：大疱性皮肤病、天疱疮、类天疱疮、中毒性表皮坏死松解症、坏疽性脓皮病等。
8. 代谢性疾病：纯合子或半纯合子型家族性高胆固醇血症等。
9. 药物中毒：药物过量（如洋地黄中毒等）、与蛋白结合率高的毒物中毒。
10. 其他：浸润性突眼等自身免疫性甲状腺疾病、多脏器衰竭等。

三、禁忌证

无绝对禁忌证，相对禁忌证包括：
1. 对血浆、人血白蛋白、肝素等有严重过敏史。
2. 药物难以纠正的全身循环衰竭。
3. 非稳定期的心、脑梗死。
4. 颅内出血或重度脑水肿伴有脑疝。
5. 存在精神障碍而不能很好配合治疗者。

四、并发症及处理

1. 过敏和变态反应：系大量输入异体血浆所致，表现为皮疹、皮肤瘙痒、畏寒、高热，严重者出现过敏性休克。可在血浆输入前适量应用糖皮质激素预防；出现上述症状时减慢或停止血泵，停止输入可疑血浆或血浆成分，予以糖皮质激素、抗组胺类药物治疗，出现过敏性休克的按休克处理。

2. 低血压：与置换液补充量不足、血管活性药物清除或过敏反应有关，根据不同的原因进行相应处理，考虑置换液补充量不足者，应正确计算需要补充的血浆量，治疗开始时，减慢放血速度，阶梯式增加，逐渐至目标流量，对于治疗前已经有严重低蛋白血症的患者，根据患者情况可酌情使用人血白蛋白、血浆，以提高血浆胶体渗透压，增加有效血容量，管路用生理盐水预充。考虑血管活性药物清除所致者，必要时适量使用血管活性药物。考虑过敏者按过敏处理。

3. 溶血：查明原因，予以纠正，特别注意所输注血浆的血型，停止输注可疑血浆；应严密监测血钾，避免发生高血钾等。

4. 重症感染：在大量使用白蛋白置换液进行血浆置换时，导致体内免疫球蛋白和补体成分缺乏。高危患者可适量补充新鲜血浆或静脉注射大剂量免疫球蛋白。

5. 血行传播病毒感染：主要与输入血浆有关，患者有感染肝炎病毒和人免疫缺陷病毒的潜在危险。

6. 出血倾向：血浆置换过程中血小板破坏、抗凝药物过量或大量使用白蛋白置换液置换血浆导致凝血因子缺乏。对于高危患者及短期内多次、大量置换者，必须补充适量新鲜血浆。

（张轼）

第六节 血浆吸附（血液净化技术之六）

一、定义

血浆吸附是血液引出后首先进入血浆分离器将血液的有形成分（血细胞、血小板）和血浆分开，有形成分输回患者体内，血浆再进入吸附器进行吸附清除其中某些特定的物质，吸附后血浆回输至患者体内。血浆吸附根据吸附剂的特性主要分为两大类，一类是分子筛吸附，即利用分子筛原理通过吸附剂携带的电荷和孔隙，非特异性地吸附在电荷和分子大小与之相对应的物质，如活性炭、树脂、碳化树脂和阳离子型吸附剂等；另一类是免疫吸附，即利用高度特异性的抗原-抗体反应或有特定物理化学亲和力的物质（配基）结合在吸附材料（载体）上，用于清除血浆或全血中特定物质（配体）的治疗方法，如蛋白A吸附、胆红素吸附等。

二、适应证

1. 肾脏和风湿免疫系统疾病：系统性红斑狼疮和狼疮性肾炎、抗肾小球基底膜病、

Wegener肉芽肿、新月体肾炎、局灶节段性肾小球硬化、溶血性尿毒症综合征、免疫性肝病、脂蛋白肾病、冷球蛋白血症、类风湿关节炎、单克隆丙种球蛋白血症、抗磷脂抗体综合征等。

2. 神经系统疾病：重症肌无力、Guillain-Barre综合征等。
3. 血液系统疾病：特发性血小板减少性紫癜、血栓性血小板减少性紫癜、血友病等。
4. 血脂代谢紊乱：严重的家族性高胆固醇血症、高甘油三酯血症等。
5. 肝衰竭：重症肝炎、严重肝衰竭尤其是合并高胆红素血症患者等。
6. 器官移植排斥：肾移植和肝移植排斥反应、群体反应抗体升高、移植后超敏反应等。
7. 重症药物或毒物的中毒：化学药物或毒物、生物毒素，对于高脂溶性而且易与蛋白结合的药物或毒物，可选择血浆灌注吸附，或与血液透析联合治疗效果更佳。
8. 其他疾病：扩张性心肌病、β_2微球蛋白相关淀粉样变、银屑病、甲状腺功能亢进等。

三、禁忌证

无绝对禁忌证，相对禁忌证包括：
1. 对血浆分离器、吸附器的膜或管道有过敏史。
2. 严重活动性出血或DIC，药物难以纠正的全身循环衰竭。
3. 非稳定期的心、脑梗死，颅内出血或重度脑水肿伴有脑疝。
4. 存在精神障碍而不能很好配合治疗者。

四、并发症及处理

1. 低血压：多由体外循环引起，对本身存在低血容量的患者，在上机前酌情补充必要的胶体和晶体溶液。
2. 过敏反应：治疗前各种滤器要充分预冲，并且预冲时注意检查吸附器。治疗过程中出现上述症状时给予糖皮质激素和抗组胺类药物、吸氧等对症治疗，必要时终止血浆吸附治疗，严重者出现休克时按过敏性休克处理。
3. 溶血：查明原因，并予以纠正。如为滤器破膜，及时更换。
4. 出血：多为抗凝剂过量所致。
5. 凝血：包括血浆分离器、血浆吸附器、内凝血和管路凝血，多与术前肝素使用剂量不足，或患者处于高凝状态，或伴有高脂血症有关。术中密切观察跨膜压变化，调整肝素追加量。如跨膜压短时间内迅速升高，可临时追加肝素量。若出现滤器破膜，应立即更换。
6. 穿刺局部血肿、气胸、腹膜后出血、肝衰竭患者凝血功能差，可酌情于治疗前输血浆、凝血酶原复合物等补充凝血因子。治疗中注意肝素用量。术中、术后要卧床休息，减少穿刺部位的活动或局部止血。

（张东成）

第七节 血液灌流（血液净化技术之七）

一、定义

血液灌流技术是将患者血液从体内引到体外循环系统内，通过灌流器中吸附剂非特异性吸附毒物、药物、代谢产物，达到清除这些物质的一种血液净化治疗方法或手段。与其他血液净化方式结合可形成不同的杂合式血液净化疗法。

二、适应证

1. 急性药物或毒物中毒。
2. 尿毒症，尤其是顽固性瘙痒、难治性高血压。
3. 重症肝炎，特别是暴发性肝衰竭导致的肝性脑病、高胆红素血症。
4. 脓毒症或系统性炎症综合征。
5. 银屑病或其他自身免疫性疾病。
6. 其他疾病，如精神分裂症、甲状腺危象、肿瘤化疗等。

三、禁忌证

对灌流器及相关材料过敏者。

四、并发症及处理

1. 生物不相容性及其处理：吸附剂生物不相容的主要临床表现为灌流治疗开始后0.5~1.0h患者出现寒战、发热、胸闷、呼吸困难、白细胞或血小板一过性下降（可低至灌流前的30%~40%）。一般不需要中止灌流治疗，可适量静脉推注地塞米松、吸氧等处理；如果经过上述处理症状不缓解并严重影响生命体征而确系生物不相容导致者应及时中止灌流治疗。

2. 吸附颗粒栓塞：治疗开始后患者出现进行性呼吸困难、胸闷、血压下降等，应考虑是否存在吸附颗粒栓塞。在进行灌流治疗过程中一旦出现吸附颗粒栓塞现象，必须停止治疗，给予吸氧或高压氧治疗，同时配合相应的对症处理。

3. 出凝血功能紊乱：活性炭进行灌流吸附治疗时很可能会吸附较多的凝血因子，如纤维蛋白原等，特别是在进行肝性脑病灌流治疗时易导致血小板的聚集而发生严重的凝血现象；而血小板大量聚集并活化后可以释放出大量的活性物质，进而诱发血压下降。治疗中应注意观察与处理。

4. 贫血：通常每次灌流治疗均会导致少量血液丢失。因此，长期进行血液灌流的患者，特别是尿毒症患者，有可能诱发或加重贫血现象。

5. 体温下降：与灌流过程中体外循环没有加温设备、设备工作不正常或灌流过程中注入了过多的冷盐水有关。

6. 空气栓塞：主要源于灌流治疗前体外循环体系中气体未完全排除干净、治疗过程中血路连接处不牢固或出现破损而导致气体进入体内。患者可表现为突发呼吸困难、胸闷气短、咳嗽,严重者表现为发绀、血压下降,甚至昏迷。一旦空气栓塞诊断成立,必须立即停止灌流治疗,采取头低左侧卧位吸入高浓度氧气,必要时可静脉应用地塞米松,严重者及时进行高压氧治疗。

(张东成)

第八节 腹膜透析(血液净化技术之八)

一、定义

腹膜透析(PD)是利用腹膜作为透析膜,向腹腔注入透析液,膜一侧毛细血管内血浆和另一侧腹腔内透析液借助溶质浓度梯度和渗透压梯度,进行溶质和水分的转运,并不断更换透析液,以达到清除体内毒素、脱去多余水分、纠正酸中毒和电解质紊乱的治疗目的。

二、适应证

1. 急性肾衰竭或急性肾损伤:如何选择腹膜透析的时机、方式及透析剂量,应根据患者的临床状态与生化指标综合考虑。

2. 终末期肾脏病(ESRD)
(1)各种病因所致的ESRD。
(2)肌酐清除率(Ccr)或估算的肾小球滤过率(eGFR)<10~15ml/min;糖尿病患者Ccr或eGFR≤15ml/min。
(3)尿毒症症状明显者,即使没有达到上述数值,也可考虑开始进行腹膜透析治疗。
(4)如出现药物难以纠正的急性左心衰竭、代谢性酸中毒或严重电解质紊乱,应提早开始透析。

3. 急性药物与毒物中毒:适于腹膜能够清除的药物和毒物,或尽管毒理作用不明,而临床需要的各种中毒患者均可选择腹膜透析。尤其对口服中毒、消化道药物或毒物浓度高或存在肝肠循环的药物或毒物;或不能耐受体外循环的重症中毒患者,腹膜透析有其独特的治疗优势。

4. 水电解质和酸碱平衡失调:对内科无法纠正的水电解质和酸碱平衡失调时,可选择腹膜透析。

5. 其他:内科或药物治疗难以纠正的下列情况:
(1)充血性心力衰竭。
(2)急性重症胰腺炎。
(3)严重高胆红素血症。
(4)高尿酸血症等。

三、禁忌证

1. 绝对禁忌证
(1) 腹膜广泛粘连或纤维化。
(2) 腹部或腹膜后手术导致严重腹膜缺损。
(3) 外科无法修补的疝。

2. 相对禁忌证
(1) 腹部手术3d内,腹腔置有外科引流管。
(2) 腹腔有局限性炎性病灶。
(3) 肠梗阻。
(4) 腹部疝未修补。
(5) 严重炎症性或缺血性肠病。
(6) 晚期妊娠、腹内巨大肿瘤及巨大多囊肾。
(7) 严重肺功能不全。
(8) 严重腹部皮肤感染。
(9) 长期蛋白质及热量摄入不足所致的严重营养不良者。
(10) 严重高分解代谢者。
(11) 硬化性腹膜炎。
(12) 不合作或精神病患者。
(13) 过度肥胖。

四、腹膜透析处方制定的必备指标

腹膜透析的透析方式及透析剂量应强调个体化。根据患者残余肾功能及腹膜转运特性调整透析处方,确保充分透析,提高患者的生存率和生活质量。影响腹膜透析充分性的因素包括腹膜转运特性、体表面积、残余肾功能及透析方式。调整处方必备指标包括PET值、体表面积、残余肾功能及透析方式。

1. 腹膜平衡试验 (PET)

(1) 标准PET的操作:标准PET的基本原理:在一定条件下,检测腹膜透析液和血液中肌酐和葡萄糖浓度的比值,确定患者腹膜溶质转运类型。其测定方法如下:①标本采集:在进行PET的前夜应行标准持续性非卧床腹膜透析 (CAPD) 治疗,夜间腹透液在腹腔内停留8~12h。患者在交换之前应取坐位,在20min内完全引流出前夜的留腹液,并测定其容量。然后患者取仰卧位,将加温至37℃的2.5%葡萄糖透析液2L以每2分钟400ml的速度准确地在10min内全部输入腹腔。在灌入过程中,为保证腹透液完全混合,每灌入400ml透析液时,患者需左右翻转、变换体位。在腹透液留腹0h、2h和4h收集透析液标本,在腹透液留腹2h抽取血标本。腹透液留腹4h后,患者取坐位,20min内排空腹腔内的透析液,并测定引流液量。②标本检测:测定透析液及血液中肌酐和葡萄糖浓度。在测定腹透液肌酐浓度时,由于受透析液内葡萄糖的干扰,最好采用肌酐矫正因子进行矫正:矫正肌酐 (mg/dl) =肌酐 (mg/dl) -葡萄糖×矫正因子 (mg/dl)。③PET的计算和结果评估:计算0h、2h、4h透析液与血液中肌酐的浓度比值;计算2h、4h与0h透析液中葡萄糖浓度的比值。根据PET结果，将腹膜转运特性分为以下四类：高转运、高平均转运、低平均转运和低转运。

在患者基础腹膜转运特性确定后，如需再测定患者腹膜转运特性有无改变时，可采用快速PET。其操作方法与标准PET相似，只需在透析液留腹4h留取透析液和血标本，分别测定腹透液和血液中肌酐和葡萄糖的比值（D/P值）。此外，应精确测量透析液的排出量。

(2) PET值与透析方式的选择：高转运患者适合短时透析。高平均转运患者适合持续循环腹膜透析（CCPD）或标准CAPD。低平均转运患者初期可行CCPD或标准CAPD，当残余肾功能丧失时，宜行大剂量CAPD。低转运患者宜行大剂量CAPD或血液透析。

(3) 动态观察PET的临床意义：在腹透初期，腹膜转运功能会有轻微变化，然后趋向平衡。因此基础PET测定应在腹透开始2~4周后进行。此后每6个月重复1次，动态观察PET的变化，有助于纠正透析过程中出现的各种问题。建议PET检测应在患者处于平稳状态或腹膜炎痊愈1个月后做。若出现透析不充分，营养不良，则需寻找下列原因：①伴发疾病。②是否有残余肾功能减退。③摄入评估。然后根据残余肾功能及腹膜转运特性调整处方。

(4) PET值与处方调整：长期腹膜透析患者透析方式选择应以腹膜转运特性为依据，初始透析剂量应根据患者腹膜转运特性、体表面积、体重及残余肾功能来决定达到最后目标剂量所需的透析引流量。

(5) 应用PET调整处方的注意事项：①对培训期的患者，透析液排出量高或低可考虑提前进行腹膜平衡试验，以确定其腹膜转运特性为高转运还是低转运。②高转运患者可通过增加透析液交换次数和缩短透析液存留时间，来达到最大的超滤量。③低转运和低平均转运患者可通过增加最大的灌入剂量来提高清除率。④低转运和低平均转运患者采用APD方式透析时，应增加总的夜间治疗时间；增加透析液的存留时间；增加白天透析液存留和（或）次日交换；增加灌注量。

2. 残余肾功能（RRF）：定期评估残余肾功能，根据残余肾功能调整透析处方，使患者达到充分透析。

(1) 残余肾功能下降常见于原发病因、透析液渗透压负荷、高血压、炎症和肾毒性药物等。

(2) 残余肾功能下降与透析方案调整：当透析患者尿量减少或丧失时，应增加透析剂量及透析次数，以弥补经尿液中所排出的清除量。

五、腹膜透析处方调整

调整透析处方的必备因素包括24h透析液总量、每次交换量、腹膜透析液留腹时间、交换次数及透析液葡萄糖浓度。

1. 透析剂量：透析剂量包括24h总灌注量和每次交换的灌注量。目前临床上使用较多的透析剂量为6~8L/d，但腹透患者的透析剂量与透析方式、残余肾功能、体表面积、机体代谢状态及腹膜转运状态等密切相关。所以选择个体化的透析剂量在临床实践中有十分重要的意义。

2. 每周期透析液留腹时间：每个周期透析液留腹时间根据透析方式（如IPD30min~

1h，CAPD4~8h）、透析是否充分、超滤量等因素来决定。

3. 交换次数：根据透析方式（如间歇性腹膜透析每日10~20次；CAPD一般每日交换3~5次）、超滤效果和透析充分性等因素决定。

4. 葡萄糖浓度：目前常用透析液中葡萄糖浓度为1.5%、2.5%和4.25%，超滤量的多少与透析液含糖量、透析周期时间的长短、透析液入量的多少及腹膜超滤效能等因素有关。

5. 腹膜透析处方调整步骤：在开始腹膜透析时，应首先对患者的临床状态、体表面积及残余肾功能进行评估，制定初步的透析方案。透析2~4周后进行腹膜平衡试验，同时进行透析充分性评估，如达到治疗目标，按原方案继续透析，如未达到治疗目标，可根据调整处方的变量更改透析方案，直至达到治疗目标。

六、并发症及处理

1. 导管出口处及隧道感染：导管出口处感染是指导管出口处脓性分泌物和（或）红肿，病原微生物培养可阳性或阴性。皮下隧道感染是指皮下导管隧道出现红肿和疼痛，病原微生物培养可阳性或阴性。

（1）常见原因：①导管出口方向未向下。②皮下隧道太短、涤纶套外露。③导管周围渗漏或血肿。④导管经常牵拉可减慢皮肤隧道口及隧道愈合过程。⑤污染或未注意局部卫生。⑥全身性因素，如营养不良、糖尿病、长期使用肾上腺糖皮质激素等。

（2）处理：①局部处理：首先最好行局部涂片和病原菌培养，培养结果出来前应先行经验性治疗，给予口服抗生素治疗。待培养有结果后再根据培养的致病菌选用敏感的抗生素。②全身用药：感染严重时应静脉给予敏感抗生素。③经局部处理及全身用药2周，感染难以控制者，应考虑拔除导管或去除皮下袖套。

（3）预防：①外涤纶套距皮肤出口处距离应在2cm，出口处方向最好向下。②术后妥善固定导管，避免过多牵拉，加强导管维护。③定期清洗出口处皮肤，保持其清洁干燥。④隧道口愈合期及感染期避免盆浴及游泳。⑤如果患者鼻部携带有金黄色葡萄球菌，鼻腔涂用抗生素软膏。

2. 腹膜透析相关感染性腹膜炎

（1）常见原因：①接触污染：包括透析液交换时污染、碘伏帽重复使用、透析液袋破损及透析管或连接导管破损或脱落。②皮肤出口处和隧道感染。③腹泻或接受肠镜检查。④其他原因：如牙科手术、静脉留置针、腹膜透析内导管生物膜形成、子宫手术等。

（2）危险因素：高龄、糖尿病、残余肾功能减退、低白蛋白血症及营养不良长期使用肾上腺糖皮质激素以及使用生物不相容性透析液等均为腹膜透析相关感染性腹膜炎的危险因素。

（3）病原菌：最常见的病原微生物为凝固酶阴性葡萄糖球菌、金黄色葡萄球菌、链球菌，革兰阴性菌，有逐渐增多的趋势。真菌性腹膜炎和分支杆菌腹膜炎临床相对少见。不同感染途径病原菌不同。

（4）临床表现及诊断：腹膜透析患者如出现：①透出液浑浊伴或不伴腹痛。②透出液常规WBC>100/μl时；多核细胞>50%。③病原微生物阳性。其中2条或2条以上则可诊断。

(5) 处理：①早期诊断：一旦出现腹透液浑浊，无论有无腹痛，应怀疑腹膜炎。及时留取第一袋浑浊透出液送检，包括细胞计数和分类、革兰染色和病原学培养。②一旦考虑为腹膜透析相关性腹膜炎，留取标本后即应开始经验性抗感染治疗。如腹水浑浊明显或疼痛剧烈，可采用数袋1.5%腹透液冲洗腹腔。③初始治疗可经验用药。应联合使用抗生素，选用覆盖革兰阴性菌和革兰阳性菌的抗生素。如有发热等全身症状，应局部用药和静脉用药同时进行，静脉用药应选择对残余肾功能影响较小的药物。一般病原菌抗生素疗程2周左右，金黄色葡萄球菌、铜绿假单胞菌及肠球菌等为3周。④腹水感染时为避免纤维蛋白凝块形成，可在腹透液中加入适量肝素。⑤一旦诊断为真菌性腹膜炎，则应拔除导管，使用抗真菌药物。⑥结核性腹膜炎一般采取四联疗法。局部和全身用药相结合。无效者拔除导管并继续抗结核治疗。

(6) 预防：①持续质量改进。教育患者采用正确的无菌技术：洗手、戴口罩、不可触碰无菌部位等；监督患者的操作技术并进行再培训；集中注意力，保持换液桌面的清洁，换液时光线要充足等；建立标准的规程，寻找腹膜炎发生的原因并进行相应改进。②预防出口处和隧道感染。③加强对腹膜透析患者的教育和培训。内容包括腹膜透析的环境要求、透析管的护理、卫生常识、检查腹透液的质量、无菌操作的训练、腹腔感染的观察与处理等。④纠正营养不良。充分透析，加强营养，注意残余肾功能保护等。

3. 腹膜透析导管功能障碍

(1) 常见原因：①血块、纤维蛋白凝块、脂肪球阻塞，大网膜包裹，腹膜粘连形成小套袋包裹腹透管。②导管受压扭曲。③导管尖端移位。④功能性引流障碍（患者便秘或膀胱充盈等）。

(2) 临床表现：导管功能障碍主要表现为透析注入或引流单向障碍，也可表现注入和引流双向障碍。根据导管功能障碍出现时间可分为导管立即功能障碍和导管迟发功能障碍两种类型，前者为手术过程中出现的引流障碍，后者为磨合期后开始CAPD或在治疗任何时候出现注入或引流障碍。

(3) 预防与处理：①导管立即功能障碍多与透析导管植入位置不当有关，开放小切口手术、经皮穿刺或套管针技术难确定原因，腹腔镜和床旁X线检查有助于确定原因。变换透析导管植入位置并再次评估导管功能。②当透出液含血性物、纤维块时，应预防性使用肝素（500~1 000U/L）。出现功能障碍可使用尿激酶封管。③若无效，属不可逆性阻塞，或可能为大网膜缠绕，均需重新置管。④如为功能性引流障碍，应适当活动，予轻泻剂，生理盐水灌肠刺激肠道运动后，引流即通畅。

4. 透析液渗漏

(1) 常见原因：①植管手术腹膜荷包结扎不严密。②腹膜存在先天性或后天性缺陷。③腹膜透析注入腹腔后导致腹内压升高。

(2) 临床表现：由于腹膜结构完整破坏后透析液漏出到腹腔以外的部位（胸腔、腹壁或会阴部）。根据发生时间可分为早期渗漏（术后30d内）和晚期渗漏（术后30d后）。临床表现与透析液渗漏部位有关：①胸腔积液：双侧，右侧多见。少量积液可无症状，量大者可出现呼吸困难。平卧位或使用高渗透析液症状加重。②管周渗漏：出口处潮湿、肿胀。③会阴部和腹壁渗漏：腹壁肿胀。男性患者阴囊肿大，女性患者阴唇肿胀。

(3) 检查方法：①体格检查：有胸腔积液体征；管周渗漏时出口处潮湿、肿胀；会阴部和腹壁渗漏站立位明显。②管周渗漏者可行局部B超检查。③CT造影扫描。④腹腔内注入锝标记物聚白蛋白后肺闪烁现象以及胸腔积液葡萄糖浓度升高有助于胸腹膜裂隙诊断。

（4）预防与处理：①术前评估：多次手术、慢性腹水、多次妊娠、肥胖、皮质类固醇使用史、甲状腺功能减退、多囊肾、慢性肺病等，腹壁薄弱等患者容易出现。②插管方法：直视手术发生率低。③PD技术相关：旁正中切口，荷包缝合妥当，仔细缝合腹直肌前鞘。术后10~14d开始透析，如期间需要紧急透析，则采用仰卧位、小剂量，减少腹腔压力。④透析液渗漏后感染率升高，应使用抗生素。⑤胸腔积液有明显症状者可胸腔穿刺放液。⑥手术修复，临时性血液透析，低透析液量CAPD及APD，无效者改行血液透析。⑦早期渗漏可停透2周，如不能控制，CT确定渗漏部位，手术修复。

5. 疝

（1）常见原因：①多次手术、慢性腹水、多次妊娠、肥胖、皮质类固醇使用史、甲状腺功能减退、多囊肾、慢性肺病、营养不良等导致腹壁薄弱。②腹膜透析时腹内压升高，站立位、大容量透析液以及高渗透析液使用更为明显。③腹正中切口。

（2）临床表现：①轻者仅见腹壁局部肿块。②重者可出现肠梗阻或肠坏死。③少数患者可并发腹膜炎。

（3）处理与预防：①术前仔细评估有无导致腹壁薄弱危险的因素，有无疝病史。②如出现疝，特别注意观察有无肠梗阻或肠坏死表现。③如透析前有疝，在腹透置管前手术修复疝。④术后仰卧位、容量递增至少2周，或使用APD。⑤尽可能手术修复。

6. 出血性并发症

（1）常见原因：①凝血功能障碍、使用抗凝药。②术中不慎损伤腹壁动脉及其分支。③女性月经期血液反流至腹腔。

（2）临床表现：与出血部位有关，可出现腹壁血肿、出口处出血及血性透析液。

（3）预防与处理：①术前评估凝血状态和预防凝血。②手术时避免损伤腹壁血管。③小切口、仔细止血、切口不宜靠外。④血性腹水用0.5~1L冷生理盐水或腹透液冲洗。⑤伤口或出口处出血压迫止血。⑥大出血需外科手术处理。

7. 腹膜衰竭

（1）常见原因：与多次腹膜炎或长期使用生物不相容性透析液导致腹膜结构和功能异常有关。

（2）临床表现：①Ⅰ型腹膜衰竭：腹膜对小分子溶质转运障碍。②Ⅱ型腹膜衰竭：腹膜对水及溶质转运均有障碍。③Ⅲ型腹膜衰竭：因腹腔淋巴吸收增多所致。

（3）预防与处理：①防治腹膜炎，使用生物相性透析液。尽量少用高糖透析液，为增加超滤可加用艾考糊精透析液。②改腹膜透析方式为短存留，夜间不保留透析液，但需兼顾溶质清除。③腹膜休息4周，暂予血液透析。④无效者改行血液透析。

8. 蛋白质能量营养不良

（1）常见原因：①透析不充分，毒性产物潴留，使蛋白质和热量摄入减少。②代谢性酸中毒、感染（包括腹膜炎）等导致高分解代谢状态。③伴随疾病，如糖尿病、心力衰竭、慢性炎症、恶性肿瘤、肝脏疾病等，可使CAPD患者蛋白质和能量摄入减少。④透析液蛋白质、氨基酸和微量元素丢失。⑤残余肾功能减退。

(2) 营养状态评估方法：①血清白蛋白（Alb）和前白蛋白（Pre-A）（Alb<35g/L或Pre-A<30mg/dl，应注意存在营养不良）。②每日蛋白摄入（DPI），一般建议DPI达每日1.2g/kg。③主观综合性营养评估法（SGA）（四项七分模式。四项：体重、厌食、皮下脂肪、肌肉重量；七分：1~2分为严重营养不良，3~5分为轻重度营养不良，6~7分为营养正常）。④人体测量。

(3) 预防与处理：①加强透析，注意小分子溶质清除，特别是水钠平衡，应根据患者残余肾功能及腹膜转运特性个体化透析处方。②注意残余肾功能保护，避免使用肾损害药物。③防治可能导致营养不良的并发症，如感染、代谢性酸中毒等。④心理干预，增强患者成功透析的信心。⑤每6个月进行营养评估1次，接受个体化营养指导。

（张东成）

第九节 重症血液净化技术

重症患者的抢救常常离不开血液净化治疗。血液净化技术是指利用天然或者人工半透膜，通过体外循环技术清除血液内代谢产物、内源性抗体、过量的药物或者毒物等，以维持体液、电解质和酸碱平衡的一种治疗技术。通过血液净化快速地清除毒物或者致病物质能够提高患者的生存率或至少能够与传统的治疗方式相比缩短康复的时间。由于其作用类似于肾脏，又称为肾脏替代治疗。但重症患者常表现为多脏器功能不全、循环不稳定及全身炎症反应等较为复杂的临床情况，故重症血液净化有着与肾内科的血液净化不一样的特点。要依据患者的病情并基于效率和费用的基础来选择最及时和恰当的治疗方式。

目前重症患者常使用以下几种血液净化技术，如连续性血液滤过（CVVH）、连续性血液透析滤过（CVVHDF）、连续性血液透析（CVVHD）、高容量血液滤过（HVHF）、血液灌流（HP）和血浆置换（PE），这些技术已经比较成熟。随着血液净化技术的发展，一些新的血液净化模式开始走入ICU，如双重血浆置换（DFPP）、血浆免疫吸附（IA）以及一些新的人工肝技术等。由于每一种方式都有不同的清除能力和局限性，因此充分评估各种不同疾病治疗所需的血液净化方式、次数和每次治疗持续的时间是十分必要的。对于病情复杂交错的危重病患者来说，同时或在疾病的不同阶段联合使用两种或两种以上血液净化技术较单纯使用一种血液净化技术而言，能够改善患者的预后。如在急性肝功能衰竭的病人中，血氨、氨基酸代谢产物和结合胆红素可以通过联合血液滤过和血浆置换来清除。

一、连续性血液净化

连续性血液净化（continous blood purification，CBP），也称连续性肾脏替代治疗（CRRT），是利用弥散、对流、吸附等原理，连续性地清除体内各种代谢产物、毒物、药物和致病性生物分子，调节体液电解质及酸碱平衡，保护和支持器官功能的治疗方法。由于它具有良好的溶质清除效应和血流动力学稳定性，为各种药物治疗和营养支持等提供平台,对多脏器功能起支持作用,已成为ICU中的重要治疗手段。在重症医学领域,连续性血液净化并不仅仅应用于急、慢性肾功衰竭,而且还用于很多非肾脏疾病的治疗,如严重心衰、利尿剂抵抗、液体过负荷、严重酸碱失衡及电解质紊乱,药物或食物中毒,重症胰腺炎、严重感染、多脏器衰竭,床旁肝脏替代等。

1. 连续性血液净化的适应证

(1) 肾脏适应证:急性肾损伤(AKI)是连续性血液净化的首要适应证。但在血液净化的时机方面,尚存在不同的意见。对于急性肾功能衰竭的患者,传统做法是等到水、电解质或酸碱平衡出现严重紊乱时再行肾脏替代治疗。但越来越多的研究表明,对于AKI患者早期进行肾脏替代治疗可能有助于肾脏功能的恢复及减少死亡率。因此对于AKI 3期的患者,当血清肌酐增至基线水平3倍以上,或尿量<0.3ml/(kg·h),时间达24h,或无尿12h以上,且对利尿剂的反应欠佳时,应及时考虑到行连续性血液净化治疗。有证据表明,连续性肾脏替代治疗(CRRT)与间歇性血液净化(IRRT)相比,可改善AKI患者肾脏的预后。

然而,并不是所有类型的AKI都需要早期进行RRT,尤其在以尿量作为肾脏替代指标时,必须保证患者的前负荷是充足的,即患者的当前少尿或无尿不是肾前性原因所致。

对于使用造影剂的患者,血液净化可有效清除造影剂,可用于预防已发生急性肾损伤的患者造影后肾损伤的加重。有证据表明:连续性血液净化对于预防造影剂相关急性肾损伤(AKI)的效果优于间歇性血液透析(IHD)。

对于严重挤压伤或其他原因所产生的横纹肌溶解,可积极采用连续性血液净化清除循环中的大量肌红蛋白,以避免和减轻肌红蛋白引起的急性肾损伤,同时也可治疗横纹肌溶解所致的高钾血症和代谢紊乱。

(2) 非肾脏适应证

①严重感染或感染性休克、急性重症胰腺炎、MODS、ARDS或急性心力衰竭容量过负荷时,严重电解质紊乱等危重病患者采用常规治疗无效时,可考虑使用连续性血液净化治疗。

②急性可透析性药物或毒物中毒也是适应证,详见表4-9-1,尤其是常规治疗后,病情继续恶化,如出现昏迷、呼吸暂停或不规律、反射减弱或消失;药物或毒物已达致死量。

表4-9-1 急性可透析性药物或毒物中毒

分类	药物
镇静、催眠、抗癫痫药物	巴比妥、苯巴比妥、异戊巴比妥、司可巴比妥、环巴比妥、格鲁米特、苯妥英钠、扑米酮、苯海拉明、二醋吗啡、副醛、氯氮䓬、水合氯醛
抗抑郁药	苯丙胺、去氧麻黄碱、三环仲胺类、三环叔胺类、单胺氧化酶抑制剂、环苯丙胺、苯乙肼、异卡波肼
卤化物	氟、氯、溴、碘的化合物
醇类	乙醇、甲醇、异丙醇、乙二醇
内源性毒素	氨、UA、胆红素、乳酸、胱氨酸、内毒素
止痛药	阿司匹林、水杨酸甲酯、非那西丁、右旋丙氧酚、对乙酰氨基酚
抗菌药物	链霉素、卡那霉素、新霉素、万古霉素、青霉素、氨苄西林、磺胺类、氯霉素、四环素、呋喃妥因、异烟肼、环丝氨酸
金属	砷、铜、铁、钙、铅、镁、汞、钠、锶

③肝、肾功能障碍者。

④有严重并发症者。

2. 连续性血液净化模式选择：对于不同病理生理状态的危重病患者应根据具体情况选用不同的治疗模式。重症患者合并 AKI 的肾替代治疗模式推荐 CRRT。

目前临床上常用的连续性血液净化模式有连续性血液滤过（CVVH）、连续性血液透析滤过（CVVHDF）、连续性血液透析（CVVHD）及高容量血液滤过（HVHF）。高容量血液滤过（HVHF）指置换液速度大于 45ml/（kg·h）的血液滤过。为能有效地提高溶质清除效率，HVHF 治疗时血流速度应提高到 250~300ml/min，故血管通路需能满足高血流量要求，并需采用高通量滤器。由于需用置换液的量特别大，以采用碳酸氢盐配方为宜。有研究表明，HVHF 治疗感染性休克能显著减少升压药用量，改善血流动力学，其治疗机制主要与增加炎症介质的清除有关。由于 HVHF 连续治疗临床上难以掌握，Ronco 于 2004 年提出脉冲式高容量血液滤过（PHVHF），即 HVHF 采用 85ml/（kg·h）治疗 6~8h 后，继续行 CVVH［35ml/（kg·h）］维持治疗，24h 治疗剂量可高达 80L 以上。PHVHF 能满足持续治疗的需要，同时还可以降低连续 HVHF 的难度。

连续性血液净化模式的选择遵循以下基本原则：

（1）连续性静-静脉血液滤过（CVVH）：常用的连续性血液净化模式之一，主要以清除中分子毒物或代谢产物为主。

（2）连续性静-静脉血液透析（CVVHD）：主要以清除小分子毒物或代谢产物为主。

（3）连续性静-静脉血液透析滤过（CVVHDF）：兼顾中小分子毒物或代谢产物的清除。

（4）缓慢持续超滤（SCUF）：以清除水为主，适用于心衰及水负荷过重的患者。

（5）高容量血液滤过（HVHF）：能增加炎症介质的清除，对感染性休克的患者可能有益。

3. 连续性血液净化参数设置

（1）血流速：150~200ml/min。

（2）剂量（置换/透析液量）：单纯肾脏替代剂量，20ml/（kg·h）；重症患者合并 AKI 时，CVVH 的治疗剂量不应低于 35ml/（kg·h）；HVHF 用于感染性休克的辅助治疗时，建议剂量不低于 45ml/（kg·h）；血液滤过用于急性重症胰腺炎患者辅助治疗时，可采用高治疗剂量。

（3）前后稀释比可按 1:（1~3）设定。

（4）控制滤过分数（FF）在 25% 以下（FF=单位时间内滤出量/流经滤器的流量）。

（5）每小时净超滤率：0~500ml/h，根据全身液体平衡设置；对液体量不足的患者可设为零平衡。设置后必须根据前负荷变化随时调整。

4. 置换液的配置与补充：原则上，置换液的成分应当尽可能接近人的细胞外液。可应用的碱基主要有乳酸盐、柠檬酸盐、醋酸盐及碳酸氢盐，由于前三者需要在肝脏中代谢生成碳酸氢盐，因此在肝功能不全或乳酸性酸中毒患者中应用受到限制。在重症医学领域，碳酸氢盐作为置换液碱基的应用最为广泛。

置换液有商品化的制剂，如 Port 配方和 Kaplan 配方等。

Port 配方：第一组等渗盐水 1 000ml+10% 氯化钙 10ml；第二组为等渗盐水 1 000ml+50%

硫酸镁1.6ml；第三组为等渗盐水1 000ml；第四组为5%葡萄糖1 000ml+5% NaHCO$_3$ 250ml，总量4.276ml。

Kaplan配方：第一组为等渗盐水1 000ml+10%氯化钙20ml；第二组为0.45%盐水1 000ml+NaHCO$_3$ 50mmol/L，交替输入。

也可根据需要自行配置，如表4-9-2。

表4-9-2 置换液配方举例

制剂	剂量
0.9%氯化钠注射剂	3 000ml
注射用水	1 000ml
5% NaHCO$_3$	250ml
50%葡萄糖注射剂	10ml
10%氯化钾注射剂	0~15ml（相当于K$^+$ 0~4.7mmol/L）

注：另外，用微量泵泵入氯化钙和MgSO$_4$，根据化验值调整。

需要注意的是，钙剂和镁剂会与HCO$_3^-$发生化学反应，形成沉淀，不能放在一起。当然根据习惯也可以将钙剂和镁剂加入置换液中，而把NaHCO$_3$单独静脉输入。

自行配制时应当遵循以下原则：①无菌，无致热原。②电解质浓度应保持在生理水平，为纠正患者原有的电解质紊乱，可根据治疗目标个体化调节。③缓冲系统可采用碳酸氢盐、乳酸盐或柠檬酸盐。④置换液或透析液的渗透压要保持在生理范围内，一般不采用低渗或高渗配方。

CVVH时置换液的补充有前稀释法和后稀释法两种模式。前稀释法抗凝剂的需要量相对减少，但预先稀释了被处理的血液，溶质清除效率因此降低；采用后稀释法时，被处理血液先通过超滤浓缩，然后再补充置换液，这种方法的溶质清除效率较高，但管道内凝血的发生概率较高。当HCT＞45%时不能采用后稀释法，避免滤器内血栓形成。

5. 抗凝：血液接触体外管路和滤器后可激活凝血因子，引起血小板活化和黏附，在滤过膜表面及管路内形成血栓，从而影响管路中血液流动的阻力和溶质的清除效率，或可导致严重的栓塞并发症。因此在血液净化治疗过程中应采取恰当的抗凝措施。

抗凝的目标，一是尽量减轻滤器的膜和管路对凝血系统的激活作用，长时间维持滤器和血液通路的有效性；二是尽量减少全身出血的发生率，以及抗凝作用局限在体外循环的滤器和管路内。

理想的抗凝剂应具有以下特点：①用量小，维持体外循环有效时间长。②不影响或改善滤器膜的生物相容性。③抗血栓作用强而抗凝作用弱。④药物作用时间短，且抗凝作用主要局限在滤器内。⑤检测方法简单、方便，最适合床旁进行。⑥过量时有拮抗药作用。⑦长期使用无严重不良反应。

目前所采用的抗凝策略有3种：全身抗凝、局部抗凝和无抗凝。

（1）对于无出血风险的重症患者可采用全身抗凝。全身抗凝一般采用普通肝素或低分子肝素持续给药。①肝素抗凝仍是血液滤过中最常用的抗凝方法。普通肝素首次负荷剂量1 000~3 000IU静注，然后以5~15IU/（kg·h）的速度持续静脉输注。需每4~6h监测APTT或ACT，调整普通肝素用量，维持其在正常值的2倍左右。②低分子肝素首次静注剂量15~25IU/kg，以后静脉维持量5~10IU/（kg·h）。因肾功能不全者低分子肝素容易蓄积，也可引起APTT延长，需要监测凝血指标；有条件者监测抗Xa因子活性，持续给药时需维持抗Xa活性在0.25~0.35IU/ml。

（2）对接受血液净化治疗的有出血风险患者，可采用局部抗凝。局部抗凝可采用肝素/鱼精蛋白法或柠檬酸盐/钙剂法：①肝素/鱼精蛋白法：即在滤器前持续输注普通肝素，并在滤器后以1mg鱼精蛋白比100~130U普通肝素的比例输入鱼精蛋白中和肝素，从而实现体外局部抗凝。须同时监测体外及体内凝血指标。②柠檬酸（枸橼酸）盐/钙剂法：柠檬酸盐可以螯合钙，致使血中钙离子浓度降低，从而阻止凝血酶原转化为凝血酶，达到抗凝目的。一般采用柠檬酸三钠溶液，以40~60mmol/h滤器前输入或采用含枸橼酸的置换液以前稀释方式给入，同时在滤器后补充氯化钙或葡萄糖酸钙溶液，根据滤器后血液的离子钙浓度监测决定钙剂的用量。须同时监测体外及体内凝血指标及iCa^{2+}，使滤器后的iCa^{2+}维持在0.3~0.4mmol/L，血清iCa^{2+}维持在0.9~1.2mmol/L。由于柠檬酸盐主要经肝脏代谢，对于肝功能障碍的患者，应根据严重程度，或禁用，或适当减慢柠檬酸盐输注速度，以防造成体内蓄积。

（3）对于高危出血风险患者血液净化时可不使用抗凝剂，即无抗凝策略。无抗凝血液滤过容易发生凝血，可以采用下述措施减少管路内凝血：①预冲液加入5 000~20 000U肝素，延长预充时间；预充后应用不含肝素的生理盐水将管路和滤器中的肝素盐水排出弃掉。②治疗过程中，以生理盐水冲管路，每1h一次，每次100~200ml，但应在超滤中多负平衡100~200ml/h，并应注意无菌操作，防止外源性感染。③减少血泵停止时间和次数。④尽可能避免管路中进入空气。⑤适当提高血流速度，保证充足的血流量，但应避免抽吸现象的发生。⑥如有可能，CVVH/HVHF时尽可能采用前稀释模式。

二、血液灌流与血浆吸附

血液灌流：血液灌流（HP）是指将患者的血液从体内引出，经灌流器将毒物、药物或代谢产物吸附清除的一种血液净化治疗方法。与其他血液净化方式结合可形成不同的杂合式血液净化疗法。

血浆吸附：血浆吸附（PP）是血液引出后首先进入血浆分离器将血液的有形成分（血细胞、血小板）和血浆分开，有形成分输回患者体内，血浆再进入吸附器进行吸附清除其中某些特定的物质，吸附后血浆回输至患者体内。血浆吸附根据吸附剂的特性主要分为两大类：一类是分子筛吸附，即利用分子筛原理通过吸附剂携带的电荷和孔隙，非特异性地吸附在电荷和分子大小与之相对应的物质，如活性炭、树脂、碳化树脂和阳离子型吸附剂等；另一类是免疫吸附，即利用高度特异性的抗原—抗体反应或有特定物理化学亲和力的物质（配基）结合在吸附材料（载体）上，用于清除血浆或全血中特定物质（配体）的治疗方法，如蛋白A吸附、胆红素吸附等。

1. 血液灌流与血浆吸附治疗时机：灌流治疗过早则药物尚未形成血药浓度高峰，过晚则药物过多地与外周组织结合。有下列情况者应尽早进行灌流治疗：毒物中毒剂量过大或已达致死剂量；病情严重伴脑功能障碍或昏迷者；伴有肝肾功能障碍者。

2. 治疗方式的选择：①血液灌流：血液灌流（HP）是最简单的一种吸附方法，指将患者的血液从体内引出，直接经灌流器将毒物、药物或代谢产物吸附清除。②血浆灌流吸附：血浆灌流吸附（PAP）是应用血浆膜式分离技术，将血浆从血液中直接分离出来，送入血液灌流器中，将血浆中的各种毒素吸附后再返回体内。临床常用的吸附剂有活性炭和树脂两种，主要用于清除尿毒症中分子毒素（如β_2-MG等）、药物中毒和毒物等。③免疫吸附：免疫吸附（IA）疗法是通过体外循环，将分离出的含致病因子的血浆通过以抗原-抗体或某些具有特定物理化学亲和力的物质作为配基与载体结合而制成吸附柱，利用其特异吸附性能，选择性或特异性地清除血液中的致病物质。④配对血浆滤过吸附：配对血浆滤过吸附（couple plasma filtration adsorption，CPFA）是指全血先由血浆分离器分离出血浆，血浆经吸附器吸附后与血细胞混合，再经血液滤过或血液透析后回输到体内。CPFA具有溶质筛选系数高、生物兼容性好、兼有清除细胞因子和调整内环境功能等特点，能广谱地清除促炎及抗炎物质而且具有自我调节功能，可用于急性肾衰竭、败血症和多脏器衰竭等危重患者的抢救。

3. **抗凝**：由于血液灌流器易导致凝血，抗凝力度相对血液滤过治疗要强。负荷量3 000~6 000U，维持量10~20U/(kg·h)。

4. **参数设置**：血流速度越快，吸附率越低，一般血流速度设为100~150ml/min即可。血浆吸附模式下，血浆分离泵的速率一般设为血泵速率的20%~30%。

5. **治疗时间**：灌流器对大多数溶质的吸附在2~3h接近饱和，时间过长会破坏血小板及白细胞，引起炎症反应及凝血功能障碍，故血液灌流每次治疗时间在2~3h。对于部分脂溶性较高的药物或毒物而言，在一次治疗结束后很可能会有脂肪组织中的相关物质释放入血的情况，可根据不同物质的特性间隔一定时间后再次进行灌流治疗。

对于血浆吸附而言，可以避免血液灌流所带来的不良反应，因此，为充分发挥吸附器的吸附作用，可以一次治疗6~8h。免疫吸附甚至可以做8~12h。

灌流结束后将灌流器动脉端向上回血，回血速度要慢，以减少已被吸附的物质被冲洗下来；也可采用空气回血的方法。由于治疗过程中所用的肝素量较大，为防止出血，在治疗结束时可静点25~50mg鱼精蛋白。

三、血浆置换

血浆置换（PE）是通过血浆分离设备将血浆分离并滤出，弃去患者的异常血浆，然后将血液的有形成分以及所补充的置换液回输体内。置换液包括外源性血浆、晶体、人工胶体或白蛋白。有膜式血浆分离和离心式血浆分离两种。主要用于透析和血滤所不能清除的大分子免疫复合物、抗体及与白蛋白结合的药物或毒物的清除。

1. **血管通路**：膜式血浆分离需要双腔深静脉导管；离心式血浆分离使用肘正中静脉即可。

2. **血滤机模式选择**：血浆置换采用PE或TPE模式。

3. **抗凝**：膜式血浆分离采用常规肝素抗凝即可；离心式血浆分离采用枸橼酸盐进行抗凝。

4. **参数设置**：置换速度：1 000~1 500ml/h；血流速度：膜式血浆分离100~150ml/min；离心式血浆分离40~60ml/min。

5. **治疗时间**：单重血浆置换每次2h左右，即每次治疗置换出2 000~3 000ml血浆弃掉。

6. 置换液：血浆置换的置换液为外源性血浆1 500~2 000ml，余下的以白蛋白或人工胶体（贺斯或血定安）代替。为减少外源性血浆被置换出去，先输入人工胶体，后输入外源性血浆。双重血浆置换每次治疗仅弃掉几百毫升血浆，故可以不输血浆，或少量输血浆。

7. 并发症的防治：输注血浆可以出现过敏反应。可常规静脉注射地塞米松5mg预防过敏反应。发生过敏反应者可应用地塞米松、钙剂等对症治疗。严重过敏者需要暂停血浆置换治疗。

四、新型人工肝技术

由于肝脏为人体最大的解毒器官，代替肝脏工作的人工肝需要既能清除蛋白结合率低的小分子代谢产物，又要能清除与白蛋白结合的代谢产物。这就对人工肝技术提出了较高的要求，单纯的连续性血液净化技术、血浆置换技术或血液灌流技术均无法完全满足上述要求，往往需要将几种血液净化技术结合起来。近年来，一些新的人工肝技术也应运而生，如分子吸附再循环系统（MARS）、Prometheus系统、血浆滤过透析（PDF）、白蛋白置换或透析技术等。

1. 分子吸附再循环系统（MARS）：MARS是基于白蛋白透析建立起来的专用于肝衰竭治疗的血液净化技术，在欧洲应用最为广泛。MARS治疗时血液通过中空纤维膜滤器进行体外循环，纤维膜孔径为50kDa，膜外为20%的白蛋白透析液。血液中的中、小分子水溶性毒素可自由跨膜向透析液弥散；与白蛋白结合的亲脂性毒素，则在透析液中高浓度白蛋白的空位竞争结合作用下，转移至膜外。白蛋白透析回路与透析器、活性炭罐和阴离子树脂罐串联形成闭路循环。白蛋白透析液中的水溶性毒素经低通量透析器间接透析清除；白蛋白结合毒素经活性炭和阴离子树脂吸附清除。白蛋白透析液得到在线净化后又重复下一个循环，直到吸附饱和为止，治疗过程可持续6~8h。MARS能全面清除蛋白结合毒素及水溶性毒素，稳定血流动力学，降低颅内压，改善肾功能，有助于肝衰竭合并MODS的防治。国外业已有多个评价MARS的前瞻性随机对照研究，结果证实MARS对合并Ⅲ度和Ⅳ度HE、HRS及血流动力学不稳定的慢性肝病急性失代偿患者的治疗具有短期益处。

2. 成分血浆分离吸附（FPSA）与Prometheus系统：FPSA是1999年奥地利的Falkenhagen等建立的，该系统将HP和HD两个回路串接。首先采用蛋白筛选系数0.89的聚砜膜滤器做血浆滤过，血浆蛋白滤液在一密闭回路中经1~2个吸附器灌流后，返回血路与血细胞以及更高分子量蛋白质汇合，然后再通过高通量透析器进行全血透析，以期达到同时清除大分子蛋白结合毒素和中、小分子水溶性毒素的目的。2004年，Fresenius公司在4008H血透机加上PFSA扩展组件，产品命名为Prometheus系统。治疗组件由蛋白筛选系数0.5的蛋白分离器（Albuflow）、中性树脂吸附器（Promoth 01）、阴离子树脂吸附器（Promoth 02）、高通量透析器（F60S）构成。Prometheus基于血浆蛋白直接吸附和血液高通量透析；MARS基于间接白蛋白吸附和间接低流量透析。由于设计上的差异，Prometheus能较MARS更有效地清除白蛋白结合毒素和水溶性物质。Prometheus与MARS的随机交叉对照试验均证实，Prometheus对白蛋白结合和水溶性产物的清除率以及最终降低率均高于与其匹配的MARS治疗。迄今为止，世界范围内业已进行了约上千次的Prometheus

治疗。几个发表的系列报告共计42例ACLF患者，其中部分合并HRS。可绝大多数研究数据停留在生化、细胞因子、血流动力学等指标的评价上，没有患者最终存活率的对照研究。

3. 血浆滤过透析（PDF）：PDF是应用血浆成分分离器进行滤过透析，血浆对流弥散过程中，既有中、小分子溶质的清除，也有白蛋白结合毒素的清除。治疗中丢失的血浆蛋白成分用新鲜冰冻血浆（FFP）从后稀释液中补充，在透析滤过的同时完成了血浆交换。血浆成分分离器的蛋白筛选系数在普通血浆分离器和血滤器之间，又称"蛋白分离器"。与普通血浆分离器相比，蛋白分离器可以保留凝血因子，并减少长时间治疗过程中血清蛋白的过多丢失。PDF治疗仅用一台仪器和一只滤器，是PE+CHDF联合治疗的简化和革新。近年来，在日本，血浆透析过滤疗法被广泛采用。这种血液净化方法被认为是治疗病人最有效的方法，尤其是小分子物质。亲白蛋白物质或大分子物质，需要进一步的临床试验来确认血浆滤过透析疗法在治疗急性肝功能衰竭中的作用。

五、重症患者的血液净化治疗

1. 急性肾损伤（AKI）：AKI的肾脏替代治疗方式主要有血液透析（HD）、连续性肾脏替代治疗（CRRT）和腹膜透析（PD）三种。血液透析又包括间歇性血液透析（IHD）和持续低效透析（SLED）；连续性肾脏替代治疗又包括连续静-静脉血液滤过（CVVH）、连续静-静脉血液透析滤过（CVVHDF）和连续静-静脉血液透析（CVVHD）等模式。

血液透析和CRRT是目前临床应用于救治AKI的主要肾脏替代治疗方式。与间歇性血液透析相比，CRRT具有明显的优越性：CRRT能连续、缓慢、等渗地清除水分及溶质，更符合生理状态，容量波动小，尤其适用于血流动力学不稳定的患者；血浆渗量缓慢下降，防止失衡综合征；更好地维持水电解质和酸碱平衡，为营养支持创造条件；能清除中、大分子及炎症介质，控制高分解代谢，从而改善严重感染及MODS患者的预后；滤器的生物相容性好。可见，与血液透析相比，理论上CRRT具有血流动力学稳定、溶质清除率高、为重症患者的营养支持提供治疗空间和清除炎症介质等优势。

对于血流动力学不稳定的重症患者，也可以采用持续低效透析（SLED）的血液透析方式，即将脱水和透析的速度适当减慢，而将透析时间延长（延长到12h左右）。SLED可达到与CVVH接近的尿素清除率，但对中分子的清除率仍很低。

关于肾脏替代治疗的方式，国内外目前尚无肯定的循证医学指南和共识。现有的临床资料提示，CRRT和HD在改善AKI患者的预后方面无显著性差异；但CRRT在肾功能恢复方面的益处要优于常规HD治疗。

对于AKI患者，选择合适的时机进行血液滤过，不仅有利于早期改善水电解质、酸碱平衡及便于营养支持的给予，更重要的是有利于肾脏的保护和预后的改善。因此当患者对利尿剂的反应欠佳时，应及时考虑到肾脏替代治疗。但同时也应考虑增加了患者导管相关感染的机会、体外循环带来的危险以及过度治疗的可能性。

AKI患者行肾脏替代治疗的最佳剂量及能否改善急性肾衰竭患者的预后，到目前为止国内外尚无定论。单纯AKI时肾脏替代的一般剂量为20ml/（kg·h）；对于合并感染和多脏器功能障碍的患者，超滤率35ml/（kg·h）可能取得较好的疗效。尚无足够的证据表明超滤率超过50ml/（kg·h）的高容量血液滤过有更好的临床疗效。

2. 非肾脏疾病

（1）感染性休克/MODS：全身严重感染及其相关的感染性休克和多脏器功能障碍综合征（multiple organ dysfunction syndrome，MODS）是当前重症加强治疗病房内主要的死亡原因，也是当代重症医学面临的主要焦点及难点。近年来，尽管抗感染治疗措施和器官支持手段取得长足进步，但全身严重感染及MODS病死率依然高达20%~63%。探索全身严重感染以及MODS的有效治疗手段显得特别重要。20世纪90年代后期人们开始将血液净化应用在全身严重感染和MODS的治疗中，但其临床效果及对预后的影响尚需进一步评估。

血液净化治疗重症感染和MODS的病理生理机制尚不完全清楚。20世纪90年代早期，该领域的专家认为，通过滤器的吸附和对流等机制，血液净化能够清除血液中部分炎症介质和毒素，从而对全身炎症反应进行调节，从理论上可以减少病死率。但实际上全身的细胞因子和炎症因子的药代动力学非常复杂，尚知之不多。目前有三种理论：

①Ronco和Bellomo提出峰浓度假说，在全身严重感染的炎症反应阶段，应积极祛除血中的细胞因子和炎症介质，通过降低血液中自由细胞因子的峰浓度，远隔器官的损害可被大大降低，从而减少死亡率。按照这种理论，应该优先采取能迅速有效祛除大量细胞因子和炎症介质的技术，如高容量或超高容量血液滤过、高通量血液滤过、血液吸附或联合血液滤过和吸附的其他技术。但实际上，间质和组织水平的细胞因子和炎症介质是最重要的，这时它们如何变化是不清楚的。

②第二种理论是Honore提出的免疫调节阈值假说，这种理论认为全身是一个动态系统，当血液中的促炎因子被清除，组织和间质里的促炎因子水平也会下降，因此通过血液净化技术清除足够的促炎因子，一些炎症反应通路便会停止。炎症瀑布反应停止的这一点称为阈点，在这一水平上，炎症瀑布反应消失，组织器官不再受到进一步损害。很明显，在应用高容量血液滤过时，我们很难知道什么时候到达阈点水平。一些高容量血液滤过的研究提示，患者的血流动力学和存活率可以在血液中的炎症介质没有发生明显下降的情况下得到改善。这种效应可以解释为炎症介质水平应该在组织水平下降，而血中的炎症介质水平并不一定下降。但是，高容量血液滤过增加炎症介质和细胞因子在组织间隙和血液间流动的确切机制尚不清楚。

③第三种理论是2005年Alexander提出的介质传递假说，这一理论认为，应用高容量血液滤过尤其是高流量的置换液进入体内（3~5L/h）能够使淋巴流量增加20~40倍，炎症介质和细胞因子的淋巴转动可能增加得更多。这一假说有着非常重要的意义，已有几个研究对它进行证明。这也可以解释为什么最近的一些采用高通量血液滤过的动物研究无法改善严重感染的血流动力学和存活率。

为增加毒素和炎症介质清除，CBP常选择较高的剂量，如高流量血液滤过（HVHF，置换量>72L/24h）、短时高容量血液滤过（short-term, high-volume hemofiltration, STH-VHF）或脉冲式高容量血液滤过（Pulse HVHF）之后应用常规CVVH。一些小型研究提示，HVHF可以提高ICU急性肾衰危重患者的生存率，改善感染性休克患者的血管张力，降低血管活性药物的使用，使部分顽固性的休克得到逆转。但在一些大型的多中心随机对照研究中（如ATN、IVOIRE），并未发现较高剂量的CVVH或HVHF对感染性休克和MODS患者预后的益处。

(2) 液体过负荷：药物治疗无效时，可以选择血液净化技术。液体过负荷常见于充血性心力衰竭、心肺转流手术、急性呼吸窘迫综合征（ARDS）及重症急性胰腺炎（SAP）等。当充血性心力衰竭时或心肺转流手术中及术后，心脏前负荷显著加重，可导致心肺功能障碍，肾灌注下降，从而使交感神经兴奋和肾素-血管紧张素-醛固酮系统激活，进一步加重心脏的前后负荷，形成恶性循环。血液净化技术能安全可靠地清除体内过多的水，迅速降低心脏前负荷，改善肝肾等重要脏器灌注，同时使肾素-血管紧张素-醛固酮系统得到抑制，降低心脏后负荷，有利于心功能恢复。在 ARDS、SAP 及 Severe Sepsis 等疾病状态下，可因肾素-血管紧张素-醛固酮系统的激活和毛细血管渗漏等病理生理改变，细胞外液量增加，体液分布异常，严重影响组织氧输送和氧摄取。此时，血液净化一方面可清除炎症介质，减轻全身炎症反应，改善毛细血管通透性；另一方面还能清除过多的水，配合胶体液治疗，可减轻组织水肿，改善组织细胞氧合。对治疗药物难以奏效的液体过负荷，可选择持续静-静脉血液滤过（CVVH）、低效延时每日透析（SLEDD）或缓慢连续性超滤（SCUF）等治疗模式。

(3) 急性重症胰腺炎（severe acute pancreatitis，SAP）：是一种病情凶险、并发症多的严重疾病。SAP 可较早出现毛细血管渗漏、休克、水电解质和酸碱紊乱、腹腔内高压，甚至腹腔间隔室综合征（abdominal compartment syndrome，ACS）。虽然近年来对 SAP 的手术治疗、非手术治疗和监护取得了一些进展，但其病死率仍很高，可达 10%~40%。重症胰腺炎的手术治疗损伤大，恢复慢，病死率高，因此，近年来对重症急性胰腺炎在手术指征的把握上趋于严格，仅仅在胆源性胰腺炎、腹腔高压综合征形成及胰周脓肿等有明确指征的情况下，才考虑手术治疗。

在重症急性胰腺炎的非手术治疗中，血液净化是一种比较有效的方法。血液净化治疗有利于减轻胰腺及远隔组织器官的炎性损伤，稳定内环境，提高非手术治疗成功率，降低死亡率。在众多血液净化方法中，连续性血液净化、血液灌流及血浆置换对于 SAP 治疗具有较大意义。

连续性血液净化治疗 SAP 的机制包括对有害促炎因子的清除作用；对机体免疫功能紊乱的调节作用，重建机体免疫系统的内稳状态；此外调节水、电解质及酸碱平衡紊乱、改善内脏血供等可能也起到相当作用。血液滤过包括持续静脉血液滤过（CVVH）和短时静脉血液滤过（SVVH），CVVH 也称为长时血液滤过（LVVH），SVVH 包括单次短时血液滤过（SSVVH）、间断短时血液滤过（ISVVH）或反复短时血液滤过（RSVVH）。目前认为高流量优于低流量，早期治疗优于晚期治疗，对于无手术指征的 SAP，多倾向在发病 72h 内接受 HF［不低于 35ml/（kg·h）］可改善临床症状，使用早期连续性高流量血液滤过。

血液灌流治疗 SAP 方面，其主要目的在于清除内毒素。国内外进行了较多的动物试验研究，但仍在对吸附剂进行探索，尚未达到十分满意的疗效。多黏菌素 B 通过共价结合固定在某些高分子材料上作为吸附剂聚苯乙烯纤维柱，血液灌流研究较多，效果也较好，特别是在急性胰腺炎合并内毒素血症治疗上效果明显。但其昂贵的价格，使其临床应用受到限制。近年来，使用聚乙烯酰胺等阳离子基团修饰纤维素微球吸附剂开发成功，其价格低廉，血液相容性良好，而对内毒素吸附效果明显，可以与多黏菌素 B 载体吸附剂相媲美，具有极大的发展前景。

血浆置换主要用于高脂血症的SAP，但由于血源紧张，血制品昂贵，应用血制品的不良反应发生率高，加上需要昂贵的设备，使血浆置换的临床应用十分受限。今后如能解决费用昂贵及不良反应发生率高的问题，有望在SAP治疗上发挥更大作用。

（4）严重的电解质及酸碱紊乱：血液净化可迅速纠正重度高钠血症（血钠>160mmol/L）、低钠血症（血钠<115mmol/L）、高钾血症（血钾>6.5mmol/L）或严重代谢性酸中毒（pH<7.1）及代谢性碱中毒，但治疗时应注意，慢性低钠或高钠血症时纠正速度不宜过快，否则会引起中枢神经脱髓鞘病变或急性脑水肿加重。

（5）挤压综合征和横纹肌溶解：挤压综合征和横纹肌溶解时，大量释放入血的毒素和肌红蛋白可以引起全身炎症反应综合征和AKI，上述物质均可被血液净化清除。治疗应尽早开始，应采用高通透性滤器，行HVHF或HVHDF治疗，或可采用血浆吸附。

（6）中毒：血液透析、血液滤过、血液灌流或治疗性血浆置换等血液净化技术在药物/毒物中毒救治中的疗效已得到了广泛认可。循环中的有机磷农药和各种毒鼠药，以及抗癫痫药、镇静催眠药、抗生素类、洋地黄类及抗肿瘤化疗等都可通过血液净化的方法予以清除。鉴于这一治疗机制，治疗分布容积高的药物或毒物中毒时，更应强调尽早行血液净化，并适当延长治疗时间。倘若治疗停止过早，组织中的药物或毒物会转移回血液循环内而发生反跳现象。

（7）肝功能衰竭：各种原因引起的重型肝炎、肝功能不全或肝衰竭常伴有内环境紊乱和体内毒性物质蓄积，抑制肝细胞再生。血液净化可清除各种有害物质，补充必需物质，改善内环境，暂时替代衰竭肝脏部分功能的治疗方法，能为肝细胞再生及肝功能恢复创造条件或等待机会进行肝移植。血液净化已在临床广泛应用并被证明确有一定疗效。目前用做人工肝的血液净化技术包括血浆置换、血液灌流、血浆胆红素吸附（plasma bilirubin absorption，PBA）、血液滤过、血液透析、白蛋白透析（albumin dialysis，AD）/白蛋白置换、血浆滤过透析（plasmadiafiltration，PDF）、连续性血液净化疗法（CBP）和分子吸附再循环系统（MARS）等。由于各种人工肝的原理不同，因此应根据患者的具体情况选择不同方法单独或联合使用：伴有脑水肿或肾衰竭时，可选用PE联合CBP、HF或PDF；伴有高胆红素血症时，可选用PBA或PE；伴有水电解质紊乱时，可选用HD或AD。

（8）其他危重症：包括自身免疫性疾病如重症肌无力危象、格林巴利综合征、ABO血型不合导致的急性溶血等，可采用PE或DFPP等血液净化技术清除致病的抗原抗体复合物，改善病情。

（冯星火）

第十节　肾活检术

一、意义

1. 明确肾脏疾病的病理变化和病理类型，并结合临床做出疾病的最终诊断。

2. 根据病理变化、病理类型和严重程度制订治疗方案。
3. 根据病理变化、病理类型和严重程度判断患者的预后。
4. 通过重复肾活检，探索该种肾脏疾病的发展规律，判断治疗方案的正确与否，为治疗计划的继续实施或修正提供依据。

二、操作过程

1. 体位：受检患者取俯卧位，腹部肋缘下（相当于肾区位置）垫以5~10cm高的棉枕以减少肾脏移动，双上肢置于两侧，头偏向一侧，嘱患者平静呼吸，特殊情况下可采用侧卧位。

2. 皮肤消毒：通常采用1%聚维酮碘（碘伏）消毒至少2遍或以上，消毒范围包括上至肩胛下线，下至髂后上棘连线，两侧至腋后线，然后铺巾。

3. 穿刺点定位：实时超声波定位和引导穿刺，探头位置通常置于患者平静呼气末状态下肾脏所在位置，适当调整超声探头位置和方向，使肾脏下极轮廓显示清晰，超声波引导线与肾脏表面的纵轴的垂直线成15°~30°的夹角，但角度不宜过大，穿刺点尽量靠近肾下极边缘，进针线一般选择肾下极与集合系统之间的外1/3。

4. 测定穿刺距离：超声波固定架长度+皮肾距离（超声波测量）+15~20mm（穿刺时肾脏往下移动的距离）+欲取肾组织长度15mm。

5. 局麻：皮内局麻及沿进针途径做皮下局麻，通常将注射器造成负压的同时先进针，如无出血，边退出注射针边注射局麻药液。

6. 穿刺方法：针芯完全插入针管内，经超声波穿刺针固定器的针槽及在实时超声引导下将穿刺针穿刺至肾包膜表面，取出针芯，植入针卡，连接负压，当肾脏处于最佳穿刺位置时，嘱患者屏气，助手同步制造负压，操作者快速进针至预定深度，即刻迅速拔出穿刺针，用负压注射器中的生理盐水推射出肾组织。

7. 送检和伤口包扎。

三、适应证

肾活检术适应证在临床工作中可分为两类：先治疗，后穿刺；先穿刺，后治疗。

1. 可以先治疗后穿刺的疾病

（1）急性肾小球肾炎：对于临床上典型的急性链球菌感染后的肾小球肾炎，可以暂时不予以肾穿刺检查，因为该病为自限性疾病，经过支持和对症治疗可以自愈。

（2）原发性肾病综合征：对于儿童和青少年的单纯原发肾病综合征，即仅有大量蛋白尿、低蛋白血症而不伴有血尿、高血压和肾功能减退的原发肾病综合征，可以先用糖皮质激素正规治疗8周以上，如果临床上无效，再行肾穿刺。

2. 必须先穿刺，然后根据病理结果再进行治疗的疾病

（1）不典型的急性肾小球肾炎：虽然典型的急性肾小球肾炎为自限性疾病，不需要肾穿刺活检明确诊断，但当肾功能出现急剧恶化，临床上表现类似急进性肾炎时，应尽早肾穿刺明确诊断，以免贻误治疗时机。即使肾功能一直稳定，但临床上治疗2~3个月后仍未好转，也应尽早行肾穿刺，明确诊断。

（2）急进性肾炎综合征：此综合征病因多样，进展迅速，如不及时治疗，预后很

差，因此均应先明确病理诊断，再制订治疗方案，即使存在一定的相对禁忌证，也应尽量纠正，创造肾穿刺条件，尽早肾穿刺。

（3）原发性肾病综合征：中老年肾病综合征，或合并血尿、高血压、肾功能损伤的肾病综合征，均应该及早行肾穿刺治疗。

（4）急性肾衰竭：各种急性肾衰竭，如果临床上原因不明，只要没有禁忌证，均应及早行肾穿刺。

（5）继发性肾小球疾病：各种继发性肾小球疾病，均建议先行肾穿刺，明确诊断和病理类型后再决定治疗方案。

（6）肾移植：当移植肾的肾功能明显减退原因不清时；当移植肾出现排异反应，临床治疗效果不好，难以决定是否要切除移植肾时；当怀疑原有的肾脏疾病又在移植肾上出现时，均可行移植肾穿刺活检。

（7）重复肾穿刺。

四、禁忌证

1. 明显出血倾向和（或）凝血功能障碍者。
2. 活动性感染疾病：急性肾盂肾炎、肾脓肿、肾结核等。
3. 多囊肾；孤立肾。
4. 较大的肾肿瘤。
5. 肾萎缩的慢性肾功能不全。
6. 大量腹水。
7. 未能控制的高血压或低血压。
8. 未纠正的严重贫血（血红蛋白≤80g/L）。
9. 精神疾病或不能配合者。

五、并发症

最常见的有肉眼血尿和肾周血肿，其他常见的有尿潴留、腰痛不适，较少见的有肾动静脉瘘、感染、肾脏撕裂伤、误伤其他脏器。

（张东成）

第五章 血液系统诊疗技术

第一节 临床用血技术指导

一、临床用血原则和要求

严格落实《中华人民共和国献血法》、《医疗机构临床用血管理办法》(2012年卫生部令第85号)、《临床输血技术规范》(卫医发〔2000〕184号)、《病原微生物实验室生物安全管理条例》等相关法律和规章。临床用血应遵照合理、科学的原则,制定用血计划,杜绝不必要的输血。积极推行成分输血,临床成分输血比例不低于95%。

二、输血申请

在输血治疗前,医生应当向患者或授权人说明输血目的、输血方式和可能发生的风险,患者或授权人有权接受或拒绝输血,并由医患双方共同签署《临床输血治疗知情同意书》。因抢救生命垂危的患者等特殊情况需紧急输血,不能取得患者或者其亲属意见的,经主管院长或医务部门在《临床输血治疗知情同意书》上签字批准后实施,并记入病历。

输血申请实行双人复核(双签字)。经治医师逐项填写《临床输血申请单》,除夜间、节假日急诊外,应由主治医师以上专业技术职务任职资格的医师核准签字,连同受血者血样于预定输血日期前送交输血科。

除急救用血外,临床用血申请实行分级管理。同一患者一天申请备血量少于800ml的,由具有中级以上专业技术职务任职资格的医师提出申请,上级医师核准签发后备血。同一患者一天申请备血量在800~1 600ml的,由具有中级以上专业技术职务任职资格的医师提出申请,经上级医师审核,科室主任核准签发后备血。同一患者一天申请备血量达到或超过1 600ml的,由具有中级以上专业技术职务任职资格的医师提出申请,科室主任核准签发后,报医务部门批准备血。同一患者24h累计用血超过1 600ml且大于备血量,由输血科报医务部门备案,并由临床用血管理委员会进行用血后评价。

医师应当严格掌握临床输血适应证,根据患者病情和实验室检测指标进行输血指征综合评估,制定合适的输血方案。凡患者血红蛋白低于100g/L和血球压积低于30%的属输血适应证。

特殊用血指全血、机采血小板、洗涤红细胞悬液、Rh(D)阴性、新鲜液体血浆等。

申请特殊用血需提前3天预约，急诊用血除外，申请单需要注明"急诊"字样。疑难配血需填写2张申请单，送交输血科和中心血站各一份。

三、受血者血样采集与送检

确定输血后，医护人员持输血申请单和贴好标签的试管，当面核对患者姓名、床号等信息后采集血样。试管上应注明患者姓名、住院号、血型和采集时间。患者第一次交叉配血标本应在输血前3天内抽取，尽量避免在临床输液过程中抽血。手术备血应根据用血量抽取血标本；输注滤白红细胞悬液2U应抽取2~3ml血标本；输注滤白红细胞悬液4U以上，抽取标本血量应加倍。疑难交叉配血需分别用抗凝管和普通试管各采集3ml血标本。由医护人员将受血者血样与输血申请单送交输血科，双方进行逐项核对。

四、交叉配血

受血者第一次配血试验的血标本必须是输血前3天之内的。输血科要逐项核对输血申请单、受血者和供血者血样，复查受血者和供血者ABO血型（正、反定型），并常规检查患者Rh（D）血型（急诊抢救患者紧急输血时Rh（D）检查可除外），正确无误时可进行交叉配血。

五、发血与取血

配血合格后，由医护人员持取血单到输血科领取。取血与发血双方应认真核对取血单的填写项目，确认与发血单相关信息相符后方可发放血液。凡血袋有下列情形之一的，一律不得发出：①标签破损、漏血。②血袋有破损、漏血。③血液中有明显凝块。④血浆呈乳糜状或暗灰色。⑤血浆中有明显气泡、絮状物或粗大颗粒。⑥未摇动时血浆层与红细胞的界面不清或交界面上出现溶血；⑦红细胞层呈紫红色；⑧过期或其他须查证的情况。血液发出后，受血者和供血者的血样保存于2~6℃冰箱至少7d，以便对输血不良反应追查原因。血液发出后不得退回。

六、输血

输血前由两名医护人员核对交叉配血报告单及血袋标签的各项内容，检查血袋有无破损渗漏、血液外观质量，准确无误方可输血。输血时，由两名医护人员带病历共同到患者床旁核对患者姓名、性别、年龄、住院号、床号、血型等信息，确认与配血报告相符，再次核对血液后，用符合标准的输血器进行输血。取回的血应尽快输用，不得自行贮血。输用前将血袋内的成分轻轻混匀，避免剧烈震荡。血液内不得加入其他药物，如需稀释只能用静脉注射生理盐水。输血前后用静脉注射生理盐水冲洗输血管道。连续输用不同供血者的血液，前一袋血输尽后，用静脉注射生理盐水冲洗输血器，再接下一袋血继续输注。输血过程中应先慢后快，再根据病情和年龄决定输注速度。

七、输血反应处理

疑为溶血性或细菌污染性输血反应，应立即停止输血，用静脉注射生理盐水维护静脉通路，及时报告上级医师，在积极治疗抢救的同时，做以下核对检查：

（1）核对用血申请单、血袋标签、交叉配血试验记录；

（2）核对受血者及供血者ABO血型、Rh（D）血型。用保存于冰箱中的受血者与供血者血样、新采集的受血者血样、血袋中血样，重测ABO血型、Rh（D）血型、不规则抗体筛选及交叉配血试验（包括盐水相和非盐水相试验）；

（3）立即抽取受血者血液加肝素抗凝剂，分离血浆，观察血浆颜色，测定血浆游离血红蛋白含量；

（4）立即抽取受血者血液，检测血清胆红素含量、血浆游离血红蛋白含量、血浆结合珠蛋白测定、直接抗人球蛋白试验并检测相关抗体效价，如发现特殊抗体，应做进一步鉴定；

（5）如怀疑细菌污染性输血反应，抽取血袋中血液做细菌学检验；

（6）尽早检测血常规、尿常规及尿血红蛋白；

（7）必要时，溶血反应发生后5~7h测血清胆红素含量。

对有输血反应的应填写输血反应回报单，并返还输血科保存。

八、输血后

输血完毕后，医护人员应于24h内将血袋送回输血科，输血科保存24h。

1. 临床用血不良事件处理：临床用血不良事件包括输血传播疾病、免疫学输血并发症和非免疫性输血并发症。临床科室发现输血传播疾病、免疫学输血并发症和非免疫性输血并发症后，应当积极救治患者，立即向输血科（血库）报告，并做好观察和记录。发生输血传播疾病后，按法定传染病报告制度执行。临床用血管理委员会负责临床用血不良事件的调查和分析，提出处理和改进措施。

2. 临床用血医学文书：临床用血医学文书包括"临床输血治疗知情同意书""输血申请单""输血记录单"和输血相关病历记录。"输血申请单""临床输血治疗知情同意书"填写应完整、准确。正确填写申请的血制品名称及单位：滤白红细胞悬液/U（单位）；洗涤红细胞悬液/U（单位）；Rh（D）阴性红细胞悬液/U（单位）；滤白血浆/ml（毫升）；机采血小板/U（单位）等。输血目的可为提高携氧量、补充凝血因子等；应注意避免写成"营养"、"支持"、"补充蛋白"等。血型鉴定、乙肝、丙肝、梅毒、艾滋病抗体筛查结果应填写齐全。急诊输血前应预先留取检验项目标本送检。特殊情况下患者拒绝检测项目，应告知严重后果，并在输血申请单及病志上签字。医师应当将患者输血前的评估、输血过程和输血后疗效评价情况记入病历。"临床输血治疗知情同意书""输血记录单"随病历保存。"输血申请单"由输血科至少保存10年。

九、成分输血的临床应用

1. 红细胞

（1）浓缩红细胞（CRC_s）：每袋含200ml全血中全部RBC，总量110~120ml，红细胞压积0.7~0.8。含血浆30ml及抗凝剂8~10ml，运氧能力和体内存活率等同一袋全血。适用：①各种急性失血的输血。②各种慢性贫血。③高钾血症，肝、肾、心功能障碍者输血。④小儿、老年人输血交叉配合试验。

（2）少白细胞红细胞（LPRC）作用：①由于输血产生白细胞抗体，引起发热等输血不良反应的患者。②防止产生白细胞抗体的输血（如器官移植的患者）与受血者ABO血型相同，其他同CRC。

(3) 红细胞悬液（CRCs）：400ml或200ml全血离心后除去血浆，加入适量红细胞添加剂后制成，所有操作在三联袋内进行。规格：由400ml或200ml全血制备（同CRC），交叉配合试验。

(4) 洗涤红细胞（WRC）：400ml或200ml全血经离心去除血浆和白细胞，用无菌生理盐水洗涤3~4次，最后加150ml生理盐水悬浮。规格：由400ml或200ml全血制备（同LPRC）。作用：增强运氧能力。适用：①对血浆蛋白有过敏反应的贫血患者。②自身免疫性溶血性贫血患者。③阵发性睡眠性血红蛋白尿症。④高钾血症及肝肾功能障碍需要输血者，做主侧配血试验。

(5) 冰冻红细胞（FTRC）：去除血浆的红细胞加甘油保护剂，在-80℃下保存，保存期10年，解冻后洗涤去甘油，加入100ml无菌生理盐水或红细胞添加剂或原血浆。洗除了枸橼酸盐或磷酸盐、K^+、NH_3等。规格：200ml/袋，解冻后4±2℃24h。作用：增强运氧能力。适用：①同WRC。②稀有血型患者输血。③新生儿溶血病换血。④自身输血，加原血浆悬浮红细胞需做交叉配血试验，加生理盐水悬浮只做主侧配血试验。

2. 血小板

(1) 手工分离浓缩血小板（PC-1）：由200ml或400ml全血制备。血小板含量为≥$2.0×10^{10}$/袋20~25ml，≥$4.0×10^{10}$/袋40ml~50ml。规格：20~25ml/袋，40~50ml/袋，22±2℃（轻振荡）24h（普通袋）或5d（专用袋制备）。作用：止血。适用：①血小板减少所致的出血。②血小板功能障碍所致的出血，需做交叉配合试验，要求ABO相合，一次足量输注。

(2) 滤白浓缩血小板（PC-2）：用细胞分离机单采技术，从单个供血者循环液中采集，每袋内含血小板≥$2.5×10^{11}$，红细胞含量＜0.41ml，规格：150~250ml/袋（同PC-1），ABO血型相同。

3. 白细胞：机器单采浓缩白细胞悬液（GRANs）：用细胞分离机单采技术由单个供血者循环血液中采集。每袋内含粒细胞≥$1×10^{10}$，22±2℃，24h。作用：提高机体抗感染能力。适用：中性粒细胞低于$0.5×10^9$/L，并发细菌感染，抗生素治疗48h无效者，从严掌握适应证，必须做交叉配合试验ABO血型相。

4. 血浆

(1) 新鲜液体血浆（FLP）：含有新鲜血液中全部凝血因子血浆蛋白为6~8g/%；纤维蛋白原0.2~4g%；其他凝血因子0.7~1U/ml。规格：根据医院需要而定，4±2℃，24h（三联袋）。作用：补充凝血因子，扩充血容量。适用：①补充全部凝血因子（包括不稳定的凝血因子Ⅴ、Ⅷ）。②大面积烧伤、创伤。要求与受血者ABO血型相同或相容。

(2) 新鲜冰冻血浆（FFP）：含有全部凝血因子。血浆蛋白为6~8g/%；纤维蛋白原0.2~0.4g%；其他凝血因子0.7~1U/ml。规格：自采血后6~8h内（ACD抗凝剂：6h内；CPD抗凝剂：8h内）。速冻成块规格：200ml，100ml，50ml，25ml，-20℃以下，1年（三联袋）。作用：扩充血容量，补充凝血因子。适用：①补充凝血因子。②大面积创伤、烧伤。要求与受血者ABO血型相同或相容，37℃摆动水浴融化。

(3) 普通冰冻血浆（FP）：FFP保存1年后即为普通冰冻血浆。规格：200ml，100ml，50ml，25ml。作用：补充稳定的凝血因子和血浆蛋白。作用：①主要用于补充稳定的凝血因子缺乏，如Ⅱ、Ⅶ、Ⅸ、Ⅹ因子缺乏。②手术、外伤、烧伤、肠梗阻等大出血或血浆大量丢失。要求与受血者ABO血型相同。

（4）冷沉淀（Cryo）：每袋由200ml血浆制成。含有：Ⅷ因子80~100U；纤维蛋白原约250mg；血浆20ml规格：20ml，-20℃以下1年。适用：①甲型血友病。②血管性血友病（vWD）。③纤维蛋白原缺乏症。要求与受血者ABO血型相同或相容。

十、内科输血应用指南

1. 红细胞：用于红细胞破坏过多、丢失或生成障碍引起的慢性贫血并伴缺氧症状。血红蛋白<60g/L或红细胞压积<0.2时可考虑输注。

2. 血小板：血小板计数和临床出血症状结合决定是否输注血小板，血小板输注指征：

（1）血小板计数>50×10^9/L，一般不需输注；

（2）血小板计数10~50×10^9/L，根据临床出血情况决定，可考虑输注；

（3）血小板计数<5×10^9/L，应立即输血小板，防止出血；

（4）预防性输注不可滥用，防止产生同种免疫导致输注无效，有出血表现时应一次足量输注并测CCI值；

CCI=（输注后血小板计数-输注前血小板计数）（10^{11}）×体表面积（m^2）/输入血小板总数（10^{11}）

注：输注后血小板计数为输注后1h测定值，CCI>10者为输注有效。

3. 新鲜冰冻血浆：用于各种原因（先天性、后天获得性、输入大量陈旧库血等）引起的多种凝血因子Ⅱ、Ⅴ、Ⅶ、Ⅸ、Ⅹ、Ⅺ或抗凝血酶Ⅲ缺乏，并伴有出血表现时输注。一般需输入10~15ml/kg体重新鲜冰冻血浆。

4. 新鲜液体血浆：主要用于补充多种凝血因子（特别是Ⅷ因子）缺陷及严重肝病患者。

5. 普通冰冻血浆：主要用于补充稳定的凝血因子。

6. 洗涤红细胞：用于避免引起同种异型白细胞抗体和避免输入血浆中某些成分（如补体、凝集素、蛋白质等），包括对血浆蛋白过敏、自身免疫性溶血性贫血患者、高钾血症及肝肾功能障碍和阵发性睡眠性血红蛋白尿症的患者。

7. 机器单采浓缩白细胞悬液：主要用于中性粒细胞缺乏（中性粒细胞<0.5×10^9/L）并发细菌感染且抗生素治疗难以控制者，充分权衡利弊后输注。

8. 冷沉淀：主要用于儿童及成人轻型甲型血友病、血管性血友病（vWD）、纤维蛋白原缺乏症及因子Ⅷ缺乏症患者。严重甲型血友病需加用Ⅷ因子浓缩剂。

9. 全血：用于内科急性出血引起的血红蛋白和血容量的迅速下降并伴有缺氧症状。血红蛋白<70g/L或红细胞压积<0.22，或出现失血性休克时考虑输注，但晶体液或并用胶体液扩容仍是治疗失血性休克的主要输血方案。

（冯妹婷）

第二节 成分输血

定义：将全血用物理或/和化学方法分离加工成各种血液成分，或用血细胞分离机直接采集某一种血液成分，然后根据不同患者的不同需求以血液成分的方式进行输注治疗。

成分输血的优越性：与全血输注相比较，成分输血具有以下优越性：

1. 有效成分浓度高，疗效显著提高：成分输血是针对患者血液中缺乏什么成分就补充什么成分。血液成分的采集主要有两种方法：一是采集健康供者的全血，再将全血中各种成分进行分离；二是直接、有选择性地采集供者的血液成分，依靠血细胞分离机进行（也称单采）。故与全血比较，血液成分制品相对容量小，纯度高，针对性强，因此疗效显著。例如一个体重70kg，血小板数仅为$10×10^9$/L有严重出血的患者，要将血小板数提升至$30×10^9$/L以制止出血，按每升全血中含$100×10^9$个血小板计算，大约要输3 000ml全血，显然患者一次无法耐受如此大量的血液输注，但浓缩血小板14U就可达到目的，而容量仅有350ml左右，可一次输注获得满意的止血效果。

2. 输用安全，不良反应少：输血治疗同大多数临床治疗手段一样，具有一定的风险。输血风险主要包括血型不合引起的溶血、免疫干扰、输血相关移植物抗宿主病等同种免疫反应和乙型肝炎、丙型肝炎、艾滋病、梅毒及其他经血传播疾病。目前已知血液成分相当复杂，已发现的红细胞血型系统有29个，近300种抗原，人类白细胞抗原（HLA）基因也已检出千余种，粒细胞抗原有9种以上，血小板系统至少有8种抗原，血浆蛋白也有各种特异性抗原，因而，输注全血的受血者发生各种不良反应是难免的。采用成分输血就可避免因输入不必要的血液成分所致的输血反应。其次，就病毒性输血传染病而言，不同的血液成分所携带的病毒量并非是均等的，白细胞所含的病毒风险最高，其次是血浆，红细胞和血小板的病毒风险性相对较小，因而限制白细胞和血浆的输入量，就可减少输血传染病的传播机会。

3. 便于保存和运输：不同的血液成分有不同的最适保存条件，如红细胞2~6℃或冷冻，血小板20~24℃或冷冻，冷沉淀和新鲜冷冻血浆的保存温度为–18℃以下。全血保存条件是依据红细胞保存条件制定的，其他血液成分在2~6℃保存的全血中短时间内即会失效或失活。如在全血采集后，在血液成分活性保持完好的时段内，将各种血液成分从全血中分离并保存在各自适宜的条件中，不但可以延长血液成分的保存期，亦有利于保证血液成分的治疗效果。

4. 合理使用，节约血液资源：成分输血是将一个单位的全血制成不同成分，输给不同需要的患者，达到"一血多用"，这样既可节省稀缺的血液资源，又可减轻社会和个人的经济负担，还对献血者和患者的健康有利。

一、全血输注

全血是指血液经采集后，不做任何处理，即放入冰箱中保存，其中主要包含红细胞和血浆中的蛋白成分。国际上一般以450ml为一个单位，我国则将200ml全血定为一个单位。

适应证：主要适用于需要同时补充红细胞和扩充血容量的严重失血病人，如急性失血、产后出血等大出血、严重创伤或大手术、体外循环、新生儿溶血病置换血液。

二、红细胞输注

1. 红细胞制品种类

（1）浓缩红细胞：将采集到的全血通过离心，可将红细胞浓集，移除血浆后，剩余部分即为浓缩红细胞。该制品由于仍有部分血浆残留且黏滞度大，输注不够顺畅，已逐渐被含添加剂的红细胞悬液所取代。

（2）红细胞悬液：将采集到的全血中大部分血浆在全封闭的条件下离心，分离另装。在高度浓缩的红细胞中加入有利于红细胞保存的添加剂代替移出的血浆，制成红细胞悬液。该制品具有保存期长（可达35d）、输注顺畅的优点。

（3）洗涤红细胞：将浓缩红细胞用生理盐水洗涤3~6次，使其中的白细胞、血小板及血浆蛋白含量明显减少，血浆去除率＞99%，白细胞去除率＞80%，红细胞回收率＞70%。由于去除了大部分不必要的成分，可明显减少输血反应。该制品适用于有输血过敏史、自身免疫性贫血及IgA缺乏等病人。

（4）少白细胞的红细胞：在浓缩红细胞或红细胞悬液的基础上，用白细胞滤器过滤去除绝大部分的白细胞，从而降低了由白细胞引起的免疫性输血反应和疾病的传播，特别适合于已有白细胞抗体、骨髓移植和器官移植的病人。

（5）照射红细胞：实验证明即使使用最好的白细胞过滤器也不可能去除100%的白细胞，剩余的T淋巴细胞仍可能使受体发生输血后的移植物抗宿主病（GVHD），最可靠的办法是用电离辐射的方法灭活红细胞制品中的淋巴细胞，以防止TA-GVHD。该制品临床上适用于免疫功能障碍或近亲之间输血的病人，特别是免疫功能受损病人如白血病、淋巴瘤、再生障碍性贫血、接受大剂量化疗或放射治疗的肿瘤病人，以及早产儿、新生儿等免疫功能尚未发育完全者。

（6）冰冻红细胞：红细胞加入甘油保护剂后在-80℃低温下保存，最长保存期可达10年。使用前将贮存的红细胞放在37℃水浴中解冻，然后洗净甘油，再用生理盐水悬浮，24h内输注。主要适用于稀有血型和自体红细胞保存、回输。

（7）年轻红细胞：所谓年轻红细胞是指网织红细胞与成熟红细胞之间的红细胞，其寿命明显比成熟红细胞为长。正常的成熟红细胞半衰期一般不超过30d，而年轻红细胞半衰期可达45d左右，输入这种成分可明显延长输血间隔时间。主要适用于需反复输血的病人，可减少输血次数，减少输血量，减少含铁血黄素沉着症及输血性血色病的发生。

2. 红细胞输注的适应证：红细胞输注的主要目的是为了增加机体内红细胞含量，从而提高氧的运送能力，以纠正因血红蛋白的水平降低所导致的血液向组织供氧不足的病理状态。包括创伤、内脏出血、手术及手术意外、产科意外等原因导致的急性失血和各种病理因素引起的贫血。

红细胞输注指征：血液供氧能力不足的状况可从血红蛋白水平或红细胞压积、混合静脉血氧饱和度、静脉血氧分压等指标反映。一般认为慢性贫血病人的红细胞输注指征为血红蛋白<60g/L，且短期内无法祛除病因者。急性失血病人在纠正血容量后，血红蛋白<70g/L应输注红细胞，血红蛋白在70~100g/L，同时伴有SaO_2<0.60、PvO_2<4kPa者可

考虑输注红细胞。

三、血小板输注

1. 适应证

（1）血小板生成减少：如再生障碍性贫血、骨髓增生异常综合征、白血病、淋巴瘤及经大剂量化疗或放射治疗引起的骨髓抑制等。

（2）血小板丢失或破坏增多：在大出血时输注陈旧库存血，心外科手术常伴有大量血小板丢失，血小板数下降，体外循环有大量血小板机械性损伤，新生儿同种免疫性血小板减少，免疫性血小板减少性紫癜或特发性血小板减少性紫癜。

（3）血小板功能异常：对先天性或获得性血小板功能缺陷患者，如巨大血小板综合征、血小板无力症、血小板病、血小板型血管性血友病以及由药物、肝、肾疾病等引起的血小板功能异常时，血小板数虽正常，但可有严重出血。

（4）预防性血小板输注：不宜在血小板减少及血小板功能异常患者无严重出血时做预防性血小板输注，因为反复血小板输注可发生同种免疫，输注次数越多，感染输血传播性疾病的机会越多。患者如血小板少于$10×10^9/L$，特别是少于$5×10^9/L$时，患者发生颅内出血的可能性大，可行预防性血小板输注。白血病患者白细胞数高，有败血症或凝血机制异常，血小板降至$20×10^9/L$以下时，可预防性血小板输注。

血小板输注指征：血小板计数$<10×10^9/L$的患者随时有可能发生危及生命的颅内出血或重要脏器的自发性出血，应及时输注足量的血小板予以纠正，血小板计数在$20×10^9/L$以下，有明显出血倾向时主张输注，如无严重出血可不必输注血小板，血小板计数在$(20~50)×10^9/L$时可能会有皮下瘀斑、创面出血不止等，可按病情需要酌情输注，如病人同时伴有可能使血小板进一步消耗或破坏的感染、高热、脾肿大等情况或近期内要接受手术、创伤性检查或分娩的病人，应考虑输注；若无上述情况，则可以不考虑输注血小板。血小板计数$>50×10^9/L$，由血小板所表达的凝血功能基本正常（除非血小板功能异常）没有输注血小板指征。

2. 输注方法：目前多采用血细胞分离机单采血小板，宜用ABO血型相合的血小板。输注量可按2U（400ml）血液中的血小板每10kg体重或$8U/m^2$计算，譬如60kg体重可输12U血小板，输注1h后可使血小板数上升至$50×10^9/L$。应每2~3d输注1次，直至出血停止。

3. 血小板输注无效性：由于反复输注血小板，有30%~70%的患者可发生血小板输注无效，其发生的主要原因是同种免疫反应。这在临床上应加以重视，予以检测，加以预防。

（1）输注无效的原因：血小板输注无效的原因可分为非免疫性与同种免疫性两类。前者是由于败血症、弥散性血管内凝血、肝静脉闭塞病、心肺旁路、脾大及药物等所致，后者常由于同种抗体的存在，是多次输血后引起的同种异体免疫反应，大部分是由于HLA同种免疫引起；其次，血小板抗原亦可激发机体产生相应抗体，导致血小板输注无效。

（2）输注无效的检测：确定血小板输注是否无效，主要是通过测定输注后1h或20h血小板的回收率或校正增加数（CCI）。

回收率=（输血后血小板数-输注前血小板数）×血容量÷输注的血小板数×0.67×100%

若临床上无血小板消耗增多的原因，如脾机能亢进、出血、败血症、弥散性血管内凝血等，输注后1h回收率低于20%，或1h后CCI低于$10×10^9$/L为无效输注。

（3）血小板同种免疫抗体的检测：在反复多次输注血小板2个月后常产生免疫性同种抗体，导致血小板输注无效，其HLA特异性抗体占20%~90%，部分为血小板特异抗体。可采用血清淋巴细胞毒试验、血小板免疫荧光试验、酶联免疫吸附试验、放射免疫抗球蛋白试验等方法检测，这些方法能检测抗HLA抗体及抗血小板特异抗体。

（4）血小板输注无效的防治：对白血病、再生障碍性贫血及其他血小板生成障碍可能需要经常输注血小板的病人，自实施治疗起就应注意防止血小板输注无效的发生，包括严格掌握血小板输注的指征，如必须输注血小板则首选单采少白细胞血小板，此外尚可输注血小板前静脉输注免疫球蛋白，或用血浆置换方法祛除特异性抗体等措施。

四、血浆及蛋白制品输注

1. 新鲜冰冻血浆：从全血中分离出的血浆，6h内在-18℃以下冷冻保存；或单采的枸橼酸血浆称为新鲜冰冻血浆。内含稳定的凝血因子V和Ⅷ，保存期为1年。

（1）适应证：新鲜冰冻血浆内含多种凝血因子，故常用于出、凝血疾病的治疗。应高度注意目前已不再将新鲜冰冻血浆作为扩容剂、营养辅助剂、蛋白质补充、增强免疫及全血的重建等治疗。①获得性凝血因子缺乏症：严重肝病、弥散性血管内凝血患者，凡凝血酶原时间延长，激活的部分凝血活酶时间延长及凝血因子活力小于25%而伴有严重出血者。②大量输血：在数小时内因任何原因导致出血量超过1个血容量，经大量输血（24h输血量超过1个血容量）后，有稀释性凝血因子缺乏而出血者。③先天性凝血因子缺乏症：如凝血因子Ⅱ、V、Ⅶ、Ⅷ、Ⅸ、X、Ⅻ缺乏，血管性血友病患者。④抗凝血酶Ⅲ、蛋白C或蛋白S缺乏者。⑤血栓性血小板减少性紫癜、溶血性尿毒症综合征等患者需用血浆治疗或进行治疗性血浆置换者。

（2）输注方法：一般1U新鲜冰冻血浆等于1U凝血因子活性。开始剂量用于凝血因子缺乏者为2袋新鲜冰冻血浆（400~450ml）或1个血浆置换单位；或每公斤体重输注8~10ml，以后根据临床疗效及实验室指标计算应用的次数。

近年来，为了减少血浆及其制品传染疾病，特别是病毒性疾病传播的危险性，美国食物和药品管理协会（FDA）签发了关于"溶剂/去污剂（S/D）处理的混合血浆"许可证。目前，大约全世界有70%的血浆制品通过S/D灭活病毒。

2. 白蛋白：人血白蛋白是临床上常用的血容量扩张剂之一，它有维持胶体渗透压，结合和运输血液中小分子物质的作用。

（1）适应证：白蛋白溶液可用于补充体内白蛋白的丢失，如烧伤、出血、肾病综合征、肝硬化、腹水、体外循环等。由于白蛋白能与胆红素结合，也可用于新生儿溶血病伴高胆红素血症，预防和治疗脑损伤，还可用于成人呼吸窘迫综合征、血浆置换、脑水肿等。

（2）输注方法：当患者血容量正常或轻度减少时，5%的白蛋白溶液的输注速度应为2~4ml/min；25%的白蛋白溶液为1ml/min，速度不宜过快。不宜与氨基酸混合输注，也不宜与浓缩红细胞混合使用。最近提出：输注白蛋白不再作为单纯扩容或维持血浆白蛋白水平、维持胶体渗透压使用。

3. 静脉注射用免疫球蛋白

(1) 适应证：用于治疗难治性免疫性血小板减少性紫癜症、继发性血小板减少（由于病毒、系统性红斑狼疮、新生儿免疫性血小板减少等）、免疫性粒细胞减少、自身免疫性溶血性贫血对皮质激素无效者、纯红细胞再生障碍性贫血、新生儿粒细胞减少症、第Ⅷ因子抗体、输血后紫癜、天疱疮、重症肌无力等。以免疫调节作用治疗炎症感染，如新生儿感染、儿童HIV-1感染、带状疱疹神经炎、侧索硬化、多发性神经炎、重症类风湿关节炎、慢性B淋巴细胞白血病，也可与抗生素合用控制感染。

(2) 输注方法：常用量为0.4g/kg体重，连续5d，输注速度应慢，开始时按0.01~0.02ml/kg速度滴注，如无反应，可增加到0.02~0.04ml/kg。近年来对免疫性血小板减少性紫癜症有用0.4g/kg间歇维持治疗。

4. 冷沉淀：冷沉淀是将新鲜全血中的血浆分出并冷冻，制备时将新鲜冰冻血浆在4℃水浴中融化，待剩少量冰碴时，再在4℃下以2 000转/min离心15min，移去上层血浆，剩下的白色沉淀物即为冷沉淀。

(1) 适应证：由于冷沉淀中含有较全血浓缩10倍的凝血因子，故可用于血友病A、血管性血友病、低纤维蛋白原血症；因严重创伤、烧伤、感染、肝功能衰竭、尿毒症、DIC等引起的获得性纤维结合蛋白减少症，因冷沉淀中第ⅩⅢ因子含量较血浆高1.5~4倍，故对凝血因子ⅩⅢ缺乏症患者可输注冷沉淀4~6袋，每3周一次。

(2) 输注方法：将冷沉淀置37℃水浴中10min或融化后立即以最快速度输注。甲型血友病按出血严重程度而定，轻者10~15IU/kg，中度出血20~30IU/kg，重度出血40~50IU/kg，连续治疗3~7d，维持剂量减半。血管性血友病患者按100IU/10kg体重每日1次，连续3~4d。低纤维蛋白原血症患者需按每袋冷沉淀所含纤维蛋白原水平，如每袋含100mg，则可按0.4~0.8袋/kg体重，可将血浆纤维蛋白原提高到1.0g/L。

5. 浓缩第Ⅷ因子：血友病A由于缺乏第Ⅷ因子，故必须输注第Ⅷ因子作替代治疗。全血中第Ⅷ因子含量少，冷沉淀虽较全血浓集10倍，但在严重出血时输注量仍常嫌不足，且不易保存与携带。现有用"干热"、"湿热"、单克隆抗体纯化、溶剂与去污剂处理等浓缩第Ⅷ因子，可杀灭其中的肝炎病毒及人类免疫缺陷病毒，用以治疗和预防血友病A出血。最近已有基因重组第Ⅷ因子浓制剂产品问世，其疗效与人血制品相似。

（吴宝伟）

第三节　骨髓穿刺术

一、适应证

1. 各类血液疾病的诊断、鉴别诊断及治疗效果的观察，如各种类型的白血病、骨髓增生异常综合征、多发性骨髓瘤、再生障碍性贫血、骨髓增殖性疾病、免疫学血小板减少、溶血性贫血、巨幼细胞性贫血等。

2. 淋巴瘤的骨髓浸润，各种恶性肿瘤的骨髓转移等。

3. 某些传染病或寄生虫病需要骨髓培养，如疟疾和黑热病原虫的检测等。

4. 骨髓造血干细胞采集。

5. 不明原因的发热、贫血，骨痛，肝、脾、淋巴结肿大等患者，为明确诊断或排除某些疾病需行骨髓细胞形态学检查。

6. 某些代谢性疾病的确诊。

二、方法

1. 穿刺部位的选择

（1）髂前上棘穿刺：患者取仰卧位，取髂前上棘后1~3cm为穿刺点，进针深度1~2cm，进针方向与骨面垂直。此处骨髓腔大，骨髓量多，容易成功且安全，患者恐惧感少。

（2）髂后上嵴穿刺：患者取俯卧位，取髂后下棘下1cm处为穿刺点，进针深度1~2cm，进针方向与骨面垂直。此处骨面平坦，易于固定，危险性极小，但骨髓成分次于髂后上嵴。

（3）胸骨穿刺：患者取仰卧位，头尽量向后仰，取胸骨体与胸骨柄连接处为穿刺点，进针深度约1cm，进针方向与骨面成45°角。此处骨质薄，切其后有大血管和心房，穿刺时需格外小心，以免发生意外。由于胸骨骨髓液丰富，其他部位穿刺失败时，仍需进行胸骨穿刺。

2. 用碘酒消毒局部皮肤，戴无菌手套，铺无菌洞巾，2%利多卡因1~2ml局部麻醉，左手拇指和食指固定穿刺部位皮肤，右手持骨穿针，左右旋转进针。当阻力感减弱或消失且骨穿针固定于骨面时，提示进入骨髓腔。在每次推注利多卡因时，一定要先进行抽吸无回血，证明针头不在血管内，才可推注利多卡因，以免发生严重不良反应。

3. 抽吸骨髓液：穿刺成功后拔出针芯，连接10ml注射器，用适当的力度抽取骨髓液。当骨穿针在骨髓腔时，抽吸时患者会感到有尖锐的酸痛，随即便有红色骨髓液进入注射器。抽取的骨髓液一般为0.1~0.2ml（抽吸过多会造成骨髓稀释），滴于干燥玻片上用于涂片。若需进行骨髓细菌培养，需再抽取约5ml骨髓液送检。插回针芯后，拔出骨穿针，纱布加压固定。

4. 涂片：用推片蘸取骨髓液于另一张玻片上涂片，角度约30°，迅速均匀推开，有"头、体、尾"，一般推8张供检查。

三、注意事项

1. 血友病患者禁忌骨髓穿刺，局部皮肤有弥散性化脓病变或局部骨髓炎也是骨髓穿刺的禁忌证。晚期妊娠的孕妇行骨髓穿刺要慎重，有出血倾向或凝血时间异常者不宜穿刺，但应注意的是，重度血小板减少不是骨髓穿刺的禁忌证。

2. 穿刺针不可在骨面上滑动或在骨质中摇摆。如出现穿刺后抽不出骨髓液，可重新插入针芯稍加旋转，进针或退针少许，重新抽吸。如仍未成功，需更换部位重新穿刺。骨穿针和注射器必须干燥，以免发生溶血。

（徐赢东）

第四节 骨髓活检术

一、适应证

1. 骨髓穿刺结果可疑，需进一步确诊者。
2. 多次骨穿抽取骨髓失败或取材不良，如骨髓纤维化、多发性骨髓瘤、多毛细胞白血病、某些急慢性白血病。
3. 骨髓增生异常综合征的诊断及其与再生障碍性贫血的鉴别。
4. 恶性肿瘤的骨髓转移。

二、方法

1. 穿刺部位均选择髂后上棘或髂前上棘。
2. 穿刺处用碘伏消毒，2%利多卡因局部麻醉，铺无菌洞巾将针管套在手柄上。
3. 左手拇指和食指将穿刺部位皮肤压紧固定，右手持手柄以顺时针方向进针至骨质一定深度固定后，拔出针芯，接上针柱，再插入针芯，继续按顺时针方向旋转进针约1cm，再反向转动针管360°，针管前段的沟槽即可将骨髓活组织离断。
4. 按顺时针方向将活检针退至体外，取下针柱，用手柄针推出骨髓组织，放于无菌管中立即送检。
5. 穿刺部位消毒后用纱布压迫止血。

三、注意事项

1. 骨髓活检术禁忌证同骨髓穿刺术。
2. 局部皮肤需固定紧，尽量避免皮肤和活检针一起转动。
3. 穿刺深度应掌握好，太浅取材不足，太深有穿透骨内板的风险。

（徐赢东）

第五节 治疗性血液成分单采

一、适应证

1. 细胞单采
（1）红细胞单采：真性红细胞增多症。
（2）白细胞单采：各种高白细胞型的急、慢性白血病。
（3）血小板单采：原发性或继发性血小板增多症。
（4）外周血干细胞单采：外周血造血干细胞移植后淋巴细胞输注。

2. 血浆置换

(1) 去除自身抗体：如免疫性血小板减少性紫癜、自身免疫性溶血性贫血、急性纯红细胞再生障碍性贫血、系统性红斑狼疮等。

(2) 去除单克隆免疫球蛋白：如多发性骨髓瘤伴高黏滞综合征。

(3) 其他：如血栓性血小板减少性紫癜。

二、注意事项

1. 由于选择血液成分单采患者多为常规治疗无效的重症患者，所以对治疗应格外关注患者生命体征。对血浆过敏者应慎用本疗法，年龄偏大、心功能异常或有休克倾向者需格外注意出入液量平衡。

2. 血浆置换治疗血栓性血小板减少性紫癜时，置换液应用同型冰冻新鲜血浆或新鲜血浆。白细胞单采和血小板单采的量一般为1.5倍血容量，单采每周2~3次，当接近正常时，单采次数逐渐减少。红细胞单采治疗真性红细胞增多症时，每采集200mL压缩红细胞可降低10g/L血红蛋白，一般估计血红蛋白将至140g/L即可。

3. 为避免重要药物丢失，治疗性单采后有关药物应给予补充。

三、并发症

1. 低钙血症：患者出现手、口唇周围麻木时提示低血钙，可以减慢采血速度，并给予10%葡萄糖酸钙静脉注射。

2. 过敏反应

(1) 患者出现荨麻疹提示对血浆过敏，给予10%葡萄糖酸钙静脉注射，地塞米松5~10mg静脉注射，更换输入的血浆，必要时暂停，待反应过后继续。

(2) 患者出现颈部荨麻疹、声音嘶哑，提示喉头水肿，应立刻停止治疗，给予肾上腺素和肾上腺皮质激素治疗。出现呼吸困难应行气管切开。

(3) 患者出现哮喘、腹痛、腹泻、表情淡漠、血压下降提示过敏性休克，应立即停止治疗，迅速给予抗休克治疗。

(徐赢东)

第六节　流式细胞技术在血液病中的应用

一、流式细胞技术在白血病免疫分型中的应用

流式细胞技术诊断白血病的意义：

1. 免疫分型：骨髓细胞是形态学分型的基础，流式细胞技术是对形态学分型的进一步补充，例如：用于形态学、细胞化学染色不能肯定细胞来源的白血病，混合型白血病，形态学为急性淋巴细胞白血病或急性未分化白血病但缺乏特异性淋巴细胞系列抗原标记。急性髓系白血病细胞表面主要表达髓系分化抗原，CD13、CD15、CD33、CD34、

CD41、CD61和CD117阳性是判断髓系细胞的指标（见表5-6-1）。急性淋巴细胞白血病细胞表面检测到的免疫学标记可分为T细胞系和B细胞系两大类，一般而言，CD1a、CD2、CD3、CD4和CD8为T细胞特异性标记，CD9、CD10、CD19、CD24等为B细胞特异性标记（见表5-6-2）。

2. 临床预测：可根据抗原表达情况预测病情预后。如髓系分化抗原CD33、CDw65和CD15表达低的AML一般提示预后差、生存期缩短。粒单系分化抗原CD11b和CD14高表达也提示预后差。$CD19^+$、$CD34^+$、$CD56^+$的AML-M2常伴有t（8；21）（q22；q22），其预后一般较好。

3. 指导白血病的治疗：治疗前和治疗过程中检测白血病细胞免疫表型，对应于抗CD分子单克隆抗体靶向治疗白血病治疗有重要指导意义。

4. 监测白血病微小残留病。

表5-6-1 急性髓系白血病各细胞亚型细胞表面抗原表达特征

亚型	常表达抗原	注释
M0	DR、CD13、CD33、CD34、CD7+/-、TdT-/+	原始细胞>90%
M1	DR、CD13、CD33、CD34、CD15-/+	原始细胞>90%
M2	DR、CD13、CD33、CD34、CD15-/+、CD117+/-	t(8；21)阳性患者常表达CD56和CD19
M3	DR（-）、CD13、CD15、CD33、CD117、CD9、CD167+/-、CD2偶尔阳性	M3v常表达CD2
M4/M5	DR、CD15、CD13、CD33、CD11b++、CD34-/+CD14-/+、CD4弱阳性	CD2+，考虑M4E0
M6	DR+/-、CD13-/+、CD33+/-、CD34+/-、CD71++	
M7	DR+/-、CD34+/-、CD34、CD36、CD41、CD61、CD42a、CD42b	注意原始细胞血小板黏附

表5-6-2 常见急性淋巴细胞白血病免疫分型

亚型	常表达抗原	注释
Pro-B	DR、CD19、CD34、TdT、CD10（-）	可合并髓系抗原表达
Common-B	DR、CD19、CD34、TdT、CD10、cIgM（-）	
Pre-B	DR、CD19、CD20+/-、CD10、CD34-/+、TdT+/-、cIgM	
Mature-B	DR、CD19、CD20、CD22、CD10+/-、CD34（-）TdT（-）、Sig（-）	强克隆性SIg多为IgM
Pro-T or Pre-T	CD7、CD3、TdT、CD2（-）	丢失T系抗原
Early-T	CD7、cCD3、TdT、CD2、CD5	CD45RA+ CD45RA-
Cortical-T	CD7、cCD3、TdT-/+、CD2、CD5、CD4、CD8、CD1a	
Late-T	CD7、CD2、CD5、CD4或CD8、CD1a（-）、TdT（-）	

二、流式细胞技术在红细胞疾病诊断中的应用

1. 正常情况下有一定量的网织红细胞出现在外周血中,正常值为 $5\sim15\times10^9/L$。常规方法需先染色然后再显微镜下计数,计数细胞有限。应用流式细胞技术与传统方法相比有如下优势:①可以在短时间内测定上万个细胞,较常规方法准确。②可避免人为误差。③可避免细胞核碎片的存在造成假性网织红细胞增高。

2. 阵发性睡眠性血红蛋白尿的诊断:阵发性睡眠性血红蛋白尿CD55、CD59减少或缺乏,因而红细胞对补体异常敏感发生溶血。而流式细胞仪检测CD55、CD59十分敏感,在诊断阵发性睡眠性血红蛋白尿时有优势。

三、流式细胞技术在血小板疾病诊断中的应用

1. 血小板抗体测定:大多数免疫性血小板减少患者血小板上和(或)血清中有自身血小板的血小板相关抗体PAIgG、PAIgA、PAIgM。流式细胞技术测定血小板抗体与传统的酶联免疫吸附法相比有快速、简便等优点,同时可测定血小板和血清中的抗体,并能给出血小板相关抗体量和血小板数的直方图,使我们了解血小板相关抗体在血小板群体中的分布情况。

2. 血小板无力症:血小板无力症是由于先天性血小板膜糖蛋白(GP)Ⅱb或Ⅲa基因缺陷,使血小板对多种诱聚剂无聚集或反应减低所致的出血性疾病。应用血小板质膜糖蛋白单克隆抗体CD41、CD61和流式细胞仪不仅可以测出GPⅡb/Ⅲa减少,还可测出GPⅠb/Ⅲa减少程度。

(徐赢东)

第七节 染色体显带分析及PCR技术

一、染色体显带分析的原理

染色体显带分析指通过显带染色等处理,分辨出染色体更微细的特征,如带的位置、宽度和深浅等的技术,技术有G带、Q带、R带、C带、T带和N带。其中G带技术和R带技术在国内应用广泛。将中期染色体制片经胰酶或碱、尿素、去污剂等处理后再用Giemsa进行染色后所呈现的染色体区带称为G带。将中期染色体经磷酸盐缓冲液保湿处理,以吖啶橙或Giemsa染色,显示与G带明暗相间的带型正好相反,称之为R带。R带法主要用于骨髓标本,与G带配合对遗传性疾病诊断价值更大。

二、染色体显带分析在血液疾病中的适应证

(1) 用于急、慢性白血病,MDS的诊断以及判断预后(见表5-8-1)。
(2) 用于异性性别之间造血干细胞移植是否成功的判断。
(3) 用于遗传性疾病的诊断。

三、PCR技术的原理

PCR技术用于扩增两段已知序列的DNA片段。在一定条件下，以一定量含有目的基因的DNA或RNA为模板，选择2条与模板DNA互补的寡核苷酸为引物，在聚合酶催化下通过变性、退火、DNA合成、延伸完成一个循环，反复多次，扩充目的基因。若模板为RNA，则称为反转录PCR。

四、PCR技术在血液疾病中的适应证

（1）白血病基因重排、异位检测（见表5-7-1）。
（2）白血病耐药基因检测。
（3）原癌基因和抑癌基因突变检测。
（4）造血干细胞移植的配型。
（5）血友病和海洋性贫血的基因诊断。

表5-7-1　常见染色体异常和融合基因

染色体异常	融合基因	常见的白血病类型
t（1；11）(q21，q23)	MLLex6/AF1q	AMMOL
t（1；19）(q23，p13)	E2A/PBX1	ALL
t（3；5）(q25.1，q34)	NPM/MLF1	MDS，AML
t（5；12）(q33，p13)	TEL/PDGFR	CMML，MDS
t（5；17）(q35，q22)	NPM/RAR	APL
t（6；9）(p23；q34)	DEK/CAN	AML
t（7；10）(q35；q24)	HOX11	T-ALL
t（8；21）(q22；q22)	AMLex5/ETO	AML
t（9；12）(q34；p13)	TEL/ABL	ALL
t（9；22）(q34；q11)	BCR/ABL	CML，ALL
t（12；21）(p13；q22)	TEL/AML1	ALL
t（15；17）(q21；q22)	PML/RARα	APL
inv（16）(p13；q22)	CBF/MYH11	AML
t（16；21）(p11；q22)	TLS/ERG	AML，ALL

（徐赢东）

第八节 造血干细胞移植

造血干细胞移植（HSCT）是经放、化疗或其他免疫抑制预处理，清除受者体内的肿瘤细胞或异常克隆细胞，阻断发病机制，然后把自体或异体造血干细胞通过静脉输注移植入受者体内，使受者重建正常的造血和免疫功能，而达到治疗目的的一种治疗手段。常用的分类方法有以下两种：第一种：依据供者来源的不同，分为同种异基因、同基因和自体造血干细胞移植；第二种：依据采用移植物来源的不同分为骨髓移植、外周血造血干细胞移植和脐带血移植。其适应证见表5-8-1。

表5-8-1　造血干细胞移植适应证

类别	适应证
1. 血液系统恶性肿瘤	慢性粒细胞白血病 急性髓细胞白血病 急性淋巴细胞白血病 毛细胞性白血病 非霍奇金淋巴瘤 霍奇金淋巴瘤 多发性骨髓瘤 骨髓增生异常综合征 恶性组织细胞病
2. 血液系统非恶性肿瘤	重症再生障碍性贫血 范可尼贫血 地中海贫血 镰状细胞贫血 骨髓纤维化 重型阵发性睡眠性血红蛋白尿 遗传性无巨核细胞症 遗传性中性粒细胞减少症
3. 其他实体瘤	乳腺癌、卵巢癌、精原细胞癌 小细胞肺癌 颅脑肿瘤 复发性骨肉瘤 恶性胚细胞瘤 肾胚母细胞瘤 神经母细胞瘤 复发性、抗药性横纹肌肉瘤
4. 其他	重症联合免疫缺陷症 骨硬化症 严重自身免疫性疾病 事故性急性放射病

一、异基因造血干细胞移植

1. 适应证

(1) 急性髓细胞白血病：迄今为止，多数人认为急性髓细胞白血病（AML）移植应尽量在完全缓解（CR）期进行。但究竟是在首次缓解（CR1）或CR2期更为合适，目前尚存在争论。

(2) 急性淋巴细胞白血病：对于急性淋巴细胞白血病（ALL），目前多主张在CR2期进行移植。对于那些预后不良的患者（CR1期较短、年龄较大、有预后不良染色体、诱导治疗失败、诊断时白细胞$>30\times10^9$/L的非T细胞ALL等），应尽早移植。

(3) 慢性髓细胞白血病：多年来，异基因造血干细胞移植（Allo-HSCT）被认为是可以治愈慢性髓细胞白血病（CML）的最佳途径。20年前移植仅限于CML的慢性期，现在则可以选择在慢性期、加速期或急变期，但仍以慢性期疗效最佳。近年在基因靶向治疗药物甲磺酸伊马替尼（格列卫）问世后，如何处理初诊的CML患者，目前主张不一。一部分学者认为，所有初诊CML患者都应给予伊马替尼治疗，疗效不满意时进行HSCT；也有人认为，有合适供者的患者特别是年轻患者仍首选移植。

(4) 骨髓增生异常综合征：Allo-HSCT被认为是目前唯一可能治愈骨髓增生异常综合征（MDS）的方法，适用于高危MDS如MDS-RAEB、MDS-RAEBT、CMML以及具有预后不良染色体核型的患者。目前对MDS，多数主张应尽早进行移植，而不必经化疗达完全缓解。

(5) 多发性骨髓瘤：多发性骨髓瘤（MM）至今仍被认为是不能治愈的疾患，而Allo-HSCT是目前可能治愈MM的唯一手段。但与自体HSCT相比，Allo-HSCT对患者3年或5年总体生存率的增加并无明显优势。对MM患者是否进行Allo-HSCT目前意见不一，一般主张Allo-HSCT用于有配型相合的同胞供者的年轻患者。

(6) 重型再生障碍性贫血：近年来的研究表明，所有的再生障碍性贫血（AA）患者均存在不同程度的造血干/祖细胞量和/或质的缺陷，因此Allo-HSCT给本病提供了一条新的、有望"治愈"的治疗手段。适用于重型再障。目前Allo-HSCT可使重型再障治疗有效率达到60%~80%，高于ALG/ATG联合CsA。

2. 移植供体的选择：在异基因移植中，同基因供体（同卵双生同胞间）由于组织相容性完全相同，不会发生移植排斥反应和移植物抗宿主病（GVHD），适用于非恶性疾病如重型再生障碍性贫血。但对于白血病等恶性肿瘤性疾病，因同基因供体不具有移植物抗白血病作用，移植后复发率高，疗效不如异基因移植。对白血病等恶性疾病，在供者的选择上，应首选人类白细胞抗原系统（HLA）相合的同胞供体移植，其次选择1个HLA位点不合的同胞或亲缘关系供体，此后的选择顺序依次是HLA相合的非亲缘关系供体、1个HLA位点不合的非亲缘关系供体、2~3个位点不合的亲缘关系供体。

在我国，由于特殊的计划生育政策，使无关供体造血干细胞移植（URD-HSCT）逐年增加，随着中华骨髓库入库自愿捐献者在2009年底达到一百万以上，URD-HSCT将成为今后重点发展的方向之一。但目前由于HLA配型血清学技术不能鉴别亚型，导致无关供者移植物抗宿主病等移植相关并发症发生率比同胞或亲缘关系供体高，而且危重者多，使移植相关死亡率增高，生存率下降，因此，URD-HSCT主要适用于中高危的患者。

3. 造血干细胞来源的选择：造血干细胞来源于三种途径：骨髓造血干细胞（BMSC）、动员的外周血造血干细胞（PBSC）和脐带血造血干细胞（CBSC）。选择应考虑三者之间生物学特征的差异及对供体和受体双方的影响。当然，一切的前提是能否找到与患者HLA相合或部分相合的可供选择的合适供体。

（1）外周血造血干细胞（PBSC）和骨髓造血干细胞（BMSC）：目前国内多数医院采用PBSCT，其主要原因是造血干细胞的采集简便和安全，供者容易接受，能获得大量造血干细胞，受者造血及免疫重建迅速，治疗相关死亡率较低，而且由于PBSC的移植物抗白血病（GVL）作用强于BMSC，故对具有不良预后因素的白血病的疗效优于骨髓移植（BMT）。另一方面，Allo-PBSCT的急性GVHD的发生率与BMT相当或稍高，但是慢性GVHD的发生率显著增高，达50%~60%，而且与慢性GVHD相关的死亡也明显增多。目前中华骨髓库只提供动员的外周血干细胞。

（2）脐血造血干细胞：脐血移植的主要优点：①因为CBSC为预先采集冻存，经检测合格的无血缘关系供者的脐血，因此一旦配型成功，可以很快获得造血干细胞进行移植。②对供体无损害。③传播传染性疾病的机会极低。④急性和慢性GVHD的发生率较低，即使是1~3个HLA位点不合，也可用于Allo-HSCT。脐血移植的主要缺点：①由于每份脐血的容量较少，为50~150ml，因此造血干细胞数量少，植入失败的风险高，故多用于体重低于30kg的患者。②造血和免疫系统重建延迟，增加感染的风险。

4. 造血干细胞的采集

（1）骨髓的采集：BMT的供者在采集骨髓之前要经过体检证明身体健康、无传染病。采集在无菌手术室进行，供者取俯卧位，行硬膜外麻醉，在髂后上棘穿刺（如采髓量不足再从髂前上棘采集），分次采取骨髓液，与含有100U/ml肝素的1 640培养液以2∶1的比例混合成骨髓悬液，用80目及100目滤器过滤后，做有核细胞计数，采集的有核细胞应>3×10^8/kg（受者体重），通常需采集700~1 000ml骨髓血。在采集过程中不应输他人血液成分，这可使供髓者避免感染肝炎、艾滋病等危险，也使所采集的骨髓中不混有他人的血细胞。为防止采集大量骨髓血导致供体严重失血，应自体备血：供者于采髓前3周采血300~500ml，放4℃冰箱中保存，在采髓前2周回输此血，再采血600~800ml保存，供采髓术中输用。

（2）外周血造血干细胞的采集：在采集之前先用粒细胞刺激因子（G-CSF）进行动员，剂量是5~10μg/（kg·d），1次/d，皮下注射，4~5d时白细胞升至（20~40）×10^9/L，开始用全自动血细胞分离机采集外周血干细胞。采集的单个核细胞数应>3×10^8/kg（受者体重），CD34$^+$细胞数>2×10^6/kg，一般每次循环血量为供体血容量的2~3倍，每天1次，采集1~3次可达到要求。6~7d以后外周血白细胞总数开始下降，并逐步恢复到正常水平。

（3）脐血：由国家有关部门认可的脐血库负责采集和保存。脐血的采集有多种方法，通常在无菌条件下通过脐静脉穿刺收集，采集的脐血每份60~150ml，其中单个核细胞数为（1~3）×10^6/ml。一般经离心去除血浆和红细胞，加上冷冻保护液分装后深低温保存。

5. 造血干细胞移植预处理：所谓"预处理"是指在移植前对患者进行超大剂量放、化疗及免疫抑制治疗。预处理的目的主要有两个：一是消灭患者体内的异常细胞或肿瘤细胞，最大限度减少复发；二是抑制或清除患者的免疫系统，防止移植物被排斥，并为造血干细胞植入提供骨髓空间，确保异基因造血干细胞的植入。

（1）常用的预处理方案：①含全身照射（TBI）方案：对于低危型白血病，AML、ALL处于CR1时，采用经典的CTX+TBI方案：CTX120mg/kg，d（-4）~（-3），TBI7~8Gy，d（-1），或10~12Gy，分3天照射。对于高危白血病，AML、ALL处于CR2以上或早期复发时，在上述方案的基础上加用VP16 20~40mg/kg，d（-4）~（-3），或加用Ara-C 2g/m^2，d（-4）~（-3）。对无关供体移植，为防治严重GVHD，在上述方案的基础上可加用ATG5~10mg/（kg·d），d（-4）~（-1），或CD25单克隆抗体，如舒莱20mg，d（0）及d（+3）各一次。②不含TBI方案：目前应用最多的是白消安（BUS）+CTX方案：BUS4mg/（kg·d），d（-7）~（-4），CTX60mg/（kg·d），d（-4）~（-3），也有用BEAM的方案。

（2）非清髓性和减低剂量预处理：随着对移植物抗白血病（GVL）效应研究的不断深入，人们逐渐认识到提高放、化疗剂量并非是减少白血病复发的唯一途径；而且研究提示，移植物能否植入的决定因素不在于骨髓中是否存在空余龛位，而在于是否能有效抑制宿主的免疫排斥功能，从而引入了非清髓移植（SCT）和减低剂量预处理移植（RIST）的概念。由于避免了超大剂量的放、化疗预处理，移植早期毒性低，黏膜炎、肺和心脏毒性、出血性膀胱炎减少，高龄及体弱患者也能耐受，扩大了HSCT适宜患者的范围。但是，由于减少了预处理剂量，对肿瘤细胞杀灭作用相应减小，因此移植后复发的风险增加（表5-8-2）。

表5-8-2 常用的非清髓性预处理方案

预处理方案	组成	剂量	用法
TBI/FA方案	全身放射	200cGy	-1d
	氟达拉滨（FA）	150mg/m^2	30mg/（m^2·d），-6~-2d
FA/Mel方案	氟达拉滨	150mg/m^2	30mg/（m^2·d），-6~-2d
	美法仑（Mel）	140mg/m^2	70mg/（m^2·d），-3~-2d
FA/ATG/Bu	氟达拉滨	180mg/m^2	30mg/（m^2·d），-6~-2d
	抗胸腺细胞球蛋白	20~40mg/kg	5~10mg/（kg·d），-7~-4d
	美利仑（Bu）	8mg/kg	4mg/（kg·d），-3~-2d

（3）预处理的并发症：①TBI的近期毒副作用：恶心、呕吐，腮腺炎和胰腺炎，腹泻，皮肤色素沉着。②TBI的远期毒副作用：白内障、生长延迟、生育功能障碍、甲状腺功能不全、继发肿瘤和肺损伤等。③黏膜炎：是TBI和化疗后常见并发症，粒细胞减少会加重黏膜损伤，常见的是口腔黏膜炎及溃疡。④心脏毒副作用：以环磷酰胺引起的致死性心脏毒性最常见。⑤肝脏毒副作用：大剂量的放、化疗导致肝血管内皮细胞和肝细胞损伤，可发生肝窦隙阻塞综合征（SOS）。

6. 移植物抗宿主病：移植物抗宿主病（GVHD）是异基因供体的T淋巴细胞攻击受者的皮肤、肠道、肝脏等各靶器官所引起的一种移植免疫反应。分为急性和慢性两种类型，一般移植后100d以内发生的为急性（aGVHD），100d以后发生的为慢性（cGVHD）。

GVHD是Allo-HSCT后最常见的并发症。

急性移植物抗宿主病（aGVHD）

（1）发生率和危险因素：aGVHD的发生率，各移植中心报告差别较大。总体来看，HLA相合的亲缘Allo-HSCT为30%~60%，HLA相合的无关供者Allo-HSCT为40%~90%。引发aGVHD的危险因素主要有：①HLA匹配程度是诱发GVHD的最主要因素，HLA相合移植受者aGVHD发生率约为40%，HLA相合的无关供者或HLA一个位点不合的移植受者其aGVHD发生率和严重程度均增加，达60%~80%。②受供者性别不同，尤其是在有妊娠（包括流产）史或输血史的女性供髓者移植给男性中较突出，因为妊娠或输血通过次要组织相容性抗原使女性供者致敏。③年龄增大，aGVHD的发生率随之增高。④移植类型的差异：外周血干细胞移植＞骨髓干细胞移植＞脐血移植。⑤TBI剂量提高增加aGVHD的危险性。⑥采用单一药物MTX或CsA预防时，aGVHD发生率增加。⑦移植前供者血清疱疹病毒阳性或受者血清CMV阳性时，发生率增加。

（2）临床表现：皮肤、肝脏、胃肠道是aGVHD主要的靶器官，aGVHD典型征象一般出现在清髓性异基因移植后20~40d内或在减低强度预处理异基因干细胞移植后更迟的时候。①皮肤：大多数患者首发表现为手掌脚底皮肤斑丘疹，可伴有皮肤瘙痒，随之波及颜面乃至全身皮肤，严重者融合成片，形成大疱，或发生表皮剥脱。出现的时间多在白细胞恢复的初期。②肝：是aGVHD累及的常见器官，表现为胆汁淤积性肝炎，出现黄疸，可伴转氨酶和碱性磷酸酶升高。③胃肠道：常表现为食欲不振、恶心、呕吐、绿色水样便，严重者伴剧烈腹痛，鲜血便，有时需输血治疗。④其他：累及眼部可表现为畏光、出血性结膜炎；膀胱受累可表现为出血性膀胱炎；累及造血系统可导致致命性感染，后期临床上可见持续性血小板减少和免疫球蛋白浓度降低。

（3）分级和分度（表5-8-3、表5-8-4）

表5-8-3　aGVHD脏器累及分级

级别	皮肤（斑丘疹）	肝脏（胆红素）	胃肠道（腹泻）
+	<25%体表面积	34~50μmol/L	>500ml
++	25%~50%体表面积	51~102μmol/L	>1 000ml
+++	全身性红皮病	103~255μmol/L	>1 500ml
++++	全身性红皮病伴水疱和表皮剥脱	>255μmol/L	剧烈腹痛±肠梗阻

表5-8-4　Glucksberg aGVHD分度系统（1974年）

aGVHD分度	器官分级			
	皮肤	肝脏	胃肠道	临床状况
Ⅰ	+~++	0	0	0
Ⅱ	+~+++	+	+	轻度下降
Ⅲ	++~+++	++~+++和（或）	++~+++	明显下降
Ⅳ	++~++++	++~++++和（或）	++~++++	极度下降

Ⅰ度GVHD预后较好，不需要治疗；Ⅱ度需要治疗，多有好转；Ⅲ度和Ⅳ度为多脏

器受累，常危及生命。

（4）诊断：可根据以下4条进行诊断：①具备GVHD发生的条件。②皮肤、肝和（或）肠道出现相应的临床表现。③病理组织学检查：皮肤活检可见嗜酸性小体，肝脏活检可见胆道损害，肠道活检可见隐窝细胞降解。④排除其他原因：药疹、药物性肝损、放化疗反应、病毒性肝炎等。移植后早期发生的aGVHD有时确诊困难，病理学检查的追踪观察对诊断意义很大。

（5）预防：主要是通过减少GVHD的高危因素、应用免疫抑制药物和除去移植物中的T细胞来实现：①增加HLA配型的精确程度，目前HLA相合同胞供者之间的移植仍为首选。②应用免疫抑制剂：经典方案：环孢素（CsA）+甲氨蝶呤（MTX），目前常用CsA+MTX+霉酚酸酯（MMF），CsA一般从-1天开始静滴，3~5mg/（kg·d），持续时间不少于4~6h，直至病人能口服。+50天开始按每周减少5%递减，至少用3个月，有学者建议用至6~12个月。MTX用法：+1天（15mg/m^2），+3天，+6天，+11天（10mg/m^2），MMF用法：0.25 Bid，从+1天开始，无aGVHD发生可在+30天停药。也可联合应用2~3种免疫抑制剂，如CsA与MTX、pred、ALG联合使用。③除去T细胞：目前临床上应用的除去T细胞的方法主要有：CD34$^+$细胞分选，T细胞抗体（CD3、CD5、CD6、CD8、CD52等）的应用，植物血凝素加E玫瑰花环实验等。至于除去多少T细胞才能防止GVHD的发生，目前尚无定论。

（6）治疗：①一线治疗：糖皮质激素：甲泼尼龙（MP）2mg/（kg·d），5d后判断疗效：治疗有反应，维持治疗数周，然后逐渐减量，治疗无反应即采用二线治疗。②二线治疗：ATG、他克莫司（FK506）、MMF、单克隆抗体等，疗效均不理想。有报道MMF联合CsA+pred治疗aGVHD取得了较好的疗效。

慢性移植物抗宿主病（cGVHD）

cGVHD是Allo-HSCT后常见的晚期并发症，病理表现为上皮细胞损害、单个核细胞的炎性浸润、组织纤维化、淋巴系统增生降低或萎缩。

（1）临床表现：cGVHD常累及的器官有皮肤、口腔、肝脏、眼、肺、胃肠道等。①皮肤是最常见的受累器官，可为苔藓样改变或硬皮病样改变，也可为全身红斑，继之变黑青色，也可表现为色素沉着，可出现皮肤干燥、剥脱，偶见脱发和指（趾）甲脱落，晚期为皮肤硬化，可伴关节挛缩。②肝：胆红素增高，以直胆升高为主，可伴转氨酶和碱性磷酸酶升高，常年不愈的患者可发展为门脉高压、肝硬化。③口腔：口腔干燥、疼痛、黏膜萎缩、口腔溃疡等。④眼：眼干、畏光、无泪、疼痛等，类似干燥综合征样改变。⑤胃肠道：累及食道时可有吞咽困难，累及肠道时可表现为慢性腹泻、吸收不良等。

（2）诊断与分型：cGVHD根据病史和临床表现即可诊断。根据病变范围将cGVHD分为局限性和广泛性两种。①局限型：下述一项或两项兼而有之，即皮肤损害；慢性GVHD引起的肝功能损害。②广泛型：下述两项之一：广泛性皮肤损害；除局限性皮肤受损和/或cGVHD引起的肝功能损害外。尚有下列数项之一，即肝组织学显示慢性重症肝炎或肝硬化；眼的损害；唾液腺受损害或唇的活检证实有口腔黏膜受损；任何其他靶器官受损。

（3）预防：由于aGVHD是发展成cGVHD的高危因素，故有效预防aGVHD就可减少cGVHD的发生率。其次，免疫抑制剂的应用时间延长可减少cGVHD的发生率。到目前为止，尚未发现预防cGVHD的理想药物和方法。

（4）治疗：糖皮质激素是治疗 cGVHD 最有效的药物。①一线治疗：泼尼松 1mg/(kg·d)，qd，或泼尼松联合 CsA 6mg/(kg·d)。约30%患者对激素耐药需要二线用药。②二线治疗：常用药物有 FK506、MMF、沙利度胺、ATG、熊去氧胆酸、硫唑嘌呤、羟氯喹等，这些药物可使约20%的患者起反应，有一定的疗效，但总体来看不太理想。

二、自体造血干细胞移植

1. 适应证

（1）非霍奇金淋巴瘤（NHL）：是自体造血干细胞移植（AHSCT）病例最多的病种，高危及复发的 NHL 是主要适应证之一。缓解期 NHL 患者移植后其2~3年无病生存率可达60%~90%。影响疗效的主要因素是移植时的病情和肿瘤细胞对化、放疗的敏感性。

（2）急性白血病：由于多数患者缺乏合适的供者，AHSCT 是急性白血病完全缓解后有效的巩固治疗措施之一。据统计，急性白血病占 AHSCT 的45%左右，仅次于 NHL 居于第二位。影响疗效的主要因素是移植时的疾病状态、诱导治疗1个疗程的 CR 率和移植前巩固化疗的情况。AHSCT 的疗效不如 Allo-HSCT，但明显优于化疗。目前主张，急性白血病在化疗取得 CR 后，如无 HLA 相合的供者，应进行 AHSCT。

（3）霍奇金淋巴瘤（HL）：对经常规治疗不能取得缓解或复发的患者，宜早期进行AHSCT，AHSCT 后5年无病生存率可达70%。

（4）多发性骨髓瘤（MM）：目前 MM 经化疗达 CR 者不足10%，3年无病生存率<30%。因 MM 好发于中老年，往往不具备行 Allo-HSCT 的条件。影响疗效的主要因素是移植时的病情、年龄、免疫球蛋白的类型等。AHSCT 可使患者完全缓解率>30%，3年无病生存率达80%。对 MM 患者（包括初治）采用大剂量化疗加 AHSCT 是近年来治疗方面的重要进展。

（5）慢性粒细胞白血病（CML）：在异基因造血干细胞移植无法进行时可以考虑 AHSCT。

（6）其他：对一些放疗或化疗敏感、常规化疗疗效不理想的非造血系统恶性肿瘤，如晚期乳癌、卵巢癌、小细胞肺癌、黑色素瘤等，可以在 AHSCT 支持下大幅度地提高化疗剂量，进而提高疗效。

2. 造血干细胞的采集：目前 AHSCT 干细胞的来源主要是 PBSC 和 BM。2005年欧洲造血干细胞移植登记处（EBMTR）资料显示，自体外周血造血干细胞移植（APBSCT）占98%，自体骨髓移植（ABMT）只占2%。

骨髓采集：①时机的选择：造血系统恶性肿瘤的骨髓采集应在最后一个疗程的巩固化疗结束后（30~40d），骨髓恢复期进行。②方法：在无菌手术室进行。以髂后上棘为主，必要时再采用髂前上棘或胸骨。③采髓量：通常自体骨髓移植骨髓有核细胞计数为 $(1.5~2)\times10^8$/kg；如要体外净化，则需 $(2~3)\times10^8$/kg。

自体外周血干细胞的动员与采集：①动员：正常情况下，外周造血干/祖细胞只有骨髓含量的1%~10%，故需进行动员，才能采集到能重建造血和免疫功能的足够数量的造血干/祖细胞。②动员方案：多采用化疗+细胞因子的动员方案。目前最普遍采用的是环磷酰胺+G-CSF 或（和）GM-CSF。③方法：应用血细胞分离机进行采集。④采集量：$CD34^+$ 细胞数>2×10^6/kg，单个核细胞数应>2×10^8/kg。

3. 造血干细胞的保存：冰冻保存。主要方法有：①4℃液态保存。②液氮保存。③-80℃简易保存。

4. 造血干细胞的复温与回输：低温保存的PBSC从液氮罐或-80℃冰箱中取出后要立即置40℃水浴中快速复温融化。解冻后的PBSC立即回输，不需稀释、洗涤和离心，以避免损失造血干细胞。回输方法：静脉滴注。

5. AHSCT的优、缺点：与Allo-HSCT相比较，AHSCT的优点：①干细胞来源不受限制。②移植相关的并发症发生率低。③无GVHD，移植相关死亡率低。④患者年龄可以相对较大。⑤费用较少，技术难度较低。AHSCT的缺点：因缺乏移植物抗肿瘤或抗白血病作用，故移植后疾病的复发率较高。

6. 自体造血干细胞采集物的体外净化：目的即通过物理和化学方法，杀灭采集物中残留的白血病细胞，以达到最大限度地减少AHSCT后白血病的复发。方法：①物理方法，目前主要是采用深低温或高热的方式来达到部分净化作用。②药物学方法，疗效明确的药物为4-氢过氧环磷酰胺和磺乙硫环磷酰胺。③免疫学方法，补体介导细胞毒法、免疫毒素介导细胞毒法、免疫物理技术。④生物学方法。

三、造血干细胞移植其他常见并发症

1. 出血性膀胱炎（HC）：HC是一种常见的HSCT并发症，主要症状为不同程度的血尿，伴有尿频、尿急、尿痛、排尿困难，尿细菌培养阴性，发生率为1%~25%不等。发生出血性膀胱炎的危险因素有大剂量环磷酰胺（CTX）、预处理应用BUS、急性移植物抗宿主病、病毒感染（如巨细胞病毒、腺病毒、柯萨奇病毒等）、血小板少、盆腔照射。

（1）预防：①大量补液，每天液量4 000~5 000ml以上。②强迫利尿，维持每小时尿量＞100ml。③碱化尿液，5% NaHCO₃，250ml，Bid，使尿液pH在7~8之间，输CTX后48~72h内继续碱化利尿。④应用美司钠，在开始用CTX和用后3h、6h、9h静脉滴注，总剂量为CTX的120%~160%。有报道可明显降低HC的发生率，也有研究表明美司钠与HC发生率无关。

（2）治疗：强迫碱化利尿，积极输注血小板，维持血小板在50×10⁹/L，轻型患者一般均能治愈。如出现膀胱血凝块，则可用生理盐水持续膀胱冲洗。重型HC至今尚无有效治疗方法。无环鸟苷、丙氧鸟苷对由病毒感染引起的出血性膀胱炎有较好的疗效，前列腺素E作膀胱内冲洗可使黏膜及黏膜下血管收缩，有利于控制出血。

2. 间质性肺炎（IP）：IP是HSCT后，尤其是Allo-HSCT的一种严重并发症，发生率是10%~40%，是移植相关死亡的主要原因之一。病因分析表明，特发性IP占50%，由CMV感染引起者占36%，卡氏肺包子虫病占5%，CMV+其他占4%，单纯疱疹、带状疱疹、腺病毒和呼吸道合胞病毒感染引起占5%。IP的高危因素：患者CMV病毒感染，TBI照射总剂量在8Gy以上，严重GVHD，应用免疫制剂，年龄较大，输入CMV阳性血液制品，未用复方新诺明预防卡氏肺包子虫等。

（1）临床表现：①多发生在移植后前3个月。②发热、咳嗽，突发性气促，进行性呼吸困难，肺部啰音，发绀，低氧血症。③胸部X线片示双肺弥漫性间质性改变，由CMV或卡氏肺包子虫引起的还可见到CMV包涵体和卡氏肺包子虫。

（2）诊断：IP的诊断主要依靠临床表现、肺部X线片、肺功能检查及血气分析。纤

维支气管镜检加肺泡灌洗是确诊感染性IP的首选方法。

（3）防治：预防比治疗更重要，避免输注粒细胞，宜选用CMV阴性的供者或献血员，肺部照射剂量在8Gy以下，剂量率<10.0cGy/min。药物：①以大剂量静脉注射免疫球蛋白或CMV高效免疫球蛋白可以防治CMV的再激活，进而降低CMV感染的发生率，即CMV-IP的发生率。②大蒜素1mg/（kg·d）2~3个月。③复方新诺明2片，Bid，用于卡氏肺包子虫引起的IP。④甲泼尼龙80~160mg/d，可减轻呼吸困难，由GVHD引起者效果明显，以后逐渐减量。

3. 肝窦隙阻塞综合征（SOS）：SOS是一种Allo-HSCT后非常严重及危险的并发症，AHSCT中甚少见，发生率为3%~50%，整体死亡率为20%~50%，有多脏器衰竭者死亡率近100%，肾功能、心功能衰竭是致死的主要原因，很少死于单纯肝功能衰竭。

（1）危险因素：①年龄大于20岁。②移植前肝功异常，特别是ALT升高。③移植前有真菌感染，大剂量化疗，使用过万古霉素、两性霉素B。④供受者HLA不完全相合或无关供者HSCT以及两次HSCT。⑤预处理方案使用BUS-CTX者。⑥TBI剂量高者。

（2）临床表现：SOS多数发生在移植后30d内，个别在100d后延迟发生。主要表现是黄疸、肝肿大伴疼痛、体重增加、腹水，最终可发展为肝性脑病及多脏器功能衰竭。

（3）诊断：西雅图诊断标准（1993年）：HSCT后20d以内有以下二三项者：①血清胆红素≥25.7μmol/L。②肝大或右上腹肝区疼痛。③不能解释的体重增加>2%基础体重。

（4）预防：目前无特效治疗，主要以预防为主：①低分子右旋糖酐 250ml，iv，2次/d +复方丹参16ml，iv，1次/d。②低分子肝素4000U，ih，1次/d。③前列腺素E 200~300ml，iv，1次/d。

（5）治疗：①小剂量肝素抗凝。②重组的组织血浆素原激活剂（rh-tpA）50ml，每天静滴3h，1次/d，连用4d。③护肝，支持对症。④限制钠盐摄入，应用利尿剂。⑤应用右旋糖酐改善微循环。

4. 毛细血管渗漏综合征：发病机制为血管内皮损伤导致血管内液丢失到组织间隙中。大多发生在HSCT后15d内，临床特点：①24h体重增加>3%。②全身性水肿（腹水、胸腔积液、心包积液），且对利尿剂不敏感，同时可有低血压、肾前性肾功不全、低蛋白血症等。治疗主要应用甲泼尼龙。

5. 弥漫性肺泡出血（DAH）：DAH的发生率在Allo-HSCT为3%~7%，auto-HSCT为1%~5%。常发生于移植后30d内，特别是11~19d。

（1）临床表现：①呼吸困难、干咳、气促、低氧血症。②胸部X线片示局灶性或弥漫性浸润，主要位于两肺中下野，CT显示双肺毛玻璃样改变。③支气管肺泡灌洗液呈现渐进性出血加重，并排除感染、血小板减少、输液过量或心衰所致。

（2）治疗：甲泼尼龙250~500mg，每6h一次，连用4~5d后逐渐减量，至2~4周后减完，可明显降低DAH患者的死亡率。

6. 移植相关血栓性微血管病（TA-TMA）：特指与HSCT相关的溶血尿毒症综合征和血栓性血小板减少性紫癜，发生率在AHSCT中低于4%，在Allo-HSCT中为7%~15%，死亡率为60%~90%。常由GVHD、感染（CMV、真菌）、合用CsA或他克莫司以及预处理时应用TBI所致。

（1）临床表现：①微血管病性溶血性贫血（贫血、破碎红细胞>2%~5%、LDH和其他溶血标记物升高。②血小板减少。③非感染性发热。④肾功能不全和（或）神经系统功能异常。

（2）治疗：首先停用CsA或他克莫司，改用其他免疫抑制剂，其次为支持治疗。

7. 感染：HSCT后由于粒细胞缺乏及免疫功能抑制，易发生任何部位的感染，其发生率为50%~80%，甚至发生败血症，是HSCT的常见并发症，也是移植失败的一个主要因素。根据感染致病病原体的差异，大致可分为早期感染（移植后1个月内），主要是细菌、真菌和单纯疱疹病毒感染。中期感染（移植后1~3个月），主要是CMV与其他病毒、细菌、真菌和卡氏肺包子虫感染。晚期感染（移植3个月后），主要是CMV、水痘带状疱疹病毒、移植后肝炎等。

（1）导致感染的原因：①大剂量放、化疗致白细胞减少与粒细胞缺乏。②口腔和其他黏膜损伤。③细胞及体液免疫功能严重下降。④锁骨下静脉导管。⑤GVHD。

（2）主要致病菌：①细菌：革兰阴性菌：常见有大肠埃希菌、铜绿假单胞菌、肠杆菌、克雷白杆菌、厌氧菌等。革兰阳性菌：有表皮葡萄球菌、金黄色葡萄球菌、链球菌、肺炎球菌等。近年来革兰阳性菌感染日渐增多。特别要注意来源于肠道革兰阴性菌感染、皮肤或静脉导管革兰阳性或阴性菌的感染。②真菌：念珠菌、曲霉菌、隐球菌、毛霉菌等。粒细胞缺乏的患者频繁使用抗生素和皮质类固醇制剂使深部霉菌的发生率显著增加，移植患者发生率达30%。最常见的深部霉菌感染是念珠菌和曲霉菌。最常见的感染器官是肺，其次是胃肠道。③病毒：单纯疱疹病毒、带状疱疹病毒、巨细胞病毒、肝炎病毒等。带状疱疹的发生率40%，多在移植后3~6个月发生；CMV感染的发生率为10%~50%，死亡率达60%，多引起间质性肺炎，也可引起食道炎、肠炎等。丙型肝炎病毒感染，主要为血源性，亦应引起足够的重视。

（3）预防：①注意清除感染性病灶。②保护性隔离及加强护理：住空气层流病房。③预防应用抗生素：如肠道消毒，口服复方新诺明预防卡氏肺包子虫，全身预防应用广谱抗生素。④加速造血及免疫功能的重建：如应用重组的人造血生长因子G-CSF、GM-CSF等。⑤静脉注射较大剂量的丙种球蛋白。⑥CMV血清学阳性的供、受者预防性应用更昔洛韦或膦甲酸钠。

治疗：一旦怀疑有感染，即体温升高到38℃以上，应立即进行抗感染治疗。用药原则：①静脉给药。②足量。③几种不同抗菌谱药物联合应用。④不需等待感染的细菌学证据，立即开始经验性治疗。待细菌学证据明确后，再按细菌学结果做相应调整。

经验性治疗：一般首选1种三代头孢菌素+1种氨基糖苷类药物，主要针对G^-杆菌感染，兼顾G^+球菌；如3d后体温未被控制，应改为万古霉素+泰能，主要针对G^+球菌及厌氧菌；3d后体温仍未被控制，感染性症状明显，可考虑抗真菌治疗：两性霉素B疗效肯定可靠，但毒性较大应予以注意。棘白菌素类抗真菌药物如卡泊芬净等具有较好的抗真菌活性和较低的毒性，与两性霉素B、伏立康唑等药物联合应用可提高疗效。伏立康唑是目前应用最广泛的抗真菌药物，对曲霉菌有较好的疗效。如果在使用了针对细菌和真菌的常用强有力抗生素后感染仍未控制，应考虑下列问题：有无特殊耐药菌的产生；有无脓肿的形成；有无军团菌、支原体、结核菌以及病毒的感染。针对嗜麦芽窄食单胞菌须使用复方替卡西林；有脓肿形成须切开引流；军团菌及支原体感染须使用大环内酯类药物；结核菌感染须抗结核治疗。对病毒感染，如为单纯疱疹病毒则使用阿昔洛韦；而对

CMV必须每1~2周常规检查CMV相关抗原PP-65，一旦阳性则应及时使用更昔洛韦250mg，iv，12h/次；或膦甲酸钠100~160mg/（kg·d），iv，感染较重时也可两者合用。至少两周后，pp-65转为阴性方可逐渐减量，一般均使用1个月，以免复发。其他病毒感染时可应用无环鸟苷、丙氧鸟苷等药物。抗感染过程中可应用丙种球蛋白，增强疗效。

（吴宝伟）

第六章　内分泌及代谢系统诊疗技术

胰岛素泵的临床应用

一、胰岛素泵概述

(一) 胰岛素泵治疗的定义

胰岛素泵治疗是采用人工智能控制的胰岛素输入装置，通过持续皮下输注胰岛素的方式，模拟胰岛素的生理性分泌模式，从而控制高血糖的一种胰岛素治疗方法。

(二) 胰岛素泵简介

1. 胰岛素泵的工作原理：生理状态下胰岛素分泌按与进餐的关系可大致分为两部分：一是不依赖于进餐的持续微量分泌，即基础胰岛素分泌，此时胰岛素以间隔8~13min脉冲形式分泌；二是由进餐后高血糖刺激引起的大量胰岛素分泌。为模拟生理性胰岛素分泌，早在20世纪60年代即尝试持续胰岛素皮下输注方法，20世纪70年代末期机械性的胰岛素输注装置即胰岛素泵的雏形开始使用，但由于体积大、操作复杂，难以在临床推广。至20世纪90年代，制造技术的进步使胰岛素泵体积缩小，便于携带，操作简便，易学易用，剂量调节更精确和稳定，因而在临床中得到越来越广泛的使用，目前胰岛素泵技术更趋完善，可更精确地模拟生理性胰岛素分泌模式。简而言之，胰岛素泵通过人工智能控制，以可调节的脉冲式皮下输注方式，模拟体内基础胰岛素分泌；同时在进餐时，根据食物种类和总量设定餐前胰岛素及输注模式，以便更好控制餐后血糖。除此之外，胰岛素泵还可以根据活动量大小，随时调整胰岛素用量，而不是预先固定的某种模式。胰岛素泵由4部分构成：含有微电子芯片的人工智能控制系统、电池驱动的机械泵系统、储药器和与之相连的输液管、皮下输注装置。输液管前端可埋入患者的皮下。在工作状态下，泵机械系统接收控制系统的指令，驱动储药器内的活塞，最终将胰岛素通过输液管输入皮下。

2. 发展历史

(1) 20世纪60年代：最早提出持续胰岛素皮下输注的概念。

(2) 20世纪80年代中期：胰岛素泵体积大，操作复杂，难以推广使用。

(3) 20世纪90年代后期：胰岛素泵体积小，操作方便，调节剂量精确，开始在临床广泛使用。

(4) 21世纪初：胰岛素泵更加智能化，与动态血糖监测技术相结合的胰岛素泵治疗在临床广泛应用。

3. 胰岛素泵的应用现状：胰岛素泵的使用在国际上已有20余年历史。糖尿病控制与并发症试验（DCCT）研究结果的公布奠定了强化胰岛素治疗在糖尿病治疗和并发症控制中的重要地位，也为胰岛素泵的临床应用提供了优质的临床证据。该研究证实，与多次胰岛素注射相比，胰岛素泵可以更有效地控制糖化血红蛋白（HbA1c）的水平，同时还改善了患者的生活质量。自DCCT研究结果发布后，美国糖尿病患者的胰岛素泵用量上升显著。2005年，美国胰岛素泵使用者已达到278 000人。1型糖尿病（T1DM）占胰岛素泵使用者中的绝大多数。胰岛素泵进入中国市场约10年，目前使用人数已近2万。据在我国使用胰岛素泵患者中的调查显示，使用泵的人群中，T1DM为54%，2型糖尿病（T2DM）为44%，其余的2%为其他原因引起的糖尿病。

（三）**胰岛素泵治疗的特点**

1. 更有利于血糖控制

（1）平稳控制血糖，减少血糖波动：胰岛素泵可根据患者的血糖情况灵活地调整餐前大剂量及基础输注量，有效地控制餐后高血糖和黎明现象，降低HbA1c水平。

（2）更少的体重增加：胰岛素泵可以减少胰岛素用量，避免过大剂量使用胰岛素导致的体重增加。

（3）明显减少低血糖发生的风险：胰岛素泵模拟生理性胰岛素分泌模式，可以将夜间输注基础量适当减少或调整，避免夜间出现低血糖。同时用于餐前大剂量的胰岛素也有所减少，避免了多次注射治疗方式时胰岛素在体内的重叠作用，从而减少了低血糖的发生。胰岛素泵还可以灵活调整运动期间的基础量，减少因运动后胰岛素敏感性增加而引起的低血糖风险。

（4）减少胰岛素吸收的变异：多次皮下注射治疗需要采用中长效胰岛素制剂，而该类制剂在同一个体上吸收率的差异，可导致血糖波动。而胰岛素泵使用短效或速效胰岛素制剂，吸收较中长效胰岛素稳定；多次皮下注射治疗，注射部位易产生硬结，局部脂肪萎缩，从而影响胰岛素的吸收。而胰岛素泵使用者输注部位基本固定，避免了胰岛素在不同部位吸收的差异，胰岛素泵注射时胰岛素用量较多次皮下注射时胰岛素用量明显降低，便于胰岛素的吸收。

（5）加强糖尿病围手术期的血糖控制：由于胰岛素泵治疗达到良好的血糖控制的时间相对较短，从而缩短了糖尿病患者的围手术期时间，手术后禁食期间只给基础输注量，既有利于控制高血糖，又减少了低血糖发生的风险，促进了手术后机体的恢复。

2. 提高患者生活质量：胰岛素泵的使用可提高患者对治疗的依从性，减少多次皮下注射胰岛素给糖尿病患者带来的痛苦和不便；增加糖尿病患者进食、运动的自由；提高患者自我血糖管理能力；减轻糖尿病患者心理负担。

二、胰岛素泵治疗的适应证

1. 短期胰岛素泵治疗的适应证

（1）T1DM和需要长期强化胰岛素治疗的T2DM患者，在住院期间可通过胰岛素泵治疗稳定控制血糖、缩短住院天数，并为优化多次胰岛素注射的方案提供参考数据。

（2）需要短期胰岛素治疗控制高血糖的T2DM患者。

(3) 糖尿病患者的围手术期血糖控制。
(4) 应激性高血糖患者的血糖控制。
(5) 妊娠糖尿病或糖尿病合并妊娠者。

2. 不宜短期应用胰岛素泵治疗者

(1) 酮症酸中毒。
(2) 高渗性非酮症性昏迷。
(3) 伴有严重循环障碍的高血糖者。

3. 长期胰岛素泵治疗的适应证

(1) 血糖波动大，虽采用胰岛素多次皮下注射方案，血糖仍无法得到平稳控制的糖尿病患者。
(2) 无感知低血糖者。
(3) 频发低血糖者。
(4) 黎明现象严重导致血糖总体控制不佳者。
(5) 作息时间不规律，不能按时就餐者。
(6) 要求提高生活质量者。
(7) 胃轻瘫或进食时间长的患者。

4. 不宜长期应用胰岛素泵治疗者

(1) 不需要长期胰岛素治疗者。
(2) 对皮下输液管过敏者。
(3) 不愿长期皮下埋置输液管或不愿长期佩戴泵者。
(4) 患者及其家属缺乏胰岛素泵使用相关知识，接受培训后仍无法正确掌握如何使用胰岛素泵者。
(5) 有严重的心理障碍或精神异常者。
(6) 无监护人的年幼或年长患者，生活无法自理者。

三、胰岛素泵治疗规范

1. 胰岛素泵治疗的目的：即控制糖尿病患者的高血糖，以减少糖尿病急、慢性并发症发生的危险。相对于常规的胰岛素治疗方法，胰岛素泵治疗可更长期平稳、安全地控制血糖，减少低血糖的发生，提高生活质量。

2. 胰岛素泵使用的胰岛素类型：短效人胰岛素或速效人胰岛素类似物，常规浓度为U-100（100U/ml）。特殊情况可使用浓度为U-40（40U/ml）的低浓度胰岛素，但要注意换算和核实胰岛素泵有无与低浓度胰岛素相关的功能。选用胰岛素时，应遵循胰岛素说明书。中、长效、预混胰岛素不能用于胰岛素泵治疗。

四、胰岛素泵的剂量设定

每日胰岛素剂量的计算应根据患者糖尿病分型、血糖水平以及体重情况确定，初始推荐剂量如下：

1. 未接受过胰岛素治疗的患者胰岛素剂量的计算：根据不同的糖尿病类型，胰岛素剂量设定为：T1DM：一日总量（U）=体重（kg）×（0.4~0.5）；T2DM：一日总量（U）=体重（kg）×（0.5~0.8）。在使用过程中应根据血糖监测水平进行个性化剂量调整。

2. 已接受胰岛素治疗的患者胰岛素剂量的计算：已接受胰岛素治疗的患者可根据胰岛素泵治疗前的胰岛素用量计算，具体可根据患者血糖控制情况而定，并在使用过程中根据血糖监测水平进行个性化剂量调整。一日总量（U）=用泵前胰岛素用量（U）×（70%~100%）

3. 剂量分配

（1）基础输注量和基础输注率的设定

定义：基础输注量是指维持机体基础血糖代谢所需的胰岛素量。

基础输注率是指胰岛素泵提供基础胰岛素的速度，一般以胰岛素用量U/h表示。

每日基础输注量=全天胰岛素总量×（40%~60%）（平均50%）。基础输注率与时间段应根据患者的血糖波动情况以及生活状况来设定。基础输注率的设定模式较多，可根据血糖控制的需要设置为一个或多个时间段，临床大多分为3~6个时间段。相对T2DM，一般T1DM采用更多分段。在运动或某些特殊情况时，可相应地设定临时基础输注率。

（2）餐前大剂量的设定

定义：在三餐前一次性快速输注的胰岛素量。

初始设定的餐前大剂量总量一般为初始全天胰岛素用量的50%。按照三餐1/3、1/3、1/3分配。特殊情况下根据饮食成分，特别是碳水化合物含量以及血糖情况个性化设定。

（3）剂量分配的注意事项：初始胰岛素泵治疗时，总剂量的50%为基础输注量，50%为餐前大剂量；年轻的患者可采用基础输注量40%、餐前大剂量60%的方法来分配。

（4）补充大剂量

定义：在临时加餐时所追加的一次性快速输注的胰岛素量。

计算临时进餐前追加量是根据食物中碳水化合物含量和碳水化合物系数（即该患者每单位胰岛素所能平衡的碳水化合物克数）进行计算。

补充大剂量（U）=食物的碳水化合物含量（g）/碳水化合物系数（g/U）

（5）校正大剂量

定义：纠正当前高于目标值的血糖时所补充的胰岛素量。

当目前血糖高于目标血糖值时可以通过校正大剂量来加强血糖的控制。校正大剂量=（实测血糖—目标血糖）/胰岛素敏感系数。此处所指胰岛素敏感系数为该患者每一个单位胰岛素能降低的血糖值。胰岛素敏感系数根据全天胰岛素用量计算。

（6）胰岛素泵输入胰岛素剂量的调整：以下情况应更注意调整胰岛素泵剂量：①初始胰岛素治疗。②有血糖剧烈波动。③有低血糖发生。④患其他疾病、发热、应激状态（如创伤、精神打击、悲伤、恐惧、惊吓、劳累过度等）而引起血糖升高。⑤妇女月经前后。⑥妊娠期；⑦血糖未达标；⑧饮食和运动等生活方式发生改变时。

五、血糖监测

在胰岛素泵治疗中，胰岛素剂量调整的依据是自我血糖监测或动态血糖监测的数据。在治疗开始阶段应每天监测4~7次，建议涵盖空腹，三餐前、后，睡前。如有低血糖表现可随时测血糖。如出现不可解释的空腹高血糖或夜间低血糖症状，应监测夜间血糖。达到治疗目标后每日自我监测血糖2~4次。血糖控制不佳者可通过动态血糖监测

（CGM）更详细地了解血糖波动的情况和指导胰岛素泵治疗方案的调整。

1. 低血糖的处理

低血糖的定义：血糖值≤3.9mmol/L或出现低血糖症状。

（1）确诊：怀疑低血糖时立即测定血糖以确诊。

（2）了解发生低血糖的原因。

（3）处理低血糖。

（4）监测血糖：每15min监测血糖1次，直至血糖稳定。

（5）暂停泵治疗：如需要，可暂停泵治疗。

（6）检查泵是否工作正常。

（7）设定程序是否正确：时间、基础输注率、餐前大剂量、每日总量。

（8）检查状态屏和储药器：如储药器内的胰岛素量少于状态屏的显示量，可能为胰岛素泵输注胰岛素过量。

（9）调整胰岛素用量：如考虑低血糖是由于胰岛素用量过大所致，宜调整胰岛素用量：①空腹低血糖：降低夜间基础输注率。②中、晚餐前低血糖：降低餐前基础输注率或减少前一餐的餐前大剂量。③三餐后低血糖：减少餐前大剂量。④夜间低血糖：调整低血糖时段的基础输注率或减少晚餐前大剂量。

（10）发生低血糖后增加近期血糖监测次数。

2. 降糖药物的洗脱期：降糖药物间作用的重叠可增加低血糖发生的危险性。根据开始胰岛素泵治疗前降糖药物种类，考虑不同的洗脱期。若在开始胰岛素泵治疗之前没有停用中效、长效胰岛素或口服降糖药，可设置一个临时基础输注率，在前12~24h输注低于计算剂量50%的胰岛素。

六、胰岛素泵操作、维护及管理规范

1. 胰岛素泵操作规范

（1）输注部位：首选腹部，其次可依次选择上臂、大腿外侧、后腰、臀部等，需避开腹线、瘢痕、胰岛素注射硬结、腰带位置、妊娠纹和脐周2~3cm以内，妊娠中晚期的患者慎选腹部。

（2）胰岛素泵的安装：①准备药品与材料。②清洁洗手防止感染。③抽取胰岛素填充储药器并排气泡。④连接输液管。⑤安装。⑥充盈。⑦埋置皮下输入装置。⑧开启胰岛素泵。

（3）胰岛素泵报警的处理：当胰岛素泵在输注胰岛素的环节出现问题时会发出报警蜂鸣，屏幕上出现相应的信息提示，此时应立即仔细检查并及时解决。

2. 意外高血糖的处理：出现意外高血糖，需排除以下情况：

（1）胰岛素泵关机后未开机或停机状态未恢复；报警未解除；泵本身故障。

（2）电池电力不足或电池失效。

（3）输注系统：更新输液管时未排气，导致无胰岛素输注；输液管裂缝或连接松动，导致胰岛素溢漏。

（4）储药器：储药器内胰岛素已用完；气泡阻塞储药器出口；储药器前端破裂，胰岛素漏出，未能经输入导管进入人体。

（5）输液管前端：输液管前端皮下胰岛素输注装置脱出，胰岛素未输入人体；输液管皮下胰岛素输注装置与输液管连接处松动或破裂造成胰岛素漏出。

（6）埋置部位：埋置部位感染、硬结、瘢痕、腰带位置及处在腰带摩擦处，胰岛素未能被有效吸收。

（7）胰岛素结晶堵塞输液管或胰岛素失效。

3. 胰岛素泵耗材使用及护理规范：胰岛素泵需及时更换耗材（各种品牌胰岛素泵零配件不同，根据情况选择更换）

（1）电池：平均寿命1~2个月，更换电池时，应注明更换日期，以便查看电池状态。

（2）螺旋活塞杆：1~2年。

（3）转换接头：1~2个月，如有渗裂应及时更换。

（4）防水塞：如塞柄断裂应及时更换转换接头并更换新的防水塞。

（5）储药器：用完即换。

（6）输液管：根据使用说明书在规定的时间内使用，通常3d。

（7）储药器内胰岛素用完，应更换新的储药器与新的输液管。

4. 胰岛素泵的日常护理

（1）注射部位应经常轮换：建议3~5d轮换，不宜超过7d。如有硬结或疼痛要及时变更。

（2）每次更换输液管时必须注意：先清洗双手，再消毒清洁皮肤，无菌操作并选择合适的注射部位。

（3）定期清洁胰岛素泵：软布清洁。

（4）胰岛素泵需避免静电、浸水、撞击和磁场：行磁共振成像检查前，要摘除胰岛素泵并将其放在检查室外面。

（5）定期回厂检测：根据要求，某些品牌胰岛素泵需定期回厂检测。

七、胰岛素泵使用中常见的故障及解决方法

1. 注射部位：注射部位的皮肤发红或疼痛以及局部感染。临床上常见的输注部位不适主要表现为刺痛，行走、弯腰时明显。

（1）主要原因如下：①患者疼痛阈值较低，不能耐受疼痛。②儿童或体形较瘦患者，皮下脂肪较薄，针头在皮下尤其在弯腰或活动时引起疼痛感觉。③与注射技术有关：针头方向未与皮纹平行，弯腰时疼痛。

（2）解决办法：①在用泵前做好和患者的沟通，使其从心理上能接受胰岛素泵治疗，减少恐惧心理。②对儿童或消瘦体形者，可换用较短针头。③常规检查注射部位有无红肿、硬结、触痛、皮肤瘙痒等现象。

（3）其他注意事项：①避开腰带周围，因为如果注射部位在腰带周围，容易造成针头的脱落及注射部位疼痛。②避开血管部位，如针头误入血管，有血凝块可能会造成阻管。③注射部位皮肤水肿明显者会影响胰岛素吸收。④外科腹部手术的患者需避免注射部位与手术消毒部位重叠。

2. 针头

（1）少数初学者开始应用时由于不熟练会出现未取下套管造成胰岛素未注入的错误。

（2）疼痛：如果针头方向未与皮纹平行，可造成弯腰时疼痛。

（3）针头脱落：原因有胶布不黏、部位不当、反复粘贴、皮肤消毒液未干、皮肤不干燥等。

（4）解决方法：①技术培训，应用新型泵及有新加入人员时要进行操作培训。②检查针头是否有弯曲或损害，胶布黏度是否适当，确保皮肤消毒后干燥。③选择脐周5cm以外部位，避开腰带部位。有皮肤感染患者改用大腿外侧作为注射部位。对皮肤松弛者要将皮肤捏起后再进针。

3. 管道：CSⅡ管道堵塞可造成胰岛素输注障碍，引起血糖的增高，甚至会导致患者出现糖尿病酮症酸中毒风险增加。

（1）管道问题：①分离器未卡紧。由于技术的原因分离器卡一半造成脱开；也可能是由于材料不合格的原因，分离器上的套管卡不紧。②管道与储药器未拧紧。③管道断裂：多发生于储药器端，与产品质量及反复用力折有关。④管道打结：会出现阻管。

（2）解决方法：①在用前检查分离器，是否能卡紧。②避免用力折管道。③每日检查管道有无破损、漏液。④尽量避免在晚上最后一餐后更换针头。由于夜间基础率小，容易堵管。

（3）储药器：①如果储药器未润管，导致阻力增大，马达推动活塞障碍，会出现阻管报警。②储药器内存在气泡：由于排气时未排尽或胰岛素从冰箱中取出后未预热气体膨胀造成。③漏液现象：胰岛素从储药器活塞处倒漏。④推杆长度不适：过长机器会出现堵管报警；而过短则造成马达空转。⑤活塞拔出：由于操作不小心造成。强调在抽取胰岛素时动作要缓慢，观察活塞移动的情况。

（4）泵本身的问题：①系统时间不正确：多为人为因素，在开始使用泵之前没有调整系统时间，导致时间不正确。②余药量不对：有两方面原因，机器原因为微处理器故障。人为操作为设定的初始药量与实际药量不符、检查管道是否通畅时应用"排气"操作而未重新设定药量。③机器突然断电：可能与其充电电池有关。④阻管：多由于推力不足，在肥胖者身上更容易出现，肥胖者在应用过程中是否会出现脂肪微粒堵塞管道还不清楚。⑤解决方法：a. 每次上泵前需要重新设定系统时间，并定期检查；b. 检查管道是否通畅时可以用"餐前大剂量"的办法，或者如果用"排气"操作，需重新设定药量；c. 肥胖患者要注意检查推力问题，可通过更换泵或更换部位等办法来解决。

（5）人为因素：①餐前大剂量注入不准确，可能会发生未注、多注、少注等各种情况；②胰岛素泵记录与泵显示不一致，剂量或用法调整后忘记记录，给正确的剂量调整造成混淆；③耗材与泵的不配套，不同的泵所用耗材不一样，多数泵有专用的耗材。

八、补充大剂量

1. 定义：在临时加餐时所追加的一次性快速输注的胰岛素量。

2. 计算临时进餐前追加量：根据食物中碳水化合物含量和每单位胰岛素所能平衡的碳水化合物克数进行计算。

3. 食物中碳水化合物含量：通过中国食物成分表查阅。

4. 补充大剂量：食物的碳水化合物重量/碳水化合物系数。

5. 碳水化合物系数：可通过500/450原则计算（注：短效胰岛素用450，速效胰岛素用500)。碳水化合物系数（g/U胰岛素）=（500g或450g）/每日胰岛素总量。

6. 注意事项

（1）此种方法适用于胰岛素泵治疗且血糖已达标者。

（2）以基础输注率用量正确为前提。

九、胰岛素泵剂量和程序设定的方式

1. 减少血糖波动：可按照以下标准衡量是否应该调整胰岛素泵剂量：①30原则：每餐前血糖与前一餐餐后2h血糖相比改变应<1.7mmol/L（30mg/dl）。②50原则：每餐后2h血糖与同一餐前血糖相比改变应<2.8mmol/L（50mg/dl）。

2. 三种餐前大剂量波形的灵活应用

（1）餐前大剂量定义：在三餐前一次性快速输注的胰岛素量。

（2）可以采用3种方式中的任何一种输注餐前大剂量，使之符合各种情况。

①常规餐前大剂量

定义：在一段短时间内输注指定剂量的胰岛素。

用途：一般用来校正进食高碳水化合物、低脂、低蛋白质、少纤维素的食物或零食后的高血糖。

②方波餐前大剂量

定义：餐前大剂量总量不变，在30min~8h内均匀输注一个餐前大剂量。

用途：一般用于需要更长时间吸收的食物或延迟吸收，如长时间进餐、胃轻瘫等情况。通过延长输注胰岛素时间来适应血糖变化。

③双波餐前大剂量

定义：餐前大剂量总量不变，分割成一个常规餐前大剂量和随后的一个方波餐前大剂量。

用途：当摄入同时含有容易消化部分和需要长时间才能吸收的混合食物时，可使用该功能。

（冷锦红）

第七章 神经系统诊疗技术

第一节 CT与MRI成像技术与脑梗死诊断

脑血管病主要分为缺血性与出血性两大类。脑梗死是一种缺血性脑血管病,发病率占脑血管病的50%~80%。脑出血是一种出血性脑血管病,占脑血管病的20%~30%。脑梗死与脑出血在临床上均可表现为肢体瘫痪(偏瘫)、语言障碍(失语)等神经功能缺损表现,CT对两者的鉴别具有十分重要的意义,且头颅CT还能较好地显示梗死或出血的部位、范围、水肿等改变,如进行随访扫描,可进一步提高确诊率。但超早期缺血性病变和小的梗死灶CT不敏感,特别是对于脑干梗死灶由于有颅骨的干扰更难检出。MRI作为一种无创性检查手段在脑梗死的诊断方面除具有CT所具有的优点外,可更早、更清楚地显示梗死灶,在脑梗死的诊断方面价值更大。

一、脑梗死的CT诊断

头颅CT平扫是脑梗死诊断最常用的检查手段。其改变与发病后检查的时间、梗死部位、梗死灶的大小及梗死后脑侧支循环状态有关。CT主要表现为低密度改变。常规CT扫描因为能及时除外颅内血肿,故一直是急性缺血性脑血管病患者的首选检查。

1. 根据病理表现,脑梗死CT诊断通常分为三期:

(1)急性期:通常指病后的数天内。CT图像上有两种变化:一种是梗死区呈低密度改变;另一种是脑组织水肿使病变区肿胀,表现为占位效应或肿块效应,轻的表现为病变区脑沟、脑池消失,严重的表现为中线结构向对侧移位,脑水肿导致的占位效应程度与脑梗死面积有关,面积越大,占位效应越显著。脑水肿一般在发病后第3~5d达到高峰。

脑梗死出现的CT上低密度改变一般要在病后24h或更长时间后才出现典型的表现。

如果临床上有典型的脑梗死症状而CT表现为阴性时,应该在短期内复查CT或进一步行颅脑MRI扫描,以免漏诊。

超早期或超急性期脑梗死的CT改变:急性脑梗死的超早期通常是指发病后的数小时内,发病后的4.5h内被认为是脑梗死超早期溶栓治疗的有效时间窗。随着CT分辨率及影像诊断医生水平的提高,超早期脑梗死的CT诊断越来越受到人们的重视。尽管其CT征象轻微,诊断具有一定的难度,但对脑梗死的治疗,尤其是溶栓治疗仍具有重要的指导作用。分析超早期脑梗死的CT表现,掌握其阳性征象,并结合病史和临床体征,可提高超急性期脑梗死的检出率和确诊率，为早期治疗争取时间。

脑梗死的超早期CT征象包括：①梗死灶呈略低密度改变，边缘不清。②大脑皮质、髓质分界不清（尤其是岛叶）。③豆状核轮廓模糊化。④局部脑沟消失，脑池、脑室受压变窄或移位。⑤大脑中动脉高密度征。

超早期脑梗死CT表现与脑水肿密切相关。大脑中动脉高密度征是大脑中动脉供血区梗死的超早期间接征象，几乎与脑梗死同时出现，CT值一般为60~80Hu。原因是闭塞动脉栓塞或其内有新鲜血栓形成，相对周围脑实质或对侧正常脑动脉吸收X线增多。

（2）亚急性期：指发病后第2周、第3周，梗死灶呈低密度改变，边界较清楚；有少数病人梗死区内脑水肿和占位效应逐渐消失，平扫病灶可呈等密度或接近等密度，此现象称为"模糊效应"，易导致漏诊，原因是病变区内一些密度高低不同的成分混合在一起的平均效应。此时做增强扫描有助于诊断。注射造影剂以后，典型的脑梗死表现为脑回样增强，一般在梗死后5~6d即可出现增强现象，2~3周强化最明显，可持续1个月或更久。

（3）慢性期：通常指病3周以后，病变区仍为低密度，与脑脊液相似，边界清楚，但梗死灶的范围可能缩小，表现为患侧脑室扩大，脑裂、沟、池增深增宽，皮质萎缩。此期病灶无强化。部分较小的梗死灶可能消失。

2. 根据发病机制的脑梗死CT诊断

（1）脑栓塞：是常见的缺血性脑血管病，指血液中各种栓子随血流进入脑动脉引起血流阻塞使供血区脑组织梗死。心脏疾病是最常见的原因，例如二尖瓣狭窄合并心房纤颤、心肌梗死后的脑栓塞等。心脏彩色多普勒超声检查发现心脏内附壁血栓、心脏黏液瘤、心脏瓣膜病变，有助于心源性脑栓塞的诊断。

脑栓塞时CT上可见大面积脑梗死的低密度改变及脑水肿的占位效应。此外，脑栓塞时易发生出血性梗死，主要与脑栓塞时栓子易溶解或脱落、血流再灌注有关。

（2）出血性脑梗死：即在梗死灶中有出血征象，也称为脑梗死后出血。多见于脑栓塞急性脑梗死的溶栓治疗，也可见于抗凝、抗血小板治疗的患者。出血性梗死多发生于病后7~10d。CT图像显示在梗死区内出现高密度影，多为散在、斑片状，亦可呈多个形态不规则的小血肿，沿脑回分布，形成较为特异的"道轨"征。其表现为3种类型：

周边型：出血见于梗死灶的周边，出血量少；

片状型：梗死灶内出现片状出血灶，出血量稍大；

血肿型：出血量较大，形成血肿。

（3）分水岭脑梗死：又称血流动力学梗死，指两条动脉供血区之间边缘带部位的缺血性损害。发病率约占缺血性脑血管病的10%。当某些原因如心功能不全、休克等引起血压明显下降或较长时间下降时，可造成狭窄动脉供血的脑组织严重缺血，依据脑缺血的时间和严重程度，临床上相应地发生脑梗死或一过性脑缺血发作。分水岭脑梗死仅靠临床症状诊断困难，CT检查是可靠的诊断方法，相应部位梗死灶呈条带状或类圆形低密度改变。MRI检查对分水岭梗死显示更好。

（4）无症状脑梗死：主要见于小的梗死灶，通常病灶为多个，直径为数毫米（一般不超过1.5cm），呈圆形或卵圆形，CT表现为低密度影，更小者多为CT所遗漏，CT或MRI的诊断为腔隙性脑梗死。腔隙性脑梗死发病机制较复杂，高血压是常见的原因。糖尿病以及由各种原因引起的脑动脉粥样硬化包括颅内大、小动脉病变也可导致多发性腔隙性脑梗死。脑低灌注状态引起的脑白质斑块状或弥漫性低密度改变，临床上也无明确的局灶性神经功能缺损表现，病变常呈两侧对称性，密度降低不如脑梗死明显，边界不清。常伴有小梗死病灶及弥漫性脑萎缩。无症状脑缺血改变与血管性认知功能损害、老年期抑郁障碍以及老年步态障碍和日常生活能力下降有一定的关系。有研究显示，70岁以上的普通人群中，有部分患者CT上可见上述改变。

3. 脑梗死的增强扫描：脑梗死一般不需要做增强扫描，但CT表现的低密度改变有时与脑肿瘤、脑炎、脱髓鞘改变等较难鉴别，必须结合病史加以分析，可利用增强扫描或进行MRI随访进行鉴别。需要做增强扫描的情况：

（1）在脑梗死的"模糊效应"或者称"迷雾"效应期，诊断上有一定的困难时，增强扫描可使病灶周围和病灶内出现脑回状、线条状、团块状或环形强化影。

（2）与胶质瘤等相鉴别时，增强扫描可起到一定帮助，胶质瘤的强化呈环形影，内缘多不整齐，且常附有瘤结节，占位征象较显著；脑梗死强化的环形影则环壁较薄，厚度均匀，占位征象较轻微，且能随病程时间的推移而逐渐消减。

二、脑梗死的MRI诊断

MRI扫描作为一种无创性检查手段，除具有CT扫描所具有的优点外，对于脑梗死的早期病变、微小病变、脑干病变、后颅窝病变诊断比CT扫描更优越，是诊断早期梗死、微小梗死、脑干梗死的重要技术。

随着磁共振成像技术的发展，磁共振血管造影（MRA）、弥散加权成像（DWI）、灌注成像（PWI）和磁共振波谱（MRS）及液体衰减反转恢复（FLAIR）序列扫描等技术广泛应用于临床，对急性期脑梗死的检测显示出了极大的优势，为临床及时治疗提供了直观、个体化的影像学信息。

1. 脑梗死的常规MR诊断：脑梗死表现为T_1WI和T_2WI延长，即在T_1WI上呈低信号，在T_2WI上为高信号。T_2WI对显示梗死更为敏感，脑梗死后24h内MRI阳性率可达90%。

MRI对梗死区内的出血性改变甚为敏感（但低场强MR对此诊断有一定的困难），T_1WI在原脑梗死的信号减低区内出现淡薄的高信号区，T_2WI呈均匀高信号改变。

脑梗死急性期过后，梗死灶变为软化灶。软化灶T_1WI呈低信号，T_2WI呈高信号，与急性脑梗死灶相比，脑软化灶的边缘更清楚。

在MRI图像上，脑梗死病灶的形态及演变过程与CT相同，但是MRI与CT相比除能清楚显示脑干、小脑的脑梗死灶之外，无CT的"模糊效应"和骨伪影的干扰。因此，对于脑梗死的诊断更具有价值。

2. 脑梗死超早期的MR诊断：脑梗死的超早期常规MR诊断较为困难，在T_1WI有时可见病变处脑回肿胀，相应的脑沟模糊，有时可显示灰白质分界不清。在高场强的MR，有时T_2WI可见略高信号改变。

DWI（磁共振弥散成像）可以明确诊断是否存在细胞毒性水肿，对超早期脑梗死的诊断具有明显的优势。在高场强MR，有时可在梗死出现30min即可出现明显的高信号。亚急性期DWI可能仍为高信号，慢性期DWI呈低信号。

DWI有利于发现超早期脑梗死，结合PWI（灌注加权成像）可以判断缺血半暗带，更有利于指导溶栓治疗。若PWI改变的区域较DWI改变范围大，即弥散-灌注不匹配区域被认为是半暗带区域，通常认为半暗带的神经细胞功能还存在，此时做出诊断并进行有效治疗可将梗死控制在最小的范围内。

（陈晓虹）

第二节　脑血管病的现代影像学诊断技术

早期诊断对于提高缺血性脑血管病诊治水平非常重要，现代影像诊断技术在此方面发挥着重要作用。

一、CT灌注及MR弥散、灌注成像

1. CT灌注成像：CT灌注成像（CT perfusion）是结合快速扫描技术及先进的计算机图像处理技术而建立起来的一种成像方法，最先应用于短暂性脑缺血、脑梗死的诊断，以后逐渐应用于肝、肾血流灌注及肿瘤的诊断，能够反映脑等机体组织的微循环及血流灌注情况，获得血流动力学方面的信息，属于功能成像的范畴。

（1）CT灌注成像的原理：是通过计算机分析所有动态图像而得到的一系列脑灌注参数图像，常用的参数包括最大强度投影（MIP）、脑血流（CBF）图、脑血容量（CBV图）、局部灌注达峰的时间（TP）等图像。这些图像均以彩色显示，以突出病变区域的对比度。在所有动态图像的基础上得到的MIP图像，可以清楚地显示脑的解剖结构和强化血管，准确定位感兴趣区，便于两侧半球对应部位的比较。

（2）临床应用：CBF和CBV图像分别观察脑组织的血流和血容量情况。强化时间图像可以观察组织强化的开始和达峰时间。CBF比值0.20是缺血脑组织存活的最低限值，如果CBF比值在0.20~0.35之间，溶栓治疗效果会明显。有研究发现，缺血组织平均通过时间延长，血容量明显降低，提示为不可逆损伤。平均通过时间延长，血容量轻度下降，则提示为可逆性损伤。

2. 磁共振的弥散及灌注加权成像

（1）磁共振弥散加权成像

①磁共振弥散加权成像（diffusion weighted imaging，DWI）原理：利用MRI的特殊序列，观察活体组织中水分子的微观弥散运动的一种成像方法，是一种对水分子弥散运动敏感的成像技术。弥散快慢可用表观弥散系数图（apparent diffusion coefficient，ADC）和DWI图两种方式表示。ADC图是直接反映组织弥散快慢的指标，如果弥散速度慢，ADC值低，图像黑；反之亦然。DWI图反映弥散信号强弱，如果组织弥散速度慢，信号高，呈白色。

②临床应用：目前DWI多用于脑缺血特别是急性脑梗死的早期诊断，对于超急性脑梗死的诊断价值远优于CT和常规T_2WI、flair成像。

(2) 磁共振灌注加权成像

①磁共振灌注加权成像（perfusion weighted imaging，PWI）原理：用来反映组织微循环的分布及其血流灌注情况、评估局部组织的活力和功能的磁共振检查技术。基本原理是静脉内团注顺磁性对比剂后，立即进行快速 MR 扫描，获得对比剂首过兴趣区血管床的图像。

②PWI 的临床应用：PWI 的评价指标有局部血容量（rCBV），是容量指标；局部血流量（rCBF）是流量指标；平均通过时间（MTT）是血流通过组织的速度指标。三者关系：rCBF=rCBV／MTT。MTT 对缺血是最敏感的、比较准确的一个指标，它基本上可以确定缺血性病变的范围。rCBV、rCBF 在缺血的最初阶段即可发生变化，两者的准确性和特异性较高。在脑缺血不同区域和不同阶段，血液供应存在以下几种情况：

 a. 无灌注或灌注不足区：MTT 延长、rCBV 减少，rCBF 明显减少；
 b. 侧支循环建立：MTT 延长，rCBV 增加或正常；
 c. 血流再灌注：MTT 缩短或正常，rCBV 增加，rCBF 轻度增加或正常；
 d. 过度灌注：rCBV、rCBF 显著增加。

在脑缺血急性期，同侧大脑半球灌注不足和过度灌注现象可同时存在，灌注不足和过度灌注都是造成脑组织进一步损伤的原因。

目前灌注成像主要用于脑梗死的早期诊断和心脏、肝脏、肾脏功能灌注及肿瘤良恶性鉴别诊断方面。在脑梗死的超早期灌注加权改变的区域较弥散加权改变范围大，目前认为弥散-灌注不匹配区域为半暗带。

二、磁共振波谱

磁共振波谱（magnetic resonance spectroscopy，MRS）是利用核磁共振现象及其化学位移或自旋耦合作用，进行特定原子核及其化合物分析的一种检测方法。它能提供活体上的定量化学信息，一般以数值或图谱来表达。目前原子领域中 MRS 检测常用的原子核有 ^{1}H、^{31}P、^{23}Na、^{13}C、^{19}F 等，其中以 ^{1}H、^{31}P 的应用为多。^{1}HMRS 可用来检测体内许多微量代谢物，如肌酸（Cr）、胆碱（Cho）、γ-氨基丁酸（GABA）、谷氨酸（Glu）、谷氨酰胺（Gln）、乳酸（Lac）和 N-乙酰天冬氨酸（NAA）等，分析组织代谢改变。正常脑的 ^{1}HMRS 所显示的最高波峰为 NAA，并常显示相对较低的 Cho 和 Cr 波。

临床应用：显示脑缺血所产生的细胞代谢变化（早期脑梗死：N-乙酰天门冬氨酸降低、乳酸升高）和对颅内肿瘤、癫痫等疾病检测。

MRS 能够无创伤性地反映出脑梗死后脑细胞内酸中毒、能量代谢障碍以及脑内一些重要生物物质发生的变化，较为完整地反映出缺血、梗死、坏死、修复等整个脑梗死病理生理过程，对治疗和预后判断做出较为准确的评价。^{1}HMRS 敏感性较高，可以检测乳酸、N-乙酰门冬氨酸（NAA）和胆碱等。脑梗死后 1h 就可出现 Lac 浓度高峰（是由于葡萄糖无氧酵解造成的）。NAA 主要存在于神经元中，NAA 浓度下降说明神经元已经缺失，功能不可恢复。NAA 在梗死区分布不均匀，中心坏死区域下降较周围缺血区明显。在缺血半暗带区乳酸水平升高，NAA 改变轻微，再灌注后乳酸可恢复正常水平。

三、脑功能性MRI技术

脑功能性MRI（functional MRI of the brain，fMRI）是一项20世纪90年代初才开展的以MRI研究活体脑神经细胞活动状态的检查技术。它主要借助快速或超快速MRI扫描技术，测量人脑在思维、视觉、听觉或肢体活动时，相应脑区脑组织的血容量、血流速度、血氧含量（oxygenation）以及局部灌注状态等的变化，并将这些变化显示于MRI图像上。

脑fMRI检查主要有造影法、血氧水平依赖对比法（BOLD）。实验证明，人脑对视觉、听觉的刺激或局部肢体活动，可使相应脑功能区的血氧成分和血流量增加，静脉血中去氧血红蛋白数量亦增多。顺磁性的去氧血红蛋白可在血管周围产生"不均匀磁场"，使局部组织质子"相位分散"加速，可在梯度回波或EPI序列T_2WI或T_2^*WI图像上显示局部MR信号增强。这就是BOLD脑功能MRI检查的大致机制。

脑fMRI检查目前更多地仍在研究阶段，用以确定脑组织的功能部位。临床已用于脑部手术前计划的制订，如癫痫手术时，通过fMRI检查识别并保护功能区；了解卒中偏瘫病人脑的恢复能力的评估，以及精神疾病、神经活动的研究等。

四、头颈动脉CTA成像及其临床应用

1. 头颈动脉CTA成像：CTA又称CT血管造影（CT angiography，CTA），是螺旋CT的一项特殊应用，经肘静脉注入非离子型对比剂后，在循环血中及靶血管内对比剂浓度达到最高峰的时间内，进行螺旋CT容积扫描，经计算机最终重建成靶血管数字化的立体影像。

CTA能提供与常规血管造影相似的诊断信息，扫描范围可从主动脉弓到颅底或全脑，CTA具有扫描时间短、并发症少等优势：

（1）血管成像范围广，能完成头颈部联合CTA。

（2）可同时显示血管及其相邻骨结构及其关系，如钩椎关节增生对椎动脉的压迫。

（3）可同时显示血管壁硬化斑块，根据CT值动脉硬化斑块可分为富脂软斑块（CT值＜50HU）、纤维化斑块（CT值50~120HU）和钙化（CT值＞120HU）。

（4）一次注药可分别完成动脉和静脉血管造影以及常规增强扫描。

（5）一次注药后，实现CTA和脑灌注成像同时完成。

研究显示，颈动脉CTA和常规血管造影评价颈动脉狭窄的符合率可达82%~92%。颅内动脉的CTA能清晰显示Willis环及其分支血管、狭窄的血管，还可用于诊断动脉瘤、血管畸形及烟雾病。

应用螺旋CT重建显示脑静脉系统，称脑CT静脉血管造影（CT venography，CTV）。目前，此技术在脑静脉系统病变的诊断上已显示出重要价值。

头颈CTA的局限性：CTA主要的不足是由于邻近高密度结构的重叠而影响动脉的显示，如颅底骨骼、钙化和海绵窦、静脉、脉络丛的强化等。采用由足侧向头侧扫描及改变投影方向有助于减少这种影响。对颅底的某些动脉分支显示，在三维重建之前应先删除骨结构。

2. 头颈动脉的MRA：磁共振血管造影（magnetic resonance angiography，MRA）是显

示血管和血流信号特征的一种技术。MRA不但可显示脑血管解剖成像,而且可反映血流方式和速度等血管功能方面的信息。因此,人们又将磁共振血管成像称磁共振血流成像(magnetic resonance flow imaging)。

(1) MRA

MRA检查方法:主要有时间飞越法(time of flight, TOF)、相位对比法(phase contrast, PC)和增强磁共振血管造影(contrast enhanced MRA, CEMRA)等技术,以及新近应用于临床的磁共振数字减影血管造影(MR-DSA)。增强磁共振血管造影(CE-MRA)是利用静脉内注射顺磁性对比剂,缩短血液的T_1值,使MRA的血液信号显著增高。

MRA的临床应用:对颅脑及颈部的大血管显示效果好。可检出颅内动脉瘤,但对<5mm的动脉瘤易漏诊;可检出颅脑和颈部血管的硬化表现,但分辨率不及常规血管造影。动静脉畸形(arterial venous malformation, AVM)MRA显示效果好。MRA可单独显示颅内静脉,观察静脉瘤及肿瘤对静脉的侵犯情况,显示静脉窦效果好。

(2) 磁共振数字减影血管造影(MR-DSA):又称快速多时相减影CE MRA(rapid multiple phase contrast enhanced MRA)或3D动态增强磁共振血管成像(3Ddynamic contrast enhanced MRA)。其基本原理是利用超快速成像序列,于注射对比剂前和后(动脉期和/或静脉期)重复采集,选择适当的后处理技术,将不同时相采集的图像相减即可获得所需要的图像。

MR-DSA的优点:①可更多反映血管形态的信息,更接近常规X线血管造影。②成像时间短,一次成像时间只有几十秒。③成像视野大,自颈总动脉至上矢状窦或主动脉弓至Willis环的一次成像。④可以得到多时相的图像,对静脉病变的诊断也具有重要的价值。

MR-DSA主要的缺陷:由于注射造影剂的时间是由操作者控制的,因此图像的质量在一定程度上受主观因素的影响;价格较贵。

CT与MRI是脑梗死诊断常用的检查方法,可为急性脑梗死的早期临床诊断和治疗提供丰富的信息。与CT相比,MRI具有以下优点:腔隙性脑梗死显示得早,T_2WI尤为敏感。MRI显示的腔隙灶数目比CT较多,这主要由于较小的病灶CT上显示不清,而MRI却能清楚显示,也以T_2WI最敏感。脑干梗死、腔隙性梗死在CT上显示不清,在MRI上因无骨质伪影,故成为确诊的可靠手段。此外,MRI可行矢状、冠状面扫描,有助于准确定位。在一些医疗中心,MRI正在代替CT成为首选的颅脑影像检查手段。随着磁共振成像技术的发展,磁共振血管造影(MRA)、弥散加权成像(DWI)、灌注成像(PWI)和磁共振波谱(MRS)及液体衰减反转恢复(FLAIR)序列扫描等技术广泛应用于临床,对急性期脑梗死的检测显示出了极大的优势。

五、SPECT和PET用于脑血流灌注显像

SPECT和PET均属于放射性核素显像技术。脑的血供状态与脑的功能活动有密切关系,通过脑血流灌注显像,可直接观察脑组织各个部位的血流情况,测定局部脑血流量。成像时需注入能透过血脑屏障的放射性药物。一过性脑缺血发作时,CT、MRI检查结果常为阴性,而约50%的患者rCBF显像可有缺血性改变。脑梗死的超早期,rCBF显像

较为敏感，可出现明显的缺血区。

第三节 经颅多普勒技术及在脑血管病诊断中的应用

经颅多普勒（Transcranial Doppler，TCD）是利用超声的脉冲波透过颅骨的一些薄弱部位检测颅内大血管的血流速度的一种超声检查技术，它是瑞典的 Rune Aaslid 等人在1982年首先应用的。近40年来，TCD技术水平也得到了很大的提高，尤其是近10年，TCD的许多功能性检查越来越多地应用到了临床，它不同于CT、MRI、DSA等影像检查在脑血管方面的作用，TCD可以动态地观察血流速度及血流方向，监测到血流中的微栓子，而且方法简便、价格便宜，因此，它的作用不能被其他检查替代，与其他检查可以起到协同互补的作用。

一、TCD的工作原理

1. TCD仪的组成：探头，主机，输出设备（视频、音频设备）。

2. TCD的多普勒效应原理：现在常用的TCD仪一般配备2种探头，一个2MHz（或1.6MHz）的脉冲多普勒（pulsed wave Doppler，PW）探头，一个4MHz的连续多普勒（continuous wave Doppler，CW）探头。TCD是利用多普勒效应检测到血流速度及血流方向的，静止的超声源与流动的血流之间存在相对运动，靠近血管时频率增加，背离时频率减低，利用这个原理可以计算出血流速度。脉冲波就是探头内的一个晶片，既发射又接收声波，探头间断发射声波，在发射脉冲的间歇接收多普勒信号，因此脉冲多普勒超声可以确定回声信号的深度。连续波则是超声波不断地从一个晶片发出，再由另一个晶片不断接收。脉冲波探头用来检测颅内血管，连续波探头用来检测颅外血管。

3. 频谱分析：由探头发出超声波到达脑血管内的流动的红细胞反射回探头后，由于多普勒效应，主机可以将获得的多普勒信号进行分析，计算出血流速度，输出设备（显示器、音箱）显示出视频（多普勒频率、振幅）、音频。从以上信息可以了解血流速度、血流阻力及频率。

4. TCD检测到的基本参数：从频谱上可以看到血流方向、血流速度（收缩期血流速度、舒张期血流速度）、频窗（接近基线水平，血流信号强度低的区域）、血管搏动指数（血管阻力，PI）等。见图7-3-1。

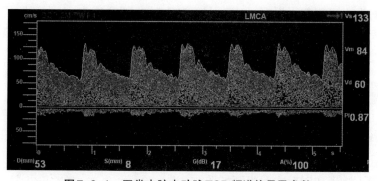

图7-3-1 正常大脑中动脉TCD频谱信号及参数

(1) 检测深度：探头在体表检测位置与取样容积之间的距离。不同的血管检测深度不同，因此可以作为识别血管的依据。主要的血管探测深度是：大脑中动脉（30~60mm），大脑前动脉（60~70mm），大脑后动脉（55~75mm），颈内动脉虹吸段（55~65mm），椎动脉（40~75mm），基底动脉（75~110mm）。

(2) 检测到的血流方向：在显示器上显示基线上方是血流朝向探头，基线下方是血流背向探头。如果血管的近端出现严重的狭窄或闭塞，远端的血流方向可能由于前交通动脉和后交通动脉的开放而改变。因此，血流方向的改变是提示血管存在严重的狭窄或闭塞的重要依据。

(3) 血流速度：是TCD检测到的重要指标，包括收缩期血流速度（V_s）、舒张期血流速度（V_d），平均血流速度（V_m），计算出血管阻力指数 $P_I=(V_s-V_d)/V_m$，可以判断血管的阻力。颅内血管血流速度正常见表7-3-1。

表7-3-1 颅内各血管血流正常值

动脉	年龄	深度	平均流速	收缩峰值	舒张末
MCA	<40	50	58±8	95±14	46±7
	40~60	50	58±12	91±17	44±10
	>60	50	45±11	78±15	32±9
ACA	<40	70	47±14	76±17	36±9
	40~60	70	53±11	86±20	41±7
	>60	70	45±14	73±20	34±9
PCA	<40	60	34±8	53±11	26±7
	40~60	60	37±10	60±21	29±8
	>60	60	30±9	51±12	22±7
VA	<40	75	35±8	56±8	27±5
	40~60	75	36±12	60±17	21±9
	>60	75	30±12	51±19	32±6

注：摘自《经颅多普勒超声（TCD）的诊断技术与临床应用》，高山著。

(4) 频谱形态：正常的频谱形态显示高频率、高强度的信号在频谱的周边，低频率、低强度的信号在频谱的中心即基线两侧，命名为频窗。如果出现血管中度以上的狭窄，血管内正常的层流变为涡流，表现在频谱上就是频窗消失，代替的是高能量的频谱信号集中在基线两侧。因此，频谱形态是判断血管狭窄程度的重要指标。

二、TCD的适用范围

1. 缺血性脑血管病高危人群的筛查。
2. 颅内、颅外动脉狭窄或闭塞血流动力学检测及侧支代偿的检测。
3. 心源性栓塞及动脉到动脉栓塞的微栓子监测。
4. 卵圆孔未闭发泡实验。
5. 蛛网膜下腔出血时脑血管痉挛的监测。

6. 颈动脉内膜剥脱术及支架成形术的术中、术后脑血流的评估。

7. 颅内压增高、脑死亡的评估。

8. 脑血流动力学评估。

三、TCD的操作方法及影响因素

1. TCD的操作方法

（1）颅外动脉的检查：患者平卧于床上，操作者面对患者头部坐于床头，手持探头放于相应部位进行检查。用TCD的4MHz探头通过连续超声波检测颈部动脉及外周动脉的血流速度，首先将探头置于一侧胸锁乳突肌内缘颈总动脉起始处探到血流后，沿着颈总动脉向上到分叉处，探头方向向上于下颌角处，稍向内可探及颈外动脉，稍向外可探及颈内动脉，此处是容易发生动脉粥样硬化性血管狭窄的地方；探头放于锁骨上窝朝向心脏处可以探及锁骨下动脉起始处的血流速度。

（2）颅内血管的检查：TCD的2MHz探头是通过脉冲波检测颅内动脉的，因为颅内动脉位置比较深，所以在操作时需要根据血管的位置调整超声波取样容积的深度，探头置于两侧颞部骨质薄弱处，稍向上、向下可以分别探及大脑中动脉、大脑前动脉、大脑后动脉的血流速度，通过手指压迫颈总动脉近端证实被检查血管的血流来源；嘱患者闭眼，将探头置于眼睑上可以探及眼动脉、颈内动脉虹吸段的血流速度；患者侧卧位或坐位，探头在后枕部向颅内可探及椎动脉及基底动脉的血流速度。

2. 影响TCD结果的因素

（1）TCD操作没有明确的禁忌证，但是患者剧烈活动后、发热、贫血等状态都可能影响脑动脉血流速度。

（2）患者精神状态不佳，如烦躁不安，不能配合做压迫颈总动脉实验、微栓子监测，影响对脑血流动力学及微栓子的评估。

（3）有的患者颞骨骨质缝隙小，超声波很难穿透，不能确切探及大脑中动脉、大脑前动脉及大脑后动脉的血流信号。

（4）操作者的水平决定了TCD结果的准确性。由于TCD不能直观地检查血管，主要是盲探，因此操作者必须熟练掌握脑血管的解剖结构及血流特点，同时要有一定的临床知识，结合病史、其他影像学结果综合分析。TCD检查需要边检查边分析，检查同期得出结论，对操作者的技术水平要求高。

四、TCD的临床应用

（一）缺血性脑血管病高危人群的筛查

我国高血压、糖尿病等慢性病人群的增加使得缺血性脑血管病患者逐年递增，预防脑血管病的发生尤为重要，作为一种操作简单、便于携带、价钱便宜的检查手段，TCD对颅内、外脑血管狭窄的筛查起到了很好的作用。

适用人群：高血压、糖尿病、高脂血症患者；有脑血管病家族史人群；长期吸烟、饮酒人群；45岁以上健康体检。

（二）颅内、颅外动脉狭窄或闭塞血流动力学检测及侧支代偿的检测

1. 颅外颈动脉狭窄或闭塞时颅内动脉的TCD频谱表现

(1) 频谱特点：TCD 的 4MHz 探头检查颈内动脉颅外段频谱上可以看到狭窄段血流速度明显增快，频窗消失，重度狭窄时基线附近可以出现紊乱的涡流甚至短弧线，听见高调的乐鸣音，当血管重度狭窄（狭窄率在 70% 以上）或闭塞时颅内大脑中动脉、前动脉频谱表现为血流速度减慢，搏动性减低，通过压颈实验评估颅内侧支血管代偿能力。

(2) 病例说明：患者男性，62岁，左侧肢体无力2天来诊，有高血压4年，吸烟史30年。TCD 检查所见：右侧大脑中动脉、大脑前动脉呈相对低流速、低搏动血流信号改变，且右侧大脑前动脉血流信号反向，压同侧颈总动脉血流信号无改变，压对侧颈总动脉血流信号下降，证实前交通动脉开放，左侧大脑前动脉血流速度增快，考虑代偿；右侧大脑后动脉血流速度增快，频谱形态大致正常，考虑代偿，右侧后交通动脉开放；右侧眼动脉血流信号反向且频谱颅内化；右侧滑车上动脉血流信号反向且频谱颅内化，压同侧颞浅动脉及下颌动脉血流信号下降，证实右侧颈外动脉到颈内动脉侧支开放；见图 7-3-2。

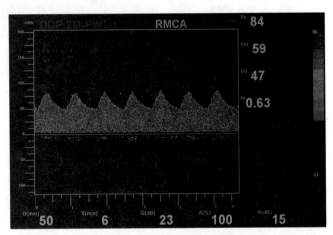

图 7-3-2 右侧颈内动脉重度狭窄导致右侧大脑中动脉血流信号呈低流速低搏动改变

TCD 提示：①右侧颈内动脉发出眼动脉之前重度狭窄或闭塞。②前交通动脉侧支开放。③右侧后交通动脉侧支开放。④右侧颈外动脉到颈内动脉侧支开放。

(3) TCD 作用：患者做颈动脉彩超证实左侧颈内动脉起始处闭塞。那么通过 TCD 检查可以知道患者通过颅内外多条侧支血管的代偿可以基本满足大脑的供血，为进一步的治疗方案提供了充足的依据。

2. 颅内动脉狭窄或闭塞时血流动力学改变

(1) 频谱特点：TCD 可以探及颅内大脑中动脉、大脑前动脉、大脑后动脉、椎动脉、基底动脉等血管的血流信号，血管狭窄时血流速度明显增快，尤其是两侧血流速度不对称，相差大于 20% 以上意义更大；重度狭窄时可以出现涡流及短弧线，闻及乐鸣音，狭窄远端血管血流速度减慢，搏动性减低；血管急性闭塞时血流信号测不到，慢性闭塞时血流信号明显减慢，而其他血管流速可以代偿性增快。

(2) 病例说明：患者男性，因头晕 3d 来诊，有高血压、糖尿病史 6 年。门诊做 TCD 检查发现左侧大脑中动脉血流速度较对侧明显增快，可见涡流，声频粗糙，其余颅内血管未见异常。TCD 提示左侧大脑中动脉中度狭窄。见图 7-3-3。

(3) TCD 作用：患者有慢性病史，无明显神经科体征，做 TCD 发现大脑中动脉狭窄可以提示临床进一步诊治，对预防脑梗死的发生起到了积极的作用。

3. 锁骨下动脉盗血综合征（SSS）的 TCD 改变

(1) SSS 的概念：当椎动脉发出之前的锁骨下动脉狭窄，造成狭窄后血管内压力降低，低于对侧锁骨下动脉或 Willis 环的动脉内压力时，血流方向发生变化，狭窄侧椎动脉

(VA)血流逆转向锁骨下动脉远端供血，造成SSS。

(2) SSS的临床表现：轻度狭窄时患者可以没有症状，当锁骨下动脉狭窄严重，或者对侧锁骨下动脉也出现狭窄，椎动脉不能代偿时，患者可以出现头晕、眩晕甚至晕厥，缺血侧肢体也可以出现无力、发凉发麻，活动后症状加重，严重时出现患侧脉搏减弱，血压较对侧减低20%以上。

(3) SSS的TCD改变：SSS时

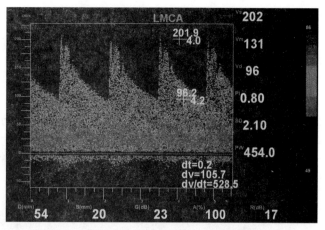

图7-3-3 左侧大脑中动脉狭窄血流速度增快伴涡流

椎动脉的血流可以反向供应锁骨下动脉，因此，TCD可以检测患侧椎动脉，发现血流方向逆转，随着狭窄程度的加重，血流逆转逐渐加重，而对侧椎动脉的血流速度加快，狭窄严重时基底动脉、大脑后动脉也可以参与部分盗血，血流也有部分逆转。见图7-3-4至图7-3-6。

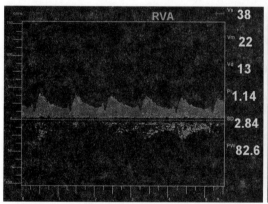

图7-3-4 盗血Ⅰ期（VA 收缩期有切迹）

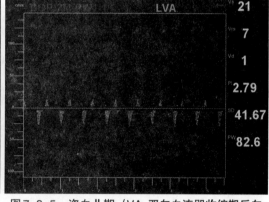

图7-3-5 盗血Ⅱ期（VA 双向血流即收缩期反向舒张期正向）

(4) TCD在SSS中的优势作用：TCD可以动态观察动脉血流变化，当盗血程度较轻时，可以用血压计袖带充气压迫患侧上肢肱动脉，让患者握拳使上肢血流增加，同时观察患侧椎动脉血流信号，可以发现椎动脉盗血程度加重的过程，频谱形态可以发生收缩期血流逐渐下降的过程，进一步证实盗血。此外，TCD还可以发现盗血的途径，也就是侧支代偿的血管，一般来说有3条通路：健侧椎动脉、基底动脉和枕动脉。它们的频谱形态可以发生相

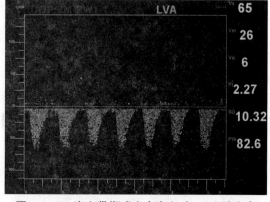

图7-3-6 盗血Ⅲ期或完全盗血（VA 血流完全反向）

应的变化。这些是其他检查不能做到的。

(三) 微栓子监测

1. 微栓子（MES）的概念：早在20世纪60年代，人们就已经发现超声可以发现血液中的气体信号，1990年Spencer应用TCD监测到了大脑动脉中的固体微栓子，此后大量的研究证实TCD可以发现血液中的气体微栓子、固体微栓子并将其应用于临床检测。同时，TCD仪不断发展，现在的生产厂家都是经快速傅立叶转换处理的MES。MES有两种表达方式：出现在快速傅立叶转换后多普勒频谱中的高信号和出现在快速傅立叶转换前时间窗内的纺锤形信号。见图7-3-7，摘自《经颅多普勒超声（TCD）的诊断技术与临床应用》，高山著。

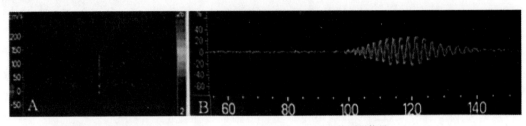

A. 多普勒频谱中的高信号　　　　　　B. 纺锤形信号

图7-3-7　MES两种表达方式

2. 微栓子诊断标准

（1）短时程（<100ms）。

（2）高强度：相对于背景频谱强度增高（3~60dB）。

（3）单方向出现于频谱一侧。

（4）可闻及不同于血流声音的悦耳的"噼啪声"。

（5）微栓子信号在不同的深度有时间差。

3. 机器参数设置

（1）相对强度的计算方法：现在市场上的TCD仪栓子监测软件不完全相同，操作前需要详细了解软件功能，参数设置保持一致。

（2）检测阈值设定：高于背景信号3~9dB。

（3）取样容积：单深度取样容积设定一般是5~10mm，双深度时两个取样容积之间不要重叠，否则微栓子信号的时间差无法确定。

（4）较低的快速傅立叶转换分辨率。

（5）快速傅立叶转换时间重叠50%以上。

（6）机器动力学范围：根据栓子信号的强度范围，一般机器设定为30Db。

（7）探头的频率：常用2MHz的探头，现在有的生产厂家配有1.6MHz的探头，对微栓子的识别效果更好。

（8）高通滤波。

4. 微栓子的监测方法

（1）调试好机器的各项参数。

（2）固定监测头架：患者平卧于床上，先用常规探头在颞窗寻找要监测的血管，一般是大脑中动脉或大脑后动脉，通过压颈试验明确血管后，在两侧做好标记。将专用头架固定于患者头部，注意头架不能过紧或过松，过紧患者头部疼痛甚至皮肤受损伤，过松头架易活动丢失信号。

(3) 开始监测：监测时间不少于30min，嘱患者安静不动，机器均设有自动识别微栓子功能，但是操作时很多干扰因素可能使频谱信号出现伪差，机器可能默认为微栓子自动记录，而一些不典型的微栓子信号机器可能不识别，因此，进行微栓子监测时，自动记录的同时需要操作者在机器前手动标记微栓子信号。

(4) 栓子来源分析：目前的TCD仪的栓子监测功能基本上都是双通道多深度监测，就是同时监测两侧血管，每侧可以监测2~4深度。双通道功能可以鉴别MES是来源于心脏还是一侧颈动脉系统，双深度功能可以鉴别MES是来源于颈动脉狭窄处还是大脑中动脉狭窄处，多深度功能鉴别大脑中动脉不同深度狭窄处的MES，还可以进行MES伪差的鉴别。

5. 微栓子监测的临床应用

(1) 动脉到动脉栓塞：发生在颈动脉、大脑中动脉、基底动脉等血管的狭窄处。不稳定斑块脱落可以引起脑梗死症状，也可以没有症状，利用TCD可以发现微栓子。有研究证实，栓子的多少可以判断狭窄处斑块的稳定程度，狭窄越重微栓子出现率越高，反复发生TIA的患者更容易发现微栓子。颈动脉内膜剥脱术时微栓子信号增多可能增加了发生脑梗死的概率。因此，进行MES监测可以预测脑梗死的发生。

(2) 心脏瓣膜置换术后、房颤、心脏存在右向左分流的TCD应用：心脏瓣膜置换术后、房颤、心脏存在右向左分流的患者可能有心脏内血栓脱落，利用TCD监测两侧大脑中动脉血流信号均可能发现固体或气体栓子。脑卒中的发生与心源性栓子脱落有密切关系。

(3) 卵圆孔未闭（PFO）

①PFO概念：卵圆孔是左右心房中间的先天通道，一般在出生后很快闭合，普通人群中仍有25%存在卵圆孔未闭。PFO具有潜在的体循环和肺循环的通路，绝大部分人没有症状，无须治疗。

②适应证：隐源性青年脑卒中；有先兆的偏头痛；潜水减压病。

③操作方法：患者平卧于床，可以不用监测头架，一个操作者坐于患者头部，手持探头在颞窗找到大脑中动脉血流信号，另一个操作者在患者床旁进行肘静脉穿刺，留置穿刺针，连接1个三通管，一端连接10ml生理盐水的注射器，一端连接空注射器，将两个注射器之间来回推注10次形成空气与盐水的混合物，然后迅速推注激活盐水，嘱患者立即屏气5s后呼气（Vasalva动作），屏气动作时血流速度下降至少25%，注射盐水后15s内TCD显示的频谱信号上出现的一过性单向高信号计为阳性。可连续做3次。

④诊断分级：1级：无微栓子信号（阴性）；2级：1~10个微栓子信号；3级：>10个微栓子信号，但不呈雨帘状；4级：微栓子信号呈雨帘状。

⑤TCD在诊断PFO中的优势：有研究认为TCD诊断卵圆孔未闭敏感性在70%以上，特异性100%，比经食道超声检查更敏感，且经食道超声患者比较痛苦，对操作者的技术水平要求高。现在越来越多的研究认为TCD比经食道超声对发现PFO更有效。

(四) 监测蛛网膜下腔出血脑血管痉挛

1. 蛛网膜下腔出血（SAH）的临床表现：SAH占脑卒中发病率的5%，常见原因是动脉瘤破裂、动静脉畸形血管破裂，血液进入蛛网膜下腔引起患者剧烈头痛。SAH后20%~

70%的患者发病3周内均有可能出现脑血管痉挛，严重时可以出现脑缺血表现，患者出现头痛、恶心，甚至偏瘫等。

2. SAH的诊断方法：诊断SAH的金标准是DSA，但是DSA有创、费时，费用还高，增加了患者的痛苦。研究证实TCD可以用来检测颅内动脉的血流速度变化，判断SAH的脑血管痉挛，敏感度85%，特异度98%。

3. TCD操作方法：SAH开始就可以进行监测，监测大脑中动脉、基底动脉的血流速度，血管痉挛时血流速度明显增快，严重时可以出现涡流、乐鸣音。注意动态观察血流速度的变化。

4. 诊断标准：Lindegaard指数：颅内大脑中动脉平均血流速度与颅外颈内动脉平均血流速度的比值。正常值：1.7±0.4。

大脑中动脉痉挛诊断标准：＞3提示血管痉挛，＞6重度痉挛。

基底动脉痉挛诊断标准：＞2提示痉挛。

5. TCD的优势

（1）协助诊断SAH的脑血管痉挛操作简单，重复性好，无创。

（2）随时监测，方便对比治疗前后的血流速度，判断治疗效果。

（五）颈动脉内膜剥脱术及支架成形术的术中、术后脑血流的评估

1. 现在许多医院已经开展了颈动脉剥脱术、支架成形术。目前认为通过TCD进行术中、术后的微栓子监测可以评估术中、术后发生脑栓塞的概率。

2. TCD可以在术前评估血管狭窄后颅内脑血流侧支代偿的情况。

3. 术后检测是否有血管再狭窄。

4. 也有用TCD进行术前颅内供血情况评估决定是否进行颈动脉内膜剥脱转流术，但是它的效果还有待进一步研究证实。

5. TCD监测简单方便，在手术床头同时进行监测，不影响手术。

（六）颅内压增高、脑死亡的评估

1. 概念：当脑脊液压力大于1.77kPa（180mmH$_2$O）时颅内压力增高，引起脑脊液和脑血流量之间失去平衡，患者可能出现头痛、呕吐、视乳头水肿、视物模糊，严重时出现脑疝、意识障碍等，当颅内压增高超过359~450mmH$_2$O时，脑血流的自动调节功能丧失，脑血流量开始下降。当脑灌注压等于零时，脑血流停止，出现脑死亡。

2. 脑死亡诊断标准

①先决条件：昏迷原因明确，排除各种原因的可逆性昏迷。

②临床诊断（3项必须全部具备）：深昏迷、脑干反射全部消失、无自主呼吸（靠呼吸机维持，呼吸暂停试验阳性）。

③确认试验（3项中必须有1项阳性）：脑电图平直、经颅多普勒超声呈脑死亡图形、体感诱发电位P14以上波形消失。

④脑死亡观察时间：首次确诊后，观察12h无变化，方可确认为脑死亡。

3. TCD监测颅内压的原理：在血管管径不变的情况下，TCD测量的血流速度与脑灌注压有相关性，可以通过TCD的搏动指数（PI）、阻力指数（RI）反映出来。研究发现，颅内压增高至脑死亡时TCD频谱有一个变化过程，血流速度逐渐减低，搏动指数逐渐增加，舒张期流速逐渐降低至反向，最后血流完全消失。

4. TCD频谱表现

(1) 低血流高搏动指数频谱。

(2) 双向血流的"震荡波"。

(3) 收缩早期针尖样血流"钉子波"。

(4) 无血流信号(以前曾记录到的脑血流信号消失)。

(七) 脑血流动力学评估

1. 脑血流自动调节(CA)概念：脑血管系统的内在调节能力，维持脑血流量相对恒定，保证脑代谢的需要。缺血性脑血管病时，脑血流储备功能受损。

2. 脑血流自动调节的检查方法：包括PET、CT灌注成像、MRI、SPECT和TCD。

3. TCD评估血管运动反应性的原理：血管直径恒定时，流速的变化与通过血管的血流量呈正相关。大脑中动脉血流速度的变化可用于反映CO_2浓度或乙酰唑胺(血管运动反应性)，或动脉压中等程度改变(自我调节)导致的血流相对改变。

4. TCD检查脑血流自动调节的方法

(1) CO_2吸入实验、呼吸抑制实验。

(2) 乙酰唑胺实验。

(3) 血压及卧立位变化实验。

5. TCD检查脑血流自动调节的适应证

(1) 大血管狭窄或闭塞。

(2) 小血管疾病：腔隙性梗死，脑白质病变。

(3) 其他：线粒体脑肌病、偏头痛、抑郁症等。

6. TCD在脑血流自动调节检查中的优势

(1) 方法简便，易于操作，无创。

(2) 对患者的脑缺血分期进行简单评估。

(郭蓉)

第四节 踝臂指数(ABI)的测量及临床意义

踝臂指数(ankle-brachial index, ABI)是指踝部动脉和肱动脉处所测收缩压(systolic blood pressure, SBP)的比值。最早是由Winsor于1950年提出的，最初被建议用于下肢动脉周围动脉病(Peripheral artery disease, PAD)的无创性诊断。近年来的研究证实，ABI也是其他多处血管床动脉粥样硬化的标志。

动脉粥样硬化是一种弥漫性、进展性、全身性疾病，与缺血性脑血管病的发生关系密切，所以较早地发现动脉粥样硬化并给予干预对于预防脑血管病的发生具有重要的意义。ABI的测量无创、简便。

一、ABI

1. ABI的测量方法：ABI的测量主要有两种方法，即多普勒超声和示波法。前者是使用连续波多普勒探头探测动脉血流，使用充气的袖带来测量收缩压（systolic blood pressure，SBP），首先充气直至血流停止，然后缓慢放气直至血流信号重新出现，此时相对应的袖带压力即为SBP；后者是基于在袖带放气过程中出现的最大震荡对应着平均动脉压的假设，然后应用数学公式，根据平均动脉压计算出SBP和舒张压（diastolic blood pressure，DBP）。

2. ABI的计算：两侧ABI值分别为该侧的踝动脉收缩压与较高的肱动脉收缩压的比值，以较低的ABI作为该患者的ABI值。

3. 静息ABI及其测量的影响因素：正常情况下，血压波形在由心脏向远端传播时不断放大，导致收缩压进行性增高和舒张压的下降，导致踝部动脉收缩压高于肱动脉，ABI>1。年龄、身高、种族、测量顺序均可以影响ABI的值，但这些因素对ABI的影响在个体水平上相对较小。

4. 运动后ABI：运动后臂部的收缩压随着左心室的收缩压增高而增高，而踝部的收缩压因运动后肌肉血管扩张而降低，导致健康者运动后ABI轻度下降，随后踝部血压会在1~2min内迅速升高并达到运动前水平。而下肢周围动脉疾病（peripheral artery disease，PAD）的患者运动时会出现踝臂动脉血压下降较健康者更为明显。Ouriel等报道，健康人群在平板运动后的ABI较休息状态平均下降5%，相比之下，PAD患者下降20%。有研究报道，运动后ABI<0.90和（或）踝部动脉血压下降>30mmHg诊断PAD的敏感性为33%，特异性为85%。但由于考虑到运动试验的可重复性较难操作，临床上现较少使用，需要进一步制定运动试验的标准。

二、ABI的诊断标准

一般情况下所说的ABI是指静息状态下的ABI。

1. 1988年Fowkes制定的ABI作为诊断下肢动脉硬化闭塞症标准：

（1）0.9~1.1为正常。

（2）0.70~0.89为轻中度动脉狭窄。

（3）小于0.7提示中重度狭窄。

2. 1993年的《美国心脏协会和美国心脏学会（ACC/AHA）指南》中推荐ABI<0.9作为诊断外周动脉疾病的界值标准。其判断标准为：

（1）0.9<ABI<1.3为正常。

（2）ABI≤0.8为动脉阻塞的可能性极高。

（3）0.5≤ABI<0.8为至少有一处动脉阻塞。

（4）ABI<0.5为有多处动脉阻塞存在。

（5）ABI≥1.3为血管有疑似钙化。

3. 我国在2007年《下肢动脉粥样硬化疾病诊治中国专家建议》ABI的诊断标准：

（1）静息ABl<0.9：通常可确诊下肢动脉硬化疾病，其检出血管造影阳性的周围动脉疾病的敏感性为90%，特异性约95%。

（2）0.4<ABI<0.9：提示轻中度周围动脉疾病。

（3）ABI<0.4：提示重度周围动脉疾病。

（4）ABI>1.3：需进一步检查是否存在周围动脉疾病，如用二维超声或血管功能仪检查。

从上述诊断标准可以看出，ABI<0.9一直被当作周围动脉疾病的诊断标准，且特异性及敏感性都很高。Fowkes 等采用踝臂指数<0.9为诊断标准诊断 PAD 时发现，同血管造影相比，ABI 的敏感性为95%，特异性为100%。而大规模的人群研究指出，ABI<0.9和 ABI>1.4在预测心血管事件死亡率方面有相似的作用。

三、动脉粥样硬化与多血管床损害及 ABI 的临床应用

1. 动脉粥样硬化与多血管床损害：动脉粥样硬化性疾病是一种全身性、弥漫性、进展性疾病，主要累及体循环的大中型肌弹力型动脉，其中以冠状动脉及脑动脉罹患最多，肢体各动脉、肾动脉和肠系膜动脉次之，且下肢多于上肢。动脉粥样硬化作为血管系统的共同病变可以导致多血管床同时受累。有研究显示，在脑卒中患者中有40%合并其他血管床损害，而外周动脉疾病有60%合并其他血管床损害。国外 DETECT 研究显示，47.5%的缺血性卒中患者至少有一处其他血管床发生了动脉粥样硬化改变，34.8%存在1处其他血管床损害，10.8%存在其他2处血管床损害，2.0%存在其他3处血管床损害。

2. ABI 的临床应用：诊断多血管床损害的方法也越来越多，包括彩色多普勒超声、CT 血管成像（CTA）、磁共振血管成像（MRA）、数字减影血管造影（DSA）等。但在临床实践中，使用上述方法对患者进行全身检查费时、费力以及高额费用是大部分患者不能承受的，需寻找一种简捷的方法来预测多血管床的损害。ABI 最早作为诊断 PAD 的方法已经得到了广泛认可，但随着越来越多的研究证明，ABI 异常还与心脑血管疾病的发生及死亡率、肾功能异常均有关系，可以作为全身多血管床损害的可能预测因子。目前，ABI 以其无创、简捷、费用低等优点越来越受到人们的重视，尤其在健康人群的筛查中寻找危险人群以降低心脑血管事件死亡率。

四、ABI 与心脑血管性疾病及其危险因素

目前被广泛接受的动脉粥样硬化危险因素有高血压、糖尿病和糖耐量异常、吸烟、高脂血症、年龄、性别、遗传因素等。新近发现的危险因素还有高同型半胱氨酸血症、C 反应蛋白、胰岛素抵抗、血中纤维蛋白原及凝血因子增多、病毒感染等。近年来随着对 ABI 的认识逐渐深入，发现 ABI 异常与心脑血管事件密切相关，因此有人将 ABI 减低列为动脉粥样硬化新的危险预测因子。

1. ABI 与动脉粥样硬化的危险因素：ABI 异常是动脉粥样硬化发展的结果，因而与动脉粥样硬化的危险因素存在密切的联系。Cure 等研究发现，随着年龄增加，低 ABI 的发生率增加，低 ABI 与胆固醇、血糖、饮酒、吸烟、高血压相关。另有研究认为，ABI 降低是各种危险因素在下肢动脉叠加的结果。年龄每增加10岁，ABI 减低的风险增至2.6倍。高血压患者 ABI 降低患病率是正常血压者的2倍；吸烟者 ABI 降低患病率是非吸烟者的2倍，而且吸烟量每增加10包/年，ABI 降低的风险就增至1.3倍；HDL-C 每增加5mg/dl，ABI 降低的风险会降低10%。而 ABI 增高与男性、糖尿病和高血压呈正相关，与吸烟和高脂血症呈负相关。

2. ABI 与 PAD：PAD 诊断的"金标准"是下肢动脉造影，但这是一种介入性检查方法，其有创性及高额的费用使它的临床应用受到了限制。近年来，随着对 ABI 研究的深入，ABI 测量作为筛查 PAD 的一种有效、准确、无创、简便的检查手段，其临床应用价值

在国外已经得到广泛认可。荷兰的马斯特里赫特资料中，以踝肱指数<0.95诊断为PAD，则45~74岁的患者占6.9%，其中仅22%有间歇性跛行症状。一项7 715例55岁以上人群的Rotterdam研究中，19.1%患有PAD。另有研究显示，65岁人群12.5%患有PAD。Murabito等的Framingham研究中，平均年龄80岁的人群PAD患病率为20%，其中仅有18%有间歇性跛行的症状。国内的研究发现，年龄、性别（女性）、民族（汉族）、腹围、吸烟、血脂异常、糖尿病、冠心病、缺血性脑卒中史等因素或共患疾病与PAD患病有关。

3. ABI与心血管疾病：动脉粥样硬化是全身性疾病，PAD、冠心病、缺血性脑卒中都是其发展的临床表现。一个血管床出现损害，可能预示着其他血管床同时存在着病变。近年来多项研究显示，ABI降低是全身动脉粥样硬化的标志。Aronow等研究显示，58%的PAD患者同时合并冠心病，34%的PAD患者同时合并缺血性卒中。胡大一等的研究表明，冠心病患者PAD患病率为35.8%，缺血性卒中患者PAD患病率为35.9%。10.7%的高危患者同时合并冠心病、缺血性卒中和PAD。

ABI异常是预测心血管事件的一种风险标记物。在已确诊的心血管病患者中，ABI降低者的风险高于正常者，且ABI可作为判定预后的一个重要标志。此外，有研究显示，在PAD患者中，不仅ABI降低与心血管病发生和死亡风险增高独立相关，而且ABI随时间推移下降幅度>0.15与死亡风险增高2倍有关，这种联系独立于ABI的绝对值。提示ABI较低或进行性降低的心血管病患者发生血管事件的危险高于ABI正常者。

近年来，越来越多的研究表明，ABI异常与冠状动脉狭窄程度相关。有研究显示ABI<0.9仅是三支或左主干病变的显著预测因子，对单支和二支病变没有预测价值。国内的研究显示，在具有多重动脉粥样硬化危险因素的老年患者中，ABI与冠状动脉狭窄严重程度呈显著负相关关系；三支或左主干病变患者的ABI显著降低，而造影正常、单支病变或二支病变患者的ABI没有显著差异；ABI对三支或左主干病变具有中等程度的预测价值，ABI≤0.9预测三支或左主干病变具有较高的特异度（94.3%），但敏感度（46.6%）稍差。但也有研究显示ABI不是冠状动脉血管病变严重程度的独立预测指标。

4. ABI与缺血性脑血管病

（1）ABI与脑动脉狭窄：国外较早进行的多项研究发现，ABI值与颈总动脉IMT呈负相关。血管动脉硬化到一定程度之后必然会演变成血管的狭窄。有很多研究显示，ABI降低与颅内外动脉狭窄有关。国外的一项研究显示，ABI与颅内颈内动脉及大脑中动脉狭窄程度有显著相关性，而颈总动脉与ABI无关。国内有研究表明，颈动脉重度狭窄患者ABI显著降低（$P<0.01$），而正常、轻中度狭窄患者的ABI无显著性差异；前后循环均狭窄患者ABI明显降低。ABI<0.9作为截断值预测重度颈动脉狭窄病变具有相对高的特异度（67.2%）和敏感度（82.8%）。国内另一项研究结果显示，314例缺血性脑卒中患者ABI异常率为20.7%（65/314），ABI值与颅内动脉狭窄程度之间存在线性趋势。

（2）ABI与缺血性卒中：多项研究显示，ABI降低是缺血性卒中的独立预测因子。国外有研究显示，ABI<0.9与ABI≥0.9的老年男性卒中的患病率分别为6%和2.9%（$P<0.01$），在校正了其他危险因素的影响后，ABI<0.9与卒中之间依然有显著负相关性。日本的一项结果表明，缺血性卒中患者ABI明显低于正常人群（$P=0.0002$），而出血性卒中患者ABI与正常人群无显著性差异。

ABI越低表明全身动脉粥样硬化就会越重，心血管事件的发生率就越高，预后也就越差。有随访结果显示，ABI值异常患者出院1年后心脑血管事件的发生率为10.8%，而ABI值正常患者心脑血管事件的发生率为5.9%。国内周国强等对107例缺血性脑血管病患者进行随访18个月内的心脑血管事件的发生情况，结果显示在107例缺血性脑卒中患者中，正常ABI组62例，低ABI组45例。随访结果发现，与正常ABI组相比较，低ABI组心脑血管事件发生率明显增高（33.3%对12.9%，P=0.011），多因素Logistic回归分析显示，在校正了其他相关危险因子后，低ABI是缺血性脑卒中患者发生心脑血管事件的独立预测因子（P=0.015）。

5. ABI与慢性肾功能不全：近年来，研究发现ABI与慢性肾功能不全相关。国外的研究发现，慢性肾功能不全血液透析患者中不仅ABI异常发生率高，而且下肢截肢发生率高。美国国家健康和营养调查显示，40岁以上的肾功能不全患者中下肢PAD患病率为24%，校正年龄、糖尿病、高血压、冠心病、脑卒中和高脂血症等混杂因素后，ABI异常与慢性肾功能不全相关显著。另有研究显示，ABI异常对慢性肾功能不全血液透析患者的全因死亡率和心血管死亡率也有一定的预测价值。校正其他混杂因素后，ABI<0.9的血液透析患者全因死亡的风险增加4倍，心血管死亡的风险增加5.9倍。而ABI≥1.3的血液透析患者由于血管钙化和僵硬度增加，全因死亡率和心血管死亡的风险也显著增加。

四、结束语

动脉粥样硬化是一种弥漫性、进展性、全身性疾病，已成为全世界主要的致死原因，越来越受到人们的重视。ABI不仅是PAD的筛查指标，也与全身动脉粥样硬化密切相关。ABI的临床应用价值在国内外已经逐渐得到了认可。

（陈晓虹）

第五节　脑血管造影技术在脑血管病诊断中的应用

数字减影血管造影技术（Digital Subtraction Angiography，DSA）是一种新的X线成像系统，是常规血管造影术和电子计算机图像处理技术相结合的产物。通过计算机可以把血管造影片上的骨与软组织的影像消除，仅在影像片上突出血管。是20世纪70年代以来应用于临床的一种崭新的X线检查新技术。

一、DSA工作原理及应用

DSA的成像是应用计算机程序进行两次成像完成的。在注入造影剂之前，首先进行第一次成像，并用计算机将图像转换成数字信号储存起来。注入造影剂后，再次成像并转换成数字信号。将两幅图像的数字信息相减，获得不同数值的差值信号，再经对比度增强和数/模转换成普通的模拟信号，获得了去除骨骼、肌肉和其他软组织，只留下单纯血管影像的减影图像，通过显示器显示出来。通过DSA处理的图像，使血管的影像更为清晰，在进行介入手术时更为安全。

二、DSA检查技术

根据将对比剂注入动脉或静脉而分为动脉DSA（intra-arterial DSA，IADSA）和静脉DSA（intravenous DSA，IVDSA）。IADSA血管成像清楚，对比剂用量少，目前都在应用IADSA。

IADSA的操作是将导管插入动脉后，向导管内注入肝素以防止导管凝血。将导管尖插入感兴趣的动脉开口。导管尾端接压力注射器，团注对比剂。注入对比剂前将影屏对准检查部位。于造影前及整个造影过程中，根据需要以每秒1帧或更多的帧频，摄照7~10s。经操作台处理即可得到IADSA图像。

1. 适应证：①脑动脉狭窄、闭塞性疾病。②动静脉畸形、动静脉瘘等。③脑动脉瘤。
2. 禁忌证：①对造影剂过敏者。②严重高血压，舒张压大于110mmHg（14.66kPa）者。③严重肝、肾功能损害者。④甲状腺功能亢进及糖尿病未控制者。

三、DSA在脑血管病诊断中的应用

DSA被广泛应用于脑血管病检查，不但能提供病变的确切部位，而且对病变的范围及严重程度亦可清楚地了解，为手术提供较可靠的客观依据。另外，对于缺血性脑血管病，也有较高的诊断价值。DSA可清楚地显示动脉管腔狭窄、闭塞、侧支循环建立情况等，对于脑出血、蛛网膜下腔出血，可进一步查明导致出血的病因，如动脉瘤、血管畸形、海绵状血管瘤等。随着医学科学的进步，已有多种无创性血管成像，比如经颅超声多普勒（TCD）、磁共振血管成像（MRA）/CT血管成像（CTA）等用于头颈部动脉粥样斑块所致狭窄或闭塞的评估，尽管这些检查手段已有很大的进步，但脑血管造影仍然是目前诊断脑血管疾病的"金标准"，可以更全面且精确地显示出颅外、颅内脑血管的整体情况，并可以动态地了解患者的血流动力学变化、血流速及侧支循环情况，可以对脑部供血情况进行全面的评价，准确地评估患者病变血管的狭窄程度。

DSA空间分辨率较高，可以动态地对动脉、静脉、毛细血管充盈程度进行评价，并分析血流动力学，有效计算循环时间，并进行血管内的治疗。

DSA对脑血管病是一种有效的诊断方法。但由于它是一种创伤性检查，所以对脑血管病不应作为首选或常规检查方法。

四、DSA在脑血管疾病治疗中的应用

介入治疗由于创伤小，近几年来在颅内动脉狭窄等方面的治疗取得了突破性的进展（摘自《实用医院临床杂志》凌锋的论文：缺血性脑血管病介入治疗现状和存在的问题，2008年3月5卷2期）。目前已成为脑血管病治疗的一种值得推广的方法。

在DSA介入治疗缺血性脑血管疾病时需要注意，对患者的狭窄部位要采用最佳的角度进行摄影，以更准确地测量患者的狭窄程度，有助于选择合适大小的支架；如果使用自膨式支架，选择要以狭窄血管近心端的血管直径为主，且直径要大；如果使用球扩式支架，支架直径要以远端血管为主，且直径要小；支架选择还要有较好的柔顺性。此外，对高度狭窄，即90%以上的狭窄，在进行支架前要进行预扩，使用球囊和保护装置。

五、DSA操作的并发症及操作中应注意的问题

1. DSA操作的并发症：DSA治疗后的并发症种类较少，包括血压降低、心率降低和穿刺部位血肿。

血压降低、心率降低发生在介入治疗过程中，可能是由于介入操作中、支架或者球囊的使用中，发生了压力感受器及迷走神经的刺激等导致。有研究认为，术前给予阿托品治疗可以有效地预防血压降低等发生，但是并未在临床推广。这主要是由于血压降低和心率减慢的发生率并不高，且预先给予阿托品可能会导致心率加快和血压升高，出现血管痉挛等情况。在手术过程中，一旦有血压降低，立即给予多巴胺升压，对有心率下降的患者给予阿托品静脉滴注，患者血压和心率均会得到有效的恢复。

穿刺部位血肿多是由于手术后压迫不当导致，压迫力较低或偏离均会引起此情况。发现有血肿应立即给予彩超检查，并加压包扎。

缺血性脑卒中是由于斑块脱落、气体经导管注入、血管痉挛等导致。为避免此情况，需要严格按照操作规程进行操作，并在手术前做好抗凝。

2. DSA操作中应注意的问题

DSA的不足：DSA对血管壁和周围组织的变化判断不足，对比剂使用较多，且有出现假阴性的一定比例。另外，DSA是一种有创检查，其操作过程较为复杂，对危重患者并不适用。且研究认为，DSA可能会诱发脑血管的痉挛，使动脉瘤再破裂出血。

该检查对操作人员的各方面要求也极其严格，在相对基层的医院尚不能成为常规检查手段，且术中可出现栓塞事件、血管破裂出血、血管壁损伤、诱发血管痉挛等严重并发症，加之造影剂的肾毒性，常出现许多医师不愿或不敢推荐，或患者拒绝接受此检查的情况。

为规避风险，确保DSA的高度安全性，操作时应注意下述方面的问题：

（1）尽可能严格掌握DSA的适应证及排除标准。

（2）操作人员应事先经过DSA全程操作的相关培训。

（3）术中术后需持续进行心电监护。

（4）术中选择合适的导管可增加诊断性造影的安全性。

（5）对于临床无创性检测手段筛查不能排除颅内血管病变的病例，可考虑进一步进行DSA检查。

（6）对于缺血性脑血管病患者要提高DSA阳性检出率及准确性，术前予以无创的、快捷的、操作简易可行的TCD，颈动脉彩色超声，头颅影像学检查（CT/MRI/MRA）作为重要脑动脉粥样硬化狭窄或闭塞等病变的筛查手段是十分必要的，尤其对于老年人且具有高血压、糖尿病、冠心病、高脂血症、吸烟饮酒史或既往卒中史等多种脑血管危险因素的脑梗死或TIA的患者，术前行主动脉弓CTA或MRA有助于明确主动脉弓的类型，主动脉弓有无易损斑块，提高主动脉弓部导管操作的安全性。

（7）对于临床确认为SAH者，应特别注意多体位投照，有助于提高DSA阳性发现。

（8）拔出动脉鞘时压迫止血一定要彻底，穿刺点压迫15min，沙袋压迫4h，加压包扎24h，防止穿刺点并发症的出现。

DSA虽为诊断脑血管病变的"金标准"，但由于其创伤性和费用高，尚不能成为常规

检查手段。TCD和CDFI可作为缺血性脑血管病介入诊断治疗前、后重要的普查筛选手段。对于男性40岁以上的患者，尤其有长期吸烟史、高血压、酗酒、糖尿病等动脉硬化危险因素者，应定期进行体格检查，常规做颈动脉超声、TCD等检查，以对颅内外血管病变进行初步筛查。一旦出现TIA，及时就医，必要时行全脑血管造影。目前，颈动脉内膜剥脱术、血管内支架成形术、颅内-外血管搭桥术及药物治疗的进展，已能大大减少或延缓完全性卒中的发生，从而改善了预后。

（李晓久）

第六节　颅内外血管狭窄介入治疗流程

一、颈动脉狭窄

（一）**适应证**

1. 无症状者，血管管径狭窄程度＞70%；有症状者（TIA或卒中发作），血管管径狭窄程度＞50%。
2. 血管管径狭窄程度＜50%，但有溃疡性斑块形成。
3. 某些肌纤维发育不良者，大动脉炎稳定期有局限性狭窄。
4. 放疗术后狭窄或内膜剥脱术后、支架植入术后再狭窄。
5. 急性动脉溶栓后残余狭窄。
6. 由于颈部肿瘤等压迫而导致的狭窄。

（二）**禁忌证**

1. 3个月内有颅内出血，2周内有新鲜脑梗死灶者。
2. 不能控制的高血压者。
3. 对肝素、阿司匹林或其他抗血小板聚集类药物禁忌者。
4. 对造影剂过敏者。
5. 颈内动脉完全闭塞者。
6. 伴有颅内动脉瘤，且不能提前或同时处理者。
7. 在30d内，预计有其他部位外科手术者。
8. 2周内曾发生心肌梗死者。
9. 严重心、肝、肾疾病者。

（三）**术前准备**

1. 前6h禁食禁水。
2. 碘过敏试验：拟使用的造影剂1ml，静脉推注。无心慌、气短、荨麻疹及球结膜充血等过敏体征，注射前后测量血压波动低于10~20mmHg者为阴性。碘过敏试验阳性而必须行造影者，应术前3d进行激素治疗，并尽量使用非离子碘水溶液造影剂。
3. 双侧腹股沟区备皮，操作时间长的患者要留置导尿管。
4. 术前3~5d口服抗血小板聚集药物，氯吡格雷75mg+阿司匹林300mg。

5. 常规术前检查

(1) 实验室检查：血、尿、便常规；凝血功能；甲功、肝功、肾功、血糖、血脂、血尿酸、电解质；同型半胱氨酸；乙丙戊肝、梅毒螺旋体抗体、抗HIV（1+2）；血型等。必要时查血沉、C反应蛋白、类风湿因子、ANA谱及抗心磷脂抗体等。

(2) 辅助检查：心电图、胸部X线片、心彩超、颈部及四肢血管超声、TCD、头CT或头MRI、全脑血管造影或CTA、MRA，灌注CT或MR。必要时查冠脉CT或心脑联合造影，以及脑电图等。

6. 术前3h静脉持续给予钙离子拮抗剂。

7. 术前认真询问病史及查体，判定是否为症状性，完善神经科评分（NIHSS、MRS等）。

8. 向本人及授权人认真告知手术相关事宜，签署授权书及手术同意书。

9. 提前训练床上排尿。

(四) 操作方法

1. 经股动脉采用Seldinger技术穿刺，一般放置8F导管鞘，导管鞘连接加压等渗盐水持续滴注冲洗。

2. 8F导引导管后面接Y形阀或止血阀，并与加压等渗盐水连接，在0.89mm（0.035″）泥鳅导丝小心导引下，导管放在患侧颈总动脉，头端位置距离狭窄3~5cm、对过度迂曲的颈总动脉可以使用交换导丝，将导引导管交换到位。

3. 通过导引导管血管造影测量狭窄长度和直径，选择合适支架，并行患侧狭窄远端颅内动脉造影，以备支架植入后对照。

4. 通过导引导管将保护装置小心穿过狭窄段，并释放在狭窄远端4~5cm位置，撤出保护装置外套后，选择合适的球囊行预扩张，扩张后造影。扩张前静脉给予阿托品0.5mg，以防心律失常。

5. 撤出扩张球囊后植入支架，造影检查植入支架后残余狭窄，酌情做支架内后扩张。

6. 最后撤出保护装置，行颈部及患侧颅内动脉造影，并与术前对比。

(五) 注意事项

1. 动脉狭窄段过度迂曲或高度狭窄、保护装置到位困难时，可以选择导丝交换保护装置或使用直径较小的冠状动脉球囊，行扩张后植入保护装置。

2. 术前心率<50次/min或伴有慢性心功能不全者，可以预先放置临时起搏器。

3. 对侧颈内动脉完全闭塞，其血流完全依赖于患者，有条件者应尽量选择全身麻醉。

4. 高度狭窄病变，狭窄远端无任何侧支循环者，扩张后要适当控制血压，收缩压维持在基础血压的2/3。若同时还伴有其他血管狭窄，在同期手术中不能处理或不适合血管内治疗者，血压不能控制过低。

5. 保护装置的使用已经被大量的研究所证实，其能够降低栓子脱落所导致的栓塞并发症，对有条件的患者可以尽量使用。

6. 术后不中和肝素，3~6h后拔鞘。

(六) 术后用药、处理及随访

1. 围手术期3d，抗血小板聚集药物同术前，同时给予低分子肝素钠0.4ml，2次/d。

2. 3d后维持术前抗血小板聚集药物3~6个月，3个月后酌情减量。

3. 压迫并加压包扎穿刺点，卧床24h，保持穿刺侧下肢伸直。

4. 监测穿刺肢体足背动脉搏动，1次/0.5h。

5. 监测生命体征，个体化控制血压，注意尿潴留。

6. 术后1个月、3个月、6个月、12个月复查血、尿、便常规，凝血功能，肝功、肾功、血糖、血脂，颈部血管彩超、TCD。复查时进行相关神经科评分检查。

7. 术后6或12个月复查CTA或DSA。

（七）并发症及其处理

1. 心律失常：为最常见并发症，一般发生在球囊扩张时或支架植入后，可出现心率下降，应在扩张前5min静脉给予阿托品0.5~1mg。术前心率<50次/min或伴有慢性心功能不全者，可以在术前植入临时起搏器。术后3~6h拔出。

2. 血压下降：血压下降不超过20mmHg，可以暂不处理。支架植入6h内收缩压持续下降<100mmHg者，可以给予肾上腺素或多巴胺治疗。

3. 栓子脱落：无症状者可以不做特殊处理。

4. 血栓形成：在确定没有颅内出血或出血倾向时，可以做动脉内溶栓。

5. 过度灌注：在术前分析有过度灌注高风险的患者（极度狭窄、假性闭塞、狭窄远段没有侧支循环者），在扩张之后要控制血压（收缩压维持在100~130mmHg）。有条件者应做TCD监测。

6. 血管痉挛：保护装置或较硬的交换导丝，0.46mm（0.018″）可能会导致狭窄远端血管痉挛，一般不做特殊处理，撤出导丝和保护装置后，痉挛会解除。有严重痉挛时，若远端血流受阻，可局部给予解痉挛药物，动脉内缓慢推注罂粟碱（15mg加10ml等渗盐水）。

7. 动脉内膜下通道（血管夹层）：可能是导管或导丝进入内膜下或注射造影剂压力过大所致。在透视下，监护导管、导丝的方向和位置，遇到阻力时不应强行插入。股动脉处多为顺行夹层，可自愈。弓上血管多为逆行夹层，严重者须放置支架或抗凝治疗，须控制性降压并请胸心血管外科处理。

8. 穿刺部位出血：患者凝血机制障碍；可能存在患者躁动，过早过多运动下肢等。术后肝素中和后10~20min拔鞘，三指压迫穿刺部位15~20min，松开后观察5min，无出血后加压包扎。小血肿（直径<10cm），24h后局部热敷或理疗。造成局部压迫者可切开清除。

9. 血管穿孔或血管壁撕裂：可能与血管结构异常有关，操作应轻柔。结构复杂的血管，须用路径图。主动脉造影时使用多侧孔导管。造影时导管末端不能顶住血管，及时中和肝素，止血降压。可闭塞的血管行血管内封堵；不能闭塞的血管行压迫或手术修补。

10. 穿刺部位假性动脉瘤或动静脉瘘：可能是患者凝血机制障碍，或使用抗凝、溶栓、抗血小板聚集药物所致。或患者烦躁，过早过多运动下肢。处理：局部压迫、球囊栓塞、带膜支架植入或手术修复。

11. 血栓性静脉炎：可能与造影剂致使内皮细胞损伤、静脉血瘀滞有关，应严格抗凝，抬高患肢，减少疼痛。

（八）备注

狭窄血管测量方法，采用北美症状性颈动脉内膜切除协作研究组（NASCET）的标准：狭窄率（%）=（1-最狭窄动脉直径 / 狭窄远端正常动脉管径）×100%。计算由数字减影血管造影机的机载软件自动完成。

二、颅内动脉狭窄血管成形术

（一）适应证

1. 症状性颅内动脉狭窄程度＞50%。
2. 狭窄远端血管正常，后循环血管病变长度＜20mm，前循环血管病变长度＜15mm。
3. 急性动脉溶栓后残余狭窄。

（二）禁忌证

1. 脑梗死后遗留有严重的神经功能障碍。
2. 慢性完全血管闭塞。
3. 狭窄段呈锐角。
4. 狭窄段血管正常管径＜2mm。
5. 颅内动脉弥漫性狭窄。
6. 先天性发育不良。
7. 烟雾病、动脉炎等少数不明原因的病变。
8. 脑梗死后2周内。
9. 2周内曾发生心肌梗死。
10. 严重全身系统性病变。
11. 预计生命存活＜2年。

（三）术前准备

同颈动脉支架植入术。

（四）狭窄血管测量方法

同颈动脉支架植入术。

（五）操作方法

1. 有条件者，尽量做气管插管和全身麻醉。
2. 经皮股动脉穿刺，使用6F导管鞘。
3. 全身肝素化，术后不中和肝素。
4. 一般使用单导丝技术，导丝要求用0.36mm（0.014″），长度180~190cm。导丝头端软头长度＞10cm。若狭窄段存在夹层或动脉瘤样扩张，使用微导管技术，选择造影证实微导管穿过狭窄段，进入血管真腔后，用0.36mm（0.014″）交换导丝（300cm），然后再植入支架。
5. 可以选择球囊扩张式支架，也可选择自膨式支架。选择自膨式支架一定要进行预扩张。
6. 球囊扩张式支架释放压力为所选择支架的命名压（Nominal Pressure），逐步缓慢加压。若释放支架后，在血管内仍有残余狭窄，可以选择扩张球囊行支架内后扩张。
7. 高度狭窄的患者伴有侧支循环欠佳者，在支架释放前应注意控制血压，收缩压为基础血压下降20~30mmHg，支架植入术后24h仍然维持低血压。但若存在其他血管狭窄，应注意血压不能过低，以免造成低灌注性梗死。

8. 术后不中和肝素，3~6h后拔出导管鞘。

(六) 注意事项

对45岁以下的症状性颅内动脉狭窄患者，若动脉粥样硬化证据不足，应严格掌握适应证。

(七) 术后用药

同颈动脉支架植入术。

(八) 并发症及其处理

1. 血管破裂：发生在球囊预扩张或支架植入过程中，根据情况采取补救措施。可以先用球囊封闭破裂处，并立即中和肝素。酌情给予外科修补；在无穿支动脉部位，可以尝试带膜支架。

2. 血栓形成：处理方法同颈动脉支架植入术。

3. 穿支动脉闭塞：可以用扩容、升高血压等方法治疗，慎用动脉内溶栓。

4. 再狭窄：评估后可以用球囊扩张或再次支架植入。

5. 脑出血或蛛网膜下腔出血：酌情给予对症处理。

三、弓上血管颅外段血管支架血管成形术

(一) 适应证

1. 颈总动脉、无名动脉同颈动脉起始段支架术。

2. 椎动脉起始段狭窄

(1) 椎基底动脉系统缺血症状或反复发作的后循环中风，内科抗凝或抗血小板治疗无效。

(2) 一侧椎动脉开口狭窄程度超过70%，另一侧发育不全或完全闭塞。

(3) 双侧椎动脉开口狭窄超过50%。

3. 锁骨下动脉狭窄

(1) 血管狭窄超过50%，有颅内缺血症状。

(2) 血管造影或血管超声提示有"偷流现象"。

(3) 双上肢血压相差30mmHg以上。

(二) 禁忌证

同颈动脉支架术。

(三) 操作方法、程序以及术后处理

同颈动脉和椎动脉支架术。

(四) 注意事项

1. 锁骨下动脉狭窄和椎动脉狭窄支架时，由于受呼吸的影响，路径图技术往往定位不准，可以不断注射造影剂或实时造影定位。

2. 右侧锁骨下动脉起始段狭窄支架术采用自膨式支架定位较困难，可以选择球囊扩张支架或单纯球囊扩张术。

(陈新)

第七节 脑电图诊断技术及临床应用

脑电图（EEG）是从颅外头皮或颅内记录到的局部神经元电活动的总和。涉及多个学科的知识，如电子学、生物医学、神经生理学和神经病学等，因此，脑电图的技师和医师需要具有扎实的电生理基础和临床医学基础，这是一门很有发展的专业。随着数字化技术的发展，脑电图的软件技术和后期处理功能越来越强大，给临床应用带来更大的作用。

一、脑电图仪的组成

1. 脑电图仪的基本组成
（1）电源。
（2）脑电信号的采集和输入：电极。
（3）脑电信号的放大：放大器。
（4）仪器参数的调节。
（5）记录。

2. 数字化脑电图
（1）概念：通过计算机运用数字化方式进行脑电图检查。
（2）优势：仪器小型化，大容量，高速度，多导联，分析软件功能强大，自由编辑标记，存储方便，信号传输方便，实现远距离信号传输。
（3）功能扩展：可以增加心电、肌电、眼动、呼吸等其他生理参数的记录。

二、脑电图设备要求

1. 设备要求：选择符合国际脑电图和临床神经生理联盟（IFSECN）及中华人民共和国脑电图国家标准并经国家计量局检测规程认可的脑电图仪。目前的指南要求最低配置16导程，导联越多，脑电图误判的概率越少，如条件允许可以适当增加导联数。
2. 电源标准：电源线路符合医疗设备实验室标准，必须有地线，配备独立的电源，避免其他机器干扰。
3. 现在的脑电图设备不需要进行电屏蔽。
4. 辅助设备：闪光刺激器。

三、脑电图导联电极的要求

（一）电极的种类
1. 头皮电极：包括盘状电极、针电极及柱状电极，常规脑电图检查一般用盘状电极。
2. 特殊电极：包括蝶骨电极和鼻咽电极。用于记录特殊脑区（如颞叶底部或内侧）的异常电活动，临床上常与头皮脑电图配合使用。临床考虑由颞叶内侧放电而头皮脑电图无异常发现时，可考虑加用蝶骨电极。

（二）电极的固定
常规脑电图检查时可使用电极帽，长时间监测时一般使用火棉胶固定电极。

（三）电极放置

1. 电极位置：应根据颅骨标志经测量按10-20系统电极安放法加以确定。
2. 电极命名

（1）电极所在头部分区。按头部解剖部位"额、颞、中央、顶、枕、耳垂"等英文名称的第一个大写字母"F、T、C、P、O、A"等来表示。

（2）国际上以阿拉伯数字的奇数代表左半球，以偶数代表右半球。接近中线的用较小的数字，较外侧的用较大数字。中线部位为英文小写字母"z"。

3. 放置电极注意事项

（1）长程脑电图监测需要用火棉胶固定。

（2）电极要保持清洁，减少噪声，如果怀疑是肝炎、CJD、HIV感染者，电极需要特殊消毒。

（3）一般不用针电极，如果使用要注意消毒。

（4）安装电极后注意检查电极阻抗，正常不超过5kΩ。当记录中出现可能为电极导致的伪差时，应重新检测电极阻抗。

（四）导联组合

1. 参考电极导联法：①耳电极。②平均参考电极。
2. 双极导联法：①纵向导联法。②横向导联法。③三角导联法。④环状导联法。
3. 组合导联的基本原则

（1）至少有8导程，尽量使用10～20系统法中的全部21个电极。

（2）导联组合要简洁明了，能清楚显示电位的空间走向。

（3）双极导联电极间距应相等。

（4）导联排列顺序，应从前向后、先左后右。

（5）在一次脑电图检查中，至少应该各有一段如下组合的记录：参考电极导联、纵向双极导联、横向双极导联。并在记录过程中，明确标明导联组合方式（数字化脑电图在回放时应以上述多种导联方式显示和分析）。

（6）至少主要导联组合方式与其他实验室的应相同，以便于不同实验室之间的交流。

四、脑电图记录的参数

1. 校准电压（定标）：在记录前需要方波定标和生物定标。方波定标时，推荐尝试不同滤波设定状态下记录并测量校准电压。

2. 敏感度：常规记录时，敏感度一般设置于10μV/mm（成人）、10μV/mm或20μV/mm（儿童），可酌情及时调整。

3. 滤波：常规记录时，高频滤波多设定为70Hz。低频滤波多设定为0.3Hz或0.5Hz。

4. 走纸速度：常规记录速度设为3cm/s。

5. 描记时间：常规脑电图应至少记录20min清醒状态下的无干扰图形。

6. 诱发试验：睁闭眼、闪光刺激及过度换气应作为常规诱发试验，癫痫病人应尽可能进行睡眠诱发。进行诱发试验时，均需相应增加记录时间。

（1）睁闭眼试验：在受检者清醒、放松闭目状态时，每隔10s左右嘱其睁眼3~5s，反复睁闭眼2~3次，并标记每次睁闭眼的时间点。

（2）闪光刺激：闪光刺激器置于受检者眼前约30cm，在闭目状态下并面向闪光刺激器中心。刺激器发光亮度为10万烛光（＞100Nit），刺激脉宽0.1~10ms，刺激频率在1~60Hz可调。每一频率刺激持续时间为10s，间隔10s，再用另一频率刺激10s。一般采用由低频逐渐递增至高频刺激。在闪光刺激过程中如出现临床发作，应立即停止刺激。

（3）过度换气：过度换气描记应至少持续3min，深呼吸频率为20~25次/min。在过度换气之前及之后，均应在不变换导联组合条件下记录至少1min。下列情况不应进行过度换气：严重心肺疾病、脑血管病、高颅压、镰状细胞贫血及一般情况较差的患者。

（4）睡眠诱发：应记录到入睡过程和浅睡期（非快速动眼睡眠Ⅰ、Ⅱ期）图形。

五、常规脑电图检查方法

（一）对患者的要求

1. 检查前要对患者进行解释，说明脑电图检查没有痛苦，缓解患者的紧张情绪。
2. 检查前嘱患者洗头，不要涂抹护发素、摩丝之类的物质。
3. 检查前几天不要服用镇静药，癫痫患者一般不用停用抗癫痫药物。
4. 清醒脑电图检查前睡眠要充足，睡眠脑电图检查前要进行睡眠剥夺。
5. 检查前正常进食，不要空腹。
6. 婴幼儿患者不能配合可以用水合氯醛诱导睡眠。

（二）对环境的要求

检查室要安静、光线柔和、室温在25~28℃。

（三）检查过程

1. 准备机器。
2. 患者坐位或仰卧位。
3. 安放电极。
4. 记录20min清醒状态下的图形，进行诱发实验。
5. 记录过程中事件标记。
（1）导联改变。
（2）参数调整。
（3）患者状态：意识，睁闭眼及过度换气的开始和结束，睡眠。
（4）症状发作：头痛，癫痫发作。
（5）药物处置。

六、长程脑电图监测

常规脑电图监测时间有限，一些随机发生的事件不能很好地记录到，20世纪70年代随着计算机技术的发展，长程脑电图技术迅速发展，现在的全数字化视频脑电可以采用有线、无线甚至网络传输，而且软件分析功能强大，这是以前的纸质脑电图无法企及的。但是，长程脑电图因为时间长，监测期间患者的活动、环境的干扰增多，脑电波更加容易产生伪差，这就需要检查者具有更高的鉴别伪差的水平，同时监测方法也要更加规范。

（一）动态脑电图（AEEG）

1. 概念：使用便携的记录盒连续监测24h。

2. 监测方法
(1) 固定电极：用火棉胶或电极帽将盘状电极固定于头皮中。
(2) 记录信号：数字化的脑电图记录盒内有放大器和存储器，可以连续记录24~48h。
(3) 结果分析：记录24h后将记录盒内的数据传输到计算机软件内进行回放分析。
3. 注意事项
(1) 向患者及家属仔细讲解检查过程，要求患者远离带有干扰信号的电器、手机等，尽量减少活动，保持环境安静。
(2) 开始记录时首先在计算机上显示患者的脑电波图形，并进行睁闭眼实验，获得基本资料。
(3) 监测过程中详细记录患者的各种状态、症状发作情况。

（二）视频脑电图（VEEG）
1. 概念：在长程脑电图监测的基础上增加1~2个摄像头，同步拍摄患者的情况，一般监测2~3h，可以根据情况延长时间。
2. 监测方法
(1) 环境：温度适宜，房间安静，患者在固定的房间内监测。
(2) 电极固定：方法同AEEG。
(3) 视频监测：摄像头1个拍摄全身，1个拍摄局部。
(4) 记录内容：①清醒状态。②完整的睡眠周期。③诱发实验：睁闭眼、过度换气、必要时闪光刺激。
3. 注意事项：监测过程中注意观察患者的情况，随时调整设备及电极，做好患者出现意外的处理。

（三）多导睡眠脑电图
在AEEG和VEEG的基础上，增加眼动、心电、肌电、呼吸、血氧等特殊放大器和传感器，进行夜间多导睡眠监测。患者可以在家中进行监测。可用于睡眠障碍、癫痫的诊断。

七、脑电图适应证

1. 中枢神经系统发作性疾患，如癫痫、意识障碍、睡眠相关疾病等。
2. 癫痫外科手术前致痫区定位。
3. 围产期异常的新生儿监测。
4. 脑外伤及大脑手术后监测。
5. 危重病人监测（ICU）。
6. 脑死亡的辅助判定。

八、脑电图基本要素

脑电图波形的基本要素是频率、波幅、位相、波形等。脑电图检查就是分析它们之间的相互关系，在时间序列及空间分布的特征。
1. 周期和频率
(1) 周期（cycle）：一个波从开始到终止的时间，单位：ms。

(2) 频率（frequency）：1s内相同周期的脑波重复出现的次数，单位：Hz或周期/秒。

(3) 脑波频率的分布：①δ频带：0.3~3.5Hz。②θ频带：4~7.5Hz。③α频带：8~13Hz。④β频带：14~30Hz。⑤γ频带：>30Hz。

2. 波幅

(1) 概念：就是电压，测定任意两个电极之间的电位差，单位：μV。

(2) 标准状态：1mm=10μV。

(3) 波幅分级：①成人：低波幅<25μV，中等波幅25~75μV，高波幅75~150μV，极高波幅>150μV。②小儿：低波幅<50μV，中等波幅50~150μV，高波幅150~300μV，极高波幅>300μV。

3. 调节与调幅

(1) 调节：脑波的频率调节，反映脑电活动的规律性，成人同一部位的频率不应超过1Hz，两侧半球相应部位频率不应超过0.5Hz，否则为调节不良。

(2) 调幅：脑波的波幅变化规律，反映脑波活动的稳定性，表现为清醒状态枕区α节律呈渐高-渐低的梭形串，每串节律持续1s，两串之间少量低波幅β活动。

4. 位相

(1) 概念：脑电波形与时间的关系。

(2) 意义：正常两侧半球相应部位的脑波是同位相的，位相倒置可以作为定位的参考。

5. 波形：包括正弦样波、弓形波、带切迹的波、双相波、三相波、多相波、棘波、尖波、复合波、重叠波、多形性。

6. 脑波的分布方式：可以作为定位和判断病变程度的重要指标。包括广泛性、弥漫性、一侧性、局灶性、多灶性、游走性、对称性。

7. 脑波的出现方式：相对于背景活动基础上出现的特征性脑波。

(1) 活动：连续出现的占优势的脑波。

(2) 节律：频率和波形大致恒定的脑波连续出现。

(3) 暴发：突出于背景、突然出现、突然终止，持续一定的时间的脑波。

(4) 阵发：突出于背景活动并持续一段时间的脑波，但出现和终止不太突然。

(5) 周期性：突出于背景的脑波重复出现。

(6) 偶发：偶然出现的特殊脑波。

(7) 一过性：一过性出现的特殊脑波。

(8) 同步性：两个或两个以上的部位同时出现的脑波。

九、脑电图诊断标准

（摘自《脑电图指南》，中国抗癫痫协会脑电图和神经电生理分会编写）

(一) 成人脑电图诊断标准

1. 正常脑电图

(1) 脑波分布有正常的部位差别，左右基本对称。

(2) 清醒状态全头部α波频率差不超过2Hz；主要分布在双侧枕区；双侧枕区α节律的波幅最高，调幅最好，生理反应最明显。

(3) β活动在20%以下，波幅不超过20μV，以额、颞区为主。
(4) θ活动不超过5%，波幅不超过30μV。
(5) 全部记录中偶见δ活动，波幅不超过50μV。
(6) 过度换气、闪光刺激等诱发试验无异常反应。
(7) 生理性睡眠波顺序出现，睡眠周期正常。
(8) 无异常阵发性电活动。

2. 边缘状态
(1) α波频率变化范围超过2Hz。
(2) α波幅两侧不对称超过30%。
(3) α波波幅增高超过100μV。
(4) β波增多，数量超过40%或波幅达30~50μV。
(5) 额部低波幅散在θ波稍增多，超过10%~15%；有时其波幅超过枕部α波。
(6) 低波幅δ活动稍增多。
(7) 出现某种临床意义不明确的波形。
(8) 睡眠周期紊乱等。

3. 轻度异常：背景活动的改变较为明显。
(1) α波频率范围超过2Hz，两侧频率不对称，8Hz波增多，两侧波幅差超过50%，生理反应性不明显或不对称。
(2) β活动明显增多，波幅可达50~100μV。
(3) θ波明显增多，波幅可达50~100μV，呈阵发性出现，主要在额区。
(4) δ波轻度增多。

4. 中度异常
(1) 背景活动的量变加上波形的中等度改变。
(2) α频率变慢，以8Hz为主或α消失。
(3) α频率及波幅明显不对称。
(4) 额颞部有阵发性高幅α节律，而枕部较少（α前移）或α泛化。
(5) 中波幅θ节律占优势。
(6) 中波幅δ波成组或持续出现。
(7) 有较多异常波。
(8) 正常生理性睡眠波在一侧或双侧消失，或正常睡眠周期消失。

5. 高度异常
(1) 背景活动高度的量变和质变。
(2) α波消失，或仅有少量频率很慢的α波，如8Hz波散在。
(3) 波幅和频率无规则，完全失去节律性。
(4) 广泛性中、高波幅θ节律或δ节律，其间夹以高波幅β波。
(5) 异常病理波呈节律出现或反复暴发出现。
(6) 周期现象或暴发-抑制。
(7) 持续低电压或电静息状态。

6. 局限性异常：一侧或某一局部导联的尖波、棘波、尖-慢波综合、棘-慢波综合或慢波并有位相倒置。有时也表现为局限性的快波甚至波幅抑制。

（二）小儿脑电图诊断标准

1. 正常小儿脑电图：小儿（不包括新生儿）脑电图符合下列各项表现时为正常脑电图：

（1）背景活动的频率、波幅、节律性、调节性和分布符合相应的年龄范围。

（2）左右半球相应部位基本对称，波幅差不超过50%，婴幼儿期颞区可有轻度不对称。

（3）在其年龄段应该出现的生理性波形如期出现（如睡眠纺锤、顶尖波等），在其年龄段应该消失的不成熟波形如期消失（如δ刷、枕区插入性慢波等）。

（4）可存在与年龄相关的图形（如思睡阵发性慢活动、颞区轻度不对称等）。

（5）过度换气没有明显的慢波提前出现和（或）延迟消失。

（6）生理性睡眠波顺序出现，睡眠周期正常。

（7）各种状态下没有阵发性异常放电。

2. 正常范围小儿脑电图：正常范围小儿脑电图多数为正常变异，和正常小儿脑电图的临床意义基本一致。在正常小儿脑电图的基础上，具有下列一项表现时为正常范围脑电图：

（1）脑波频率范围轻度增宽，调节、调幅欠佳（仅指年长儿）。

（2）过度换气时有轻度的慢波提前出现和（或）延迟消失。

（3）出现少量临床意义不确定的波形。

3. 界线性小儿脑电图：界线性小儿脑电图可为正常变异，也可见于轻度脑功能障碍小儿，临床不具有重要的诊断意义。在正常范围小儿脑电图的基础上，具有下列一项表现时为界线性脑电图：

（1）脑波频率轻度落后于相应年龄的正常范围，慢波轻度增多，调节、调幅不良（仅指年长儿）。

（2）出现少量不典型棘波、尖波，或出现较多临床意义不确定的波形。

4. 异常小儿脑电图：小儿脑电图出现以下情况属于明确的异常。异常小儿脑电图不再分度，但需要具体指明主要异常表现。

（1）背景活动：①背景脑活动发育延迟，清醒时基本脑波频率明显落后于相应年龄的正常范围（基本节律慢化），该年龄段应出现的脑波未正常出现（如枕区α节律），或应消失的脑波未如期消失（如δ刷形放电、TA波形等）。②脑波分布无正常部位差别（如无枕区优势频率）。③两半球对应区域明显持续不对称。④广泛或局限性的持续慢波活动。⑤出现高度节律紊乱、暴发-抑制、周期性波、低电压或电静息。⑥睡眠周期或睡眠结构异常，或在长时间的睡眠记录中生理性睡眠波在一侧或两侧恒定消失。

（2）诱发试验：①过度换气时诱发出癫痫样放电或出现两侧慢波明显不对称。②闪光刺激诱发出癫痫样放电或出现光搐搦反应。

（3）癫痫样放电：①在任何状态及任何背景下出现明确的癫痫样放电，包括棘波、多棘波、棘-慢复合波、多棘-慢复合波、尖-慢复合波、棘波节律或快节律等。②任何明显有别于背景的阵发性波或节律（在排除干扰伪差的前提下）。

十、脑电图的临床应用

(一) 癫痫

1. 临床表现：一组不同病因引起，脑部神经元高度同步化，且常具有自限性的异常放电所导致，以发作性、短暂性、重复性及通常为刻板性的中枢神经系统功能失常为特征的综合征。每次发作称为痫样发作，反复多次发作所引起的慢性神经系统病症则称为癫痫。癫痫的病因可以是遗传、神经系统疾病及全身性疾病等。癫痫的异常放电是癫痫发作的病理生理学基础，可以通过脑电图记录到。

2. 脑电图在癫痫中的作用
(1) 诊断癫痫类型。
(2) 评估预后。
(3) 协助判断抗癫痫药的应用与减量。
(4) 在意识障碍等危重患者、精神类疾病中作为排除诊断。
(5) 外科手术定位。

3. 癫痫发作时典型的脑电图表现
(1) 高度失律——婴儿痉挛症。
(2) 双侧性慢棘慢波综合（1~2.5Hz）——Lennox-Gastaut 综合征。
(3) 双侧性3Hz棘慢波综合——失神发作，失神癫痫。
(4) 双侧性规则/不规则多棘波、多棘慢波——肌阵挛癫痫。
(5) 中央中颞尖波双向尖波——儿童良性癫痫。
(6) 慢波睡眠中持续放电——儿童中央颞区伴棘波良性癫痫。
(7) 局灶性尖/棘波及尖/棘慢波综合——部分性（局灶性）癫痫。

4. 注意事项
(1) 有的患者在癫痫发作间期脑电图可能正常，不能因此除外癫痫。
(2) 极少数正常人脑电图可能发现异常放电，不能因此诊断为癫痫。
(3) 一些临床高度怀疑癫痫的患者，常规脑电图未见异常或者发作时肢体活动引起大量的伪差，可以进行长程脑电图的视频监测，有的需要通过多导睡眠脑电图排除肌电、心电干扰。
(4) 临床医师熟悉脑电图并结合临床表现对脑电图进行分析是非常有意义的。

(二) 中枢神经系统感染

1. 脑电图在中枢神经系统感染中的作用
(1) 在此类疾病中脑电图没有特异性，不能提供病因学诊断。
(2) 脑电图的异常范围和严重程度可以反映病变的范围和程度。
(3) 进行脑电图检查可以评价疾病的预后。

2. 脑电图改变
(1) 细菌性脑膜炎：中-重度弥漫性慢波，累及皮层可以出现癫痫波。
(2) 病毒性脑炎：弥漫性高波幅慢波，也可以有癫痫样波。
(3) 单纯疱疹病毒脑炎：周期性复合波或周期性一侧性癫痫性放电。
(4) 克-雅脑病（CJD）：进行性慢波活动增多，后期出现双相或三相慢波。

（三）急性脑血管病

1. 脑电图的作用：在脑卒中早期脑电图可以出现异常改变，反映脑功能状态。
2. 脑电图改变

（1）出血性脑卒中：病变所在的半球出现慢波；

（2）闭塞性脑卒中：脑电图的异常程度与脑缺血的程度有关，从病灶中心到正常部位脑电图的波形逐渐减慢。脑梗死范围越大，部位越表浅，脑电图异常越明显。

（四）偏头痛

1. 临床表现：反复发作的血管性头痛，伴恶心和呕吐，可以有视觉、感觉和运动先兆。
2. 偏头痛发作期的脑电图

（1）可以正常。

（2）可以在先兆期出现枕区α波减少，慢波增多。

（3）枕区棘波、尖波。

（4）偏瘫性偏头痛可能在对侧半球出现慢波。

3. 偏头痛与癫痫

（1）发病机制虽然不同，但是有时临床表现复杂难以鉴别。

（2）偏头痛-癫痫综合征：表现为典型的偏头痛症状，伴有癫痫发作，脑电图可以出现枕叶棘波。

（3）儿童枕叶癫痫：良性病变、枕叶癫痫引起血管异常收缩，出现头痛。

（4）儿童良性Rolandic区棘波：此类疾病患者可能出现偏头痛。

（五）代谢性、中毒性脑病

1. 脑电图改变原理：代谢性疾病、中毒性疾病引起的脑部病变破坏了人体内循环的稳定，从而影响神经元的电生理活动，在脑电图上可以记录到。

2. 低血糖脑病

（1）临床表现：葡萄糖是大脑唯一的能量来源，血糖减低时出现意识障碍、昏迷甚至癫痫等脑部改变，严重时脑部损害不可逆。

（2）脑电图改变：出现慢波，可以伴棘波、棘慢波等癫痫波。

3. 肝性脑病

（1）临床表现：各种肝病引起肝功能异常、代谢异常，中枢系统改变表现为嗜睡、谵妄、精神症状，甚至昏迷。

（2）脑电图改变：①早期α波减慢，θ波增多。②肝昏迷时出现弥漫性中-高波幅δ慢波，以额叶为主；慢波的多少与病变的严重程度有关。③25%的肝性脑病患者有三相波，以前头部为主。

4. CO中毒性脑病

（1）CO中毒是脑组织缺氧，引起弥漫性脑水肿、坏死出血性脑病。出现头痛、意识障碍、神经系统功能障碍。

（2）脑电图改变：①急性期：出现高波幅的慢波，以额颞叶为主。②恢复期：脑电图的恢复晚于临床症状的恢复。迟发性脑病时可见弥漫性δ波，α节律消失。

5. 酒精中毒性脑病

（1）临床表现：慢性酒精中毒可以出现记忆力减退、认知障碍、共济失调、人格改变等。戒断时可能出现烦躁、谵妄、幻觉、癫痫。

(2) 脑电图改变：①慢性酒精中毒时α节律减慢甚至消失，表现为弥漫性的中低波幅的θ波，严重程度与临床症状的严重性有关。②酒精戒断：α波减少，θ波、δ波增多，严重者出现弥漫性慢波、三相波，癫痫发作时出现棘波、棘慢波等。

(六) 脑死亡

1. 概念：包括脑干在内的脑功能不可逆转的丧失。

2. 临床诊断标准

(1) 先决条件：①所有脑功能停止。②脑死亡的病因基本确定。③病情不可逆转。

(2) 基本特征：①昏迷。②脑干反射消失：瞳孔对光反射，角膜反射，眼脑反射，眼前庭反射，口咽反射。③无自主呼吸。

(3) 证实检测：①脑电图。②诱发电位。③经颅多普勒 (TCD)。

3. 脑电静息 (ECS)

(1) 概念：又称无脑电活动，指在头皮所有部位记录不到可确认的脑源性的自发或诱发性电活动。80%的临床脑死亡病人脑电图表现为持续电静息。

(2) 诊断标准：脑电活动低于$2\mu V$，头皮电极间的距离不应小于10cm，电极间的阻抗需低于$10k\Omega$而高于100Ω。

(3) 基本技术要求：①完整的头皮电极，包括中线电极。②电极间的阻抗应$<10k\Omega$，$>100\Omega$。③电极间的距离不应小于10cm。④灵敏度增加到$2\mu V/mm$；低频滤波1~1.5Hz。⑤连续记录30~60min。⑥需有脑电图专业技师和医师做出判断。

4. 注意事项

(1) 脑电图显示电静息的脑损伤也有可逆性的；

(2) 大量镇静药中毒、低温状态可能出现短时间的电静息，监测时间要适当延长；

(3) 电静息持续数小时恢复的可能性不大。

(郭蓉)

第八节 肌电图诊断技术及临床应用

肌电图是神经肌肉病变的重要辅助检查手段，应用范围非常广泛，神经科的周围神经病（单神经病、炎性脱髓鞘性多发性神经病、腓骨肌萎缩症等），神经肌肉接头病（重症肌无力、肌无力综合征），肌肉病（多发性肌炎），运动神经元病，骨科的外伤性神经、肌肉损伤，内分泌科的糖尿病周围神经病等都需要通过肌电图检查进行诊断。肌电图不同于超声影像检查，它是一种电生理检查，利用微小的电流刺激周围神经引起神经细胞膜电位改变，通过一系列的变化分析得出结论。虽然肌电图检查给患者带来了一定的痛苦，但是它的临床指导作用是毋庸置疑的。

肌电图广义上包括同心圆针肌电图 (EMG)、神经传导速度 (NCV)、重复神经电刺激 (RNS)、H反射、F波等，每种疾病需要做的检查项目和检查部位可能不同，这就要求操作者要对神经肌肉的解剖结构有足够的了解，检查前需要询问患者的病史、做简单的查体，必要时与临床医师进行沟通，制订出一个完整的检查方案。同样，临床医师也要对肌电图的操作有足够的了解，才能针对每位患者的特点给操作者提供更多的资料，发挥出肌电图真正的作用。

一、肌电图检查的原理

1. 周围神经系统大体解剖结构（图7-8-1）

（1）脊髓内感觉、运动神经元发出的神经根。

（2）神经丛。

（3）周围神经。

（4）神经肌肉接头。

（5）肌肉。

（6）第Ⅲ~Ⅻ对脑神经核发出的脑神经。

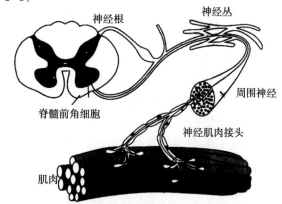

图7-8-1 周围神经系统示意图
（摘自《肌电图诊断与临床应用》，党静霞著）

2. 周围神经系统微观结构

（1）神经膜：包括神经外膜、神经束膜、神经内膜。神经根处缺少内膜，可能是一些免疫系统疾病（如吉兰-巴雷）容易引起神经根病变的原因。

（2）髓鞘：在有髓神经中，施万细胞在轴索周围形成髓鞘，施万细胞之间是郎飞结，神经细胞的动作电位在郎飞结之间传递。在脱髓鞘或神经受压疾病中，引起神经传导阻滞，传导速度减慢。

（3）轴索：轴索的功能是将营养物质和信息传递到神经末梢。轴索病变常累及远端神经和肌肉。

3. 神经肌肉的电生理特点

（1）静息电位和动作电位：静息状态下神经膜电位是内负外正，受到刺激时细胞膜产生去极化，达到一定的阈电位即产生动作电位。

（2）容积传导：神经电生理检查中的电流是通过介质（体液和结缔组织）传导到记录电极的，这种传导就是容积传导。神经传导速度的测定受容积传导的影响。

二、肌电图仪的组成

1. 刺激器：产生电流。
2. 放大器：接收记录电极信号。
3. 主机：进行信号的处理、存储。
4. 显示器：进行操作。
5. 电极：包括刺激电极、记录电极、地线，电极可以是表面电极和针电极，表面电极常用于神经传导检测，肌电图检查用同心圆针电极。
6. 打印机等输出设备。

三、肌电图检查的准备工作

1. 对检查环境的要求

（1）房间保持安静，光线相对暗，室温保持在28℃左右；

（2）现在的肌电图仪抗干扰能力较强，房间不用特殊屏蔽，但要单独接电源，远离其他检查设备，避免强电、弱电干扰；

（3）做肌电图检查需要暴露身体一些部位，要注意保护患者的隐私，可以用拉帘做软性隔离。

2. 患者的准备工作

（1）患者检查时不要穿紧身衣物，无须空腹；

（2）肢体温度要在30℃左右，如果偏低要在检查前用热水浸泡，有条件的用暖风加热，否则影响检查结果。

（3）患者身体皮肤如果比较干燥或特别脏，要适当清洗干净，否则电极导电效果差，影响检查结果。

3. 对临床医师的要求

（1）具备基本的肌电图知识，根据患者的临床表现提交检查要求；

（2）可以与检查医师共同制定检查项目；

（3）检查肌电图前要了解患者有无肝炎、艾滋病、梅毒等传染性疾病。如果是阳性，肌电图检查时针电极要特殊处理。

4. 操作者的准备

（1）检查前要充分了解患者的病史，最好做神经肌肉查体，与患者沟通使其放松并配合检查。

（2）根据患者的情况选择必要的检查项目，制定个性化的检查方案，积极与临床医师沟通。

（3）肌电图检查对检查者的技术水平和实践经验要求很高，操作者检查要规范，并且熟悉神经肌肉解剖知识和相关疾病临床表现，才能保证检查结果的准确性。

四、肌电图检查的适应证

1. 前角细胞及其以下（包括前角细胞、神经根、神经丛、周围神经、神经肌肉接头和肌肉）病变的诊断和鉴别诊断。

2. 肌肉注射肉毒毒素部位的选择（部分患者）。

五、肌电图检查的注意事项

1. 血液系统疾病有明显出血倾向的患者，注意血小板功能、凝血因子结果，慎做肌电图。

2. 有梅毒、艾滋病、Creutzfeldt Jakob（CJD）病等传染性疾病，要使用一次性针电极。

3. 有心脏起搏器的患者不要做神经传导速度测定。

4. 皮肤或软组织感染活动期（如蜂窝组织炎）的患者，不应在感染灶附近进行EMG检查。

六、肌电图常做的检查项目

(一) 周围神经传导速度

1. 运动神经传导速度（MCV）

（1）概念：通过神经干远近两点电流超强刺激，在远端肌肉上记录到混合肌肉动作电位（CMAP），判断运动神经的传导功能。

（2）检查方法：将记录电极放置在检查神经支配的肌肉的肌腹最饱满处，参考电极放置在远端肌腱处，用刺激器刺激远端的神经干，刺激电量从最小电量开始逐渐加量，在显示器上可以看到负向的肌肉动作电位，当电量达到超强刺激时，记录动作电位，分别在神经干近端和远端两点刺激，测出两点之间的距离，根据潜伏期时间差，计算出传导速度。

（3）检查指标：①潜伏期：从刺激伪迹开始到肌肉动作电位开始离开基线的时间，单位：ms。②波幅：一般是指从基线到负向波峰之间的距离，单位：mV。③面积：从基线开始到负向波区域内的面积，可以反映参与肌肉动作电位的肌纤维数量。④时程：指动作电位偏离基线到回到基线的时间；反映肌纤维同一时间同时放电。⑤传导速度：计算公式：CV=两个刺激点之间的距离/潜伏期差值，单位：m/s。

2. 感觉神经传导速度（SCV）

（1）概念：冲动在感觉神经上的传导过程。

（2）检查方法：刺激感觉神经的一端，在感觉神经的另一端记录，速度可以直接由刺激点到记录点之间的距离计算。与运动神经不同，可以顺向记录，也可以反向记录。刺激电量比运动电位要小，波幅也比较低。

（3）检查指标：①潜伏期。②波幅。③时程。④传导速度：刺激一点就可以计算出速度（图7-8-2）。

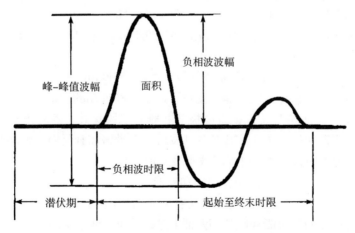

图7-8-2 肌肉动作电位各参数示意图
（注：摘自《简明肌电图学手册》，崔丽英著）

3. 注意事项

（1）患者需要放松，最好平卧于床。

(2) 电极放置位置要准确，刺激神经干的位置准确。

(3) 检查运动神经时要逐渐增加电量，使患者逐渐适应，最后要达到超强刺激电量。感觉神经电量要小。

(4) 注意有的神经可能有走行变异。

(5) 测量距离时患者的姿势要与检查时保持一致，保证测量的准确。

4. 临床意义

(1) 神经脱髓鞘病变：潜伏期延长，传导速度减慢20%以上。

(2) 轴索损害：以波幅减低为主。

（二）F波（F-wave）

1. 概念：神经干在超强刺激下，在肌肉动作电位M波后出现的一个小的动作电位。F波的电兴奋是从记录电极达到脊髓，再由脊髓的前角细胞返回记录电极的动作电位，实际上它不是一个反射。

2. 检查方法：电极位置与检查运动神经时相同，刺激电量要用超强刺激，M波在前面出现，后面的动作电位就是F波，波形变异大，要连续刺激15~20次。

3. 观察指标

(1) 最短潜伏期、最长潜伏期、平均潜伏期。

(2) F波出现率。

(3) F波传导速度。

4. 临床意义：反映近端神经根的功能。表现为潜伏期延长、传导速度减慢及出现率下降，常见于吉兰-巴雷综合征，特别是疾病早期神经传导未见异常时，神经根可以先出现改变。

5. F波的局限性

(1) F波反映的是被检查神经的结果，不能反映全部。

(2) F波检查的是运动神经，不能反映感觉神经的功能。

(3) 当疾病较重时，M波的动作电位波幅较低时，F波可能检测不出。

（三）H反射（H-reflex）

1. 概念：H反射是一个真正的神经反射，刺激胫神经由感觉神经传入，经过突触反射由运动神经传出，引起腓肠肌收缩。反映了周围神经近端的功能。

2. 检查方法：患者俯卧位，记录电极放在腓肠肌肌腹处，参考电极放在跟腱处，从低刺激强度开始逐渐加量，H反射出现在M波后，电量增加H反射波幅增高，电量继续增加，M波的波幅增加增高，H反射逐渐减小最后消失。

3. 观察指标：H反射的潜伏期、波幅和波形。

4. 临床意义：如果踝反射消失，H反射可能消失。H反射潜伏期延长常见于近端胫神经病变、坐骨神经病、腰骶神经丛病及骶1神经根病、糖尿病周围神经病。

（四）瞬目反射（blink reflex）

1. 概念：瞬目反射是一个反射，传入神经是三叉神经的第一支，到达脑桥三叉神经感觉主核及脊束核，从面神经的运动支传出。反映三叉神经、面神经、延髓及脑桥的功能。

2. 检查方法：患者仰卧位，双眼微闭，两个记录电极分别放在双眼下方，参考电极放在记录电极旁，刺激电极放在一侧眶上切迹处，用超强刺激。在刺激的同侧记录到两个诱发反应波形 R_1、R_2，刺激的对侧记录到一个波形 R_2'。

3. 观察指标：R_1、R_2 及 R_2' 各波潜伏期、双侧潜伏期差值及波幅。

4. 临床意义：三叉神经通路和面神经通路周围及中枢病变的辅助定位。

（五）重复频率电刺激（RNS）

1. 概念：连续刺激神经，观察该神经支配的肌肉动作电位波幅递增递减的变化，用来评价神经-肌肉接头的功能。

2. 检查方法：电极位置同运动神经，用超强刺激，刺激频率 ≤5Hz 为低频刺激，≥10Hz 为高频刺激，常用的神经为面神经、尺神经、腋神经、副神经。

3. 观察指标：刺激神经的肌肉动作电位的波幅增加或减低的百分比。

4. 临床意义

（1）第5波比第1波波幅下降10%~15%以上称为低频RNS波幅递减，常见于重症肌无力。

（2）最末和起始波波幅下降30%以上称为高频RNS递减；波幅升高 >100% 称为高频RNS递增，常见于肌无力综合征。

（六）针电极肌电图

1. 概念：常用同心针肌电图检查，插入被检查的肌肉，记录静息状态下肌肉的自发电活动，肌肉收缩时的运动单位电位变化。

2. 工作原理：运动单位是肌肉收缩的最小单位，包括前角细胞的α-运动神经元及其轴突、运动终板、轴突所支配的肌纤维，每个运动单位支配的肌纤维数量不同。

3. 检查方法：患者平卧于床，使其放松配合检查。暴露要检查的肌肉，消毒进针处，将针电极快速刺进皮下肌肉，先观察屏幕上肌肉放松时的自发电位，先后在此肌肉不同位置、不同深度检查；然后嘱患者小力收缩肌肉，观察单个运动单位动作电位；最后使患者大力收缩肌肉，观察此时的募集电位情况。

4. 观察指标

（1）肌肉放松时：①插入电位：是针电极插入肌肉时对肌纤维或神经末梢的机械刺激产生的成簇的、伴有清脆声音、持续时间300ms左右的电位，针电极一旦停止移动，插入电位即消失。②终板区的电活动：包括终板噪声和终板电位。前者波幅为 10~50μV，时限为 1~2ms；后者波幅为 100~200μV，时限为 3~4ms。终板区电活动的声音似贝壳摩擦的杂音。③自发电位：包括正锐波、纤颤电位、束颤电位、复合重复放电、肌颤搐放电、肌强直放电等。3%~4% 的健康人肌肉可有机会发现一处正锐波或纤颤电位。

（2）肌肉轻收缩时：观察单个运动单位动作电位（MUAP）：①波形：三相波和双相波。②时限：指电位偏离基线至回到基线的时间。③波幅：指基线到负相波峰的距离或正负波峰的距离。④相位变化：指离开至返回基线的部分。正常情况下一般不超过4相，超过者称为多相波。

（3）肌肉大力收缩募集电位：①相型：大多数为干扰相，即健康人在大力收缩时有足够的运动单位募集在一起，难以分辨出基线的MUAP相互重叠的现象。病理状态时可见高波幅的单纯相或混合相，低波幅的干扰相即病理干扰相。②波幅：正常通常为 2~4mV。

5. 临床意义

（1）下运动神经源性损害：可有自发电位，MUAP呈高波幅、宽时限，多相波百分比增高，大力收缩表现为单纯相。

（2）肌源性损害：可有自发电位，MUAP呈短时限、低波幅，多相波百分比增高，大力收缩表现为病理干扰相。

七、肌电图在常见神经肌肉疾病中的临床应用

（一）腕管综合征

1. 临床表现：患者表现为拇指、食指、中指和环指桡侧半感觉异常及麻木，手部酸胀无力，夜间加重，使劲甩手可以缓解麻木，以感觉障碍为主，逐渐加重可以出现鱼际肌萎缩，女性居多，经常进行手部活动的人及有糖尿病、妊娠、甲状腺疾病的人容易患此疾病。在神经受压的疾病中最常见。

2. 病因：正中神经在腕部通过腕管，腕管有9条肌腱通过，由腕骨和腕横韧带固定，空间狭小，如果出现病变使腕管空隙变小，就会出现正中神经受压的表现。

3. 肌电图检查结果及意义

（1）神经传导检查：①神经选择：同时检查正中神经和尺神经，尺神经作为鉴别肘部病变的依据。②检查结果：感觉神经异常多见。正中神经、感觉神经可见远端潜伏期延长，诱发电位波幅可以减低，同侧尺神经正常。

（2）针电极肌电图检查：①肌肉选择：拇短展肌。②检查结果：早期可表现为自发电位增多，募集相显示运动单位丢失现象。随病程进展可出现MUAP时限增宽，波幅增高。此时可作为腕横韧带松解术的指征。

（二）糖尿病周围神经病

1. 临床表现及病因：糖尿病的周围神经病变种类很多，发病原因可能是由于血糖过高，引起细胞内渗透压过高，神经细胞变性坏死，使神经纤维脱髓鞘、轴索变性。也可能因微血管病变引起神经纤维缺血坏死。比较常见的是慢性对称性远端感觉运动神经病变，患者可以出现远端肢体麻木、疼痛、感觉异常，有的可能力弱、跌倒。

2. 肌电图检查结果及意义

（1）神经传导：①神经选择：正中神经、尺神经、胫神经、腓总神经。②检查结果：以轴索病变为主，诱发电位波幅明显减低，神经传导速度正常或轻度减慢。

（2）针电极肌电图检查：一般不需要肌肉检查，可以作为鉴别诊断检查。

（三）急性炎症性脱髓鞘性多发性神经根病（AIDP）

1. 临床表现：病前可以有呼吸道或肠道感染史，急性或亚急性起病的对称性肢体迟缓性瘫，有的患者有颅神经损害，也可以有感觉障碍，严重的出现延髓和呼吸机麻痹。神经电生理检查对诊断和预后评估非常重要。

2. 肌电图检查结果及意义

（1）神经传导：①神经选择：正中神经、尺神经、胫神经、腓总神经。②检查结果：可表现为远端潜伏期延长、运动神经传导速度减慢、诱发电位波幅下降、运动神经传导阻滞、异常波形离散、F波平均（或最小）潜伏期延长和（或）出现率下降；电生理改变程度与临床相关，症状很轻微者，电生理检查改变也很轻，甚至不能检测出异常。早期以波幅下降、传导阻滞为主；后期则以传导速度减慢、波形离散为主。感觉传导一般正常。

（2）肌电图检查：①肌肉选择：远端肌肉，如拇短展肌、小指展肌、胫前肌。②检

查结果：早期单纯脱髓鞘而没有轴索受累，肌电图检查通常正常。如脱髓鞘伴有或继发轴索损害，则2周后可出现纤颤电位和正锐波等自发电位。随着病程延长，随诊时可以见到宽时限和高波幅的MUAP。

（四）神经肌肉接头病

1. 临床表现及病因：神经肌肉接头传递障碍，表现为对称性近端肌肉无力，可以累及眼外肌、呼吸肌。肌无力症状与肌肉病相似，需要电生理检查与肌肉病鉴别；此类疾病根据病变部位分为突触后膜病如重症肌无力，突触前膜病如肌无力综合征和肉毒杆菌中毒，也需要借助电生理检查进行鉴别。主要是做重复频率的电刺激。

2. 肌电图检查结果及意义

（1）重症肌无力：①神经选择：面神经、腋神经、副神经、尺神经。②常见结果：异常表现为低频波幅递减，偶尔可见高频递减，但以低频递减更为重要。面神经异常率最高，其次是腋神经。阴性结果不排除临床诊断。

（2）肌无力综合征（Lambert-Eaton综合征）：①神经选择：面神经、腋神经、尺神经。高频通常在尺神经处刺激。②常见结果：低频RNS可见波幅递减，高频RNS波幅递增。其中以高频刺激出现异常更为重要，如出现异常即可诊断。

（五）多发性肌炎

1. 临床表现：是一种弥漫性骨骼肌炎症性疾病，急性或亚急性起病，对称性四肢近端和颈肌及咽肌无力、肌肉压痛，可能与细胞和体液免疫异常有关。病理改变肌纤维广泛坏死、再生及炎性细胞浸润。

2. 肌电图检查结果及意义

（1）神经传导：①神经选择：正中神经、尺神经、胫神经、腓总神经。②检查结果：一般正常，如果合并结缔组织疾病，可以合并周围神经损害。

（2）针电极肌电图：①肌肉选择：三角肌、股四头肌。②检查结果：典型的肌源性损害改变，出现异常自发电位提示病变为活动性，运动单位电位表现为短时限、低波幅和多相波增多，募集相为病理干扰相。

（六）运动神经元病

1. 临床表现：病因未明的选择性侵犯脊髓前角细胞、脑干后组运动神经元、皮质锥体细胞及锥体束的慢性进行性变性疾病。表现为上下运动神经元受损症状和体征并存如肌无力、肌萎缩和锥体束征，感觉和括约肌功能不受影响。分为4型：肌萎缩侧索硬化、脊肌萎缩症、原发性侧索硬化和进行性延髓麻痹。神经电生理检查在肌萎缩侧索硬化中研究得比较多，主要是协助诊断、与其他疾病鉴别。

2. 肌电图检查结果及意义

（1）神经传导：①神经选择：正中神经、尺神经、胫神经、腓总神经。②检查结果：运动神经传导一般正常，如果病情严重轴索受损可以引起运动神经诱发电位波幅减低；感觉神经传导正常。

（2）针电极肌电图：①肌肉选择：四肢近端、远端肌肉都要检查，还有舌肌、胸锁乳突肌。②检查结果：广泛的失神经与神经再生现象。失神经现象包括纤颤电位、束颤电位、正锐波；神经再生表现为运动单位动作电位时限增宽、波幅增高、多相电位增多，大力收缩时呈单纯相；在肌萎缩侧索硬化的患者中，为了排除颈腰段退行性疾病，必须做舌肌、胸锁乳突肌的肌电图检查。

（郭蓉）

第九节　诱发电位诊断技术及临床应用

　　诱发电位（EPs）是对神经系统进行客观检查的重要技术之一，20世纪50年代开始研究，70年代应用于临床，目前已经广泛应用于神经科、眼科、耳科、精神科及儿科等。诱发电位检查可以诱发大脑皮层高级神经活动并进行定量分析，比较成熟的检查包括视觉诱发电位（VEP）、脑干听性诱发电位（BAEP）、体感诱发电位（SEP），对运动诱发电位（MEP）和事件相关电位（ERP）的研究也越来越多，是评价神经系统功能的一种比较客观的检查，它的作用是无法替代的。随着计算机技术和电子技术的飞速发展，诱发电位技术水平也有很大的提高，这需要更多的专业技术人员的参与，包括临床医师、神经电生理医师和技术人员之间的配合，希望会给患者带来更大的益处。

一、诱发电位的概念

　　诱发电位是神经系统接收内、外界刺激所产生的电活动，外界刺激包括脉冲电流、声、光、磁场，个体对这些外界信息做出内源性的反应，将这些反应记录并进一步分析，而这些刺激可以人为地编辑从而达到对诱发电位进行定量分析的目的。

二、诱发电位技术原理及参数

（一）技术原理

1. 解剖基础：外界刺激在神经元产生冲动，沿着轴突传导，并通过突触扩散，容积扩散记录到诱发电位。

2. 平均技术：诱发电位与肌电图的电生理技术的不同之处是平均技术。

（1）概念：诱发电位的波幅非常低，在脑电强大的背景噪音中，将背景噪音与刺激产生的信号反复叠加，使诱发信号显现出来的技术。

（2）注意事项：①取得患者的充分配合，全身放松，充足睡眠，适当进食。②尽量减小电极与皮肤接触部位的阻抗，可以用酒精擦拭去除异物。③在有效刺激范围尽量减小刺激强度。④需要重复刺激至少2次。

3. 计算机技术：模拟信号转换成数字。

（二）诱发电位类型

1. 外源性刺激性诱发电位（SRPs）

（1）视觉诱发电位（VEPs）：棋盘格刺激，闪光刺激；

（2）听觉诱发电位（BAEPs）：短潜伏期，中潜伏期，长潜伏期；

（3）躯体感觉诱发电位（SEPs）：刺激上肢神经，刺激下肢神经；

（4）运动诱发电位（MEPs）：电刺激，磁刺激。

2. 内源性刺激性诱发电位（ERPs）

(1) 与注意、记忆、思维有关：P300，N400。
(2) 与选择和注意有关。
(3) 与准备和期待有关。

（三）**参数**
1. 波形。
2. 波幅。
3. 波面积。
4. 潜伏期。

三、诱发电位的适应证

1. 多发性硬化。
2. 吉兰-巴雷综合征、颈椎病、亚急性联合变性及脑血管病的感觉传导通路功能状态。
3. 脑干肿瘤。
4. 颅脑外伤。
5. 不能配合检查者、婴幼儿、听力障碍者等听觉功能评估。
6. 儿童智力发育、老年认知功能障碍、精神性疾病的评估。
7. 意识障碍、脑死亡的评估。

四、诱发电位仪的组成

（一）**刺激器**
刺激换能器将电能转换成各种刺激，根据不同的诱发电位需要设计好刺激重复率。
（二）**输入、定标和放大系统**
1. 输入盒：包括电极线连接器、选择器。
2. 定标：对记录系统进行定标。
3. 差分放大器
(1) 功能：增加信号的波幅。
(2) 输入和输出阻抗：高输入阻抗（≥1MΩ），低输出阻抗（<1kΩ）。
(3) 共模伪迹的排除：差分放大器的信号一致称为共模信号，不一致称为差模信号。差分放大器可以排除50Hz的共模信号。
(4) 增益与灵敏度：放大器输出端信号电压与输入端信号电压比值就是增益；输入电压与输出诱发电位曲线图偏转大小的比值是灵敏度。合理的调节增益和灵敏度可以使诱发电位信号不失真。
(5) 噪声：机器可以对各种噪声进行很好的控制。
（三）**滤波器**
1. 功能：降低噪声、加强信号。
2. 种类：模拟滤波器、陷波滤波器、数字滤波器。
（四）**平均仪：诱发电位的核心部位**
1. 道程：最低4个道程，同时记录各个位点的信号。

2. 触发方式：刺激前、刺激后、刺激起始点触发。

3. 垂直分辨率。

4. 水平分辨率。

5. 多道程需要更大的存储容量。

6. 根据不同的诱发电位需要不同的刺激重复率。

7. 定标。

8. 诱发电位图形的存储。

9. 自动去除伪迹。

10. 处理分析数据。

五、体感诱发电位（SEP）

（一）概念
对躯体感觉系统的任一点给予一定的刺激，短时间内在该系统传导通路上特定的部位测到的电位信号。临床常用的是短潜伏期SEP。

（二）解剖基础
1. 诱发电位在躯体感觉传导通路的路径：刺激感受器→周围神经产生动作电位→突触电位传导→传导束电位→三级神经纤维、两次突触传导→躯体感觉皮层。

2. 解剖结构

（1）神经元、神经纤维。

（2）躯体感觉神经。

（3）脊髓。

（4）中枢感觉系统。

（三）检查方法
1. 准备工作

（1）机器调试：机器定标、调整道程、调节参数。

（2）了解患者一般情况，简单询问病史，适当查体，必要时与临床医师进行沟通；消除患者的紧张情绪。

2. 操作过程

（1）患者平卧位，全身放松。

（2）将表面电极放置在周围神经干上，即相应神经传入通路的各个记录点，包括头皮的感觉神经投射点。

（3）在刺激点给予相应的电刺激，刺激量是可以刺激出稳定波形，相应肌肉可以看到轻微收缩。

（4）每侧刺激2~3次，主要是观察波形的重复性。

（5）记录波形并进行分析。

3. 记录部位

（1）上肢正中神经：Erb点、C_7棘突、头部上肢感觉区。

（2）下肢胫后神经：臀点、T_{12}、颈部棘突、头部下肢感觉区。

4. 记录点意义

（1）刺激正中神经：①周围位点：N9（臂丛电位），N11（颈髓后索）。②头部位点：N20（顶叶后中央回）。

（2）刺激胫后神经：①周围位点：N16。②头部位点：P40（中央后回）。

5. 注意事项

（1）尽量使患者放松，配合检查。

（2）操作者技术熟练，经验丰富，规范操作，具有一定的临床知识。

（四）结果分析

1. 正常值：均值+2.5~3SD以内。

2. 异常标准

（1）波形消失或低平。

（2）各波潜伏期和间期延长。

（3）两侧潜伏期差明显增大。

六、视觉诱发电位（VEP）

（一）概念

在头皮记录到的枕叶皮质对视觉刺激产生的电活动。临床常用棋盘格翻转及闪光刺激。

（二）解剖基础

视网膜的感光细胞受到刺激→视神经传导→终止于外侧膝状体→视放射→投射到枕叶皮层的视中枢。

（三）检查方法

1. 检查室光线要暗，检查前要矫正视力，佩戴相应的眼镜。

2. 常用棋盘格翻转刺激，如果患者不能配合，可以用闪光眼罩进行闪光刺激。

3. 患者一只眼睛注视屏幕中央，另一只用遮光板挡住，两眼分别测试，每侧可以测试2~3次，检查重复性。

4. 记录电极置于O1、Oz、O2，参考电极置于Cz。

5. 刺激频率1次/s，时间500ms，叠加次数100~200次。

（四）检查结果

1. 波形：三相复合波。

（1）N75。

（2）P100：比较稳定，作为VEP的唯一检测指标。

（3）N145。

2. 正常值：P100的潜伏期范围均值+3SD。

3. 异常标准

（1）P100潜伏期延长＞均值+3SD。

（2）两眼潜伏期差＞10ms以上。

（3）波幅＜3μV或波形消失。

七、脑干听觉诱发电位（BAEP）

（一）概念
用一定强度的声音刺激听觉器官，听觉器官发生的电活动。

（二）解剖基础
耳蜗螺旋器的细胞受到刺激产生冲动→蜗神经传导→中枢神经系统耳蜗核→上橄榄核、外侧丘系。

（三）检查方法
1. 患者取坐位或卧位，保持放松，意识状态及睡眠不受影响。
2. 了解病史，包括听力减退的原因。
3. 一般用短音刺激，强度在50~80dB，刺激频率10~15Hz，持续时间10~20ms，叠加1 000~2 000次。记录电极在Cz，参考电极在耳垂，地线FPz，分别测试双耳。检测一侧时，另一侧给予低于短声刺激30~40dB的白噪声刺激。
4. 每侧重复2~3次，检查重复性。

（四）检查结果
1. BAEP的波形起源：由7个波组成，有意义的是前5个波。
 (1) Ⅰ波：听神经在外周的动作电位。
 (2) Ⅱ波：听神经的颅内段、耳蜗核。
 (3) Ⅲ波：脑桥上橄榄核。
 (4) Ⅳ波：外侧丘系。
 (5) Ⅴ波：外侧丘系上方、下丘脑。
2. 正常值
 (1) 各波潜伏期正常范围：均值+3SD以内。
 (2) 波幅Ⅰ/Ⅴ值不能＞200%；Ⅴ/Ⅰ值不能＜0.5。
3. 异常标准
 (1) 波形消失。
 (2) 潜伏期超过正常均值+3SD。
 (3) 两耳潜伏期差超过0.4ms。
 (4) 波幅Ⅰ/Ⅴ值＞200%或Ⅴ/Ⅰ值＜0.5。

八、运动诱发电位（MEP）

（一）概念
经颅刺激大脑皮质运动细胞、脊髓及周围神经运动通路，在相应的肌肉上记录的复合肌肉动作电位。一般用磁刺激。

（二）解剖基础
大脑运动皮层受到刺激→冲动经锥体束传导→经内囊→脑干→皮质脊髓侧束、皮质脊髓前束→产生复合肌肉动作电位支配肢体运动。

（三）检查方法

1. 上肢

（1）刺激部位：大脑皮层上肢运动区、C_7棘突、Erb点、肘部。

（2）记录部位：外展小指肌、拇短展肌、第一骨间肌、肱二头肌、三角肌。

2. 下肢

（1）刺激部位：大脑皮层运动区、腘窝。

（2）记录部位：胫前肌。

3. 刺激强度

（1）皮质：最大输出的80%~90%。

（2）神经根：最大输出的70%~80%。

（四）检查结果

1. 正常值：各段潜伏期及中枢运动传导时间（CMCT）是均值+2.58SD。

2. 异常标准

（1）波形消失。

（2）各波潜伏期明显延长。

（3）CMCT延长。

（4）双侧潜伏期差延长。

（5）双侧波幅比值有明显差异。

九、事件相关电位（EPR）

（一）概念

事件相关电位是外界或环境刺激的心理反应，是长潜伏期电位，起源及解剖定位不明。研究较多的是P300电位。

（二）检查方法

1. 患者需要放松，注意力集中，环境要安静。

2. 在头部放置电极，必须要有中央Fz、Cz、Pz导联。

3. 声音刺激，包括靶刺激、非靶刺激，随机出现。受试者辨别靶刺激并用心计数。

（三）检查结果

1. P300正常值：潜伏期在300ms左右。

2. P300异常标准：潜伏期>均值+3SD，波形异常或消失。

十、诱发电位的临床应用

（一）吉兰-巴雷综合征（AIDP）

1. 临床表现：就是急性炎性脱髓鞘性多发性神经炎，主要损害脊神经根、周围神经，可以引起周围神经脱髓鞘改变，表现为四肢对称性无力，运动障碍及感觉障碍均可出现。辅助检查包括腰穿、肌电图。而诱发电位可以了解病变部位，进一步鉴别诊断。

2. 诱发电位检查项目

（1）SEP：可以检测周围神经、神经根、脊髓、脑干等感觉传导通路的功能状态。

（2）MEP：在AIDP中表现为C_7以下感觉神经干各部位潜伏期明显延长，可以伴有波形离散，以 C_7、Erb 点刺激为主。

（二）颈椎病

1. 临床表现：中年以后颈椎退行性变，可以引起脊髓、神经和血管病变。在神经根型颈椎病中可以由于神经根受压出现上肢麻木、疼痛、力弱，感觉和运动神经均可受损，在脊髓型颈椎病中可以因脊髓受压出现锥体束征和感觉障碍。

2. 诱发电位检查项目

（1）MEP：可以客观评价脊髓型颈椎病的锥体束损害程度，动态观察术后疗效。

（2）SEP：结合 MEP 了解脊髓功能及神经根损害程度。

（三）多发性硬化（MS）

1. 临床表现：中枢神经系统白质脱髓鞘的自身免疫性疾病。常累及视神经、脊髓、脑干和小脑。表现为肢体无力、感觉异常、视力下降等。在辅助检查项目中诱发电位是非常重要的检查，也是比较客观的检查。

2. 诱发电位检查项目

（1）SEP：了解 MS 的患者感觉传导功能，发现脊髓、脑干、丘脑及大脑的损害。

（2）VEP：单侧 VEP 异常提示视交叉前的病变，双侧 VEP 异常病变可以位于视觉通路任意部位，但是最有价值的是发现 MS 的潜在视觉病变。

（3）BAEP：多为 V 波异常，发现 MS 的亚临床病变，可以做 MS 的动态观察。

（4）MEP：评价 MS 运动传导通路的病变。

（四）脑血管病

1. 临床表现：脑血管病可以引起运动及感觉中枢病变，表现为肢体瘫、肢体麻木、复视、视物旋转及饮水呛咳等。诱发电位可以用来评价大脑及脑干的功能。

2. 诱发电位检查项目

（1）SEP：评价皮层感觉中枢功能状态。

（2）BAEP：脑干血管病时可以动态观察脑干功能，判断疗效和预后。

（3）MEP：观察运动中枢功能，判断疗效和预后。

（五）肿瘤

主要是脑桥小脑角肿瘤（听神经瘤）。

1. 临床表现：是发生于位听神经的脑桥小脑角部肿瘤，缓慢进展，首发耳蜗及前庭神经症状，听力下降，眩晕，听力障碍的发生率为 98%。

2. 诱发电位检查项目：BAEP 可见潜伏期延长或 V 波消失，可以用于术中监测。

（六）颅脑外伤

1. 临床表现：各种外界力量引起脑组织受损，严重者可以出现脑水肿、颅内压升高引起意识障碍。

2. 诱发电位检查项目：可以作为脑损伤程度的评估及术中监测。

（1）BAEP：病变早期异常提示脑损伤为可逆性的，随着病情的进展，BAEP 各波异常加重，可以评价脑干受损的程度及预后。

（2）SEP：监测体感诱发电位在皮层的波形。

（七）客观评价听觉障碍

1. 适用范围

(1) 新生儿及儿童听力筛查。

(2) 器质性和功能性耳聋的测定。

2. 诱发电位检查项目：根据BAEP波形判断引起耳聋的部位。

（八）脑死亡的诱发电位诊断标准

1. SEP：上肢SEP

(1) N9可以引出。

(2) N20~P25均消失。

2. BAEP

(1) 各波均未引出。

(2) 可见Ⅰ、Ⅱ波或仅见Ⅰ波。

（九）儿童智力发育

ERP：P300潜伏期延长，波形不典型，波幅下降。

（十）痴呆及精神疾病

ERP：P300潜伏期延长。

（郭蓉）

第十节　颈动脉粥样硬化与缺血性卒中及动脉粥样硬化的诊断要点

颈动脉粥样硬化（Carotid Atherosclerosis，CAS）是全身动脉粥样硬化（Atherosclerosis，AS）的一部分，是缺血性脑卒中的主要危险因素之一。同时CAS患者心肌梗死、外周动脉疾病及死亡的风险均会增加。动脉粥样硬化目前主要依据无创性影像学检查或有创性数字减影血管造影（DSA），并结合病史、体征进行诊断。近年来，高频彩色超声被用于动脉病变的筛查，促进了颈动脉粥样硬化与缺血性卒中关系的研究，进而为脑卒中病因、发病机制的诊断及制定脑卒中的防治策略提供了依据。

一、动脉粥样硬化与缺血性卒中临床亚型

缺血性卒中是一个多病因所导致的复杂疾病，目前已知的病因有150多种，包括心源性、血流动力性、血管性等多系统异常。不同病因与临床预后、卒中复发风险相关，治疗措施也不尽相同。在众多的分型方法中，TOAST分型方法侧重于从病因学角度对缺血性卒中进行分型研究，是目前应用较为广泛的脑卒中分型方法。基于经典TOAST分型的优缺点，其后又相继提出了多个国家的各种改良TOAST分型。这些分型都是在原来TOAST分型基础上对动脉粥样硬化和小动脉闭塞的诊断标准进行了改良和优化。其中2007年韩国改良TOAST分型以"动脉粥样硬化性血栓形成（Atherothrombosis，AT）"取代"大血管病变"，共包括5个亚型。2011年新的卒中分型诊断标准——中国缺血性卒中分型CISS标准发表，把主动脉弓动脉粥样硬化也归为大动脉粥样硬化的病因。

(1) 动脉粥样硬化性血栓（Atherothrombosis，AT）形成【Sang Won Han, Seo Hyun Kim, Jong Yun Lee, Chong Kyu Chu et al. A New Subtype Classification of Ischemic Stroke Based on Treatment and Etiologic Mechanism［J］. Eur Neurol 2007；57：96-102】：病人有颅内、外血管的动脉粥样硬化，此动脉粥样硬化与卒中的症状体征相关，且被影像学所证实。而且病人应有一个或者更多的全身性动脉粥样硬化的证据。包括：①有一个或者更多的颅内或颅外动脉粥样硬化者证据，除外与临床症状有关的血管。②主动脉粥样斑块（Aortic Atheroma，AA）经食道超声心动扫描术证实。③经血管学检查证实了心脏动脉闭塞性疾病（Coronary Artery Occlusive Disease，CAOD）。④经血管学检查证实了周围血管闭塞性疾病（Peripheral Artery Occlusive Disease，PAOD）。同时应除外其他引起卒中的可能性，卒中的部位或者大小不被考虑在内。AT患者中存在与主要脑动脉相关的动脉（颈动脉、椎动脉、基底动脉，或者大脑前动脉、中动脉、后动脉的近端）严重狭窄＞50%或者闭塞者应归为大动脉严重狭窄的AT（AT with significant Stenosis of a Large Artery，ASLA）。

在CISS分型中，LAA包括主动脉弓和颅内外大动脉粥样硬化。进一步对颅内外大动脉粥样硬化所致缺血性卒中进行分类，则包括载体动脉（斑块或血栓）、阻塞穿支动脉、动脉-动脉栓塞、低灌注/栓子清除下降以及混合机制。在CISS分类中强调对于穿支动脉区孤立梗死病灶类型的诊断，即载体动脉有粥样硬化斑块（HR-MRI）或任何程度的粥样硬化狭窄（TCD、MRA、CTA或DSA）诊断为穿支动脉疾病，归到大动脉粥样硬化（LAA）卒中。

(2) 心源性卒中（Cardioembolism，CE）【Sang Won Han, Seo Hyun Kim, Jong Yun Lee, Chong Kyu Chu et al. A New Subtype Classification of Ischemic Stroke Based on Treatment and Etiologic Mechanism［J］. Eur Neurol 2007；57：96‐102】的诊断需要至少有一个心源性栓子来源的证据存在，对于可能为大动脉粥样硬化来源的栓子或血栓形成应当排除。对于具有心源性栓子中度风险但没有其他原因的卒中者应诊断为可能的心源性卒中。

CISS的心源性卒中诊断标准：急性多发性梗死灶，特别是累及双侧前循环或后循环共存的、在时间上很接近的、包括皮层在内的梗死灶；无相应颅内外大动脉粥样硬化证据；不存在能引起急性多发性梗死灶的其他原因，如血管炎、凝血系统疾病、肿瘤性栓塞；有心源性卒中证据；如果排除了主动脉弓粥样硬化，则是肯定的心源性卒中；如果不能排除，则考虑为可能的心源性。TOAST标准中也提到心源性卒中的诊断应无相应颅内外大动脉粥样硬化证据。但临床病例中，心源性卒中的潜在病因与颅内外大动脉粥样硬化并存的情况并不少见，可能为多病因的卒中，应归类到病因不能确定组（UE）。但进一步明确卒中的具体病因诊断，对于卒中急性期治疗及二级预防方案的制订均很重要。

(3) 小动脉病变（Small Artery Disease，AD）：是指独立的缺血性卒中发生于单个穿支动脉供血区，脑血管检查提示相关的动脉为正常。存在小血管病变性脑损伤和相关动脉狭窄或闭塞者，若伴有一个或多个全身性动脉粥样硬化证据应归类为AT，但如果没有发现全身性动脉粥样硬化证据者应归类为原因不明卒中（SUD）或病因不明（SUDu）亚型。症状学上的经典腔隙综合征不被考虑在内。小动脉病变的诊断在梗死灶的大小方面没有提及，但累积穿支动脉的梗死灶，病变应小于2cm。

在CISS分型中，提出了穿支动脉病（PAD）的新名称。将由于穿支动脉口粥样硬化或小动脉纤维玻璃样变所致的急性穿支动脉区孤立梗死灶的病变归为这一类。没有梗死灶直径的要求，也没有腔隙综合征临床表现的要求。这个概念的提出避免了与小血管病变的混淆，也避免了与"腔梗"的混淆。CISS中提出穿支动脉病这个概念，是为了有别于既往病因分类中多将穿支动脉病变等同于小血管病的做法，并将穿支动脉口粥样硬化明确引入到病因诊断的这一类型中。

在CISS分型中，LAA包括主动脉弓和颅内外大动脉粥样硬化，并进一步对颅内外大动脉粥样硬化所致缺血性卒中的病理生理机制进行分类，包括载体动脉（斑块或血栓）阻塞穿支动脉、动脉-动脉栓塞、低灌注/栓子清除下降以及混合机制。CISS分类中强调对于穿支动脉区孤立梗死病灶类型的诊断，将载体动脉有粥样硬化斑块（HR-MRI）或任何程度的粥样硬化狭窄（TCD、MRA、CTA或DSA）归到LAA型。

(4) 其他原因的卒中（Stroke of Other Determined Etiology，SOD）：这种类型很少见，为其他明确原因引起的脑梗死，如血管病变、血液学疾病、凝血功能障碍、吸毒等。诊断此种类型时应当解释一种罕见的病因，且除外由其他病因引起。

(5) 原因不明的卒中（Stroke of Undeterminted Etiology，SUD）：此种类型包括三种亚型：①多于2种病因（SUD of more than two causes are identifid，SUDm）：如合并AT与CE。②病因未明确（SUD of undeterminted etiology，SUDu）：尽管扩大评估条件也没找到可能的病因。此外，引起卒中的病因不能被任何可信的检测所确定也划为此类。亦包括具有中度CSE和SAD危险因素，或者独立的相关动脉狭窄或闭塞不伴有全身性的动脉粥样硬化证据并无其他原因引起的卒中。③未能评估完全的卒中（SUD of incomplete evaluation，SUDi）：为卒中的病因由于不能评估完全而无法明确。大多数不能完善血管检查者归为此类，但是很多患者由于存在高度的心源性栓塞的风险而未进行血管检查划分为心源性卒中（CE）。

从上述的分型诊断标准中可以看出，单纯依据病史难以确定缺血性卒中亚型分类，故需要寻找更多而可靠的诊断工具来研究卒中的亚型分类。其中动脉粥样硬化的评价对于缺血性卒中病因分型诊断十分重要。动脉粥样硬化是血管性疾病最主要、最常见的病理过程，其斑块引起的管腔狭窄是引起血管事件的重要机制，斑块的不稳定性更易引起急性血管事件发生。

二、动脉粥样硬化的诊断要点

(1) 注意查找动脉粥样硬化的危险因素：包括年龄、男性（女性在绝经后）、高血压病、糖尿病、肥胖、吸烟、血脂异常、家族史等。

(2) 动脉粥样硬化的临床表现可累及冠状动脉，表现为心绞痛、心肌梗死；累及脑动脉表现为一过性脑缺血发作或脑梗死；累及到肾动脉表现为肾供血不足和肾功能不全；累及外周动脉可出现上下肢动脉缺血，下肢动脉闭塞可出现跛行、肢体苍白。触诊体表如颞动脉、足背动脉，可发现血管变硬。如有颈动脉等其他部位的体表动脉狭窄，在相应动脉狭窄的部位可闻及血管杂音。

(3) 有助于动脉粥样硬化的实验室检查：血脂代谢紊乱主要表现为血总胆固醇增高、LDL胆固醇增高等异常。血清学检测指标异常主要表现为hs-CRP升高（全身炎症反应的敏感指标）；基础研究对炎性因子的检测进行了大量的工作，其中IL-6、IL-18、

TNF-α、黏附分子、MCP-1等因子在AS发展和斑块稳定性方面的作用研究较多。

（4）X线检查：对诊断主动脉硬化重要，表现为主动脉增宽，主动脉结突出，主动脉弓及升主动脉增宽，甚至可形成主动脉瘤。

（5）CT、CTA及MRI、MRA成像：对诊断冠状动脉疾病、颈动脉粥样硬化、颅内脑动脉粥样硬化、肾动脉硬化和狭窄、主动脉夹层和主动脉瘤、四肢动脉粥样硬化均具有重要的意义。

①头颅CT或MRI：可诊断梗死，并根据梗死部位可推测责任血管。高分辨MRI可用于评估颈动脉粥样硬化斑块的组成、易损性、管壁厚度、管腔狭窄程度及药物疗效等。

②磁共振血管成像或CT血管造影及DSA：磁共振血管成像（magnetic resonance angiography，MRA）是无创、无须造影的血管诊断技术。CT血管造影（computed tomography angiography，CTA）可提供主动脉弓至Willis环的解剖图像，并可根据血管CT值评价斑块的特性，还可行头颈部联合成像。

（6）数字减影血管造影（digital subtraction angiography，DSA）：迄今为止仍是诊断血管狭窄性病变的"金标准"，使血管显示得更清晰、直观，可显示冠状动脉、脑动脉、肾动脉和四肢动脉粥样硬化所造成的管腔狭窄程度及病变所在的部位、范围。脑血管造影时可进行弓上血管、颈段血管及全脑血管造影，提示不同部位血管狭窄的数目及狭窄远端脑实质供血情况；估计脑缺血程度、明确有无夹层动脉瘤或并发其他血管性病变情况。缺点：不能判断斑块成分，更不能直视观察斑块处纤维帽是否完整。有时血管结构的重塑使得粥样硬化斑块向管壁外侧移位。此时，尽管血管已有明显的狭窄性病变，但DSA显示的管腔直径可能正常，因此，DSA可能低估狭窄的程度。另外，此项检查为有创性。

（7）彩色多普勒超声技术：可显示颈动脉、周围动脉等血管壁的粥样硬化斑块、管腔的狭窄程度。颈动脉超声以检查血管壁为重点，可显示动脉内-中膜厚度等血管壁改变，对血管腔的狭窄亦能做出准确判断，且颈动脉超声检查无创、简便和重复性好。因此，目前颈动脉超声已成为全身动脉粥样硬化诊断的一个有力手段。

（8）经颅多普勒超声（TCD）：可以判断颅内动脉是否有狭窄或闭塞，及分析颅内动脉狭窄或闭塞后侧支循环的代偿情况，且TCD检查无创、可床旁操作及多次重复检查，应作为颅内动脉狭窄或闭塞的首选方法。但因对TCD认识的局限，使其应用受到了限制。

（9）经食道超声心动扫描：可诊断主动脉粥样斑块（Aortic Atheroma，AA），但因其操作的复杂性或有创性，使其应用受到了限制。

（10）血管内超声（IVUS）技术：弥补了传统的冠状动脉造影（CAG）只能反映血管内径的不足，可准确显示斑块的大小和质地，根据回声信号强弱的不同可以区分脂质型、纤维型和钙化型斑块。强回声斑块代表纤维斑块；强回声伴声影表示斑块钙化；低回声斑块代表富含脂质和（或）血栓的斑块。

（11）心电图及心脏超声：对冠心病、心肌梗死的诊断十分重要。

（12）放射性核素：有助于检查心、脑、肾动脉粥样硬化和血流的供应情况。

三、颈动脉粥样硬化的超声诊断

颈动脉超声可直接显示颈动脉粥样硬化的动脉管壁结构，了解AS存在与否、严重程度、进展情况，斑块的形态、稳定性等，进而为缺血性卒中的正确分型提供重要的依据。且其灵敏度高、重复性好、操作简单、无创,是脑卒中诊断的重要检查手段之一。颈动脉狭窄＞50%被视为冠心病的等危症,因此对于影像学检查有明显颈动脉狭窄的患者,应同时评估是否患有冠心病。

1. 颈动脉超声检查的适应证:
(1) 脑卒中高危人群。
(2) 冠心病或周围动脉粥样硬化患者脑卒中风险评估。
(3) 头晕或发作性黑蒙患者。
(4) 一过性脑缺血发作的患者。
(5) 颈动脉有杂音的患者。
(6) 颈动脉狭窄患者的随访。
(7) 颈动脉狭窄患者血管重建术的评估。

2. 颈动脉彩色多普勒超声成像的常用参数:

颈动脉内膜-中层厚度 (IMT)、管壁内径、血流速度、斑块性质。据此,可评价早期颈动脉粥样硬化和判断粥样硬化进展程度。

3. 颈动脉狭窄和闭塞的超声诊断标准见表7-10-1。

表7-10-1 颈动脉狭窄和闭塞的超声诊断标准

狭窄程度	PSV (cm/s)	EDV (cm/s)	PSVICA/PSVCCA
无或<50%	<125	<40	<2
50%~69%	125~230	40~100	2~4
70%~99%	≥230	≥100	≥4
闭塞	无血流信号	无血流信号	无血流信号

注:PSV 为峰值流速;EDV 为舒张末期流速;PSVICA(颈内动脉)/PSVCCA(颈总动脉)。

四、CAS的诊断

CAS临床表现复杂多样,如果侧支循环代偿良好,可无症状;如果CAS病变引起严重狭窄,且侧支循环不良,可引起TIA或缺血性脑卒中或眼部缺血综合征发生。体检可在颈部闻及血管杂音,但严重狭窄患者会检测不到杂音。听诊的部位应在锁骨上窝、下颌角水平胸锁乳突肌内缘。结合影像学检查的阳性结果有助于诊断。颈动脉粥样硬化引起的狭窄或闭塞需要与大动脉炎、颈动脉肌纤维发育不良、颈动脉自发和继发夹层、先天性颈动脉闭塞、烟雾病等相鉴别。

(陈晓虹)

第十一节 非瓣膜性房颤的卒中风险与评估

房颤是最常见的心律失常类型,其中非瓣膜性房颤最为多见。在年龄大于65岁的人群中,其发病率超过5%;年龄大于80岁以上的人群中,发病率高达10%。大量研究证实，房颤是缺血性卒中的独立危险因素，卒中是心房颤动的主要并发症。

房颤患者的卒中风险存在异质性，对于不同危险程度的房颤，抗栓策略也有所不同。评估房颤患者卒中的风险是抗栓（主要是抗凝治疗）的先决条件，同时对于减少抗凝治疗引起的出血风险也十分重要。

一、房颤与卒中的危险因素

研究证实，房颤是卒中特别是缺血性卒中发生的独立危险因素。而房颤患者合并其他危险因素则使卒中发生的可能性进一步提高，并且卒中的严重程度亦进一步加重。

已知能够增加房颤患者卒中的危险因素有以下几种：女性，年龄（65~74岁，≥75岁），高血压，糖尿病，左心室收缩功能不全/心力衰竭，卒中史/TIA史，冠状动脉疾病，既往栓塞病史及外周血管疾病。其中除性别及年龄外，其他因素均为可干预的危险因素。

1. 年龄与房颤：年龄作为房颤及脑血管病发病的危险因素，自然成为房颤患者发生卒中危险因素之一。随着年龄的增高，心脏会出现心室腔增大等一系列结构改变，造成心脏射血分数的降低、心肌细胞的减少等一系列病理生理改变，引起心脏功能降低，血液流变学改变，引起左心耳血液瘀滞，从而引起栓塞性疾病的产生。而且年龄也是动脉粥样硬化及主动脉弓硬化斑块形成的危险因素，而后两者均为房颤患者发生缺血性卒中的独立危险因素。CHA2DS-VASc评分将年龄≥75作为高危因素给予2分，而年龄介于65~74岁作为中危因素给予1分。

2. 既往卒中或TIA病史与房颤：既往卒中或TIA病史已在多项研究中被证实与房颤患者再次发生栓塞性事件强烈相关，在CHADS2及CHA2DS-VASc评分中给予2分，为房颤患者发生卒中的高危因素。充血性心力衰竭及冠心病等心脏基础疾病与房颤互为因果，而心衰及冠心病同样也是增加房颤患者发生栓塞性事件的危险因素。有研究表明，主动脉粥样硬化斑块形成在房颤患者中较为常见，亦为动脉粥样硬化及左心房血栓形成的危险因素。

3. 心肌梗死与房颤：心肌梗死亦为房颤患者发生卒中的危险因素。有研究证实，合并房颤及急性心肌梗死的患者住院期间发生卒中（主要为缺血性）的风险比窦性心律患者明显升高；合并急性心肌梗死的房颤患者出院后发生缺血性卒中的风险较无房颤的患者增高，无论是否服用阿司匹林，且无论是否为阵发性房颤已恢复窦性心律，其发生卒中的风险均升高。

4. 高血压与房颤：高血压患者长期血流动力学异常导致血管内皮承受压力改变，通过损伤血管内膜、改变心房及心室肌收缩及舒张压、激发机体炎症反应、激活RAAS系统等一系列途径，进一步导致心房肌纤维化、心室腔扩大及心肌结构重塑，进而引起心肌电传导不均，导致房颤的发生。

CHADS2评分提出近期充血性心力衰竭（C）、高血压病（H）、年龄≥75岁（A）、糖尿病史（D）及既往缺血性卒中或TIA史（S）为房颤患者发生卒中的危险因素。其中，应用高血压病代替收缩压大于160mmHg，因为即使高血压病患者的血压能够被良好地控制，其仍为房颤患者卒中的危险因素。

5. 糖尿病与房颤：糖尿病既是动脉粥样硬化的危险因素，又可导致全身血管内皮细胞损伤，并且糖尿病肾病能够引起血压升高，进一步导致房颤患者卒中的可能性。近年的研究表明，糖尿病作为房颤患者卒中发生的危险因素已毋庸置疑，并且房颤患者发生卒中风险与血糖浓度及HbA1c百分数呈正相关，但没有证据证明糖尿病前状态（糖耐量减低及空腹血糖受损）及未明确诊断的糖尿病与房颤相关。

6. 除此以外，尚有多种合并疾病及状态影响房颤患者发生卒中事件的可能：改良TOAST分型中有相当一部分患者由于同时合并心源性疾病及动脉硬化性疾病而被分在不明原因组。其主要原因是房颤等心源性疾病与动脉粥样硬化性疾病常常伴发。尽管如此，尚无研究对此概率进行过统计。许多研究证实，房颤患者合并动脉粥样硬化性疾病更容易发生血栓栓塞事件。Framingham研究认为，房颤患者高凝状态形成可能主要是由于其伴发的心血管疾病或心血管危险因素所致。

周围血管病包括动脉粥样硬化性疾病及静脉血栓栓塞性疾病，病程进展十分隐匿，同冠心病一样具有较高的脑血管事件风险。合并颈动脉粥样硬化斑块的房颤患者相比于冠状动脉疾病更容易发生脑栓塞。病例回顾分析证实合并周围动脉疾病及房颤能够增加患者入院率及死亡率，并且合并以上两种疾病的患者应作为卒中发生的高危因素。

近些年的研究表明，房颤与睡眠呼吸暂停综合征相关。有研究证实，未经治疗的阻塞性睡眠呼吸暂停综合征会使射频消融术后患者房颤的复发率明显提高。阻塞性睡眠呼吸暂停综合征是卒中发生的独立危险因素，与房颤强烈相关，建议纳入到房颤致卒中的危险因素中。

此外，仍有其他一些可能会提高房颤患者卒中风险的尚未被证实的因素。SPAF试验发现，应用肾上腺皮质激素治疗其他疾病的房颤患者，其患卒中的风险较未应用激素治疗的患者风险提高。吸烟、高胆固醇血症更多地见于心肌梗死患者，但作为周围血管疾病危险因素的吸烟史及高胆固醇血症，因为引发血管壁的损伤及凝血因子的释放而使血液处于高凝状态，亦使房颤患者卒中危险增高。

二、危险因素的筛查

对于房颤患者，卒中危险因素的筛查手段包括动态心电图、超声心动图、颈部动脉及下肢动脉超声检查及血糖、血清生物学标志物等。

1. 动态心电图：动态心电图能长时程连续、动态记录心电活动的变化图，更易获得一过性心律变化，有助于明确心房颤动的发生规律及指导治疗，估测预后。房颤的心电图变化可见P波消失，代之以f波，R-P间期绝对不等。根据房颤持续的时间可分为初发性、阵发性、持续性、长期性和永久性。对于≥65岁的房颤，称为老年性房颤。

2. 超声心动图评价心脏结构以及功能：超声心动图是检查心脏结构以及功能的重要手段之一，能够快速发现左心房大小、左心房容积，测定左房压以评价左心房功能。研究发现，左房容积和功能还在预测心房颤动、心力衰竭、脑卒中及猝死的发生方面有着非常重要的作用。房颤患者可见房室增大改变，其中以左房扩大最为明显，并可发现左心收缩及舒张功能减退及血流动力学异常，少数患者于左心耳等处可见附壁血栓。在房颤致缺血性脑卒中的超声下对危险因素研究发现，左心耳血栓为首要危险因素，其次依次为主动脉弓粥样斑块，颈动脉粥样斑块，左房最大面积，左心耳最小面积，左室射血分数，左房、左心耳重度自发声学显影。经食道心脏超声可提高左心房和左心耳血栓形成诊断的敏感性和可靠性。

3. 颈动脉超声评价颈动脉粥样硬化：颈动脉粥样硬化是发生脑卒中的独立危险因素，颈动脉超声是评价颈动脉粥样硬化的重要手段之一。合并房颤的患者颈动脉斑块检出率远高于正常对照者，患者斑块总面积、内中膜厚度、斑块类型是鉴别要点，其中颈动脉斑块大小、性质比内中膜厚度预测价值更高。并且颈动脉收缩期内径、收缩期及舒张期血流速度可促进房颤及房颤所致的快速心率导致血流状态紊乱，造成颈动脉重构和粥样斑块的形成。在合并高血压的房颤患者，颈动脉粥样硬化斑块的分级明显高于无房颤的患者，提示房颤与颈动脉粥样硬化形成有密切关系。

4. 血清生物学标记物：房颤导致的血流动力学改变可以引起凝血功能的异常、动脉内膜结构改变，进而产生多种血清生物学标记物含量的异常。其中反映凝血功能异常的标志物有血浆D-二聚体及纤维蛋白原，已被证实在房颤患者中较非房颤患者含量明显升高，能够预测房颤患者血栓栓塞事件的风险及生存率。

C反应蛋白是重要的炎性因子，Chung M. K等人在一组病例对照研究中得出结论：CRP在房性心动过速患者血清中明显高于窦性心律患者。并且持续性房颤的患者，其CRP血清学含量高于阵发性房颤患者。Aviles R. J等人通过一项6 000人的队列研究证实，相比于低水平CRP人群，有较高水平血清CRP含量的人群中，房颤的发生率更高；并且在无房颤的人群中，血清CRP的含量与可能发展为房颤相关。

BNP是由心室肌细胞合成分泌的肾素-血管紧张素-醛固酮系统天然拮抗剂。在容量负荷过高而导致心室压力及室壁张力升高时，血清中BNP的含量明显升高。有研究表明，房颤患者血清BNP含量较常人明显升高，房颤患者不伴有心衰时BNP水平通常<400ng/L，而在进行射频消融术房颤症状消失后BNP含量会恢复至正常水平。对于持续性及阵发性房颤患者BNP水平文献报道并不一致。

三、CHADS2评分及改良的CHA2DS-VASc评分与出血风险的评估

CHADS2评分用于卒中风险预测包括5种卒中的独立危险因素：近期充血性心力衰竭（C）、高血压病（H）、年龄≥75岁（A）、糖尿病史（D）及既往缺血性卒中或TIA史（S），除既往卒中或TIA史为2分外，其余均为1分。在之后的近10年内，CHADS2评分对于卒中风险评估作用得到广泛的证实，并广泛用于临床诊疗。

2010年Lip GY等人研究表明，CHADS2评分尽管可以快速有效地对房颤患者缺血性卒中进行危险性评估，但对于年龄在65~74岁、女性及血管性疾病等被证实是缺血性卒中发生的独立危险因素并没有被纳入。2011年进行的一项前瞻性试验显示，在CHADS2评分1~2分的患者中，65~74岁区间者发生卒中的风险更高。

CHA2DS-VASc评分在CHADS2评分基础上纳入血管性疾病（既往冠状动脉疾病、外周血管疾病或除卒中及TIA外的栓塞性疾病）、年龄65~74岁和女性三项危险因素，评分分别为1分，其中年龄≥75岁增至2分。与CHADS2相比，CHA2DS2-VASc评分的敏感性更高，且该评分的应用使处于"中危"的患者数量明显减少，进而介于抗凝及抗血小板两种治疗方法间的患者也明显减少。多项研究表明，CHA2DS2-VSAc评分在预测卒中高危患者方面也不劣于CHADS2评分，并且能够预测真正的"低危"卒中风险患者。2011年ESC指南建议使用CHA2DS-VASc评分作为判断房颤患者缺血性卒中危险程度分级的评价标准（表7-11-1）。

表7-11-1 常用的卒中风险评估量表

评分项目	CHADS2评分	CHA2DS-VASc评分
心力衰竭或左房射血分数<40%	1	1
高血压	1	1
糖尿病	1	1
年龄65～74岁	1	1
≥75岁	2	1
既往卒中史或TIA		2
血管性疾病（冠脉疾病、外周血管、除卒中及TIA外的栓塞史）		1
女性		1
总分	6	9

四、抗凝治疗出血风险的评估

目前比较常用的关于房颤患者抗凝药物应用后出血风险评估量表有3种，包括HEMORR2HAGES、HAS-BLED和ATRIA。其中能够预测颅内出血的HAS-BLED评分因其项目较少，且临床易获得而被广泛接受（表7-12-2）。

该评分数值大于3分即为出血高危人群。临床上该评分主要与CHADS2评分联合应用。若HAS-BLED评分高于CHADS2评分，则提示患者应用抗凝药物出血的风险高于缺血事件发生的可能，故建议不应用抗凝治疗或酌情减量。Deirdre A. Lane等人联合应用CHA2DS2-VSAc评分及HAS-BLED评分判断OCA的应用，提出对于CHA2DS2-VSAc评分≥2的患者均应该应用OCA，不论HAS-BLED评分是否大于3，并且指出HAS-BLED评分越高的患者，其抗凝治疗所获得的净获益越高。HAS-BLED评分的意义旨在评估患者应用OCA后出血的可能性，但并没有提出需根据出血风险的高低要进行药物剂量或INR值控制范围的调整，这是HAS-BLED评分的局限之处。

表7-11-2 HAS-BLED评分

评分项目	分值
高血压	1分
肝/肾功能异常	1/1分
既往卒中史	1分
出血病或出血倾向	1分
INR不稳定	1分
高龄（>65岁）	1分
联合使用药物/饮酒	1/1分
最高	9分

五、结束语

之前的研究表明，心力衰竭、高龄、高血压、糖尿病及卒中或TIA史与房颤患者卒中的风险相关。但越来越多的研究发现，临床上其他的卒中的危险因素也是房颤致心源性卒中的危险因素。应用CHADS2评分及CHA2DS-VASc评分能够评估房颤患者患卒中的风险，但其他未加入评分中的合并疾病及状态也可能增加房颤患者患卒中的风险，如阻塞性睡眠呼吸暂停综合征、血脂异常及吸烟等。应用超声心动图、颈部动脉超声及多种血清学标志物等检查能够对卒中的危险因素进一步进行筛查，无论是对于抗凝治疗预防卒中事件、评价患者预后，还是对于减少抗凝治疗引起的出血风险，都具有重要的意义。

（陈晓虹）

第十二节　脑梗死急性期静脉溶栓治疗流程

脑梗死溶栓治疗的目的是溶解血栓，尽快恢复梗死区血液循环，从而获得脑血流的早期再灌注，以减少神经细胞死亡及减轻神经功能损害。溶栓治疗应尽早开始，在发病后的超早期时间窗内，尽快明确溶栓治疗的适应证、禁忌证，规范溶栓流程，才能起到挽救缺血半影区和改善低灌注状态的作用。

一、急诊筛查

1. 询问病史及体格检查。
2. 进行NIHSS评分。
3. 筛查是否适合溶栓治疗，有无特殊用药。
4. 开出辅助检查项目（为节省时间应先完善采血）。
5. 为患者办理住院手续。
6. 追访检查结果，做出初步诊断。
7. 向患者及其家属告知病情、检查结果及治疗方案。
8. 如适合溶栓治疗选择静脉溶栓。

二、适应证及禁忌证

1. 适应证：①年龄18~80岁。②发病在4.5h以内（rt-PA），或进展性卒中、后循环卒中溶栓治疗时间窗可适当延长。③脑功能损害体征持续存在超过1h，且比较严重（ECASS-3溶栓纳入标准是NIHSS 4~25分）。④脑CT已排除脑出血或外伤（如骨折）证据，且无早期大面积脑梗死影像学改变。⑤患者或家属签署知情同意书。

2. 禁忌证：①既往有颅内出血，包括可疑蛛网膜下腔出血；近3个月有头颅外伤史；近3周内有胃、肠出血或泌尿系统出血；近2周内进行过大的外科手术；近1周内有在不易压迫部位的动脉穿刺。②近3个月内有脑梗死或心肌梗死，但不包括陈旧小腔隙梗死并未遗留神经功能体征。③严重心、肝、肾功能不全或严重糖尿病患者。④体检发现有活动性出血或外伤（如骨折）的证据。⑤已口服抗凝药，且INR＞1.5；48h内接受过肝素治疗（APTT超出正常范围）。⑥血小板计数低于$100×10^9$/L，血糖＜2.7mmol/L。⑦收缩压＞180mmHg或舒张压＞110mmHg。⑧妊娠者。⑨不能合作者。

三、溶栓前必须完善及准备的辅助检查

1. 影像学：心电图及头CT（如情况允许尽可能完善头MRI+DWI+MRA、灌注CT、脑血流图、心脏超声、颈部血管超声的一项或多项）。
2. 血化验：血常规、凝血功能、肝功、肾功、血糖、离子（如情况允许尽可能完善尿常规、便常规、心肌缺血标记物）。
3. 给予心电、血压监护，根据患者情况决定是否留置胃管、尿管。

四、溶栓操作过程

1. 给药方法：rt-PA：0.9mg/kg（最大量90mg），其中10%先静脉推注，其余持续滴注1h；UK：100万~150万单位+0.9%生理盐水100ml，持续静脉滴注30min（目前国际指南不推荐尿激酶溶栓）。
2. 定期监测血压：最初2h内每15min监测1次，随后6h内每30min1次，以后每小时1次，直至24h；如收缩压≥180mmHg或舒张压≥100mmHg，应增加血压监测次数并给予降压药物（降压药物选择乌拉地尔25mg缓慢静注，若血压仍≥180/100mmHg，可重复1次，最大总剂量不超过50mg，在静脉注射后，为维持降压效果，可持续静脉点滴）。
3. 定期进行神经功能评估，最初1h内每30min1次，以后每小时1次，直至24h。
4. 如出现严重头痛、高血压、恶心或呕吐，应立即停用溶栓药物并行脑CT检查。
5. 溶栓过程中如出现过敏可给予常规抗过敏治疗。

五、溶栓后管理

1. 入监护病房至少监护24h。
2. 24h后复查头CT及血常规、凝血功能。
3. 24h后如无禁忌，非心源性梗死患者给予阿司匹林口服，对不能耐受阿司匹林者，可考虑选用氯吡格雷等抗血小板治疗；非瓣膜性房颤中高危人群应口服抗凝药物，低危的非瓣膜性房颤患者可使用阿司匹林。
4. 24h后病情稳定者根据患者实际情况制订康复计划。

六、溶栓并发症的处理

急性缺血性卒中溶栓治疗并发症主要包括溶栓后出血、再灌注损伤、再闭塞。

1. 溶栓后出血：溶栓治疗出血并发症除出血性梗死外，还有少数可发生脑出血。原因：①缺血后血管壁损伤，当血管再通，恢复血流后会引起血液外渗。②血流再通后灌注压增高。③继发性纤溶亢进及止血、凝血功能障碍。溶栓药的剂量、溶栓开始的时间、高血压及CT已发现低密度改变的患者，均可能是溶栓治疗出血并发症的危险因素。应用抗凝剂会增加溶栓治疗继发出血的危险。

对于溶栓后神经功能再次突发恶化的患者，应怀疑脑出血，尤其是在rt-PA溶栓治疗的第一个24h以内，建议急诊复查头颅CT。溶栓治疗相关的出血并发症的管理AHA/ASA建议用凝血因子和血小板。对脑叶出血>30ml的可以行手术治疗。

2. 再灌注损伤：溶栓血管再通，血流恢复，会产生再灌注损伤，引起自由基产生、血脑屏障破坏以及脑水肿。脑水肿影响3个月预后，年轻人发生脑水肿较老年人的危害更大。对于脑水肿治疗，严重者可采用减压手术治疗。

3. 动脉再闭塞或继发血栓形成：NINDS研究显示，13%的患者在溶栓开始改善后有早期临床恶化，影像证实无ICH发生，这表明可能发生了血管再闭塞。可以使用实时TCD监测，对识别再闭塞风险的患者可能会有所帮助。早期可以选择动脉内治疗、机械取栓，甚至多模式方式挽救可以治疗的患者。也有研究显示，溶栓成功后对立即再闭塞的患者用阿昔单抗治疗，或者采用肝素或抗血小板药物可以防治。

溶栓之后出现脱落的小栓子可能会流向远端动脉继发再栓塞，特别是心源性卒中患者，尤其需要注意甚至可能出现心肌梗死。

临床医生应了解这些并发症，溶栓时应注意评估疗效和并发症的风险，合理选择接受溶栓治疗的患者。

（李晓久）

第十三节　脑死亡的判定标准和相关规定

随着医学科学的发展，人们逐渐改变了判定死亡的标准。"脑死亡"概念首先产生于法国。1959年，法国学者P. Moll和M. Goulon在第23届国际神经学会上首次提出"昏迷过度"（Le Coma Dépassé）的概念，同时报道了存在这种病理状态的23个病例，并开始使用"脑死亡"一词。他们认为凡是被诊断为"昏迷过度"的病人，苏醒可能性几乎为零。美国哈佛医学院于1968年首先提出脑死亡的标准。目前，世界上许多国家和地区主要是采用"哈佛标准"或与其相近的标准。1986年，我国开始讨论脑死亡问题，2003年在中华医学会的各重要刊物相继刊登了原卫生部判定标准起草小组制定的《脑死亡判定标准》和《脑死亡判定技术规范》征稿意见。脑死亡（Brain Death）是一个已经被严格定义也因此具有明确所指的概念。

一、脑死亡定义

脑死亡：是包括脑干在内的全脑功能持久而不可逆转的丧失，基本特征是深昏迷；脑干反射全部消失；无自主呼吸，必须靠呼吸机维持呼吸。

二、脑死亡原因

脑死亡可分为原发性脑死亡和继发性脑死亡。

（1）原发性脑死亡：是由原发性脑疾病或损伤引起，主要见于严重的颅脑外伤和急性颅内病变，如出血、炎症、肿瘤等；

（2）继发性脑死亡：是由心、肺等脑外器官的原发性疾病或损伤致脑缺氧或代谢障碍所致，可见于呼吸心跳暂停、窒息、严重低血压（平均动脉压<30mmHg或4kPa）伴低氧血症（PaO_2<30mmHg或4kPa）等。急性缺血、缺氧性脑损害是所有脑死亡最基本的病理生理改变。

三、脑死亡判定标准

1966年法国确定了脑死亡为死亡标志的观点。1971年，美国提出脑干死亡就是脑死亡的概念。英国皇家医学会于1976年制定了英国脑死亡标准，提出脑干死亡为脑死亡，比不可逆昏迷前进了一步。1979年明确提出病人一旦发生了脑死亡便可宣告其已死亡。1995年英国皇家医学会提出脑干死亡标准。1980年中国学者李德祥提出脑死亡应是全脑死亡，从而克服了大脑死（不可逆昏迷）、脑干死等脑的部分死亡等同于脑死亡的缺陷，这一观点已获中国学者共识。

1. 哈佛标准：1966年美国提出脑死亡是临床死亡的标志。在1968年第22届世界医学大会上，美国哈佛医学院脑死亡定义审查特别委员会提出了"脑功能不可逆性丧失"作为新的死亡标准，并制定了世界上第一个脑死亡诊断标准：

（1）不可逆的深度昏迷。
（2）自发呼吸停止。
（3）脑干反射消失。
（4）脑电波消失（平坦）。

凡符合以上标准，并在24h或72h内反复检查、结果无变化，即可宣告死亡。但需排除体温过低（<32.2℃）或刚服用过巴比妥类及其他中枢神经系统抑制剂两种情况。

2. 由世界卫生组织建立的国际医学科学组织委员会规定死亡标准为：

（1）对环境失去一切反应。
（2）完全没有反射和肌张力。
（3）停止自主呼吸。
（4）动脉压陡降。
（5）脑电图平直。

其基本内容是哈佛标准。

3. 中国脑死亡的诊断标准：脑死亡是包括脑干在内的全脑功能持久而不可逆转的丧失。

先决条件：昏迷原因明确；排除各种原因的可逆性昏迷。

临床判定：深昏迷；脑干反射全部消失；无自主呼吸（靠呼吸机维持呼吸，自主呼吸诱发试验证实无自主呼吸）。以上三项必须全部具备。

4. 儿童脑死亡的诊断标准

儿童脑死亡诊断更应慎重，可参考以下几条：

（1）昏迷和呼吸停止同时存在。
（2）脑干反射全部消失，瞳孔散大固定，眼球固定，呼吸活动完全停止。
（3）以上检查结果恒定无变化。

5. 其他标准：除1968年美国哈佛大学脑死亡诊断标准外，各国制定了多种脑死亡诊断标准。如法国Moll aret标准（1959）、美国Sch wab标准（1963）、美国Minnesota标准（1971）、瑞典标准（1972）、日本脑波学会脑死亡委员会标准（1974）、墨西哥标准（1976）、英国皇家医学会脑死亡标准（1976）、美国NIH脑死亡协作研究组标准（1977）、美国联合调查标准（1977）、美国总统委员会标准（1981）、日本大阪大学标准（1984）、台湾地区标准（1984）、日本厚生省脑死亡研究班标准（1985）、比利时标准（1986）、拉美16国标准（1989）、匈牙利标准（1989）、冰岛标准（1991）、法国标准（1994）、英国皇家医学会脑干死亡标准（1995）、美国神经科学学会脑死亡诊断指南（1995）、美国神经疾病和中风国家研究所诊断标准（1997）、加拿大脑死亡诊断标准（2000）等。

关于脑死亡定义争议很多。有学者认为"是否应该将脑死亡的定义扩展至包括永久性的无意识状态"。中国有学者认为"意识、思维能力的丧失，就标志着人的死亡，即植物人属于脑死亡"。美国也有人持相同观点。但是，多数学者还是认为二者是有区别的，不可以把脑死亡与持续性植物状态（或称"大脑皮质死亡"、"植物人"）相混淆。将后者随意当作是脑死亡而放弃抢救或治疗可能引起民事或刑事的指控。

脑死亡的概念为医学界接受,但由于缺乏法律对脑死亡的承认,医生缺乏依据脑死亡宣布个体死亡的法律依据。

许多国家采用全脑死亡的概念,欧洲部分国家采用脑干死亡的概念。

6. 脑死亡临床判定方法

(1) 深昏迷的检查方法及结果判定:用拇指分别强力压迫患者两侧眶上切迹或针刺面部,不应有任何面部肌肉活动。用格拉斯哥昏迷量表(GCS)测定昏迷评分为3分。

注意事项:任何刺激必须局限于头面部;有末梢性三叉神经病变或面神经麻痹时,不应轻率判定脑死亡;脑死亡不应有去大脑强直、去皮质强直、痉挛或其他不自主运动,脑死亡应与植物状态严格区别。

(2) 脑干反射消失包括:瞳孔对光反射消失(双侧直接和间接对光均无反应即可判定为瞳孔对光反射消失)、角膜反射消失(双侧刺激均无眨眼动作才能判断为角膜反射消失)、头眼反射消失(当头部向左或向右转动时,眼球均固定不动,没有向相反方向的运动,即可判定为头眼反射消失);前庭眼反射(温度试验)消失(注水后观察1~3min,若无眼球震颤表示前庭眼反射消失);咳嗽反射消失(刺激气管黏膜无咳嗽动作,即可判定为咳嗽反射消失)。

(3) 自主呼吸停止:脑死亡者均无自主呼吸,必须依靠呼吸机维持通气,但是判断自主呼吸停止除根据肉眼观察胸腹部有无呼吸运动外,还必须通过自主呼吸诱发试验来判定。检查必须按照严格的步骤和方法进行。

先决条件:自主呼吸诱发试验必须符合下列条件:①肛温≥36.5℃(如体温低下,可升温)。②收缩压≥90mmHg或平均动脉压≥60mmHg(如血压下降,可用药物升压)。③$PaCO_2$≥40mmHg(不足时,可减少每分通气量)。④PaO_2≥200mmHg(不足时,应吸100%O_2(10~15min)。

试验方法及步骤:①脱离呼吸机8min。②将输氧导管通过气管插管插至隆突水平,输入100% O_2,6L/min。③密切观察腹部及胸部有无呼吸运动。④8min内测$PaCO_2$不少于2次。

结果判定:若$PaCO_2$≥60mmHg或超过基线水平20mmHg,仍无呼吸运动,即可确定无自主呼吸。

(4) 注意事项:自主呼吸诱发试验期间如出现发绀、低血压、心律失常或其他危险时,应立即终止试验。

7. 脑死亡实验室判定标准

(1) 脑电图(EEG):可作为脑死亡判断标准的国家规定,至少8导脑电极记录30min,脑电波呈静息状态,即脑波直线或脑波活动<2μV,对疼痛和声音刺激无反应。

(2) 脑干听觉诱发电位(BAEP):双侧Ⅰ波存在,而Ⅰ波以后所有波形消失,或在监测过程中发现包括Ⅰ波在内的所有波形逐渐消失;对脑死亡具有重要的诊断价值。

(3) 短潜伏期体感诱发电位(SLSEP):双侧N13存在,而N13以后所有波形消失;或包括N13在内的所有波形逐渐消失。

(4) 正电子发射扫描(PET)和单光子发射电子计算机扫描(SPECT)等代谢功能成像技术提示脑代谢停止。

（5）脑血流停止的检测方法很多，如头颅CT、MRI、MRA，注射增强剂后无脑血管增强，提示脑血流停止；脑血管造影或数字减影脑血管造影（digital substraction angiography，DSA）后脑血管不充盈，提示脑血流停止。但这些检测实施的条件是离开ICU，临床的可操作性较差，因此常常选择可在床边进行检测的TCD。

（6）心率变异消失：脑死亡者心血管自主神经系统完全阻断，低频HRV（心率变异）消失，血浆儿茶酚胺浓度不能被检出。此方法很少被应用。

（7）阿托品试验：脑死亡时延髓迷走神经运动核功能丧失，迷走神经张力消失，阿托品对心脏的抗胆碱能作用不复存在，从而心率不能加快。

（8）脑内分泌功能检测：脑死亡时垂体前叶分泌的激素增高（生长激素）、正常（泌乳素、促甲状腺素）或者减少（促肾上腺皮质激素、黄体生成素、卵泡刺激素）。下丘脑分泌、垂体后叶释放的抗利尿激素增高或正常。下丘脑分泌的激素释放因子增高或正常，从而提示脑死亡时部分下丘脑、垂体细胞残存，功能保留。

8. 判定脑死亡的医生资格

（1）1979年，西班牙通过的移植法规定：脑死亡必须由3位与移植工作无关的医师确认，其中1位是神经外科医师或神经病学专科医师。

（2）美国标准规定：判定脑死亡的医生为神经内科或外科医师，并需要2位医师同时在场时进行判定。

（3）英国标准规定：由具有经验的急救中心医生来判断，有疑问时还要与神经内科或神经外科医生会诊。

（4）台湾标准规定：由2名接受过专门训练的神经内科、神经外科、麻醉科、急救中心医生担当，2人中至少有1人必须是掌握脑干功能检查的神经内科或神经外科医生，参与器官移植的医生不能诊断脑死亡。

（5）日本厚生省脑死亡研究班标准规定：判定脑死亡的医生为具有丰富的诊断脑死亡经验、但与移植无关；由2人以上完成；2次以上检查时不必由同一医生来进行，但医生必须参加过脑死亡的诊断。

（6）确认"脑死亡"所需的医生人数：意大利需要3名医生；法国需要2名医生；澳大利亚和芬兰只需1名医生。

9. 诊断脑死亡的意义

（1）对已确诊为脑死亡而借助人工呼吸器在一定时间内维持着血液循环的患者，无疑是提供移植器官的良好来源。奥地利、瑞士、波兰等国法律规定，病人一经诊断为脑死亡，即可取其器官供移植用。

（2）对某些心跳骤停的病人，如果脑尚未死亡，就应积极复苏，全力抢救。

（3）医生们据此能够精确地判定死亡发生的时间。这对解决可能牵涉到的一些法律问题（如保险业务、财产继承等）亦有帮助。

（陈晓虹）

第八章 超声与临床

第一节 超声技术概述

超声医学（ultrasonic medicine）是一门新兴的学科，是声学、电子学与医学相结合的学科。所有研究高于可听声频率的声学技术在医学领域中的应用即超声医学，包括超声诊断学、超声治疗学和生物医学超声工程，所以超声医学具有医、理、工三结合的特点，涉及内容广泛，在预防、诊断、治疗疾病中均具有很高价值。

超声诊断学起源于20世纪40年代，70年代广泛发展，逐步实现了从静态图像向实时动态图像的发展，从黑白图像向彩色图像的过渡，从二维图像向三维图像的迈进，从解剖成像向功能成像的探索，使超声诊断的准确性、特异性均有了长足的发展，成为现代临床医学中不可缺少的诊断方法。近年来，随着体腔探头和术中探头的开发，血管内超声、三维成像、四维成像、弹性成像、超声造影等新技术的推广，使超声诊断技术又上了一个新的台阶，其发展速度令人惊叹。同时超声诊断又具有受检者无痛苦、无损伤、无放射性、方法简单、显像清晰且可重复使用等优点，因而容易普及推广，深受广大医师和病人的欢迎。目前已成为临床多种疾病诊断的首选方法，并成为一种非常重要的多种参数的系列诊断技术。

近30年来，超声医学又发生了一次革命性的飞跃。20世纪80年代初，介入超声逐渐普及，开创了超声介入治疗的先河，使人类不必在直视下就能进行手术成为可能。通过超声这双"透视眼"的引导，使诊疗器械直达靶目标，从而减小手术风险，减轻患者痛苦，节省大量的人力、物力、财力。与其他介入治疗方法相比，介入超声还具有无辐射、操作简便、费用低廉、不受患者病情限制，可在门诊、床旁、手术室等多种场合完成诊治等优势，目前已经广泛应用，几乎涉及所有临床医学学科，已经成为微创治疗中最重要的支撑技术之一。

当然，超声技术也有其目前难以克服的局限性。首先，是因声波的一些特殊属性导致的全反射，使其检查器官受限，对骨骼、空气等很难达到深部，所以对骨骼及含气性器官（如肺、胃肠等）难以探测，对成人颅脑的诊断也较X线、CT逊色。其次，由于其成像基础为病灶与组织间的声阻抗差，当二者声阻抗差相近时容易漏诊。另外，由于声波反射过程中发生多次重复反射以及旁边干扰出现假反射现象，因此有时易造成误诊。随着科技进步，希望今后超声技术会进一步发展，克服以上弊端，更好地为临床服务。

超声诊断、放射线成像、磁共振成像和同位素扫描等四大影像诊断技术在临床诊断方面各有优势，互为补充，如能将其充分利用，不仅会大大提高临床医学的诊断水平，解决种种疑难疾病的诊断问题，更会为人类健康做出巨大的贡献。

第二节　超声医学分类

如上所述，超声医学包括超声诊断学、超声治疗学和生物医学超声工程，本节将主要探讨对于临床医生最为重要的超声诊断学和超声治疗学。

一、超声诊断学

超声诊断学是研究超声通过人体组织时被人体组织作用和变化的规律，并利用这些变化和人体结构或功能相关的信息，形成各种超声诊断法，对人体进行检查和诊断。超声诊断法的诊断模式很多，现将临床上应用的主要诊断法，简要归类如下。

1. 脉冲回波幅度法：主要显示组织结构信息，利用基波的信息进行成像，主要包括：

（1）A型：主要用于脑中线探测、眼球、胸膜腔和积液、心包积液、肝脓肿等深度的测量。

（2）M型：用于测量有关心脏结构的大小，观察心肌、瓣膜等的活动功能，计算其活动速度，计测心腔缩短分数及射血分数等。

（3）B型：提供临床有关人体脏器的解剖学（结构学）信息，是目前临床诊断应用的最基本模式。

（4）3D型：包括静态三维成像和动态三维成像。目前主要应用于心脏和产科，可用于心室容积测量、心肌质量测量、反流量研究等，可观察胎儿面部、四肢、胸廓，脊柱骨骼系统形态，早期诊断胎儿畸形。另外在妇科、眼科、腹部和血管中都有应用。

（5）伪彩：把不同等级的灰度变换为某种颜色，临床意义不大。

2. 多普勒法：主要显示组织运动信息（速度），利用基波的信息进行成像，主要包括以下几种：

（1）D型超声（多普勒显像）：包括连续波多普勒和脉冲波多普勒，主要应用于心脏、血管等的血流参数测量（如测量区域的收缩期峰值血流速度，舒张期血流速度，收缩舒张比值，阻力指数，搏动指数，跨瓣压，心腔、肺动脉压，分流量，反流量，反流分数，瓣口面积等）。

（2）CDFI（彩色多普勒显像）：检出血管，鉴别管道性质，识别动静脉，显示血流起源、走向、时相，反映血流性质，表示血流速度快慢，引导频谱多普勒取样位置。

（3）CDTI（彩色组织多普勒显像）：观察心肌组织运动情况。

（4）CDE（彩色多普勒能量图）：检出低速血流的血管。

（5）3DCFM：主要应用于心脏、血管等的立体透视图。

3. 谐波法：主要显示组织分子成像血流灌注，改善信噪比，利用谐波的信息进行成像，主要包括组织谐波成像（THI）和造影谐波成像（CHI）。

（1）组织谐波成像：利用组织高次谐波，消除基波的噪声和干扰及旁瓣产生的混响，明显改善信噪比，提高图像质量和对病灶的检测能力。对心内膜、心肌的显示和腹腔深部血管的病变边界的显示（心腔血流状态）、血栓的轮廓，腹部占位性病变，腹部含液性脏器内病变及囊性病变内部回声的显示有明显的改善。

（2）造影谐波成像（超声造影）：利用微泡造影二次谐波显示血流灌注情况，即超声造影。利用与人体软组织回声特征明显不同或声特性阻抗显著差别的物质注入人体腔内、管道内或血管内，增强对脏器或病变的显示，以及血流灌注信息。目前已广泛应用于增强心肌、肝、肾、脑等实质性器官以及实体肿瘤的二维超声影像和血流信号。利用超声造影技术，观察正常组织和病变组织的血流灌注情况，肿瘤血管分布和灌注特点，评价肿瘤介入治疗和靶向药物治疗效果等，已成为临床超声诊断的重要手段和科研热点。

4. 超声弹性成像：随着超声成像技术的不断发展，基于病变组织硬度的不同，弹性成像技术被广泛用于临床疾病的诊断上。超声不仅能获得组织结构的二维信息，还能反映组织的质地，得到更多的与病理组织结构有关的信息，为临床诊断提供更多的帮助。根据施加应力的方法不同将其分为两种：助力式（静态）弹性成像（EI）和声力式（动态）弹性成像（ARFI）。

（1）EI：是借助于外力（如手动加压探头、患者自身呼吸、心跳等）对组织器官产生应力，利用各种不同组织（包括正常和病理组织）的弹性系数不同，其应变不同的原理（主要是形态改变），仪器计算感兴趣区（Region Of Interest，ROI）内不同组织的变形程度，以灰阶或彩色编码形成弹性图像。EI技术目前应用于浅表器官如乳腺、甲状腺等。

（2）ARFI：不需要借助外力施压，是通过探头瞬间发射短的激励脉冲，使组织器官局部产生应力，组织在发生纵向应变的同时会产生横向传导的剪切波，仪器分别采集这两种信息进行成像，采集纵向应变参数形成弹性图像，即动态弹性定性显像（VTI）。精确追踪、测量剪切波传导速度，以其数值对组织进行弹性硬度定量，即动态弹性定量测量（VTQ）。因此该技术可用于深部脏器弹性检查，目前主要应用于肝脏、肾脏及浅表器官的超声诊断与鉴别诊断。

5. 介入性超声：即由超声引导完成各种诊断和治疗，如穿刺活检、液体引流、局部注药治疗等，成为现代超声医学的一个重要分支。介入性超声于1983年在哥本哈根世界介入性超声学术会议上被正式命名介入性超声。介入性超声的诊断价值目前主要应用于病变组织的细针穿刺活检（细胞学检查、组织学检查）。介入性超声的出现使超声诊断不再局限于影像诊断范畴，通过超声引导下穿刺活检，使临床获得病变组织的病理诊断，大大提高了超声诊断的诊断水平。而在介入治疗方面（后面详述）更是取得了巨大进步。

6. 超声组织定征：是探讨组织声学特征与超声表现之间相互关系的基础与临床应用研究。超声组织定征试图通过定量提取人体组织中的有用信息，并做出解释以达到识别各种正常和病理组织并对其进行鉴别和分析的目的，通过分析了解正常、异常组织的病理、生理状况与组织声学参数和病理结果之间的关系，分析其形态学基础，目前超声组织定征的基础与临床应用研究范围有声速、声衰减、声散射、回声强度、组织硬度、声学参数测量与组织成分的对照、超声显微镜、超声与病理等，较有发展前途和实用价值的超声组织定征是射频分析法的"超声背向散射积分"和视频分析法的"回声强度"研究。

二、超声治疗学

超声治疗学是超声医学的重要组成部分。主要包括超声介入治疗和超声治疗仪。

1. 超声介入治疗：是在超声引导下使诊疗器械直达靶目标，目前主要应用于：

（1）胆道、肝门静脉、肾盂等穿刺造影或置管引流。

（2）脓肿及其他含液病变的取样诊断、置管引流、注药治疗。

（3）不能切除肿瘤的局部注药治疗（乙醇、化疗药物等）。

（4）肿瘤消融治疗（RFA、微波、冷冻等）。

（5）其他局部介入治疗。

2. 超声治疗仪：超声波在介质（人体组织）中传播时，既有被介质作用的一面，又有作用于介质并对介质产生影响的一面。超声治疗仪就是利用超声波的机械能对人体病变部位的作用，以达到治疗疾患和促进康复的目的。包括超声手术刀、超声碎石机、聚焦超声治疗仪、高强度聚焦超声治疗仪等。

综上所述，超声医学作为现代医学四大影像诊断技术之一，以其无损伤、无放射性、方法简单、显像清晰、价格低廉且可重复使用等优点，显示出强大的优势。并且随着超声诊断技术的发展，超声仪器不断改进，诊断准确率逐步提高，在熟练医师操作下有其独特的优越性，使用范围日益广泛，必将为临床疾病的诊断和治疗做出更大贡献。

第三节　消化系统的超声诊断及进展

一、肝脏

（一）患者准备

1. 常规超声检查，前3d禁食牛奶、豆制品、糖类等易于发酵产气食物，检查前1d晚吃清淡饮食。当天患者须禁食、禁水6~8h以上，早晨空腹检查为宜。

2. 应在X线胃肠造影3d后，胆系造影2d后再做超声检查。

3. 肠道积气、肠内容物干扰检查严重者，应先行肠道准备。

4. 小儿或不合作者，可给予安眠药后在睡眠状态下检查。

5. 急诊超声可随时检查。

（二）超声检查适应证

1. 了解肝脏大小、形态和位置。

2. 肝脏局限性病变；实性、囊性、混合性。

3. 肝脏弥漫性病变；肝炎、肝硬化、脂肪肝。

4. 黄疸的诊断与鉴别诊断。

5. 肝脏病变的随访。

6. 肝脏术前、术中、术后的评估。

7. 超声引导下穿刺活检及治疗。

(三) 超声检查内容

1. 二维超声
(1) 明确肿瘤部位、数目。
(2) 了解肿瘤与邻近组织器官的关系，测定肿瘤大小。
(3) 观察肿瘤形态、内部回声、边界。
(4) 明确黄疸性质，有无腹水。

2. 多普勒超声：由于肝内血管丰富，彩色多普勒可获得肝脏断面血流的走向、流速、流量的测定，病变区血流与周围血流的关系，区别肝内管道为血管或胆管，肝内囊实性病变诊断和鉴别诊断分析。

3. 超声造影技术：根据注入造影剂后的时间，将肝脏显像分为动脉相、门脉相和延迟相。根据各期相病灶内造影剂进入与退出模式，即快慢、方式及强度等的不同，对病灶做出特异性诊断。可用于肝癌、肝血管瘤、肝脏炎性假瘤等肝脏良恶性疾病的鉴别诊断。应用超声造影使超声对于肝脏局灶性占位病灶定性诊断的准确率提高了30%以上，是目前临床使用最为广泛的领域。

4. 超声弹性成像技术：实时组织弹性成像在肝肿瘤诊断中具有独特优势及良好的临床应用前景，瞬时弹性成像具有无创、无痛、快速、客观定量等优点，并且有较好的可重复性，不仅可用于肝纤维化的非创伤性诊断，也可用于监测肝脏疾病的发展，还可用于评价抗纤维化疗法的效果。

5. 超声造影三维成像技术：新近出现的三维灰阶超声造影技术融合超声造影和三维成像技术的优势，可更清晰地显示立体的肝动脉树状结构。对肝内动脉特别是肝段及亚段动脉分支的显示，三维超声造影具有独特的优势。

二、胆道系统

(一) 患者准备

1. 常规检查，患者须禁食6~8h以上，以早晨空腹检查为宜。
2. 做胆系超声检查前2d应停服利胆药。
3. 必要时饮水300~500ml，便于显示肝外胆管。
4. 肠道积气、肠内容物干扰检查严重者，应先行肠道准备。
5. 一般情况下，超声检查前3d应避免进行胃肠道钡剂造影和胆道系统造影。
6. 观察胆囊收缩功能和胆管通畅程度，应准备好脂餐试验（准备油煎蛋2个。若患者不能高脂肪高蛋白饮食，可口服50%硫酸镁30ml代替）。
7. 小儿或不合作者，可给予安眠药后在睡眠状态下检查。
8. 急诊超声可随时检查。

(二) 超声检查适应证

1. 先天性胆道系统异常：胆囊位置、形态、结构、数目异常和胆道囊状扩张症等。
2. 胆道系统结石：胆囊结石、胆管结石。
3. 胆道系统炎症：急慢性胆囊炎、硬化性胆管炎、化脓性胆管炎等。
4. 胆道系统肿瘤：胆囊癌、胆管癌、胆囊腺瘤等。
5. 胆囊息肉样变：胆固醇性、炎性和腺瘤样息肉等。

6. 胆囊增生性病变：胆固醇沉着症、胆囊腺肌增生症等。

7. 胆道寄生虫病：胆囊、胆道蛔虫等。

8. 黄疸的鉴别诊断：鉴别梗阻或非梗阻性黄疸及梗阻部位、原因。

9. 胆道系统介入性超声诊断和治疗。

（三）超声检查内容

1. 二维超声

（1）胆囊位置、形态、大小、宽径与长径的比例，胆囊壁厚度、均匀性，局部异常回声，胆囊腔胆汁回声特征、有无异常回声、异常回声的声学特征及活动度和与胆囊壁的关系，胆囊周围异常回声等。

（2）胆管系统走行是否正常，管壁回声、管腔内径及有无扩张，管腔内及周围有无异常回声及异常回声的部位、声学特征和与管壁的关系等。

（3）胆道系统以外脏器如肝脏、胰腺的声像图等有无变化。

2. 多普勒超声：多普勒超声可以了解病变胆囊壁的血供情况，鉴别血管和胆管，了解胆道系统占位性病变的血供特点，测量占位性病变的动脉峰值流速和阻力指数。

3. 胆囊胆道声学造影：超声检查时发现胆囊病变和胆道扩张，一般都具有典型的临床症状，也容易被 X 线造影而确诊。但是对于轻度的病例，临床表现常不典型，临床上常不出现黄疸，或是有轻度或可疑的黄疸史，常规超声检查或其他检查也往往难以确诊，更难以确定胆道有否存在梗阻性病变。此时可选择胆囊胆道声学造影。胆囊胆道声学造影是一种功能性动态观察。

声学造影的造影剂主要有口服硫酸镁、口服山梨醇加饮水法、注射利胆剂、中药胆囊胆道造影剂、脂餐法等。通过刺激胆汁分泌，可以观察胆囊收缩功能，使胆道充盈，增加胆道显示率。

（1）脂餐试验：病人空腹时实行超声检查胆囊部位、大小并记录，然后嘱病人高脂肪、高蛋白饮食（油煎蛋 2 个），食后 30min、1h、2h 各检查 1 次，分别测量胆囊的大小并记录供对照。

（2）判定标准

①胆囊收缩功能良好：餐后 2h 内胆囊排空或缩小>2/3，属正常。

②胆囊收缩功能较差：餐后 2h 内胆囊收缩<1/2 者，属可疑。

③胆囊收缩功能差：餐后 2h 内胆囊收缩<1/3 者，属不正常。

④胆囊无收缩功能，餐后 2h 胆囊大小同空腹。

⑤若空腹胆囊<正常大小，多提示胆囊有重度病变而失去功能。

⑥若胆囊增大，则表示胆囊以下有梗阻。不伴黄疸者，梗阻部位在胆囊颈或胆囊管。

4. 三维超声：三维超声已发展到实时三维超声成像，使检查方法简便、迅速、无创、准确，为临床诊断和治疗提供更可靠的依据。

（1）对胆囊炎的诊断，三维超声能更清晰地显示胆囊壁的厚度及"双边征"的层次结构。

（2）对胆囊结石的诊断，能准确、清晰显示结石的部位、大小、形态及数目，特别是对于二维超声较难显示的部位如胆囊颈部、胆囊皱襞处的结石。

（3）对于胆囊息肉样病变的诊断，可直观显示其基底部与胆囊壁连接关系。

（4）对于胆囊癌的诊断，可以细致观察肿瘤表面形态、基底部宽度及对胆囊壁和周围组织的浸润程度，对胆囊癌的早期诊断、临床治疗及预后有重要应用价值。

三、胰腺

尽管CT、MRI在胰腺检查中因图像清晰度好，不受肥胖及气体干扰等因素影响，优于超声检查，但因超声具有无创、简便、可重复检查等优点，仍是胰腺的首选影像诊断方法。

（一）患者准备

1. 常规检查：前一天晚吃清淡少渣食物，且禁食6~8h后，早晨空腹检查。
2. 胃肠气体干扰检查严重者，应先行肠道准备。
3. 必要时饮脱气水或胃肠造影剂400~600ml，将充盈胃腔作为显示胰腺的良好声窗。
4. 胰腺超声检查一般应在胃肠道钡餐造影之前进行。
5. 急诊超声可随时检查。

（二）超声检查适应证

1. 胰腺炎症：急、慢性胰腺炎，慢性局限性胰腺炎，自身免疫性胰腺炎。
2. 胰腺囊肿：胰腺真、假性囊肿。
3. 胰腺肿瘤：胰腺癌、壶腹周围癌、胰腺囊腺瘤或癌、胰岛细胞瘤等。
4. 梗阻性黄疸的鉴别诊断：鉴别梗阻部位和原因等。
5. 胰腺介入性超声诊断和治疗。

（三）超声检查内容

1. 二维超声

（1）胰腺位置、形态、大小、轮廓、边界和回声，胰管内径。

（2）胰腺病变的情况如位置、大小、边缘、边界、回声及其对周围脏器和组织的影像，胰腺周围有无肿大淋巴结、有无积液。必要时，观察胆道系统有无结石或其他病变。

2. 多普勒超声：可提供胰腺病变的血供特点，显示胰腺与周围主要血管、胆总管、相邻器官的关系，鉴别血管与胆管等管道结构。

3. 介入超声：20世纪70年代，国外学者开始将超声引导经皮抽吸活检技术应用于胰腺肿块，现已普遍开展，穿刺项目也由单纯活检扩展到胰腺假性囊肿、胰腺囊肿的穿刺引流等，具有重要的临床应用价值。

4. 超声造影：主要用于胰腺癌与良性、炎性病灶鉴别。由于胰腺恶性肿瘤中腺癌占80%~90%，而且绝大多数腺癌为乏血供型，超声造影时多表现为弱增强或周边增强内部为无增强的坏死区，并较周围正常胰腺组织消退快。内分泌肿瘤为富血供型，造影时多表现为高回声，且消退慢。与胰腺肿瘤最难鉴别的团块型慢性胰腺炎表现为与周围正常胰腺实质的同步增强和消退。以上超声造影特点对于常规超声诊断率较低的胰腺肿瘤来说，临床价值是确定的。

四、脾脏

1. 患者准备：检查前患者应空腹6~8h。急诊可随时检查。
2. 超声检查适应证。

(1) 脾脏肿大。
(2) 脾脏肿瘤：脾血管瘤、错构瘤、脾恶性淋巴瘤、脾血管内皮肉瘤、脾转移癌。
(3) 脾脏炎症：脾囊肿、脾包虫病、脾结核、脾脓肿、脾梗死。
(4) 脾脏外伤：脾破裂。
(5) 脾先天性异常：先天性脾缺如、多脾综合征、先天性脾反位、游走脾、副脾等。
(6) 脾血管病变：脾动脉假性动脉瘤、脾静脉血栓等。
(7) 脾超声引导下介入诊断和治疗。

3. 超声检查内容

(1) 二维超声：①观察脾脏数目、位置、形态。②观察脾脏大小、边界、内部回声、后方回声、与脾门及周围组织关系等特征。③观察脾内有无占位性病变。如有，应进一步观察病变的位置、大小、形态、数目、回声以及与周围脏器的关系。

(2) 多普勒超声：观察病灶内、周围血流信号的分布特点。必要时，测量动脉血流峰值流速和阻力指数。

(3) 超声造影：可显著增强实质性脏器损伤部位与相邻正常组织间的对比，发现常规超声不能发现的实质脏器损伤变化，确定损伤的实际病变范围，显示脏器活动性出血，提示肝、脾、肾等外伤后被膜损伤的确切部位，并能对损伤的程度分级，为临床医师准确评价脏器损伤的程度及确定治疗方案提供可靠依据。

在超声造影检查脾损伤时，撕裂伤表现为与脾包膜垂直的片状、线状或分支状低回声区，挫裂伤区和实质血肿表现为不均匀的低回声，没有占位效应或血管显示；脾内的出血显示为小的和持续存在的强回声，脾外的微气泡外泄提示活动性出血。超声造影可为脾外伤治疗方案的选择提供可靠依据。

五、胃肠疾病

由于胃肠道气体干扰和超声在气体中传播衰减的物理性质，致使常规腹部超声检查难以显示胃肠的微小病变及早期病变的声像图。对于腹部可触及的胃肠病变或在没有气体干扰时，超声可作为胃肠疾病临床诊断的辅助方法。胃肠部超声检查的最大优势在于可以实时观察胃肠蠕动。

近年来，通过饮入或注入填充剂后的造影检查，以及直接采用经食管或经直肠的内镜超声检查，使胃肠超声发展迅速。对早期发现病变，判断病变侵犯胃肠壁层次、深度等方面能力有所提高。

(一) **患者准备**

1. 无须特别准备，基本同于常规腹部超声检查，当日禁食、禁水即可。
2. 若此前以接受X线钡肌造影检查，应推迟48h或待钡剂排出后再进行检查。
3. 镇静剂，针对婴幼儿或不合作准备用。
4. 上部胃肠造影剂或300~500ml脱气饮用水准备。
5. 灌肠用1 000~1 500ml温生理盐水备用。

(二) **超声检查适应证**

1. 进行性吞咽困难伴胸骨后闷痛。
2. 不明性质及来源的腹部肿块包括可扪及肿块或疑似肿块。

3. 肿胀、呕吐、停止排便或肠梗阻或梗阻部位及原因待查的。
4. 不明原因的急、慢性腹痛，体重下降或消瘦、发热、贫血。
5. 消化道出血包括呕血、黑便、便血或大便潜血阳性。
6. 大便习惯改变包括腹泻或便秘、干稀交替、里急后重伴脓血便。
7. 已经明确有原发恶性肿瘤证据需要排除胃肠道或腹、盆腔有无转移灶的。
8. 已经明确有转移性肿瘤证据（如左锁骨上淋巴结转移性腺癌）而原发灶不明的。
9. 相关实验室检查肿瘤标记物异常或持续升高的。
10. X线钡剂造影或纤维内镜检查提示有胃或肠外压迹改变的。
11. 小儿、孕妇、老年人等受病情限制或对X线、纤维内镜检查有禁忌的。

（三）超声检查内容

1. 二维实时超声

（1）胃：上部胃肠造影剂或300~500ml脱气饮用水充盈胃，从胃近端食管末端贲门连接处，胃底、胃体到幽门与十二指肠连接部。确定位置、体积大小、形状、胃壁厚度、层次、扩张、蠕动及排空情况。胃前后、左右毗邻脏器肝、胆、脾、肾、胰、肠管及腹腔相关部位。

（2）小肠：液体充盈后，利用液气泡在十二指肠、小肠内流动的状态帮助识别各段肠管，同时有利于显示病变部位与周围的关系。

（3）大肠：常规检查需排气、排便、适度充盈膀胱。超声探头沿着大肠的走行方向，由右下腹连续到左下腹及耻骨上区，仔细顺序检查；发现异常时详细记录病变部位、大小、形态、回声性质。这种检查是中晚期结直肠肿瘤的粗筛方法，肠腔内早期小病变不易发现。清洁灌肠后保留灌肠至整个大肠，使之成为良好的透声窗，能获得一般超声无法得到的肠壁及腔内外的清晰图像，包括瘤浸润肠壁层次、深度、病灶大小、肠管形态与蠕动的变化，提高超声早期诊断的可能性。

（4）直肠：棒式经直肠腔内单面或双面超声探头的应用，可清晰显示直肠壁的层次，周围结构（膀胱中部、前列腺、精囊或子宫），肿瘤浸润肠壁层次、深度、病灶大小等。

2. 超声检查的主要内容和观察指标

（1）管壁异常

①增厚改变：分为局限性或弥漫性增厚及肿块形成。测量管壁黏膜面至浆膜外径线大于正常值上限范围。

②结构改变：正常管壁层次结构失常，包括隆起或凹陷及消失。

③回声类型改变：以低水平回声类型为主，合并溃疡或管径内含气体，黏膜聚集，坏死组织则表现为高或强回声反射信号。

（2）管腔异常

①扩大或扩张：空腹状态下（禁食、禁水8h以上）仍有过多内容物滞留，测量胃、小肠、结肠宽度大于正常值上限者可提示管腔扩大或扩张。

②狭窄或缩窄：多见于病变区管腔狭小，显示近端内容物不能顺利通过。

（3）功能紊乱

①蠕动异常：管壁蠕动次数或频率明显大于正常者为蠕动亢进，反之为浅缓。无蠕

动者为消失。蠕动方向与正常方向相反者为逆蠕动。

②潴留或瘀张：多见胃内容物蓄积，排空明显迟缓或不能排空。瘀张见于肠腔高度充盈伴梗阻状态下的液体内容物反流并连同管壁的逆蠕动现象。

(4) 通过以上观察，可对下列胃肠疾病做出诊断与鉴别诊断：

①胃肠道肿瘤性管壁增厚性病变：进展期胃癌、小肠癌、大肠癌、恶性淋巴瘤、间质瘤、胃平滑肌瘤、胃平滑肌肉瘤等。

②非肿瘤性胃肠道管壁增厚性病变：胃和十二指肠良性溃疡、克罗恩病、溃疡性结肠炎等一组炎症性胃肠病。

③胃肠道急腹症：急性阑尾炎、急性肠系膜淋巴结炎、胃肠穿孔、幽门梗阻、肠梗阻、肠套叠等其他并发症。

④胃肠结构异常及功能异常：贲门失弛缓症、先天性肥大性幽门狭窄和巨结肠。

⑤疝：腹壁疝、腹股沟疝及股疝。

⑥肛区病变：坐骨直肠窝脓肿、肛瘘、内外痔、混合痔。

3. 多普勒超声：用现代高性能、高频或腔内彩超仪可显示正常与常见胃、肠道病变管壁血管的彩色血流图，为消化道病变性质的估价提供了血流动力学信息的声像图依据，是二维超声的有益补充。一般较大的实质性肿块彩色血流可显示内径0.03~0.06cm的血管及其速度频谱。从血管的多少、流速的快慢及阻力指数的高低可分析肿瘤的良恶性。如动脉血管多、粗细不均匀、扭曲、走向不规则、流速快、阻力指数高，可见于低分化或未分化的恶性肿瘤。

4. 内镜超声检查：胃肠内镜超声检查通常用于常规超声检查不能明确的胃肠病变，需穿刺。活组织检查病理确定诊断。某些病变内镜超声检查确诊后可立即治疗，如胃肠息肉的摘除。微型高频超声探头置于内镜顶端，插入胃内通过内镜直接观察胃腔内的情况，超声探头同时实时扫描，显示腔壁各层组织结构的声像图特征，提高内镜与超声诊断水平。

5. 超声造影检查：超声造影剂的血池示踪显示，可实时动态观察组织、实质性病灶血管的血流灌注情况。通过观察病灶内造影剂增强时间、增强持续时间及开始减退时间，可以良好地鉴别胃肠肿瘤的良恶性。

超声对于胃肠疾病的阳性检出率取决于病变的大体病理类型，肿瘤性和非肿瘤性胃肠壁增厚性病变显示率最高。鉴于超声成像原理不同于其他影像学方法包括其本身物理特性和有效分辨率的关系，对于早期胃癌和大肠癌而言，绝大多数又属单纯溃疡型和微小息肉型病变，不足以引起胃壁或肠壁增厚，尚未引起局部形态学改变。因此，纤维内镜仍然是其首选检查方法。

6. 三维超声：三维超声可以立体、形象地显示肠腔结构，肠黏膜皱襞显示不再是线状，而是呈脊状，与解剖结构形状相似。肿瘤与肠壁的解剖关系较二维超声更明确，犹如实物般显示病变肠管壁间关系，便于辨认，还可从多个切面及角度观察肠道结构和病变部位，有利于进行鉴别诊断。

第四节 呼吸系统的超声诊断及进展

由于胸廓骨组织的遮挡和肺组织内气体的干扰，限制了超声影像在胸部疾病中的应用，但是在某些胸部疾病的诊断及鉴别中，超声检查仍具有较高的价值。

一、患者准备

经胸壁探查者，无须特殊准备。

二、超声检查适应证

1. 判断胸腔积液的量与分布范围，鉴别游离性积液或包裹性积液，初步判断积液的性质。
2. 判断胸膜增厚的程度及范围、胸膜钙化、是否与胸壁粘连等；判断胸膜占位性病变为局限性或弥漫性，并结合临床初步判断病变的性质。
3. 病灶位于肺外周或肺中央型病变伴周围肺组织实变时，超声通常可清晰显示，可以了解病灶大小、范围及内部特征、邻近组织器官受侵犯情况等。
4. 判断肺不张程度及内部结构等。
5. 部分肺炎、肺囊肿病变（邻近胸壁或深部病灶伴周围肺组织实变者）的诊断与治疗后随访。
6. 肺囊性病变、支气管囊肿、肺包虫囊肿等囊性病变邻近胸壁者。

三、超声检查内容

1. 胸壁：胸壁各层结构边界是否清晰，有无局限性增厚，回声是否有改变，有无肿块，肿块的位置、大小、形态，与邻近结构的关系，血流情况及活动度等。
2. 胸膜：脏层胸膜贴附于肺表面，呼吸时随肺而上下移动，壁层胸膜紧贴于胸壁内侧，不随着呼吸运动，二者紧贴在一起。正常情况下，胸膜菲薄，声线图显示为均匀一致的细线样高回声界面，呼吸时可借助脏层、壁层胸膜之间的错位运动来识别，不能测及厚度。当病变累计胸膜时，表现为胸膜增厚、回声改变。超声应逐一肋间观察胸膜是否连续、有无增厚、有无占位性病变、有无纤维化及钙化、脏层胸膜随呼吸运动情况等，如有胸膜增厚及胸膜占位，应描述局限性或弥漫性增厚，测量胸膜厚度及增厚的范围，描述胸膜占位病变的位置、大小、形态、内部回声及与肺的关系等。
3. 胸膜腔：正常胸膜腔为壁层与脏层胸膜之间的潜在腔隙，含微量的液体，在呼吸时起着润滑的作用，正常胸膜腔一般不能探及。应逐个肋间观察胸膜腔内是否有积液回声。如有积液，需测量积液深度，描述积液内有无分隔、有无异常回声，观察脏层胸膜与充气肺交界面在呼吸运动时是否产生"彗星尾"征。
4. 肺：声像图显示正常含肺呈强回声，随呼吸移动，脏层胸膜紧贴其表面同步移动，胸膜与含气肺临界面呈强回声，后方伴"彗星尾"征，肺深部结构因受内部气体影响而无法显示。注意观察肺表面脏层胸膜有无增厚，肺脏在呼吸时的"彗星尾"征是否存在，脏层与壁层胸膜之间的上下错位运动征是否可见，肺外周是否有实质回声。如有则描述其位置、大小、边界、与胸膜胸壁的关系、血供情况等。

第五节 泌尿系统的超声诊断及进展

一、肾脏

1. 患者准备：肾超声检查一般不需要特殊的准备。
2. 超声检查适应证
(1) 先天性异常：肾缺如、异位肾、融合肾、肾旋转反常、重复肾、肾发育不全等。
(2) 肾囊性病变：单纯性肾囊肿、肾盂囊肿、多囊肾。
(3) 肾实质占位性病变：肾细胞癌、肾血管瘤、肾脂肪瘤、肾母细胞瘤、肾淋巴瘤、肾盂癌。
(4) 肾创伤：肾挫伤、肾实质裂伤、肾盏撕裂、肾周围血肿。
(5) 肾结石。
(6) 肾积水。
(7) 肾感染性病变：如肾脓肿、肾结核、肾周围炎、肾周围脓肿。
(8) 肾弥漫性病变：如急慢性肾小球肾炎、肾病综合征、肾功能衰竭、肾萎缩。
(9) 肾动脉狭窄。
(10) 移植肾与并发症。
(11) 超声引导下肾脏穿刺活检与病变治疗。
3. 超声检查内容
(1) 二维超声：①肾脏的位置、形态、大小、包膜回声是否正常。如果一侧找不到肾脏，则应了解有无手术史，注意有无异位肾（盆腔、腹腔、胸腔）、萎缩肾或先天性肾发育不全、肾缺如（单肾），并做仔细检查和鉴别。②注意肾皮质、髓质（锥体）的厚薄和回声强度有无异常改变；有无集合系统（肾盂、肾盏）扩张征象。③若发现局限性回声异常，应确定其部位（肾实质、锥体或肾窦区）、大小、形态和回声特征。④观察肾周有无积液或其他异常现象。⑤怀疑肾脏恶性肿瘤时，检查肾门部、主动脉、下腔静脉周围有无肿大淋巴结。
(2) 多普勒超声：观察肾内血管分布与走行情况，检查肾动脉有无狭窄，肾内有无缺血性改变；对于肾脏肿瘤，检查肿瘤周边、内部血管分布情况和血流参数，肾静脉和下腔静脉内有无瘤栓。
(3) 超声造影：目前，超声造影已广泛应用于增强肾脏及肾肿瘤的二维超声影像和血流信号。利用超声造影技术，观察正常组织和病变组织的血流灌注情况、肿瘤血管分布和灌注特点，评价肿瘤介入治疗和靶向药物治疗效果等。目前，对于肾癌的诊断国内外的观点认为其意义是提高直径小于2cm的等回声肾癌病灶的检出率。

二、输尿管

1. 患者准备：空腹检查，以排除肠气干扰。必要时，前1d禁食产气食物，服缓泻剂、消胀片等。检查前大量饮水，适当充盈膀胱。必要时，饮水后服用呋塞米（速尿）或肌内注射呋塞米15~20min后检查。

2. 超声检查适应证

（1）先天性输尿管反常：先天性巨输尿管症、先天性输尿管狭窄、输尿管口异位、输尿管口脱垂。

（2）输尿管囊肿。

（3）输尿管结石。

（4）输尿管肿瘤。

3. 超声检查内容

（1）二维超声：①自肾盂开始向下扫查，观察输尿管是否有扩张、扩张的程度及部位。②正常输尿管内径狭小，超声不能显示。大量饮水使膀胱高度充盈后检查，可能显示输尿管下段和膀胱壁段及其蠕动，其内径可达2~4mm。③最易显示的部位为肾盂输尿管连接处和膀胱壁段（即第1和第3狭窄部）。通常首先依次检查该两处输尿管，若能确定病变所在，可不必常规检查第2狭窄部。④输尿管走行是否正常，有无纡曲。⑤扩张输尿管末端的部位、形态、管壁有无增厚及增厚的范围；观察输尿管腔内有无异常回声及其大小回声特征，如结石、肿物等。⑥尽可能找到输尿管开口的位置（膀胱壁段），观察开口处有无结石或肿物等异常回声。⑦使用彩色多普勒观察膀胱基底部输尿管内口的尿流信号。也可利用彩色闪烁伪像发现微小结石。

（2）多普勒超声：可用于鉴别扩张的输尿管与血管，检查输尿管肿瘤周边、内部血管分布情况、血流参数。

三、膀胱

1. 患者准备：经腹部和经直肠检查需适度充盈膀胱。嘱患者憋尿，或在检查前1h左右饮水500~800ml，直至有尿意。必要时可通过导尿管向膀胱注入无菌生理盐水250~400ml。经尿道扫查应对探头按规定进行浸泡消毒。经直肠扫查时，检查前应排空大便，局部清洁，探头套上一次性乳胶套以保护探头并防止交叉感染。

2. 超声检查适应证

（1）膀胱结石。

（2）膀胱肿瘤。

（3）膀胱炎、憩室。

（4）膀胱容量及残余尿测定。

（5）血尿的鉴别诊断。

（6）膀胱内异物。

（7）膀胱发育异常：膀胱发育不全、重复膀胱、膀胱外翻、脐尿管异常。

（8）尿潴留和下腹部包块的鉴别诊断。

3. 超声检查内容

（1）二维超声

①在对膀胱扫查过程中，重点观察膀胱壁的轮廓、各层回声的连续性、完整性及厚度，内壁有无局限性凹陷或隆起，有无占位性病变以及浸润程度。

②膀胱容量及残余尿测定：膀胱容量指膀胱充盈状态下急于排尿时，膀胱所容纳的尿量，需在排尿前测定。膀胱残余尿为排尿后未能排尽而存留在膀胱内的尿量。应在排尿后立即测定，正常成人膀胱容量约400ml，残余尿少于10ml。膀胱炎患者膀胱容量明显减少，而慢性尿潴留患者则容量明显增加。测定膀胱容量和残余尿量有助于了解膀胱功能及其病变程度。常用公式如下：

公式1：$V=4/3\pi r_1 r_2 r_3 = 1/6\pi d_1 d_2 d_3 \approx 0.5 d_1 d_2 d_3$

（式中，V代表容量（下同）；r_1，r_2，r_3分别代表膀胱三个半径；d_1，d_2，d_3分别代表膀胱上下径、左右径和前后径）

公式2：$V=5PH$

（式中，5为常数；P为膀胱横断面上的最大面积；H代表膀胱颈至顶部的高度）

应用上述公式测量膀胱容量或残余尿量与导尿结果有一定的误差，但超声测量方法简便，患者无痛苦，也无尿路感染之苦。在治疗过程中多次比较测量，测量结果可作为临床上估测膀胱功能的参考。

（2）多普勒超声：对占位性病变应做CDFI和频谱检查，注意肿物内信号特征。

四、前列腺

1. 患者准备

（1）经腹壁扫查：需适当充盈膀胱，但应避免过度充盈（不利于显示前列腺）。

（2）经直肠扫查：需做探头清洁、消毒、注水排气等器械准备。患者检查前宜排空大便，但无须充盈膀胱。

2. 超声检查适应证

（1）排尿困难、终末血尿以及尿路刺激症状。

（2）直肠指诊前列腺增大者。

（3）前列腺肿瘤。

（4）前列腺手术术前、术后评估。

（5）血精，精囊疾病。

（6）超声引导下介入诊断与治疗。如前列腺穿刺组织学活检，前列腺放射性粒子植入。

3. 超声检查内容

（1）二维超声：在对前列腺扫查过程中，注意观察前列腺形态、包膜轮廓、尿道内口（V形结构）和内部回声。测量前列腺横径和内腺大小，必要时计算体积。注意有无占位性病变以及浸润程度。

（2）多普勒超声：对占位性病变应做CDFI和频谱检查，注意肿物内血流信号特征。

（3）介入超声：可在超声引导下对前列腺穿刺，对疑病变区域穿刺，进行组织学活检，以确定前列腺的良恶性病变。

（4）超声造影：由于前列腺的特点是多发性微小病灶，而造影剂在前列腺内持续时间太短，没有足够时间逐层观察，目前的二维灰阶超声造影除对部分呈浸润型生长的前列腺癌病灶的检测有一定帮助外，对多数早期前列腺癌的检出有一定局限性，因而目前超声造影不应作为前列腺癌的一线诊断手段。

第六节 腹膜后间隙、腹腔大血管、肾上腺的超声诊断及进展

一、腹膜后间隙

(一) 患者准备

宜空腹约12h,排空粪便或用腹泻药,在上午进行检查,有利于减少胃肠气体的干扰。下腹部和盆腔病变检查时,宜适当〔(1/2~2/3)容量〕充盈膀胱。

(二) 超声检查适应证

1. 部分腹膜后病变的良恶性初步判断。
2. 腹膜后病变内部性状、结构的观察和推测,如囊性、实性或囊实性,甚至血肿或脓肿。
3. 腹膜后大血管病变的测量、诊断。
4. 追踪观察,如肿瘤化疗后、腹膜后纤维化的随访等。
5. 超声引导下穿刺活检。

(三) 超声检查内容

1. 二维超声

(1) 观察病变的位置:通过病变与周围脏器和组织结构的关系,从而对病变位置做出判断;腹膜后病变较腹腔脏器及组织的位置要深,后者位置明显靠前,前者随呼吸和体位变化的活动度明显小于后者。

(2) 观察病变的数量、大小或范围、形态与边界、内部回声与结构。

(3) 观察病变对周围组织有无压迫及移位,凡紧密毗邻或明显压迫腹膜后脏器,如肾脏、胰腺、下腔静脉、腹主动脉等,特别是使这些器官结构向前移位和同水平横行移位或被包绕的病变,可判定为腹膜后病变。

2. 多普勒超声:观察病变血流信号的分布特点(内部、周边或环绕、混合等)和多寡程度。

二、腹膜后大血管

(一) 患者准备

除患者病情危急需立即行超声检查外,应常规嘱患者禁食8h以上。

(二) 超声检查适应证

1. 腹主动脉及主要分支疾病

(1) 腹主动脉瘤(真性、假性、夹层)。
(2) 腹主动脉粥样硬化。
(3) 多发性大动脉炎。
(4) 肾动脉狭窄。
(5) 肠系膜缺血综合征。
(6) 肠系膜上动脉压迫综合征。

2. 下腔静脉及其属支疾病
(1) 布-加综合征。
(2) 下腔静脉综合征。
(3) 肾静脉血栓形成。
(4) 胡桃夹现象。
(三) 超声检查内容
1. 二维超声
(1) 腹主动脉：①测量腹主动脉管径，观察其走行情况，有无局限性膨大、狭窄和局部受压等。②观察腹主动脉管壁情况，如有可能测量内~中膜厚度，观察内壁回声等。③腹主动脉管腔内有无异常回声（如斑块、钙化、血栓形成等）。
(2) 肾动脉：①观察肾动脉走行、管腔内血流充盈情况和有无紊乱血流。②常用测量参数：包括肾动脉峰值流速、肾动脉与腹主动脉峰值流速比值、肾动脉与叶间动脉峰值流速比值、叶间动脉加速时间和阻力指数。
(3) 腹腔动脉及肠系膜动脉观察腹腔动脉、肠系膜上动脉和肠系膜下动脉的走行，管腔内血流充盈情况，有无紊乱血流，测量管腔内径、峰值流速和阻力指数。
(4) 下腔静脉及其属支：①下腔静脉及其属支的走行、管径变化，有无狭窄或局部受压、扩张改变等。②下腔静脉及其属支的管壁及腔内回声情况。③下腔静脉搏动特点及其管径变化与呼吸动作、心动周期之间的关系。④下腔静脉及其属支的彩色血流充盈情况及血流特点。⑤下腔静脉及其属支的血流频谱与呼吸动作、心动周期之间的关系。
2. 多普勒超声：腹主动脉管腔内血流充盈情况，有无紊乱血流。常用测量参数有收缩期峰值血流速度、舒张末期流速、血流速度比值（针对动脉狭窄者）。
3. 超声造影：能够提高肾动脉的显示率，弥补常规超声对肾动脉不能完全显示的缺陷。Calliada F.等认为通过描绘时间-强度曲线，对肾动脉狭窄的诊断敏感性为93%，特异性达100%，可协助临床选择合适的血管成形术，术后可及时发现肾动脉再狭窄征象的存在。同时，超声造影使肾动脉检查时间大为缩短，受操作者技术水平好坏的影响较小。

三、肾上腺

(一) 患者准备
因为从腹侧探查也是常用的扫查路径，故一般需要禁食6~8h，最好在上午检查，以免胃肠内容物和气体的干扰。
(二) 超声检查适应证
1. 检查一侧或双侧肾上腺是否增大，进而判断增生、肿瘤以及肿瘤是原发还是继发。
2. 鉴别肾上腺区域占位或肿瘤的来源，即是来源于肾上腺，还是来源于肾、肝（右侧）或胰（左侧）等。
3. 超声引导下穿刺活检或介入治疗。
(三) 超声检查内容
1. 二维超声
(1) 观察被显示的肾上腺与周围脏器及组织的毗邻关系，特别是后者的受压移位的方向，从而对病变做出准确的定位。

(2) 观察肾上腺的大小、形态、边界、内部回声及结构（如囊变、出血、钙化）等特征。对于怀疑恶性者还需观察有无侵犯邻近脏器（肝、肾等）和大血管。

2. 多普勒超声：观察肾上腺病变血流信号的分布特点（内部、周边或环绕、混合等）和丰富程度及测量峰值流速、RI及PI值。

第七节 周围血管的超声诊断及进展

一、颅脑血管

颅脑血管超声室采用经颅多普勒（TCD）或经颅彩色多普勒（TCCD）无创性技术，实现对脑血管病变的检测诊断。

1. 患者准备：检查前无须特殊准备，可正常进食及饮水，避免血液黏稠度对血流速度测值的影响。注意头发的清洁，不要涂抹发胶类物质。

2. 超声检查适应证

(1) 脑动脉狭窄和闭塞：对临床上诊断为缺血性脑血管病变的患者，通过TCD或TCCD评价颅底动脉主干及交通动脉的血流动力学变化，以确定是否存在血管狭窄或闭塞性病变产生的血流动力学异常。常规检测的颅内动脉包括大脑中动脉（MCA）、大脑前动脉（ACA）交通前段（ACA）、大脑后动脉（PCA）交通前段（PCA）、颈内动脉终末段（C1段或称ICA）、前交通动脉（ACoA）、后交通动脉（PCoA）、颈内动脉虹吸弯（CS）各段（海绵窦段C4、前膝段C3、床突上段C2）、眼动脉（OA）、椎动脉（VA）、基底动脉（BA）、小脑后下动脉（PICA）。

(2) 颈动脉狭窄和闭塞：TCD对颅外段颈动脉的检测主要是通过对颈总动脉（CCA）、颈内动脉颅外段（EICA）、颈外动脉（ECA）的血流动力学变化，初步评价颈动脉是否存在严重狭窄或闭塞性病变。对于CCA或颅外段ICA重度狭窄（≥70%）或闭塞时产生的颅内动脉侧支循环的开放是检测评价的重点。

(3) 脑血管痉挛：对于原发性或继发性蛛网膜下腔出血的患者，采用TCD动态检测或监测脑血管痉挛发生、发展的脑血流动力学变化，并通过MCA/EICA流速比值评估血管痉挛的程度。

(4) 脑血管畸形：临床可疑或已确定的脑血管动-静脉畸形的患者，评价脑动-静脉畸形供血动脉的血流动力学变化，检测动-静脉异常通路对供血动脉自动调节、血管舒缩反应等功能的影响。当患者接受外科手术或微创治疗后，对畸形血管供血动脉血流的变化及术后的随访。

(5) 颅内压增高与脑死亡：评估各种原因造成的急重症脑病患者颅内压升高的血流动力学改变，通过TCD检测颅内动脉血流速度和血管搏动指数的变化，客观评价各种原因导致重症神经功能损害患者颅内压升高到脑死亡的动态血流动力学改变过程及临床治疗的有效性。

(6) 脑血流及微栓子监测：检测评价颈动脉内膜剥脱术、冠状动脉搭桥术中患者脑动脉血流动力学变化与微栓子的产生、数量与缺血性脑血管病变的相关性。

3. 超声检查内容

(1) 常规检测记录双侧半球 MCA、ACA、PCA、ICA 及 VA、BA 的深度、血流速度 Vs、Vd、Vm 及 PI 值。判断血流方向及血流音频性质。通过比较双侧半球同名动脉及前后循环血流动力学变化，综合分析评价脑血管功能状态。

(2) 对于颅内动脉狭窄性病变的检测，要进行病变程度的初步评价。对于重度血管狭窄或闭塞病变应对相邻动脉的代偿功能进行评价。

(3) 对于颈总动脉或颅外段颈内动脉重度狭窄或闭塞性病变患者，应对颅内动脉侧支循环的建立进行客观评价。

二、颈部血管

1. 患者准备：颈动脉、椎动脉、锁骨下动脉超声检查前一般无须特殊准备。检查前应询问病史，如有无神经系统症状、脑缺血及颈动脉疾病的相关临床症状、颈动脉支架或内膜剥脱术病史以及既往相关的影像学检查资料。

2. 超声检查适应证

(1) 正常人群或脑血管病高危人群（高血压、糖尿病、高脂血症、肥胖、吸烟人群、既往有脑血管病史等）的检查。

(2) 对脑卒中、短暂性脑缺血发作（TIA）、可逆性神经功能缺陷（RIND）、黑矇等神经系统症状的患者进行评价。

(3) 对无症状性颈部血管杂音、伴有心脏杂音或拟行心血管手术患者进行评价。

(4) 对实施颈动脉内膜剥脱术患者进行术前、术中、术后的评价及随访。

(5) 对实施颈部动脉、脑血管病变手术或介入治疗的患者进行评价及随访。

(6) 对不能接受脑血管造影（DSA）的患者，颈动脉超声检查是首选方法。

(7) 对颈部搏动性肿块、怀疑或确定颈部血管疾病者的检测。

3. 颈动脉超声检查通常无禁忌证，但出现以下情况时存在一定的局限性：

(1) 重症脑血管病。

(2) 不合作患者及不能耐受检查者。

(3) 颈部术后伤口敷料等影响超声检测。

4. 超声检查内容

(1) 评估颈部血管正常解剖结构和血流动力学信息，血管走行是否正常，管腔有无扩张、狭窄、扭曲和受压。

(2) 评估各种原因引起的颈动脉狭窄或闭塞性病变导致血管结构及血流动力学的变化，如有无内-中膜增厚或斑块形成、斑块稳定性评估及动脉狭窄程度的分级。

(3) 评估颈动脉狭窄介入治疗后支架的位置、扩张程度、残余狭窄及治疗后相关解剖结构、血流动力学改变等信息。

(4) 超声引导下的颈动脉内膜剥脱术及术后动脉解剖结构及血流动力学改变的随访评估。

(5) 评价锁骨下动脉窃血综合征。

(6) 评价颈部血管的先天性发育不良。

5. 颈动脉超声检查步骤

(1) 采用二维灰阶成像方式,首先以横切面右侧自无名动脉分叉处、左侧从主动脉弓起始处开始,连续观察颈总动脉、颈内外动脉分叉处、颈内动脉、颈外动脉主干及分支。

(2) 观察颈总动脉、颈动脉球部、颈内动脉近段血管壁的三层结构,包括内膜、中膜、外膜,测量内-中膜厚度(IMT)。

(3) 纵切面分别在颈内外动脉分叉水平上、下方1~1.5cm范围内测量颈总动脉远段、颈内动脉球部、颈内动脉近段的直径及内-中膜厚度(IMT);观察有无动脉粥样硬化性斑块。

(4) 采用彩色多普勒血流成像(CDFI)观察上述动脉的血流充盈状态,典型颈总、颈内与颈外动脉为"Y"字形结构。

(5) 采用脉冲多普勒超声测量颈总动脉(远段)、颈动脉窦部、颈内动脉(近段)、颈外动脉的峰值流速、舒张末期流速。当发现颈动脉狭窄≥50%时,应计算狭窄段/狭窄近段或狭窄段/狭窄远段的血流速度比值,分析血流频谱特征。

(6) 颈内、外动脉的血管结构、血流动力学参数、血流频谱的鉴别。

(7) 目前国际采用的颈动脉狭窄标准是2003美国放射年会超声会议公布的标准(表8-7-1)

表8-7-1 2003美国放射年会超声会议公布的标准

狭窄程度	PSV (cm/s)	ED (cm/s)	PSV_{ICA}/PSV_{CCA}
正常或<50%	<125	<40	<2.0
50%~69%	≥125,<230	≥40,<100	≥2.0,<4.0
70%~99%	≥230	≥100	≥4.0

注:PSV.收缩期峰值流速,ED.舒张期流速,ICA.颈内动脉,CCA.颈总动脉

6. 椎动脉超声检查步骤

(1) 椎动脉的检测应包括颈段(V_1段)、椎间段(V_2段)、枕段(V_3段),观察椎动脉的灰阶图像,测量V_1段(特别是开口处)、V_2段(C_2~C_6)血管直径。

(2) 以CDFI或能量多普勒显像观察椎动脉从V_1~V_3全程血流充盈状态及走行。

(3) 以脉冲多普勒超声检测V_1、V_2、V_3血流频谱及测量V_1、V_2的峰值及舒张末期流速。

(4) 椎动脉狭窄标准见表8-7-2。

表8-7-2 椎动脉狭窄标准

狭窄程度	PSV (cm/s)	EDV (cm/s)	$PSV_{起始段}/PSV_{椎间隙段}$
正常或<50%	<170	<34	<2.5
50%~69%	≥170,<200	≥34,<60	≥2.5,<4.1
70%~99%	≥200	≥60	≥4.1
闭塞	无血流信号	无血流信号	无血流信号

7. 锁骨下动脉超声检查步骤

（1）以灰阶显像从无名动脉上行或从颈总动脉下行观察左、右侧锁骨下动脉血管结构，测量相关血管内径。

（2）以CDFI观察锁骨下动脉血流充盈情况。

（3）以脉冲多普勒超声检测锁骨下动脉的血流频谱，测量收缩期峰值及舒张末期血流速度，血管狭窄时要注意鉴别狭窄的位置与椎动脉开口位置的关系。

8. 锁骨下动脉窃血（SSS）：锁骨下动脉闭塞（开口处）血管腔内充填均质或不均质回声，血流信号消失，开口以远探及低速低阻力类似颅内动脉血流信号。患侧椎动脉血流方向完全逆转（表8-7-3）。

表8-7-3 椎动脉频谱特征分型与SSS分级、锁骨下动脉狭窄程度对照

分型			频谱多普勒特点	血流方向	锁骨下动脉狭窄程度
隐匿型窃血		Ⅰ型	中期波峰降低，呈一切迹	血流正向	狭窄程度>50%
		Ⅱ型	期末波峰降低至基线	血流正向	狭窄程度>50%
部分型窃血	早期短暂窃血	Ⅲ型	期末反向波≤正向波	血流正向	狭窄程度>50%
		Ⅳ型	双向波峰，反向波>正向波	血流正向、偏低	狭窄程度>70%
	晚期短暂窃血	Ⅴ型	波峰完全相反	血流正向、偏低	狭窄程度>70%~90%
		Ⅵ型	波峰完全反向	舒张期波消失	狭窄程度>90%
完全型窃血		Ⅶ型	波峰完全反向	舒张期波反向	闭塞

注：国内血管超声指南分型为隐匿型、部分型、完全型，有学者把部分型分为早期短暂、晚期短暂两型。

9. 超声造影：主要是确定是否栓塞、栓子性质和通畅程度。研究报道的热点是动脉斑块的稳定性和治疗，目的是希望能预测和减少脑血管病的发病率。

三、四肢动脉

1. 患者准备：检查室和患者身体要保证足够温暖。检查床要足够宽，以使患者的四肢和躯干能舒适放松。患者要处于安静平和状态。

2. 超声检查适应证

（1）四肢乏力、发凉。

（2）与四肢运动有关的四肢无力、疼痛或指（趾）端溃疡、坏疽。

（3）与四肢运动有关的头晕等颅脑缺血症状。

（4）四肢动脉搏动减弱、消失或双上肢血压差异20mmHg以上。

（5）疑有动脉瘤、动静脉瘘。

（6）四肢动脉手术或介入治疗后的随访。

3. 超声检查内容

（1）采用灰阶超声显示动脉，观察动脉内壁和管腔结构，测量动脉内径，识别解剖变异。

（2）观察动脉彩色多普勒图像，包括血流方向、血流充盈以及流速增高引起的彩色

混叠。

(3) 对被检动脉分段进行脉冲多普勒采样，并对所记录的多普勒频谱进行分析。

(4) 评价动脉病变的部位、范围和严重程度，包括动脉内-中膜增厚及斑块特征、动脉狭窄程度、有无闭塞、有无动脉瘤、动静脉瘘。

(5) 超声弹性成像技术能在动脉血管形态学改变以前早期评价血管壁弹性，了解患者内皮功能的变化情况，早期检测并诊断伴有危险因数的高危人群的血管病变的发生、发展，及时给予干预措施。

四、四肢静脉

1. 患者准备：检查室和患者要保证足够温暖，以防止外周血管收缩期而致静脉变细。检查床要足够宽，以使患者的四肢和躯干能舒适放松。患者平静呼吸，并保持心境平和。

2. 超声检查适应证

(1) 四肢沉重、疼痛。

(2) 四肢肿胀。

(3) 下肢色素沉着、溃疡。

(4) 下肢浅静脉曲张。

(5) 复发性下肢浅静脉曲张（静脉手术或介入治疗后随访）。

(6) 上肢和（或）胸壁浅静脉扩张。

(7) 不明原因的肺动脉栓塞。

3. 超声检查内容：四肢静脉疾病主要包括静脉血栓和功能不全，每条（段）静脉的观察内容大致相同，包括：

(1) 观察静脉变异、内膜、管腔内回声情况。

(2) 进行压迫试验，观察静脉腔被压瘪程度，进而判定管腔内有无静脉血栓。

(3) 观察静脉管腔内是否有自发性血流信号以及血流信号的充盈情况。

(4) 检查瓣膜功能。

(5) 因超声弹性成像检测结果与组织学检查结果相一致，所以可以通过弹性成像评价静脉血栓的发生时间。

第八节 浅表器官的超声诊断及进展

一、眼部

(一) 患者准备

检查前应通过与患者的密切交流消除其紧张、恐惧心理，配合医生的检查，如平稳呼吸、减少瞬目等。通过询问病史、阅读病历了解患者的基本病情。

(二) 超声检查适应证

1. 任何导致眼屈光间质混浊而无法窥清眼底的情况均可选择超声检查，如玻璃体积血、玻璃体后脱离、视网膜脱离、脉络膜脱离、早产儿视网膜病变、Coats病等。

2. 眼内占位性病变可通过其声学特征进行诊断和鉴别诊断，如视网膜母细胞瘤、脉络膜黑色素瘤、脉络膜血管瘤、脉络膜转移癌等。

3. 因眶内占位性病变、炎症、血管畸形等所致的单侧或双侧眼球突出，如眶蜂窝织炎、眶脓肿、球筋膜炎、炎性假瘤、皮样囊肿、黏液囊肿、血管瘤、混合瘤、Mikulicz综合征、颈动脉-海绵窦瘘等可应用超声检查进行诊断和鉴别诊断。

4. 外伤所致的眼部损伤，如眼内异物、巩膜裂伤等可通过超声检查了解损伤情况。

5. 全身疾病的眼部表现，如甲状腺相关眼眶病、糖尿病视网膜病变等。

6. 白内障手术前应用超声检查确定所选择的眼内人工晶状体的屈光度以及眼内情况。

7. 眼部肿瘤，占位性病变治疗的超声随访。

（三）超声检查内容

1. 二维超声：常规眼超声检查的重点在眼内容和眼球壁上，检查时应注意以下几点：

（1）晶状体是否在位，位置是否有异常。

（2）玻璃体的透声性是否发生改变，如改变请注明病变的形状、与眼球壁之间的关系、病变的运动及运动后情况等。

（3）眼球壁是否光滑、是否发生分离、分离后的形态等。

（4）视盘有无异常隆起，视神经是否为均匀的无回声区等。

（5）眼外肌有无异常增厚或变薄，内回声是否均匀。

（6）眶内组织的回声是否均匀，有无异常增强或减弱。

（7）双侧泪腺大小是否对称，内回声是否有改变。

2. 多普勒超声：CDFI检查眶内可见眼动脉、视网膜中央动脉、睫状后短动脉等血管，部分病例可见眼上静脉。注意有无异常扩张的血管，血流信号有无异常。观察动脉彩色多普勒，包括血流方向、血流充盈以及流速增高引起的彩色混叠。

采用脉冲多普勒超声测量眼动脉、视网膜中央动脉、睫状后短动脉峰值流速、舒张末期流速。当发现动脉狭窄时，应分析血流频谱特征。

可帮助诊断视网膜脱离、视网膜母细胞瘤、脉络膜黑色素瘤、原发性眼眶静脉曲张、视网膜动脉硬化、视网膜中央静脉阻塞、糖尿病视网膜病变、视网膜动脉阻塞。有助于玻璃体积血与肿瘤的鉴别诊断，视网膜脱离与玻璃体机化的鉴别诊断等。

二、涎腺

涎腺可分为大涎腺和小涎腺两类。大涎腺包括腮腺、颌下腺以及舌下腺，小涎腺包括唇腺、舌腺以及腭腺。

1. 患者准备：无须特殊准备。

2. 超声检查适应证

（1）涎腺区肿胀：腮腺炎、腮腺肥大、淋巴上皮瘤。

（2）局部触及包块：涎腺混合瘤、血管瘤、脂肪瘤、恶性肿瘤等。

（3）局部疼痛：涎石病。

（4）口干。

3. 超声检查内容

（1）二维超声：通常包括腮腺和颌下腺，需注意腺体内部回声是否均匀，内部有无肿物。双侧对比，检查腺体有无肿胀，腺体回声是否增强或减弱，同时注意腺体内导管有无扩张。

（2）多普勒超声：观察腮腺病变血流信号的分布特点（内部、周边或环绕、混合等）和丰富程度及测量峰值流速、RI及PI值。恶性肿瘤血流信号丰富，峰值流速多＞50cm/s，国外学者认为＞60cm/s者可排除良性。

三、甲状腺

（一）**患者准备**

检查前患者无须特殊准备。

（二）**超声检查适应证**

1. 甲状腺疾病相关症状和（或）体征：局部肿大、疼痛、声音嘶哑、呼吸困难、压迫感等；触诊异常；颈部淋巴结肿大。

2. 其他辅助检查：发现甲状腺异常，包括核素、CT、MRI影像学检查和（或）实验室检查异常。

3. 甲状腺术前、术中及术后评估。

4. 甲状腺病变随访。

5. 超声引导下介入诊断和治疗。

（三）**超声检查内容**

1. 二维超声

（1）观察甲状腺与周围脏器和组织结构的关系，从而对病变位置做出准确判断。

（2）常规测量甲状腺大小，必要时计算甲状腺体积。

（3）观察甲状腺腺体回声水平和均匀性；结节的位置、数目、大小、边界、有无晕、内部回声、纵横比、钙化、与被膜关系等特征。

（4）必要时检查颈部淋巴结。

2. 多普勒超声：观察腺体内血流信号的分布程度；病灶周边和内部血流信号的分布特点。必要时，测量动脉血流PSV和RI。

3. 超声弹性成像。根据成像时甲状腺结节的弹性图来判断结节的良恶性。弹性图分析分为定性分析和定量分析两大类，其中定性分析是根据弹性图的颜色分级（体现硬度）标准进行综合评估，定量分析则是使用多种参数（如应变指数、面积比等）对弹性图进行定量分析。目前，对甲状腺结节硬度分级尚未统一，临床可操作性强的是4级分类法：1级：结节整个呈低硬度；2级：结节大部呈低硬度（边缘低硬度和/或中央高硬度）；3级：结节大部呈高硬度（边缘高硬度和/或中央低硬度）；4级：结节整个呈高硬度。如果将1~2级结节判断为良性，3~4级为恶性，则诊断的灵敏度为94.1%，特异度为81.1%，阳性预测值为55.2%，阴性预测值为98.2%。超声弹性成像有助于甲状腺结节良恶性的判断。Tranquart等认为超声弹性成像在甲状腺结节具有恶性高风险性及需要随访的患者的结节的监测上，应用价值很大。

4. 三维超声：三维超声技术日趋成熟，在甲状腺的应用尚属初级阶段，目前主要应用于以下方面：

（1）对甲状腺弥漫性病变甲状腺体积的测量，对其诊断、治疗、疗效评估及随访均有重要作用。

(2) 对甲状腺结节的三维立体成像、三维断层成像、三维血管成像，有助于鉴别结节的良恶性。

5. 超声造影：超声造影对甲状腺结节的诊断研究尚没有取得令人满意的一致结果。仪器的敏感性、评估手段的客观程度和样本的差异可能是导致这种现象的原因。通过对研究条件的标准化、进行多中心联合的诊断试验，或许可得到较客观的结果。

四、甲状旁腺

1. 患者准备：检查前患者无须特殊准备。
2. 超声检查适应证
(1) 探查甲状旁腺功能亢进和高钙血症的病因。肠间病因有甲状旁腺腺瘤、甲状旁腺增生、多发性内分泌腺瘤、甲状旁腺癌。
(2) 甲状旁腺病变随访。
(3) 超声引导下甲状旁腺疾病的介入诊断和治疗。
3. 超声检查内容
(1) 观察甲状腺后方有无甲状旁腺增大和病变，颈部、胸骨上窝和双侧锁骨上窝有无异位甲状旁腺病变。
(2) 观察每个甲状旁腺病灶的部位、大小、回声、边界、血供情况及其与周围组织的关系等。

五、乳腺

(一) **患者准备**
检查前患者无须特殊准备。
(二) **超声检查适应证**
1. 出现乳腺相关症状和（或）体征。
2. 其他影像学检查发现的乳腺异常，需要超声协助或补充诊断。
3. 乳腺手术前、后评估。
4. 乳腺病变的随访。
5. 乳腺假体植入术后的评估。
6. 常规体检。
7. 超声引导下介入诊断和（或）治疗。
(三) **超声检查内容**
1. 二维超声
(1) 乳腺的各个层次（皮肤、皮下脂肪层、腺体层、乳腺后间隙和胸壁肌层）是否完整。
(2) 双侧乳腺腺体层的形态、结构是否对称（腺体最厚处通常位于乳腺外上象限）；是否有导管扩张。
(3) 乳腺腺体内是否有占位性病变，单发还是多发。尤其应该重点扫查患者疼痛部位、触诊或乳腺 X 线摄影发现有肿块的部位。

（4）占位性病变的观察要点

①位置：对可触及的病变推荐采用象限定位法；对于不易触及的病变推荐采用时钟定位法，应明确标明位于哪侧乳腺、位于几点钟、距乳头距离。病变的定位还应包括解剖层次的定位。

②大小、性状：可分为圆形、椭圆形、分叶状、不规则形。圆形及类圆形占位可描述为直径 Xcm；椭圆形占位应描述两个径线，Xcm×Ycm；较大或不规则的占位可描述三个径线。

③占位性病变的方位：病灶的长轴是否与皮肤平行或垂直。

④内部回声、边缘及后方回声情况：内部回声是否均匀；边缘是否光滑或是否有"蟹足样"改变，周边是否有回声增强晕带；后方回声有无增强或衰减等。

⑤占位性病变内部是否有钙化灶，钙化灶的大小、形态、分布。

⑥每一占位性病变的血供情况；周边及内部血管走行及分布、供血动脉的RI。

（5）超声检查在乳腺整形术前、术后的应用

①判断隆乳材料。

②评价假体放置部位。

③诊断术后并发症：血肿、感染、积血、假体挛缩变形、纤维包膜挛缩、乳房硬化变形等。

（6）乳腺周围、腋窝等部位是否有肿大淋巴结，是否有副乳腺。

2. 多普勒超声：观察腺体血流信号的分布程度；病灶周边和内部血流信号的分布特点。必要时，测量动脉血流PSV和RI。

3. 乳腺超声BI-RADS分级：乳腺超声影像报告和数据系统（Breast Imaging Reporting and Data System，BI-RADS）是在美国国家癌肿研究所、美国疾病控制预防中心、美国食品药品管理局、美国医学会、美国外科医师学会和美国病理学家学会的协作下，美国放射学会（American College of Radiology，ACR）的各委员会成员相互合作努力的成果。制定BI-RADS是为了使乳腺病灶特征术语和报告术语的标准化，降低乳腺影像解读中出现的混淆，使临床医生、影像科医生和患者都从中受益。BI-RADS报告系统将乳腺病变的评估结果分为以下6级：

1级（category 1）：阴性（negative），超声上无异常发现。

2级（category 2）：良性发现（benign finding/findings），本质上是非恶性的。单侧囊肿就属于这一级。乳腺内淋巴结（仍可能包含在1级）、乳腺植入物、稳定的外科手术后改变和连续超声检查未发现改变的纤维腺瘤也属于2级。

3级（category 3）：可能良性发现（probably benign finding），建议短期随访。边缘界限清楚、椭圆形且呈水平方位生长的实质性肿块最有可能的是纤维腺瘤，其恶性的危险性小于2%。目前短期随访正越来越成为处理的策略。不能扪及的复杂囊肿和簇状小囊肿也可纳入该级，行短期随访。

4级（category 4）：可疑恶性（suspicious abnormality），应考虑活检。此级病灶有癌的可能性为3%~94%，应对这些病灶进行分级，即低度、中度或较大可能恶性。一般而言，4级的病灶要求对组织进行取样活检。不具备纤维腺瘤和其他良性病灶所有超声特征的实质性肿块即包括在该级。4级的亚级划分原则：

a. 4A级（category 4A）：属于低度可疑恶性。病理报告结果一般为非恶性，在获得良性的活检或细胞学检查结果后应进行6个月或常规的随访。例如可扪及的、局部界限清楚的实质性肿块，超声特征提示为纤维腺瘤；可扪及的复杂囊肿或可能的脓肿。

b. 4B级（category 4B）：有中度可能恶性的病灶。属于这个分级的病灶放射和病理有紧密相关。部分界限清楚、部分界限不清的纤维腺瘤或脂肪坏死可进行随访，但乳头状瘤则可能需要切除活检。

c. 4C级（category 4C）：恶性可能较大，但不像5级那样典型的恶性。例如边界不清的不规则实质性肿块或新出现的簇状细小多形性钙化。该级病灶很可能会是恶性的结果。

5级（category 5）：高度提示恶性（high suggestive of malignancy），应采取适当的措施。几乎肯定恶性。超声发现的归入该级的异常有95%或更高的恶性危险，因而在开始时就应考虑明确的治疗。

6级（category 6）：活检证实的恶性（known biopsy-proven malignancy），应采取适当的措施。在患者寻求治疗前已经活检证实恶性的属于该级。

4. 三维超声：乳腺包块三维超声成像观察的指标包括三维重建前二维观察的指标和三维重建观察的指标。前者包括观察肿块的形态、边缘、界面、内部回声、后方有无衰减、侧方声影、纵横比、微钙化、乳导管的扩张情况以及腋窝淋巴结的异常等；后者包括观察肿块边缘的特点、"汇聚征"以及界面回声情况。前者指标中，肿块形态是否规则、包膜是否完整、形态是否规则、有无毛刺、有无完整包膜、有无微钙化、有无后方衰减、是否纵横比大于1对鉴别诊断乳腺肿块的良恶性更有意义。后者指标中，有无完整的界面回声、"汇聚征"冠状面的表现可以使乳腺良性恶性肿瘤的诊断准确性、敏感性和特异性进一步提高。

在乳腺肿块的鉴别诊断中，三维超声成像弥补了二维超声的不足，除能获得与二维超声相似的结构断面外，结合三维彩色多普勒血流能量成像既可提高术前诊断率，又能显示二维超声无法看到的整体外观及全面立体地构建出乳腺癌的滋养血管分布图情况，还能了解肿块对皮肤、胸肌、胸壁周围组织的侵犯层次，对临床明确诊断、对外科确定手术方案和手术路径的选择提供形态学的直观依据，具有较高的临床应用价值。

5. 超声弹性成像：乳腺内不同组织的弹性系数各不相同，各种组织硬度从大到小的顺序为浸润性导管癌组织、非浸润性导管癌组织、乳腺纤维化组织、乳腺组织、脂肪组织。目前超声弹性成像在乳腺肿瘤诊断方面已经获得很大的成就。张秀芳等对120名患者共135个病灶，分别采用B型图像、彩色多普勒血流图和弹性成像进行检查，用5分法对图像进行评分，并与术后的病理结果进行对照，结果显示：弹性评分大于4分诊断乳腺恶性肿瘤敏感性为85.45%，特异性为83.75%，一致性为84.4%；应用二维超声表现结合弹性评分诊断乳腺恶性肿瘤敏感性为100%，特异性为95%，一致性为97%；二维图像和弹性成像联合应用，可提高乳腺恶性肿瘤诊断的正确性，具有良好的临床应用前景。罗葆明等通过与病理对照，探讨改良超声弹性成像评分标准诊断乳腺病变良、恶性的价值。结果显示：在672个乳腺病灶，采用旧评分标准超声弹性成像诊断乳腺良恶性病灶的敏感性、特异性和准确性分别为72.6%、94.9%和89.0%；采用新评分标准超声弹性成像诊断乳腺良恶性病灶的敏感性、特异性和准确性分别为87.2%、94.1%和92.7%。两者准确性差异有统计学意义（$P<0.05$）。王怡等的研究还提示弹性成像可将一些临床上较难诊断的

边界不清、形态不规则的乳腺良性结节和炎性病变与恶性肿瘤做出鉴别，对疾病的诊断及进一步治疗具有很大的参考价值。

6. 超声造影：乳腺血管超声造影的临床应用要晚于肝脏、肾脏超声造影，且对于提高乳腺肿瘤病灶的检测及其性质的鉴别至今仍处于探索阶段。由于乳腺组织界面回声较复杂，对灰阶超声所显示的异常回声难以判断是否是肿瘤时常需结合该区域血流情况，而常规彩色多普勒乃至能量多普勒对小于1cm病灶内的血管检测效果不佳，因此想借助血管超声造影技术来弥补这一缺陷，这也成了近年来乳腺影像研究的热点之一。近两年以SonoVue为代表的新一代造影以及各种造影软件的应用，进一步提高了检测微小血管（甚至是毛细血管级）的敏感性和信噪比，获得实时超声灌注成像的效果。

(1) 目的

①鉴别某些异常回声的性质（肿瘤还是非肿瘤组织）。

②初步判断肿瘤的良恶性。

③明确恶性肿瘤的范围。

④术后疤痕和肿瘤的鉴别。

⑤乳腺癌非手术治疗的疗效评估。

⑥超声引导下乳腺穿刺活检穿刺点的选择。

(2) 观察指标

①增强程度：明显增强，轻度增强，无增强。

②增强方式：快进快出，快进慢出，慢进快出，慢进慢出均匀增强，不均匀增强，环状增强。

③时间-强度曲线分析（需软件处理），目前均处于研究阶段，不能作为临床诊断指标。

(3) 乳腺疾病造影增强特征

①乳腺腺病、乳腺纤维化和疤痕一般表现为无增强，但有些乳腺病也有增强，包括均匀性增强和不均匀增强，这些乳腺病主要有硬化性乳腺病、乳腺病伴导管上皮增生或不典型增生、乳腺病伴导管周围炎、乳腺病伴纤维腺瘤形成等。

②乳腺纤维腺瘤为肿瘤周边环状增强或均匀增强，后者在增强时相上为慢进慢出或快进慢出。

③乳腺癌增强方式有均匀增强和不均匀增强，前者常见于瘤体较小（最大径小于1.5cm）或导管内癌。后者多为较大的恶性肿瘤和乳头状癌；两种增强方式在时相上多呈快进快出。

④导管内乳头状瘤一般表现为均匀明显增强，并多呈快进快出，因而难以与乳腺癌相鉴别。

(4) 乳腺超声造影存在缺陷

①对于灰阶超声和彩色多普勒超声检出的病灶超声造影亦难以检测，这是由于超声造影剂对乳腺增强持续时间太短，而超声探测方式与MRI不同，需不断移动探头来检测整个乳腺。

②在乳腺肿瘤良恶性鉴别上仍存在一定的交叉，这除了与肿瘤血管本身有交叉外，还与造影剂注射的方法、仪器的调节设置、造影伪差及病人的年龄、病灶的部位等有关。

六、阴囊

（一）患者准备

检查前患者无须特殊准备。检查时嘱患者将阴茎上提至前腹壁并用纸巾或衣物遮盖，用手固定。阴囊过分下垂者，需用纸巾等将阴囊适当托起。阴囊表面涂适量耦合剂，以保证皮肤与探头的充分接触。

（二）超声检查适应证

1. 阴囊疾病相关症状和（或）体征：整个或局部肿大、疼痛、压迫和下坠感等；触诊异常，腹股沟淋巴结肿大。
2. 其他辅助检查发现阴囊异常，包括 CT、MRI 影像学检查和（或）实验室检查异常。
3. 阴囊术前、术中及术后评估。
4. 阴囊病变随访。
5. 超声引导下阴囊疾病介入诊断和治疗。

（三）超声检查内容

1. 二维超声
（1）观察阴囊内容物组织结构的关系，从而对病变位置做出准确判断。
（2）常规测量睾丸、附睾大小，必要时计算睾丸体积。
（3）观察睾丸、附睾回声水平和均匀性；病变的位置、数目、大小、形态、边界、内部回声、有无晕环、纵横化、钙化、与被膜关系等特征。
（4）必要时检查腹股沟淋巴结。

2. 多普勒超声：观察睾丸、附睾血流信号的分布和丰富程度；病灶周边和内部血流信号的分布特点。必要时，测量动脉血流 PSV 和 RI。

七、阴茎

（一）患者准备

检查前患者无须特殊准备。

（二）超声检查适应证

1. 阴茎疾病相关症状和（或）体征：整个或局部肿大、疼痛、异物感等；肉眼观及触诊异常，如阴茎肿瘤、外伤及勃起功能障碍；腹股沟淋巴结肿大。
2. 其他辅助检查发现阴茎异常。
3. 阴茎术前、术中及术后评估。
4. 阴茎病变随访。
5. 超声引导下阴茎疾病介入诊断和治疗。

（三）超声检查内容

1. 二维超声
（1）观察阴茎海绵体回声水平和均匀性；病变的位置、数目、大小、形态、边界、内部回声、有无晕环、纵横化、钙化、与皮肤关系等特征。
（2）必要时检查腹股沟淋巴结。

2. 多普勒超声：观察阴茎海绵体血流信号的分布和程度；病灶周边和内部血流信号的分布特点，测量阴茎深动脉、阴茎背动脉的内径、血流的峰值流速和阻力指数，测量阴茎背深静脉的内径、血流速度。

八、浅表淋巴结

（一）患者准备
检查前患者无须特殊准备。

（二）超声检查适应证
1. 判断浅表淋巴结（头颈部、腋窝、腹股沟等区域）是否肿大。
2. 鉴别上述部位肿大淋巴结的良、恶性，并进一步推测其病变性质（炎症性、结核性、转移性或淋巴瘤）。
3. 明确病变来源于淋巴结，还是软组织或其他器官来源的病变。
4. 超声引导下穿刺活检或针吸细胞学检查。
5. 治疗后的疗效判断和随访。

（三）超声检查内容
1. 二维超声
（1）观察淋巴结与周围脏器和组织结构的关系，从而对其位置做出准确判断。
（2）观察淋巴结分布的数目、大小、形态及长/短径比（L/S）、边界、内部回声、钙化、坏死、液化等特征。对于多发淋巴结肿大，还需观察淋巴结是呈"串珠"状分布，还是呈"蜂窝"状分布，淋巴结间有无融合，淋巴结与周围毗邻结构的关系，有无大血管受压、入侵。周围软组织有无肿胀和液化等。
2. 多普勒超声：观察淋巴结血流信号丰富程度及分布类型。
（1）无血流信号型；
（2）门部血供型；
（3）周边血供型；
（4）混合血供型（门部血供型和周边血供型同时存在）。

必要时，对肿大淋巴结行多普勒测量，记录其 PI 和 RI 值。正常淋巴结的血供丰富，小动脉由淋巴结门进入 1~3 条，分布于皮质、髓质，呈正常的树枝状血流分布；结核性淋巴结于增殖处可见血流信号。当坏死液化时，血流信号则会减少或消失，淋巴结周边可见包绕的血流信号；淋巴瘤的血流信号是所有淋巴结中血流最为丰富的，不仅在淋巴结的周围而且在淋巴结的中央均可见到彩色血流。另一个特征是，与转移性和反应性淋巴结相比几乎都是高灌注，转移性淋巴结的血流信号主要为周边型，当淋巴结>3cm时，周边的血流信号常被误诊为中心型血流，但这种肿大的淋巴结中心型血流是不可靠的。对恶性淋巴结的血管结构特征归纳为：血管移位；血管迷行；局灶性无灌注；边缘血管。具备这四项恶性血管标准之一者可判定为恶性淋巴结，目前这一诊断标准已得到广泛的认同。

3. 超声弹性成像：超声弹性成像的评价方法包括评分法和弹性应变率比值（Strain ratio，SR）法。转移性淋巴结的SR高于淋巴瘤淋巴结和反应性淋巴结，弹性图上显示良好。原因可能为转移性淋巴结受原发肿瘤影响，导致内部癌细胞、间质细胞增多且易出现角化而致硬度增加。原发性淋巴结恶性肿瘤通常血供丰富，组织硬度不高，但是恶性淋巴结与周围组织间常出现浸润、粘连，导致淋巴结活动度差，受压时形变变小而拉高了 SR 值。另外钙化也是影响诊断准确度的一个非常重要的因素，良性淋巴结多因其内部的钙化而被误诊，因而应与常规二维超声结合诊断。

4. 超声造影：近来研究发现经皮注射超声造影剂微泡可以进入淋巴管道，主要是通过淋巴结内皮细胞间隙或胞吞吐作用。一般来说，小的微粒比大的微粒更容易进入。大于 400nm 的微粒 95% 以上都滞留在注射部位，而粒径小于 400nm 的微粒有 74% 的被吸收。而那些 2~3μm 的微泡，特别是那些软壳的能变形的微泡可进入淋巴管道。超声波对微泡很敏感，能检测到淋巴管对其的吸收情况。应用超声造影分析评价淋巴结的血流灌注，能获得更多淋巴结血流灌注的信息，应用这一新技术结合高频超声对肿大淋巴结结构的声像图观察，将有助于淋巴结的良恶性的鉴别，对临床治疗方案有着重要的意义。

第九节　超声治疗技术的临床应用与进展

一、概述

介入性超声（interventional ultrasound）是介入性放射学的分支。介入性超声主要是在实时超声监视或引导下，完成各种穿刺活检、置管引流、局部治疗等操作。由于其具有实时性、操作简便且安全准确、费用低廉、无放射性等许多优点，已被临床广泛应用，在现代临床医学中占有重要地位。

各种新型超声仪器相继问世，图像实时性及分辨率不断提升，穿刺引导设备不断改变升级，针对不同穿刺部位专用探头的出现，大大促进了介入性超声的发展。目前，介入性超声主要包括超声引导穿刺活检、超声引导置管引流、超声引导局部治疗、术中超声、腹腔镜超声等。

介入性超声的出现，使超声医学不局限于影像诊断水平，通过穿刺活检获得组织学或细胞学标本，可得到较精确的病理诊断和疾病分型，为临床治疗和评价预后提供重要依据，同时更使超声可以直接应用于临床治疗，为患者提供了一个更简便、有效、微创的新的治疗方法。

（一）**穿刺探头**

穿刺探头由探头及导向器两部分组成。

1. 穿刺探头

（1）根据扫描方式穿刺探头分为线扫描、相控阵扫描、凸阵扫描、腔内扫描等。

（2）根据进针方式专用穿刺探头分为中央凹槽式、侧进式等。

2. 导向器：可保证穿刺针沿预定的穿刺方向刺中目标，减少徒手操作的盲目性，提高穿刺的准确性。导向器分为：

（1）固定模式，即只有一种进针角度。

（2）可调式，即根据需要选择不同角度进针。

(二）穿刺针具

穿刺针具种类繁多，根据临床穿刺的目的不同，所选用的穿刺针具也不尽相同。

1. 超声引导穿刺活检：使用组织活检针。组织活检针也称组织切割针，针的口径、长度和针尖设计多种多样。常用类型有内槽行切割针、抽吸式活检针、斜面型或三叉型等切割针。

常用穿刺针有自动和手动两种。自动的、装有弹射装置的活检枪，以非常快的速度向前发射中间针芯和切割鞘，快速切割获取组织。手动切割针利用负压、切割旋转获得组织。两种方法各有优势。

穿刺针型号的选择主要取决于临床穿刺的目的。细针取材主要用于细胞学分析，但也可以用于组织学检查。粗针通常用于获取较大标本进行组织学分析和细胞学分析。为了获取足够的材料对一些恶性肿瘤（如淋巴瘤）、许多良性肿瘤和大部分慢性弥漫性实质疾病（如肝硬化、肾小球炎）进行明确诊断和分型，应采用粗针穿刺活检。

2. 超声引导置管引流：超声引导置管引流技术在临床应用广泛。主要包括：经皮肝穿刺胆管造影及置管引流术，超声引导下胆囊造瘘术，经皮肾盂穿刺造影与肾造瘘术，胸部、盆腹部积液及脓肿穿刺抽吸及置管术，心包穿刺置管引流术等。依据穿刺目的不同、拟置管引流部位不同，可选择不同规格型号的穿刺针具及留置导管。

一步穿刺置管法的针具包括穿刺针、针芯及外套等。两步穿刺置管法的针具包括刺针、针芯、导丝、扩张器、导管等。导管前段有端孔或侧孔，依据置管部位及目的不同酌情选择。例如在脓肿引流或肾盂引流时，应选择多个侧孔的引流管。

3. 超声引导局部治疗：介入穿刺针。根据治疗目的不同选择不同型号的穿刺针。最常用的是囊肿的硬化治疗，可选用较细的穿刺针。对于脓肿、巧克力囊肿等可选用较粗型号穿刺针，以方便在超声引导下穿刺、抽液并注射治疗。

（三）技术原则

穿刺实施前，应先利用水槽或仿体进行穿刺试验，以验证该探头及导向器引导穿刺的准确性。穿刺过程中，针尖位置和针道清晰显示，才能保障穿刺的准确性。选择恰当的穿刺途径，能够缩短穿刺距离、提高命中率，并降低并发症。上腹部及肋间穿刺要注意避免损伤肺或胸膜腔，穿刺路径避免经过大血管、胆管及含有污染物的消化道，尤其是结、直肠。

（四）穿刺过程与步骤

1. 超声引导穿刺活检

（1）穿刺前告知患者穿刺目的、风险和益处等，获得患者的知情同意。活检通常在门诊进行。穿刺前需进行血常规及凝血功能检查，合格者可进行穿刺活检。腹部脏器活检建议空腹8~12h。

（2）穿刺前要选择适当的穿刺目标。当多发脏器病变时，选择较安全的脏器取材。一个脏器多发病灶时，选择有代表性的病灶，选择病灶有活性的区域取材能够提高成功率。

（3）确定目标后需选择合适的穿刺途径和进针角度。建议使用引导装置，穿刺针沿着预定的方向和角度进针。徒手引导的方式有很大的灵活性，穿刺针可以在没有系统引导的情况下自由地从皮肤表面进入到目标区域，但多次调整可能会引起并发症的发生。徒手引导法可在活检过程中微调，很有经验的医师或目标较大时可以使用，初学者、病灶小、位置深、病灶周围结构复杂时，建议使用引导装置。

（4）活检前，在穿刺部位进行局部麻醉。在连续的实时超声监视下，沿预定途径进针。当针尖到达病灶区时，迅速获取组织。根据穿刺目的、部位，选择不同针型及穿刺次数，在获得足够诊断的组织或细胞标本情况下，尽量减少进针次数。理想的组织学标本是组织块足够大、取自最有代表性的部位，外形呈细条状。理想的细胞学标本是细胞量足够多，细胞无溶解破碎、取材有代表性。组织学检查和细胞学检查两种检查方法各有利弊，在临床诊断中发挥重要作用应相互补充。

（5）活检结束后，应观察患者1~2h，监测生命体征，确认安全后允许患者离院。要书面告知患者穿刺后的注意事项，嘱其不适时及时来院就诊。

2. 超声引导置管引流

（1）在进行经皮穿刺置管前，需与患者沟通并获得知情同意。穿刺置管前需进行血常规及凝血功能检查、检查正常者方可进行。

（2）无论进行何种穿刺置管，操作前需对欲穿刺置管部位进行仔细超声检查，以确定有无安全、合适的穿刺途径，并确定穿刺点。

（3）铺巾后，在穿刺部位进行局部麻醉。在连续实时超声监视下，沿预定途径进针。当针尖到达目标区域时，拔出针芯，将注射器针筒连接于穿刺针进行抽吸，内容物顺利抽出后留置导管。一步穿刺置管法操作简便，适合较大管腔置管引流；两步穿刺置管法需要植入导丝，再放置引流管，适合精细导管内置管。

（4）结束后，患者应留观并监测生命体征。置管后要告知患者注意事项，嘱其不适时及时就诊。

3. 超声引导局部治疗：理论上讲，只要超声能够显示的病变，有安全的介入治疗途径，便可实施局部介入治疗。

（1）超声引导下囊性病变硬化治疗。

（2）实体肿瘤的方法包括局部物理和化学消融。物理消融是指用热消融和冰冻消融治疗肿瘤；化学消融是指用无水乙醇、醋酸等化学药物消融灭活肿瘤。

（3）超声引导下注入放射性粒子。

（4）包裹性积液、积脓时，可在超声引导下穿刺、抽液并注射治疗；超声引导定位下进行体外冲击波碎石。

（5）超声引导还可进行乳腺肿物微创旋切术等。

（6）超声引导下经皮穿刺腹腔神经丛阻滞止痛，依部位不同，可有不同操作方法。

（五）穿刺并发症及注意事项

超声实时监视、准确引导，是保障穿刺过程中不损伤大血管及重要脏器的技术关键。穿刺活检对组织的损伤程度，与穿刺针直径有关。理论上、动物实验及临床观察显示，较小直径穿刺针对组织损伤较少。在获得足够诊断标本的前提下，宜采用先细针后粗针的原则。大样本、多中心研究显示，穿刺活检并发症发生率很低，因此穿刺活检是安全的。常见并发症及注意事项如下：

1. 出血和血肿：细针穿刺活检时，出血和血肿的发生率为0.04%~0.05%。穿刺引起出血的病例，多有凝血异常或其他基础病。凝血功能异常、血小板过低、有出血倾向的患者，应列为穿刺禁忌。巨大肿瘤有自发破裂可能，如肝癌、肝血管瘤等，应选择通过正常肝组织的部位进针。

2. 针道种植：因穿刺活检发生肿瘤细胞扩散或沿针道种植的发生率极低，不影响其在临床应用。肿瘤种植部位主要是腹壁、皮肤，因此使用套管针可显著降低穿刺活检出针时沿针道播散的可能性，尤其可以避免腹壁和皮肤的肿瘤种植。

3. 感染：穿刺活检后引起感染或感染扩散极罕见，仅见脓肿穿刺后发生腹膜炎的报道。在穿刺过程中，应遵守无菌操作原则，穿刺途径应尽可能避免消化管，尤其是结肠。尽可能减少对感染灶穿刺进针的次数，利用经腹壁的套管针，减少沿针道污染的机会。

4. 对于穿刺引流置管，因部位不同，相关并发症也不尽相同，各部位主要并发症简介如下：

（1）经皮肝穿刺胆管造影：胆汁瘘、胆汁性腹膜炎、出血、胆管炎、败血症。

（2）经皮肝穿刺胆管引流术：胆汁瘘、胆汁性腹膜炎、出血、感染。

（3）肾盂穿刺置管引流：出血、肾周血肿、尿外渗、邻近脏器损伤等。

（4）胸膜腔穿刺：气胸、出血、感染、肺叶损伤等。

（5）腹膜腔穿刺：肠管损伤、腹膜炎、出血或血肿。

（6）脓肿经皮插管引流：菌血症、出血、气胸或脓胸、肠瘘、腹膜炎及针道周围感染等。

总之，应严格掌握介入性超声的适应证和禁忌证，严格遵守操作规范，操作过程始终在超声引导下完成，穿刺或置管后严密观察患者生命体征，及时识别并处理并发症。

（六）术中超声

术中超声（intraoperative ultrasound，IOUS）已发展成为现代影像学的一个重要分支，在术中将探头直接置于脏器上，提高了分辨率及诊断的准确率，具有实时、简便、无射线、费用低廉、可反复检查等优点。随着三维超声和超声造影技术在手术中的应用，可为术者提供更加准确、清晰的立体图像，帮助术者了解病变的空间位置关系，已经发展成为指导手术、协助手术决策甚至协助治疗不可缺少的重要工具。

1. 患者准备：患者依据不同的手术要求进行常规术前准备，通常无须为超声检查进行特殊准备。

2. 适应证

（1）探查术前未能发现的病变。

（2）排除术前影像学检查未能确定的可疑病灶。

（3）检出术中肉眼不能直接看到或触及的深在病变。

（4）确认病变部位、内部结构、范围，判断病变良恶性。

（5）明确病变与周围组织的毗邻关系，有无解剖学变异，为选择治疗术式及切除范围提供依据。

（6）引导术中穿刺、抽吸、注药及插管等。

（7）手术结束时评估手术效果，如有无残留病灶、组织血管损伤等。

3. 检查内容：识别及定位脏器内新生物，判定新生物范围及其与周边血管等重要解剖结构的关系；探查有无术前未能发现的新病灶，帮助手术者进行术式选择；手术结束前判定有无残留病灶、管道吻合情况等。

（七）腹腔镜超声

腹腔镜超声（Laparoscopic ultrasound，LUS）是与腹腔镜设备组合并应用手术中的超声装置，是腹腔镜技术的进一步延伸，可以对腹腔镜直视无法抵达的深部病变及解剖关系进行术中及时观察，多角度直接接触靶器官进行实时扫描，具有更高的分辨率和检出率，获得用其他方法未能得到的最新诊断信息及解剖信息，协助确定治疗方案、引导手术的完成。随着腹腔镜外科逐渐应用于越来越多的各种腹部疾患，LUS也越来越显示出其不可替代的临床价值和良好的应用前景。

1. 患者准备：同腹腔镜常规术前准备。
2. 适应证
（1）确认腹、盆腔肿物的部位、性质和范围。
（2）明确解剖结构及解剖变异，了解病变与周围组织、结构毗邻关系，帮助确定手术方式或切除范围。
（3）检出术前未能发现的微小病变。
（4）明确肿瘤性病变是否转移及转移程度，判断肿瘤可切除性，帮助选择最佳治疗方案。
（5）进一步提高对脏器内部深在病灶与腹膜后（如肾、胰腺等）肿物的诊断率。
（6）判断腹、盆腔脏器损伤程度。
（7）引导活检、引流、造影和局部注射药物治疗、射频消融治疗等。
（8）判断肿瘤治疗后疗效及有无复发、转移。
3. 检查内容
（1）正常结构的显示，包括血管与非血管结构。
（2）确定腹盆腔肿物的部位、性质、范围及毗邻结构，并帮助判断是否转移及转移程度，准确分明、完善肿物可切除性判断。
（3）全面扫查以检出术前未能发现的微小病灶。
（4）引导必要的诊疗操作，如组织活检、引流、造影和局部注射药物治疗。
（5）其他：如腹部肿瘤治疗后复查，观察疗效及有无复发、转移；肝、脾等腹部脏器损伤程度的判断等。

二、胸壁、胸膜病变的穿刺活检

（一）适应证
1. 影像学检查或其他检查方法无法确定性质的胸壁、胸膜病变。
2. 手术、放疗或化疗前需确定肿瘤性质、组织学类型或转移癌原发组织来源者。

（二）禁忌证
1. 有严重出血倾向者。
2. 近期内严重咯血、呼吸困难、剧烈咳嗽或患者不能合作者。
3. 有严重肺气肿、肺瘀血性心脏病患者。
4. 超声显示不清者；或超声显示的病变，但受肋骨遮挡，缺乏合适进针入路者。

（三）术前准备
1. 术前检查血常规、凝血功能。
2. 穿刺前均应做胸部X线、CT检查或MRI检查，根据X线、CT或MRI显示的病变位置从不同角度进行全面超声扫查，了解病灶位置、范围、形态、内部结构与周围肺组织的位置关系，确定穿刺部位和进针路线。

3. 术前向患者做好解释工作，签署介入手术知情同意书，教会患者屏气，便于配合手术。过分紧张者，术前30min肌内注射地西泮10mg。

4. 准备仪器与器械：一般选取频率7~10MHz高频线阵探头，16~20G穿刺针活检枪，穿刺引导架，探头无菌保护套等。

（四）注意事项

1. 选取皮肤至穿刺部位距离最短的穿刺路径，全程实施监测，当针尖显示不清时，禁止盲目进针或发射取样，可调整角度以利于针尖显示。

2. 对于较小的病变，可采用大角度倾斜进针或与胸壁平行的方向进针，以增加穿刺针尖到病灶的距离。

3. 应在肋骨上缘进针，避免伤及肋间血管与神经。

4. 尽量选择病灶边缘，血流信号较丰富并能避开大血管及病灶内坏死液化区域取样，多部位穿刺，以提高穿刺成功率与确诊率。

5. 使用自动活检枪活检时，一定要估计好射程，并且必须确保在射程内没有肋骨、血管和含气肺组织。

6. 制作细胞学涂片时涂片要薄而均匀，组织条需保持完整。

三、超声引导肺占位性病变穿刺活检

一般来说，凡是超声能显示的各种肺部占位性病变，均可在超声引导下经皮穿刺活检，主要用于超声可以显示的病变、贴近胸膜周围的周围型肺部占位性病变以及少数的中央型肺部占位伴浅表处肺组织病变者。

（一）适应证

1. 超声能显示的周围型肺肿瘤。
2. 超声能显示的合并肺不张的中心型肺肿瘤。
3. 周围型肺肿瘤，纤维支气管镜难以到达获取病变组织或检查失败者。
4. 手术、放疗或化疗前需确定肿瘤性质、组织学类型或转移癌的原发组织来源者。
5. 原发癌恶性肿瘤或转移癌及不能手术的肺部肿瘤为选择放疗或化疗方案而需要明确病理组织学分类者。
6. 原发部位不明确的肺部转移癌，需要穿刺活检了解转移瘤的组织来源者。
7. 肺部炎性包块（如肺炎假瘤、肺脓肿、结核球等），临床治疗需明确诊断者。

（二）禁忌证

1. 有严重出血倾向者。
2. 近期内严重咯血、呼吸困难、剧烈咳嗽或患者不能合作者。
3. 有严重肺气肿、肺瘀血性心脏病患者。
4. 超声难以显示的病变；部分可显示病变，但受肋骨遮挡，缺乏合适进针入路者。

（三）术前准备

1. 术前检查血常规、凝血象等。
2. 穿刺前均应做胸部X线、CT检查或MRI检查，根据X线、CT或MRI显示的病变位

置，选择靠近病变处肋间进行超声扫查。显示肿块后，从不同角度全面扫查，了解病灶位置、范围、形态、内部结构与周围的位置关系，确定穿刺部位和进针路线。

3. 术前向患者做好解释工作，签署介入手术知情同意书，教会患者屏气等，使之配合。过分紧张者，术前30min肌内注射地西泮10mg。

4. 准备仪器与器械：一般选取低频凸阵探头引导，探头频率在2.5~3.5MHz。若为浅表肿瘤（如胸壁肿瘤）可选择高频线阵探头，探头频率7~10MHz，穿刺针、活检枪、穿刺引导架、探头无菌保护套等。

（四）注意事项

1. 应在肋骨上缘进针，避免伤及肋间血管与神经。
2. 选取皮肤至穿刺部位距离最短的穿刺路径，全程实时监测，当针尖显示不清时，禁止盲目进针或发射取样，可调整角度以利于针尖显示。
3. 尽量选择病灶边缘，并能避开大血管及病灶内坏死液化区域取样，多部位穿刺，以提高穿刺成功率与确诊率。
4. 制作细胞学涂片时涂片要薄而均匀，组织条保持完整。

四、超声引导纵隔肿瘤穿刺活检

（一）适应证

1. 超声能显示的纵隔肿瘤。
2. 手术、放疗或化疗前需确定肿瘤性质、组织学类型。
3. 原发部位不明确的纵隔肿瘤，需要穿刺活检了解转移瘤的组织学来源者。

（二）禁忌证

1. 后纵隔病灶。
2. 患者肥胖、肺气干扰、骨骼的遮挡等超声无法显示病灶者。
3. 位置较深、体积较小且靠近大血管和心脏者，穿刺活检有较大风险。
4. 超声检查无法清晰显示、无安全路径到达的病变。
5. 重型肺气肿、肺心病及严重呼吸功能障碍患者。
6. 剧烈咳嗽、无法控制者。
7. 意识或精神障碍、无法配合者。

（三）术前准备

1. 术前检查血常规、凝血象等。
2. 穿刺前均应做胸部X线、CT检查或MRI检查。根据X线、CT或MRI显示的病变位置进行超声扫查。显示肿块后，从不同角度全面扫查，了解病灶位置、范围、形态、内部结构与周围的位置关系，确定穿刺部位和进针路线。
3. 术前向患者做好解释工作，签署介入手术知情同意书，教会患者屏气，使之配合。过分紧张者，术前30min肌内注射地西泮10mg。
4. 准备仪器与器械：一般选取低频凸阵探头引导，探头频率2.5~3.5MHz。若为浅表肿瘤可选择高频线阵探头，探头频率7~10MHz，穿刺针、活检枪、穿刺引导架、探头无菌保护套等。

(四) 注意事项

1. 纵隔病灶一定要明确与大血管、心脏的关系。
2. 操作敏捷，尽量缩短穿刺针在病变内的停留时间。
3. 纵隔肿瘤组织来源复杂，如淋巴瘤的各种亚型的确定及胸腺瘤的诊断，不仅需细胞形态学的检查，还需结合免疫组织学的测定。
4. 肿块常用经胸骨旁进针路径，必须注意避免伤及内乳动脉，否则可能导致致命的出血。
5. 较大病灶往往伴有坏死，需借助彩色多普勒选择血流信号较丰富又能避开大血管分支的区域，多角度、多点取材，以提高组织病理组织学确诊率。
6. 穿刺标本往无菌滤纸上置放时避免挤压，组织挤压后对于淋巴瘤、胸腺瘤及小细胞未分化癌的病理学鉴别将更加困难。
7. 由于胸部病变受到肋骨、胸骨及锁骨的影响，需要选择尽可能小的探头，置于骨间隙，使探头表面完全与皮肤接触，避开骨骼干扰，使穿刺针与超声声束角度尽可能小，与皮肤近垂直方向进入。
8. 在保障安全前提下，尽量采用较粗口径的穿刺针得到足量的标本，也是获得确切诊断的重要条件。但对于直径≤3.0cm的肿块宜选用细针穿刺，避免刺伤正常肺组织造成气胸等。

五、超声引导肺肿瘤射频、微波消融治疗

热消融主要包括微波消融、射频消融、聚焦超声、激光消融等。微波消融与射频消融是通过微波或射频电流在局部组织产生热效应，致细胞脱水、凝固性坏死达到肿瘤的原位灭活。

(一) 适应证

1. 全身状态差不能耐受或拒绝手术切除者、手术切除后复发者、其他器官肿瘤转移至肺者。
2. 超声能显示的周围型肺肿瘤及合并肺不张的中心型肺肿瘤。
3. 一般用于肿瘤直径≤5cm的单发结节，或多发结节小于3枚。

(二) 禁忌证

1. 严重心、肺功能不全者。
2. 全身出血性疾病，如凝血功能障碍不能控制者。
3. 特殊部位如靠近心脏、大血管者应慎用微波及射频消融治疗，可对这些区域辅助化学消融治疗。
4. 严重胸水者、巨大肺癌或弥漫性肺癌、血液系统病变和妊娠等情况，不宜采用微波或射频消融术；装有体内外心脏起搏器者，应避免采用射频治疗。

(三) 术前准备

1. 检查血常规、凝血功能、CT/MRI、心电图、心肺功能等。
2. 患者准备。
3. 介绍治疗过程及治疗可能发生的并发症、签署手术知情同意书。
4. 吸烟患者于术前1周开始戒烟。嘱患者进行屏气练习，以便术中配合。

（四）术前仪器设备准备

1. 仪器选择：彩色超导仪，一般选取低频凸阵探头引导，探头频率2.5~3.5MHz；浅表肿瘤（如胸壁肿瘤）可选择高频线阵探头，探头频率7~10MHz。微波或射频消融治疗仪器。

2. 器械准备：穿刺引导架、消融针、探头无菌保护套、消毒器械等。

（五）确定治疗模式

1. 周围型肺肿瘤或部分中央肺肿瘤可采取单纯微波或射频消融；病灶位于特殊部位，如靠近心脏、气管或大血管者，可对这些区域辅以化学消融治疗。

2. 肺转移癌应用肿瘤原位消融联合全身化疗等综合治疗。

（六）注意事项

1. 布针考虑从三维空间热场上覆盖病灶，采用由深至浅分段凝固、多点多部位，完全消融病灶和周围部分正常肺组织。对直径大于5.0cm的病灶，主要针对肿瘤周边包围治疗。

2. 病灶位置特殊，如靠近心脏、大血管者消融应慎重，可对这些区域进行微波或射频消融联合化学消融。

3. 消融邻近部位直径>1mm的血管可产生"热能衰减效应"，使消融范围减小，可用药物减少血流量等方法减弱此效应以获得满意的消融范围。

4. 热消融过程中，由水蒸气和细胞产物构成的微气泡经常用于粗略评价凝固范围，但并不准确，可导致评估凝固范围过小或过失，应在术后1个月行超声造影或CT增强扫查以明确凝固范围。

六、超声介导肺肿瘤无水乙醇治疗

超声介导肿瘤无水乙醇治疗是常用的化学消融治疗方法，可以单独使用，亦可与其他治疗方法联合使用，以提高疗效。此外，对某些特殊部位的肿瘤尤其显示其价值，如靠近心脏、大血管的肿瘤应慎用微波或射频消融治疗，但仍可对这些区域辅以化学消融治疗。

无水乙醇主要通过以下物理、化学效应达到"内切除"肿瘤的目的：肿瘤内注入无水乙醇可使肺癌组织细胞脱水，发生凝固性坏死，造成组织硬化和纤维化；无水乙醇进入肿瘤血管可引起肿瘤血管内皮细胞坏死和血小板聚集，血管闭塞，进一步引起肿瘤缺血；无水乙醇破坏细胞的蛋白质、核酸等大分子物质及恶性肿瘤细胞产生的大分子活性物质，如肿瘤血管生长因子等；无水乙醇治疗后，肿瘤周围1~2cm区域内肺泡壁发生严重变性、坏死、纤维化、血栓形成和炎症发生。无水乙醇治疗肿瘤具有操作简单、创伤小、疗效肯定、副作用少、费用低等优点，是失去手术机会或全身化疗、放疗不能耐受者的一种可选择的替代治疗手段。

（一）适应证

1. 超声能显示的周围型肺癌和中央型肺癌。

2. 中晚期肺癌有其他禁忌证不能手术或不愿手术者。

3. 肿瘤大小无严格限制，以<5.0cm为宜。>5.0cm者仍可达到减瘤作用，同样适用。

4. 患者心、肺功能良好，无严重出血倾向。

5. 特殊部位如靠近心脏、大血管者应慎用微波或射频消融治疗，可对这些区域辅助化学消融治疗。

（二）禁忌证

1. 严重心、肺功能不全者。
2. 全身出血性疾病，如凝血功能障碍不能控制者。
3. 胸水量过多者不宜行消融治疗。
4. 无安全进针路径者。

（三）术前准备

CT、MRI、超声检查确定肿瘤位置，选择距离肿瘤最近且能避开骨骼的胸壁为穿刺点，注意避开肺叶间裂、肺大疱。

（四）注意事项

1. 无水乙醇刺激性强，注入过程中如渗入支气管可引起咳嗽，甚至出现支气管痉挛，操作时如出现呛咳应停止注射或针尖移动再试推注一次。
2. 主要并发症：酒精反应、发热、呛咳、痰中带血、胸痛、少量气胸等。

七、超声介导肺肿瘤化疗药物治疗

超声引导经皮穿刺肺肿瘤结节内注入化疗药物，肿瘤内化疗药物浓度数倍或百倍于静脉给药浓度，对肿瘤杀伤作用大，对正常组织损伤小，降低了全身毒副作用，优于单纯静脉给药，可改善患者生活质量，延长寿命。与无水乙醇比较，痛苦小、易接受、并发症少，为中晚期肺癌患者提供安全、简便、有效的治疗方法。

八、消化系统病变穿刺活检

（一）适应证

临床需要获得病理诊断时，凡是超声扫查可显示的实质性病灶或结构，可以通过安全的穿刺路径且无禁忌证的患者，均可实施超声引导下穿刺活检。需进行穿刺活检的常见消化系统病变有：

1. 肝、脾、胰腺等消化系统器官占位性病变需要做细胞或组织学诊断。
2. 怀疑急、慢性肝炎，肝硬化，肝脂肪变性，肝血吸虫病等。
3. 其他原因需要的消化系统组织器官活检。

（二）禁忌证

1. 患者无法配合，如频繁咳嗽、躁动等。
2. 患者有严重出血倾向。
3. 病灶紧邻重要脏器结构或大血管，或穿刺进针路径上有重要脏器结构或大血管而又无法规避时。
4. 可疑动脉瘤和脏器表面的血管瘤等。
5. 对因瘀血而引起明显肿大的肝脏或脾脏，应避免穿刺。
6. 患者合并其他严重疾病或全身状况衰竭时，应谨慎考虑穿刺活检。

（三）术前准备

1. 术前常规检查血常规及出、凝血时间，以评估患者的凝血功能。
2. 术前禁食、禁饮8~12h。
3. 感染性病灶穿刺前后使用抗生素。

4. 向患者说明穿刺步骤与配合方法，解除患者思想负担。术前需签署知情同意书。

（四）穿刺并发症及注意事项

1. 对肝脏和脾脏等受呼吸影响移动幅度较大的气管穿刺时，进针过程中尽可能使患者保持在平静呼气的屏气状态。穿刺针穿过脏器被膜要迅速且不停顿，防止因呼吸划破肝脏或脾脏等表面导致大出血。

2. 胰腺穿刺时，为防止发生胰腺炎或胰液外漏所致的腹膜炎，一定要注意避免通过扩张的胰管取材，要在病灶较深部位取材。在标本满足诊断前提下减少穿刺次数。

3. 胆管、胆囊肿物穿刺时，注意选择适宜的穿刺路径。胆囊穿刺应选择经肝脏胆囊床进针，胆管肿物穿刺要避免胆汁瘘发生。

4. 脾是最少进行活检的腹部器官，减少穿刺次数可减少出血风险。

5. 为提高穿刺活检诊断的阳性率，可在超声造影引导下对可疑病变或有活性部位进行更为精确的穿刺。

6. 消化系统病变穿刺后，特别是经过消化管取材后，患者应继续禁食4~6h，注意观察血压、脉搏和腹部情况以监测有无出血、穿孔等并发症的发生。

九、腹腔积液、积脓穿刺引流

（一）适应证

原则上，凡是超声扫查可以显示的腹腔积液、积脓，并且可以选择到安全的穿刺路径，均可作为超声引导下穿刺引流的适应证。

（二）禁忌证

1. 患者无法配合，如频繁咳嗽、躁动等。
2. 患者有严重出血倾向。
3. 需除外囊实性恶性肿瘤、子宫内膜异位等含液性病变。
4. 穿刺路径需经过大血管、重要脏器、结肠等消化管。

（三）术前准备

与消化系统病变的穿刺活检相同。

（四）注意事项

1. 脓肿引流原则上不能途经任何空腔脏器，尽量避开非感染性的实质性器官。
2. 在脓肿置管引流困难时，可选择脓肿抽吸，可多次进行。
3. 对膈下脓肿或左外叶近心缘处的肝脓肿穿刺时，选择路径需避开胸膈角和膈窦，防止刺入胸腔或心包引起脓胸、化脓性心包炎。
4. 位于肝表面的脓肿，尽可能选择通过一段正常肝组织的路径，避免在肝表面的脓肿处直接穿刺进针，否则易导致脓液外漏污染腹腔。
5. 留置导管期间，应密切随访，每天用生理盐水或抗生素冲洗脓腔，降低脓液黏度，保持导管通畅。

十、经皮经肝穿刺胆管引流

经皮经肝穿刺胆管造影（percutaneous transhepatic cholangiography，PTC）是胆道系统的一种直接造影方法。使用实时超声引导穿刺胆管，大大提高了穿刺准确性。

(一)适应证

1. 梗阻性黄疸：明确病因，了解梗阻部位及病变范围。
2. 胆管结石：了解结石数量、分布及胆管有无狭窄及扩张。
3. 胆道畸形，如先天性胆管囊状扩张症或胆管狭窄。
4. 胆道术后。
5. 临床怀疑胆系疾病但有X线造影禁忌或逆行胆管造影不能明确者。

(二)禁忌证

1. 对碘造影剂过敏者。
2. 凝血机制障碍者。
3. 大量腹水或肝、肾功能衰竭者。
4. 肝内胆管内径小于4mm或不扩张为相对禁忌证。

(三)术前准备

1. 做碘过敏试验，进行凝血功能化验，测定血小板计数等。
2. 准备穿刺器具及适量造影剂。
3. 患者穿刺造影当日禁食、禁水。
4. 术前签署知情同意书。

(四)注意事项

1. 卧床12h并禁食。
2. 密切观察血压、脉搏、体温及腹部情况。
3. 合理使用抗生素及维生素K等药物。
4. 留有引流置管者应加强引流管护理并记录出入量，保证引流通畅。

十一、经皮经肝穿刺胆管置管引流（PTCD）和经皮经肝穿刺胆囊置管引流（PTGBD）

(一)适应证

1. 梗阻性黄疸。
2. 不可切除的肿瘤，包括胆管癌、胰头癌、壶腹癌及肝门区肝癌及转移癌等。
3. 胆石症、急性胆囊炎急救时。

(二)禁忌证

PTCD和PTGBDD常作为抢救措施或晚期肿瘤的姑息性疗法，因而绝对禁忌证较少。以下为相对禁忌证：

1. 有严重出血倾向者。
2. 肝内多发转移瘤者。
3. 大量腹水并波及穿刺置管范围内者。
4. 系膜胆囊禁行PTGBD。

(三)术前准备

1. 经皮经肝穿刺胆系置管引流常用到如下器具：穿刺针、导丝、扩张鞘、引流管等。
2. 由于患者多有梗阻性黄疸，凝血功能多受损，术前应合理使用维生素K等纠正凝血异常。患者穿刺造影当日禁食、禁水。

3. 术前签署知情同意书。

(四) 并发症及注意事项

1. 术后患者应卧床24h，注意观察生命体征及引流液的量和性质，注意患者腹部情况。术后合理使用抗生素及维生素K等。

2. 胆汁瘘、胆汁性腹膜炎、出血系穿刺置管的主要并发症。为了减少并发症，应尽可能减少进针次数，避免误伤大血管，重新穿刺时不必退出肝包膜外。

3. 正常人每日约可排出600ml，其中含有大量电解质，有条件时应将胆汁收集并经鼻饲管回输入肠道。若引流量突然减少或每日低于100ml时，应及时了解引流管位置及通常情况。

十二、超声引导下肝癌经皮消融治疗

肝癌治疗分为手术治疗和非手术治疗。肝癌非手术微创消融治疗目前发展迅速，疗效不断提高，在临床中发挥着重要作用。肿瘤消融治疗技术是指采用物理或化学方法直接毁损肿瘤的局部治疗技术，包括射频、微波、激光、海扶（HIFU）、冷冻（氩氦刀）、局部注射（无水乙醇、醋酸、热蒸馏水）等，治疗途径可以经皮、腹腔镜、开腹进行。超声引导下经皮治疗，可准确定位消融，微创而且安全有效。

十三、超声引导下消化道囊性病变的治疗

(一) 适应证

1. 直径大于5cm的单发或多发囊肿。
2. 囊肿引起明显临床症状者。
3. 囊肿压迫周围脏器引起并发症，如胆道、肠道梗阻等。
4. 囊肿合并感染。
5. 有破裂危险或发生扭转的囊肿。
6. 胰腺假性囊肿。
7. 有活性的肝棘球蚴囊肿。

(二) 禁忌证

1. 穿刺活检的禁忌证。
2. 与胆道、胰管相同的囊肿。
3. 胆管囊性扩张。
4. 多囊肝一般不做硬化治疗，除非囊中较大并出现明显压迫症状。

(三) 术前准备

与消化系统病变的穿刺活检相同。

(四) 注意事项

1. 穿刺肝脏囊肿或脓肿时，应先通过一部分正常肝组织；穿刺胰腺囊肿、假性囊肿或脓肿时，禁忌通过正常胰腺组织。

2. 注入硬化剂前，应确保穿刺针在囊内。如无法确定时，可在超声监视下注入适量生理盐水，以观察针尖是否在囊腔内。

3. 注入硬化剂前，必须明确囊肿不与胆管、胰管相通。对不能排出者，术前应常规做胆管造影加以明确。根据囊液的性状及颜色，也可判断其是否与胆管相通，如囊肿与胆管相通，囊液内因含有胆汁而呈黄绿色。

4. 抽吸囊液过程中勿使空气进入囊腔内。空气进入囊腔内，一方面会使硬化剂接触不到气泡所在的囊壁而影响疗效，另一方面会严重烦扰超声图像。

5. 使用无水乙醇做硬化剂时，要询问患者是否对乙醇过敏。即使患者无过敏史，注射过程中也要注意观察和询问患者反应，对合并高血压、冠心病等心脑血管疾病患者更应特别小心。

6. 囊肿合并感染时，治疗后囊内应注入相应抗生素并保留，必要时采用置管引流。明确的脏器脓肿，尽可能采取置管引流。脾脓肿少见。置管引流时出血的风险较大。

7. 棘球蚴囊肿硬化治疗时，可在穿刺前1周开始用抗棘球蚴药物。穿刺前1天患者服用地塞米松或阿司咪唑等抗过敏药，亦可在穿刺前半小时肌内注射地塞米松，防止发生过敏性休克。

8. 阿米巴性肝脓肿药物治疗无效或有弄强破裂的征象，可进行经皮脓肿引流。

9. 硬化治疗术后，短期内囊肿可能无缩小反而增大。此种情况可能与治疗后的炎性反应或渗出有关。操作者应向患者充分解释以解除患者的思想负担，并嘱其定期随访。6个月后囊肿仍无缩小，方可认为无效。

十四、超声引导下经皮穿刺腹腔神经丛阻滞止痛

（一）适应证

1. 晚期腹腔恶性肿瘤所致的顽固性、难以忍受的上腹和腰背部疼痛患者，包括巨大肝癌、胰腺癌、胃癌、腹膜后肉瘤、黄色肉芽肿、肠癌、腹膜后转移癌及腹腔腹膜后淋巴瘤复发者。

2. 需定时使用镇痛药，镇痛药效果不满意，或因不良反应难以耐受者。

3. 由肿瘤所引起的压迫性疼痛而患者迫切要求止痛治疗者多数可施行。

（二）禁忌证

1. 大动脉瘤，腹腔、腹膜后静脉瘤（肝门静脉高压引起的侧支循环）等，血管异常患者以及严重的出凝血障碍患者应禁用。

2. 阻滞部位伴感染、炎症或伴全身性感染者禁用。

十五、弥漫性肾病的穿刺活检

（一）适应证

1. 弥漫性肾病患者（如慢性肾小球肾炎、肾病综合征等），需要获取组织病理学诊断，明确肾脏疾病的病理诊断、具体分型和病变进展，指导临床诊断和治疗。

2. 患者出现原因不明的急性肾功能衰竭，需要明确病因者。

3. 移植肾患者，获取肾脏组织，以明确排异情况。

4. 慢性肾病患者，经一段时间的临床治疗后，肾穿可作为评价疗效及预后的方法。

（二）禁忌证

1. 患者一般状况下，存在重大心、肺疾患，呼吸不配合，不能配合完成穿刺过程者。

2. 患者凝血功能差，血小板<5万/mm^3，凝血酶原活动度小于60%。

3. 肾周大量积液，影响进针。

4. 弥漫性肾病晚期，肾脏极度萎缩，几乎没有肾皮质组织，即使取出组织条也难以获得有效的病理结果者。

5. 难以选取合适的穿刺路径。

（三）术前准备

术前应向患者解释主要的治疗步骤，对患者详细交代病情，做好心理辅导，向患者说明进行该项操作的主要步骤、意义和配合方法，征得患者同意，并签署知情同意书。患者需完善心电图、凝血功能、心肺功能、肝肾功能及两侧肾脏常规超声检查，并提供简要病史，便于评价患肾及对侧肾脏情况，确定无明确禁忌证存在。

（四）注意事项

1. 术前应严格掌握适应证，确认患者凝血功能、肝肾功能，防止适应证掌握不当导致的严重并发症。

2. 超声引导下肾脏穿刺活检术是一种相对安全的活检方法，但作为一种有创操作，仍存在一定的临床风险，因此应重视术前及术中的沟通，向患者本人或家属阐明操作的必要性和风险，争取患者配合，并签署知情同意书。

3. 术中应慎重选择穿刺路径，选择肾脏皮质较厚处作为穿刺目标。穿刺针即将到达肾脏包膜时应小心谨慎，与肾被膜保持距离，嘱患者屏气后再前移，迅速扳动活检枪，避免损伤肾包膜。操作中应严格遵守无菌原则。

4. 术后应先压迫止血20min，防止术后出血。肾脏为富血供气管，术后应耐心观察，注意术后护理，密切监测血压、心率及尿色。如有少量血尿，一般为一过性，口服止血药常可缓解。如出现肾周血肿，较小血肿无须治疗，较大血肿需视具体情况，可行超声引导下抽吸或手术治疗。

十六、肾脏肿物的穿刺活检

（一）适应证

经影像学检查发现肾脏肿物，性质不明者，需要获取肿物的病理学诊断，以指导临床诊断，确定治疗方案。

（二）禁忌证

1. 患者一般状况差，心肺功能不全；或恶病质、体质虚弱，不能耐受和配合操作。

2. 患者有出血倾向或凝血机制障碍者。

（三）术前准备

术前应对患者交代病情，讲解该项操作的意义和重要步骤，征得患者同意并签署知情同意书。患者需完善心电图、凝血功能、肾功能等检查，确定无明确禁忌证存在。

（四）注意事项

1. 术前应严格掌握适应证，确认患者凝血功能、肾功能，防止适应证掌握不当导致的严重并发症。由患者本人或家属签署知情同意书。

2. 术中应慎重选择穿刺路径，操作中应严格遵守无菌原则。

3. 术后应耐心观察，注意术后护理，防止术后出血。一旦发生并发症，应按照治疗常规及时止血处理。

十七、肾囊肿的穿刺硬化治疗

(一) 适应证

1. 肾囊肿直径>4cm。
2. 肾囊肿无论大小，如果产生压迫症状，如肾动脉受压、肾盂积水等；或影响肾功能，需要临床干预治疗。
3. 囊肿合并感染者。
4. 囊肿位置适合于穿刺，患者凝血功能良好，无特殊心、脑、肺疾患，无其他严重并发症。
5. 患者强烈要求治疗，根据囊肿具体类型和临床表现也可酌情选用。

(二) 禁忌证

1. 患者一般状况差、体质虚弱，不能耐受固定体位者；存在重心大、肺疾患、呼吸不能配合，剧烈咳嗽、躁动、难以承受治疗过程；或合并有其他严重疾病，不能配合完成此次过程者。
2. 患者凝血功能差，血小板<5万/mm^3，凝血酶原活动度<60%。穿刺入路有大血管等不能避开者。
3. 肾盂旁囊肿，且囊肿和肾盂相通者。
4. 对酒精过敏者，不宜行酒精硬化治疗。
5. 对于复杂性囊肿，应力求先明确诊断，以避免因盲目穿刺硬化治疗造成意外。

(三) 术前准备

术前应对患者交代病情，讲解该项操作的意义和重要步骤，征得患者同意并签署知情同意书。患者需完善心电图、凝血功能、肾功能等检查，确定无明确禁忌证存在。

(四) 注意事项

1. 肾囊肿在酒精硬化前，一定确认囊肿和肾盂不通，除在术前影像学证实不通及尿常规无蛋白外，术前一定要做酒精蛋白试验，酒精蛋白试验（+）后，方可注入酒精。
2. 肾囊肿硬化前，一定要明确是单纯性囊肿。对于非单纯性囊肿（囊性肿瘤或囊肿合并感染、出血等）不要盲目硬化，以免耽误病情。
3. 穿刺针的选择：小囊肿一般选择21G PTC针，大囊肿选择18G 或19G PTC针。穿刺入路上一定要避开大血管。少量出血，可用无水乙醇硬化止血，止血后，一定将囊液抽吸干净，以免术后囊肿分隔，失去再次治疗机会。大量出血建议用组织胶快速止血。
4. 囊肿硬化治疗术后建议观察4h，4h后复查腹腔无出血、血压、心率、呼吸等体征正常方可离院。

十八、多囊肾的穿刺治疗

(一) 适应证

多囊肾患者一般属穿刺硬化治疗禁忌。一方面，因多囊肾患者腹腔内囊肿聚集，张力大且囊液量大，易导致囊液渗漏至腹腔；另一方面，穿刺虽可降低局部一个囊肿的张力，但附近囊肿很快长多长大，压迫张力较低的区域，难以从实质上产生疗效。部分患者也可行超声引导下穿刺治疗，暂时缓解症状，但一般不注入硬化剂，抽出囊液即可。

1. 多囊肾患者，局部一个或数个囊肿生长过大，产生压迫症状，如肾动脉受压导致血压升高，胆道受压影响肝功能；或早期功能尚存的多囊肾因囊肿压迫肾盂积水影响肾功能等，迫切需要临床干预，缓解症状。

2. 向患者解释病情后患者仍强烈要求治疗，根据临床表现可酌情选用。

3. 囊肿合并感染者。

（二）术前准备

术前应对患者交代病情，征得患者同意并签署知情同意书。患者需完善心电图、凝血功能、心肺功能、肝肾功能等检查，确定无明确禁忌证存在。

（三）注意事项

1. 多囊肾是一种先天性疾病，超声引导下穿刺抽液只是减轻肾脏压力、延缓肾功能衰减的一种治疗方法，并不能根治多囊肾。部分患者抽液后囊肿可在短时间内再次长大；或随着病情发展，周围其他囊肿长大，也会产生压迫症状。因此应对患者详细交代病情使患者理解，并签署知情同意书。

2. 多囊肾的治疗一定要严格掌握适应证。超声引导下穿刺抽液仅可针对一个或几个较大的囊肿进行减压治疗，对于多数是小囊肿的多囊肾，并不适合该项治疗。

3. 多囊肾患者随病情进展可累及肾功能，因此治疗中要格外注意保护正常肾组织。特别是对于中晚期患者，肾脏区域几乎为囊肿所替代，正常肾组织极少，更应该着重保护肾组织，避免对其的损伤和破坏。

4. 多囊肾患者应用硬化剂疗效不佳，且硬化剂可能损伤残余肾组织功能，因此不提倡应用。如视临床情况确实需要采用硬化治疗，务求抽净全部硬化剂，不可保留，以免影响残留肾脏的功能。

十九、肾盂穿刺造影

（一）适应证

1. 尿路梗阻或尿路肿瘤等原因导致肾脏积水，需行造影显示尿路情况。
2. 患肾因肾功能不全等原因，导致静脉肾盂造影不显影或显影不良。

（二）禁忌证

1. 患者一般状况差，体质虚弱，不能耐受该穿刺及检查过程。
2. 患者凝血功能异常，穿刺易导致肾脏出血难以止血。
3. 造影剂过敏者。

（三）术前准备

术前应对患者交代病情，征得患者同意并签署知情同意书。患者需完善心电图、凝血功能、心肺功能、肝肾功能等检查，确定无明确禁忌证存在。

（四）注意事项

1. 术前应检查凝血功能、肝肾功能，由患者本人或家属签署知情同意书。
2. 术前需确认患者无造影剂过敏。
3. 术中应慎重选择穿刺路径，操作中应严格遵守无菌原则。
4. 术后应耐心观察，注意术后护理，防止术后出血。

二十、肾盂穿刺置管引流

(一) 适应证

1. 上尿路梗阻导致的急性肾功能不全，为保护肾功能，可选用超声引导下肾盂穿刺置管引流，该方法可在短时间内解除梗阻，为后续治疗争取时间。

2. 恶性肿瘤晚期等情况下的尿路梗阻导致肾盂积水，肾盂穿刺置管引流可作为姑息治疗，创伤小，对保护肾功能效果明显。

3. 肾脏积液时，单纯药物治疗效果不佳，可置管穿刺抽出脓液，必要时用无菌盐水冲洗；或根据病情需要，局部注入药物，达到快速控制感染的目的。

(二) 禁忌证

1. 患者一般状况差或凝血功能差，不能配合完成穿刺过程者。
2. 难以选取合适的穿刺路径。

(三) 术前准备

术前应对患者交代病情，征得患者同意并签署知情同意书。患者需完善心电图、凝血功能、心肺功能、肝肾功能等检查，确定无明确禁忌证存在。

(四) 注意事项

1. 感染性肾脓肿穿刺，需同时抗感染治疗，避免因穿刺引发进一步的感染扩散。

2. 肾脏穿刺应格外注意预防术后出血。术前严格纠正凝血功能，停用抗凝药。术后患者需制动一段时间，严密观察。

3. 对于严重积水的肾脏，不可一次抽取过多尿液，应逐渐引流缓慢减压，避免肾脏压力急剧下降导致的并发症。

二十一、前列腺穿刺活检

(一) 适应证

1. 经直肠超声检查发现前列腺异常，疑有占位性病变者。
2. 肛门前列腺触及硬结或腺体质地较硬者。
3. PSA>4pg/L。
4. 患者神志清楚，能够配合医嘱体位，并进行吸气、屏气等动作。

(二) 禁忌证

1. 患者一般状况差，心、肺功能不全；或体质虚弱，不能耐受和配合操作。
2. 患者有出血倾向或凝血机制障碍者。

(三) 术前准备

术前应对患者交代病情，征得患者同意并签署知情同意书。患者需完善心电图、凝血功能、心肺功能、肝肾功能等检查，确定无明确禁忌证存在。术前3天给予甲硝唑0.2g，每日3次，氟哌酸0.2g，每日3次，口服预防性抗感染。穿刺前灌肠，排空肠内容物。

(四) 注意事项

1. 超声引导下前列腺穿刺活检术，在操作的各个环节均应格外注意预防和控制感染。术前应彻底清洁灌肠，术前、术后常规口服抗生素，发现术后有发热、寒战等症状者及时抗感染治疗。术前及术中都应严格遵守无菌原则。

2. 肛门指检应作为活检前的常规检查步骤。

3. 术中取材应保证数量，有可疑病灶可增加取材。

（苏畅　钱铭钦）

第九章 超声心动图与临床

第一节 超声心动图的临床价值

超声心动图是一项利用超声原理诊断心血管疾病的无创性常规心脏影像学技术检查，在心血管医学领域的发展中起到至关重要的作用，具有可靠性和实用性。自从1954年瑞典学者Edler首先应用超声回波曲线来观察研究心脏活动规律，自超声心动图应用于临床以来，短短几十年的时间，超声诊断技术有着突飞猛进的发展，成为无创诊断心血管疾病的重要手段，越来越引起临床的重视。随着技术水平的不断提高与图像质量的日益提升，超声心动图对于心血管临床的贡献越发凸显。超声心动图与心血管临床诊疗是不可分割的。

心血管影像学的发展主要涉及五大类心血管影像学检查技术，包括超声心动图、血管造影、心脏核素、CT和磁共振成像。超声心动图作为一种无创、便捷、经济、重复性好的检查方法而受到重视，在临床上得以广泛应用，因此，超声心动图检查成为主要的心脏影像学检查方法。由于超声心动图仪出现便携式及其多功能性，如今可应用于急诊、手术室、重症监护室等。为充分发挥影像学对临床实践、学科整体发展的推动力作用，为更有针对性地符合临床需求发展影像学，循环科医生对于超声心动图应有一定的了解，超声科医生也应具备些临床知识体系，以便于更加了解临床医生的需求，帮助临床医生诊断心血管疾病，了解病程，指导临床治疗，评估诊疗效果及判断预后等。

超声心动图应用范围很广，已成为心血管病不可缺少的一种检查技术，用于瓣膜病、心肌病、心包病、先天性心脏病、高血压病、冠心病、肺心病等疾病。超声心动图对疾病的诊断有确诊价值，提供重要诊疗依据，并且还可根据影像的改变提供参考意见。张运院士曾在《医师报》"超声心动图与临床决策"专栏中提出"超声心动图的三大临床贡献"，详细指出作为一项心血管临床常规检查，为临床医生提供所需的诊疗信息。超声心动图的第一大贡献在疾病诊断方面，起决定性诊断作用的疾病包括结构性心脏病、心肌病、心腔内肿瘤，仅能辅助性诊断的疾病有冠心病、大血管病等。超声心动图的第二大贡献体现在疾病治疗领域，随着心血管病治疗手段的日益丰富，尤其是近年介入技术推广和杂交手术开展，超声心动图已走出检查室，可在导管室、急诊室、手术室等引导治疗、监测病情、评价疗效和并发症。超声心动图的第三大贡献是作为随机临床试验的中间指标、测量手段和随访工具。

超声心动图与心血管临床知识是不可分割的两部分。作为一名超声科医生，根据临床医生开出的检查单对患者病情进行描述，在对患者进行全面心脏检查的基础上，应对各个患者有不同的侧重，如"胸痛、胸闷患者"，在行超声心动图检查时应注意该患者是否有节段性心肌搏动减弱、肺动脉是否高压、主动脉是否可见到夹层，心脏超声科医生应想到临床医生所考虑的几种病的可能性，并协助进行一一排除。

超声心动图常用的检查方法有M型、二维、多普勒等方法，将在后面进行详细论述。超声心动图图像的阅读可帮助临床医生很好地了解超声心动图的功能，只有很好地理解超声心动图报告，才能更好地发挥超声心动图在临床中的价值。

一、描述心脏形态、结构

观察的内容包括各房室腔大小及是否有异常占位、室壁厚度及其连续性、瓣膜开闭程度及结构、心肌整体及局部的运动情况、各房室及血管的相对位置关系等。观察心包是否有心包积液、缩窄性心包炎、心包填塞和心包肿瘤等，可定位和半定量评价心包积液。不同部位二维超声心动图测量数值不同，不仅超声医生应熟记测量的正常范围，临床医生也应了解基本的测量值，以笔者所在医院所测得的数值为例，通常在胸骨旁左室长轴切面测量，右室舒张期内径不超过28mm，室间隔厚度不超过10mm，左室舒张期正常女性不超过50mm，男性不超过55mm，主动脉窦部最宽处不超过40mm，左房收缩期前后内径不超过35mm，升主动脉内径不超过40mm。数值也受到受检者体型及身高的影响，偶有些测量数值略微偏大也属正常范畴。

二、监测血流动力学

评价血流状态，是层流、湍流还是涡流；通过彩色血流多普勒，可评估瓣膜狭窄和关闭不全程度；心房、心室及大动脉水平分流的方向、速度、压差；估测肺动脉收缩压和舒张压。肺动脉高压临床症状无特异性，病因涉及多学科，易漏诊误诊，超声心动图成为不可或缺的筛查方法。评价心脏手术及介入治疗后心脏结构恢复情况和血流动力学的情况。

三、评估心脏收缩和舒张功能

超声心动图检查用于监测各种心脏疾病中的心血管重构及心脏收缩和舒张功能的检查，并评估其病程及预后。常规应用二维和（或）M型超声测定心脏收缩功能，也可用多普勒超声评价心脏的收缩和舒张功能。依据左室射血分数（LVEF）判断左室整体收缩功能状态，正常不低于50%，但需注意中至重度二尖瓣反流可能高估结果。

评估左室舒张功能的主要参数：①二尖瓣血流频谱（左室等容舒张时间、E峰、A峰、E/A比值）。②二尖瓣环组织多普勒频谱（E′峰、A′峰、E′/A′；E/E′）。③肺静脉血流频谱（PVs、PVd、PVa）。首先要观察的是E/A，获取这一参数相对方便，应用比较广泛，如E/A>1正常，也存在假性正常。当存在假性正常时，肺静脉血流频谱a波峰速度>35cm/s，或通过组织多普勒测量，将取样线置于二尖瓣环处获取E′和A′，如E′/A′<1表明舒张功能异常，排除假性正常。

（朱芳）

第二节　超声心动图的前景

超声心动图既可以作为诊断心血管疾病有效的工具，同时又可以作为心血管疾病的研究工具，在临床诊断和研究中发挥着举足轻重的作用，其临床应用价值已经得到大家的公认。

张运院士提出中国超声心动图工作委员会"三大目标"中第三个目标就是针对超声心动图室医生而言的，推进超声心动图学的"三化"——临床化、规范化和国际化，并且具体对"三化"进行了解释，临床化指将超声心动图深入心血管各个专科部门，为临床提供全方位服务；还体现在超声心动图医生必须提高临床知识，定期到临床科室轮转，通晓心血管病的临床诊疗技能，了解临床研究的最近进展。规范化即指超声心动图工作者的操作技能、图像解释和诊断标准必须符合国际指南要求。国际化主要希望在不久的将来我国超声心动图的临床和科研工作能达到国际先进水平。

近年一些新型超声成像技术不断涌现，例如实时三维超声成像，主要用于经胸或经食管的心脏三维超声检查，从而可以多角度、多切面观察心脏结构，为先天性心脏病、心脏瓣膜病诊断以及介入术中监测提供了重要信息，并且可以自动把左室分成16节段或17节段来划分心肌节段性搏动异常；在彩色多普勒模式下，实现多角度观察心内异常血流；结合组织多普勒、组织应变/应变率、组织追踪成像技术可多参数评价心脏室壁运动状态及激动顺序。三维超声技术的发展同时也推进了临床诊断及治疗水平的提高。组织多普勒应变成像技术可定量分析局部心肌运动，有助于冠心病等疾病诊断。

（朱芳）

第三节　超声心动图常规探测方法

一、M型超声心动图

与二维超声心动图相比，M型超声心动图不能直观显示心血管结构及其空间位置关系，但M型能清晰显示局部组织结构随时间活动变化图像。若要准确分析测定局部活动幅度，需将M型与二维等其他超声心动图检查技术结合使用，可将M型取样线显示M型在解剖平面的取样位置，为临床诊断治疗提供更确切、可靠、完整的信息。

1. 原理：换能器以固定的位置和方向对人体扫描，将代表扫描深度的时基信号加到显示器的垂直偏转板上，再将声束扫描途径中不同深度的回波信号，在垂直扫描线上以辉度调制型进行显示。另在显示器的水平偏转板上加有一慢变化的时基扫描信号，使代表深度的垂直扫描线沿水平轴转移。由于探头固定，随着心脏有节律地收缩与舒张，心脏各层组织和探头间的距离便发生节律性改变，显示一条线（即一维空间）上的心脏各结构的活动曲线，此即M型超声心动图。

2. 常规波形：用M型超声从心尖到心底水平完成心尖波群、心室波群、二尖瓣波群及心底波群的基本检查。

（1）心底波形（主动脉根部曲线、主动脉瓣曲线）：在此图像上可清晰显示右室流出道有无增厚或狭窄，确定主动脉宽度，观察左房大小，如图9-3-1。

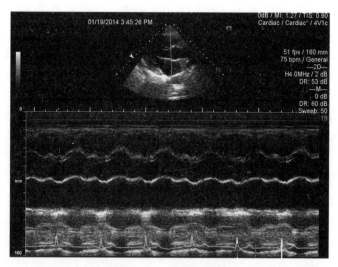

图9-3-1　心底波形

（2）二尖瓣波群（二尖瓣前后曲线、二尖瓣叶曲线、室间隔曲线）：此图像上的曲线形态变化与二尖瓣结构、左侧心腔内血流动力学状态等密切相关，如图9-3-2。

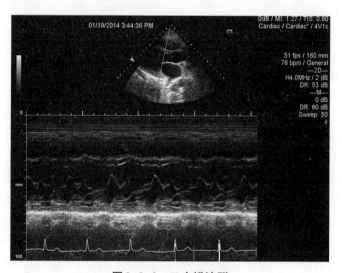

图9-3-2　二尖瓣波群

（3）心室波群：可测量心腔大小及对室壁厚度的测量。

（4）三尖瓣波群：此图像上的曲线形态变化与三尖瓣结构、右侧心腔内血流动力学状态等密切相关，与二尖瓣相似。

（5）肺动脉瓣波群：显示肺动脉后叶曲线，根据其形态可判断肺动脉瓣开放状态及肺动脉高压时曲线形态的改变。

二、二维超声心动图

二维超声心动图是在M型超声心动图基础上发展起来的显像技术。可在显示器上实时显示心脏及血管断面的解剖结构、空间关系及其功能状态,是超声科常用的检查方法。其他检查方法在二维超声检查方法的基础上操作,可获取更多相关的信息,在临床超声心动图的发展和诊断水平的提高中发挥了极为重要的作用。

1. 原理:切面超声心动图与M型超声心动图相似,亦用辉度调制法显示回波信号,即将介质中由不同声阻抗所形成的界面反射,以光点形式排列在时基扫描线上,接收到的回波信号带有幅度和深度的信息。亮点的灰度(即灰阶)与回声波幅之间存在一定的函数关系。反射强,光点亮;反射弱,光点淡;如无反射,则扫描线上相应处为暗区。代表不同回波幅度的灰阶点,按其回波的空间位置,显示在与超声扫描线位置相对应的显示器扫描线上。切面超声的时基深度扫描线一般加在显示器的垂直方向上,并且声束必须进行重复扫查,在与显示器水平方向上的位移扫描相对应,当图像达到或超过每秒16帧图像时,则形成一幅实时的切面超声心动图,即二维超声心动图。

2. 常见图像:用二维超声在胸骨旁心前区显示左心室长轴、大动脉短轴、左心室短轴(在二尖瓣口水平、腱索水平、乳头肌水平和心尖水平)切面、右心室流入道和流出道切面。在心尖区显示心四腔心、心尖五腔、左心两腔心。在剑下区显示四腔心、五腔心、右室流出道长轴,上、下腔静脉长轴等切面。在胸骨上窝显示主动脉弓长轴和短轴切面。

三、多普勒超声心动图

多普勒超声心动图是目前超声心动图最主要的检查技术之一。主要探测心血管系统内血流的方向、速度、性质、途径和时间等,为临床诊断和血流动力学研究提供极有价值的资料。随着技术的发展,多普勒也能对心肌等组织结构的运动状况进行探测分析。

彩色血流显像显示心内和大血管血流,不仅仅显示取样线及取样容积内的血流情况,而且实时观察血流的方向、亮度、走行及分布情况等信息。脉冲或连续多普勒测量各瓣膜口流速和压差,判定心血管分流和瓣膜反流、半定量分流和反流的程度。

1. 原理:当声源与接收器之间出现相对运动时,接收到的声波频率与声源发射的频率间有一定的差异,这种频率的改变称为频移,此现象称为多普勒效应。进行超声检查时,发射频率固定不变,声波在介质中行进时遇到运动物体时,探头接收到的反射回波频率发生改变即存在频移。

在人体心脏内,心壁、瓣膜及血液均可产生多普勒效应。心壁和瓣膜的反射回波虽然振幅很大,但频移较小。血液中的红细胞是很好的散射源,沿声束发射途径返回探头的散射被称为后散射,由于运动红细胞的后散射作用,探头可接收回波而获得多普勒频移,该频移较大。经过高通滤波器,可将心壁和瓣膜产生的低频移多普勒信号滤去,而保留血流高频移的多普勒信号,然后通过某些技术上的处理即产生多普勒血流信号。相反,如果使用低波滤波器,保留由心壁产生的低频率、高振幅的多普勒信号,阻止血流产生的多普勒信号通过,此即组织多普勒显像(TDE)的原理。

2. 应用:临床中应用时探测血流状态、血流速度、血流容量,估测压力差,测量狭窄瓣口面积,判断反流与分流。

组织多普勒（TDE）通过速度图模式，能准确显示心脏各室壁的运动速度。在心动周期的不同时相室壁运动速度有所不同，而且同一心肌节段内运动速度并非均匀一致，在心内膜下最高，心外膜下最低。可以对心肌缺血、心肌病、心肌灌注及电生理等研究方面发挥重要作用。

（朱芳）

第四节 心脏瓣膜病的超声诊断

心脏瓣膜病（cardial valvular disease）指心脏瓣膜解剖结构异常或瓣膜功能障碍。主要累及心脏瓣膜引起瓣叶及其腱索、乳头肌、瓣环等形态结构异常和功能障碍者，一般在临床上相当常见，在我国心脏瓣膜病仍是临床最常见的心血管疾病之一。过去主要见于风湿性心脏病，随着社会老龄化发展，钙化性心脏瓣膜病发病率在不断上升。超声心动图检查作为非侵入性评价，可测量出心脏瓣膜病的重要参数。对瓣膜狭窄或关闭不全严重程度进行分级，不单纯依靠某个特定参数，应结合多普勒和二维测量的数据基础上完成，并且超声心动图在帮助临床治疗中具有重要的指导意义，能够为正确选用术式及人工瓣膜支架准确测量瓣环提供重要数据。

一、二尖瓣狭窄

1. 超声心动图特点

（1）用M型超声记录二尖瓣前后叶活动曲线，二尖瓣瓣膜厚度增加，回声增高，二尖瓣曲线显示舒张期开放时A峰与E峰消失融合，EF斜率减低，二尖瓣前叶于舒张期呈"城墙样"改变。

（2）左心室长轴及心尖四腔心断面，均可清晰显示左心房及右心室扩大，二尖瓣前后叶回声增强，以瓣尖为著，二尖瓣前叶于舒张期呈气球样向左室突出；在左心室短轴二尖瓣口断面，可清晰显示二尖瓣口增厚钙化程度及前后交界粘连的状况（图9-4-1）。

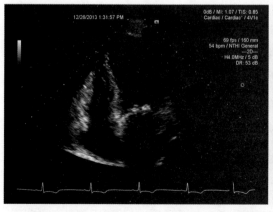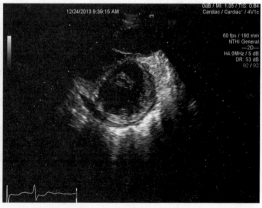

图9-4-1 心尖四腔及左室短轴二尖瓣口水平，均显示二尖瓣前后叶回声增强，以瓣尖为著

瓣叶狭窄时，开放面积减小，失去"鱼嘴样"形态，可准确测量瓣口的面积大小。左心房血栓是本病最常见的并发症，如图9-4-2。

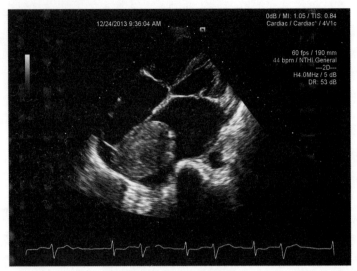

图9-4-2 左心房血栓

（3）用彩色多普勒观察舒张期血流通过二尖瓣口时流速加速，呈高速射流，近二尖瓣口左房侧出现血流汇聚现象，通过瓣口时为一窄高亮度血流信号。

（4）用频谱多普勒连续波多普勒记录舒张期二尖瓣口反流频谱，测量最大和平均跨瓣压差，以压差减半时间（PHT）法估测二尖瓣瓣口面积。

2. 超声心动图的鉴别诊断：应与二尖瓣血流量增多的疾病进行鉴别，如室间隔缺损，动脉导管未闭，主动脉窦瘤破裂，二尖瓣关闭不全等。主动脉瓣反流时，反流束指向二尖瓣前叶，可造成二尖瓣口舒张期开放受限，使二尖瓣血流速度增高。鉴别风湿性二尖瓣狭窄与老年钙化性狭窄，风湿性导致二尖瓣狭窄主要累及瓣尖，瓣尖增厚，瓣口前后联合部粘连；老年性钙化引起二尖瓣狭窄主要表现在瓣环处呈团块状强回声，后伴声影，钙化严重者可引起二尖瓣狭窄，血流动力学变化。

二、二尖瓣关闭不全

1. 超声心动图特点

（1）M型超声心动图记录主动脉波群显示出左心房增大。当风湿性瓣膜病二尖瓣关闭不全时，M型取样线置于二尖瓣口，可见CD段呈双重回声。二尖瓣脱垂时，可见CD段呈"吊床样"改变。

（2）用二维超声心动图可显示瓣叶、腱索和乳头肌功能状态。风湿性二尖瓣关闭不全可见二尖瓣瓣膜增厚，腱索增粗挛缩，二尖瓣口短轴可见前后瓣叶部分或全部收缩期关闭对合不良。腱索断裂时，左室腔内可见漂浮状的腱索回声，断裂的腱索随心动周期呈"甩鞭样"表现，二尖瓣脱垂时，可在二腔心或四腔心观察二尖瓣脱垂的瓣体收缩期脱向左房侧，超过瓣环连线3mm以上。根据外科手术的需要，把二尖瓣脱垂部位更加细分化，二尖瓣前后叶各分3个区，在二尖瓣口短轴观察，由前外向内下顺序划分，前叶分别为A1、A2、A3，后叶分别为P1、P2、P3。严重的心肌搏动减弱，可引起乳头肌缺血坏死，导致二尖瓣关闭不全。左室腔径或左房腔径扩大明显时，均可影响二尖瓣对合。可根据其他表现来推测二尖瓣关闭不全的原因，超声心动图是首选方法。

（3）用彩色多普勒可观察收缩期自二尖瓣口至左房的异常反流束。二尖瓣脱垂时，根据二尖瓣偏心性反流来判断前叶还是后叶脱垂，前叶脱垂反流束朝向左房后方，如图9-4-3；当后叶脱垂，反流束朝向前方。可根据反流束的面积与左房面积比值进行半定量估测程度，＜20%为轻度反流，20%~40%为中度反流，40%以上为重度反流。

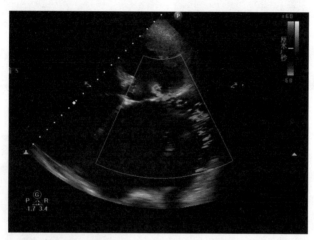

图9-4-3　收缩期自二尖瓣口至左房的异常反流束

（4）用频谱多普勒连续波多普勒记录收缩期二尖瓣口反流频谱，测量最大反流压差，以肱动脉收缩压减去二尖瓣最大反流压差估测左心房和左心室舒张末压。

2. 超声心动图的鉴别诊断：应与左房、左室增大疾患相鉴别，还应与生理性反流相鉴别。生理性反流特点是信号微弱，范围局限，多局限在二尖瓣环附近，瓣环上1cm的范围内，占时短暂，一般起始于二尖瓣关闭，多见于收缩期早、中期。

三、主动脉瓣狭窄

1. 超声心动图特点

（1）M型超声心动图显示主动脉瓣失去正常六边形盒子样改变，幅度变小，瓣叶增厚，可测量收缩期右冠状动脉瓣与无冠状动脉瓣之间开放幅度，正常开放幅度16~26mm，主动脉瓣狭窄时开放幅度小于15mm。根据收缩期右冠瓣与无冠瓣之间的开放幅度估测狭窄程度，＜15mm为轻度狭窄，0.8~1.0mm为中度狭窄，＜0.8mm为重度狭窄。左室壁及室间隔增厚，晚期左室腔可以扩大，活动度减低。

（2）二维超声心动图观察风湿性主动脉瓣狭窄：可在大动脉短轴观显示三个瓣叶的交界处粘连，瓣缘增厚，开放时瓣口面积变小。继发性改变早期左室壁呈向心性肥厚，晚期左室腔可扩大。升主动脉可出现狭窄后扩张。二叶主动脉瓣狭窄可见大动脉短轴观显示两个主动脉瓣回声。老年钙化性主动脉瓣狭窄可见主动脉瓣根增厚，回声增强。如果无法鉴别是否为主动脉瓣先天性畸形，可通过食管超声心动图检查明确诊断。

（3）彩色多普勒可显示收缩期血液从左心室进入主动脉瓣口时，呈五彩镶嵌色的高速血流，如图9-4-4。

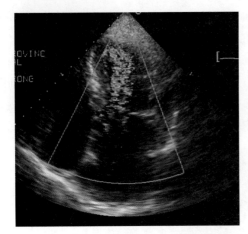
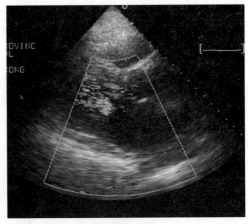

图9-4-4 收缩期血液从左心室进入主动脉瓣口的高速直流

（4）用频谱多普勒连续波多普勒记录收缩期主动脉瓣瓣口射流频谱考虑主动脉瓣开放受限，流速>2m/s，如图9-4-5。根据血流速度及平均压差判断狭窄程度，峰值流速<3.5cm/s 为轻度狭窄，3.5~4.4cm/s 为中度狭窄，>4.5cm/s 为重度狭窄。平均压差在 5~25mmHg 之间为轻度狭窄，25~50mmHg 之间为中度狭窄，>50mmHg 为重度狭窄。在左心室收缩功能减退的患者以连续性方程法估测主动脉瓣瓣口面积。以脉冲波多普勒记录舒张期二尖瓣血流频谱，测量舒张早期E波与心房收缩期A波最大流速的比值。

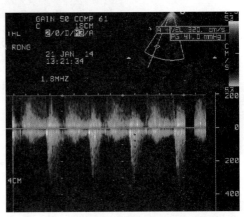

图9-4-5 收缩期主动脉瓣瓣口射流频谱

2. 超声心动图的鉴别诊断：应与肥厚型梗阻性心肌病、膜性主动脉瓣下狭窄或瓣上狭窄、主动脉窦瘤破裂、动脉导管未闭、二尖瓣反流和重度主动脉瓣反流等疾病鉴别。

四、主动脉瓣关闭不全

1. 超声心动图特点

（1）M型超声心动图显示主动脉瓣关闭时不能合拢，可见主动脉瓣关闭线呈双线。

（2）二维超声心动图检查中，风湿性心脏病表现为多瓣叶受累，主动脉瓣瓣尖最先受累，瓣膜增厚，回声增强，瓣叶活动僵硬受限，多同时累及二尖瓣，瓣叶呈不规则的团块状或粗线状回声；主动脉瓣脱垂时，舒张期瓣膜超过主动脉瓣关闭点之连线，突向左室流出道；主动脉瓣钙化早期仅单瓣受累，主要以瓣叶和瓣环受累为主。左室增大，室壁活动增强，具左室容量负荷过度的表现。舒张期主动脉瓣反流血液可冲击二尖瓣前叶，导致二尖瓣前叶开放受限，开口呈半月形改变。

（3）彩色多普勒可显示舒张期起源于主动脉瓣环的红色为主的反流束，并延伸入左室流出道（图9-4-6）。根据反流束所到达左室的不同部位评估反流程度：①轻度反流，反流范围可达二尖瓣瓣尖以下。②中度反流，反流范围在左室乳头肌水平以下。③重度反流，反流范围超过左室乳头肌水平。也可根据反流束的宽度评价反流程度，根据反流束最窄处测量<3mm为轻度；3~7mm为中度；>7mm为重度。

（4）用频谱多普勒连续波多普勒记录舒张期主动脉瓣瓣口反流频谱，测量舒张末期最大反流压差，以肱动脉舒张压减去主动脉瓣舒张末期最大反流压差估测左心室舒张末压，根据反流频谱压力减半时间法对主动脉瓣反流进行评估，PHT>400ms

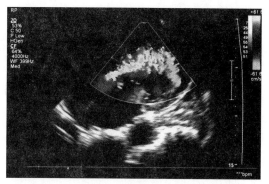

图9-4-6　舒张期起源于主动脉瓣环的反流束

为轻度，PHT在250~400ms为中度，PHT<250ms为重度。

2. 超声心动图的鉴别诊断：应与二尖瓣狭窄进行鉴别，与生理性主动脉瓣反流鉴别。生理性反流特点为心脏、瓣膜、大动脉形态正常，反流面积局限<1.5cm^2，最大反流速度<1.5cm/s。

五、三尖瓣关闭不全

1. 超声心动图特点

（1）二维超声心动图检查：风湿性三尖瓣受累可表现为瓣膜增厚，回声增强，腱索增粗挛缩。三尖瓣未受累时，由于风湿性心脏病常累及二尖瓣，当二尖瓣狭窄时，肺部瘀血引起肺压力，右心系统扩大，瓣环扩张，导致三尖瓣继发性关闭不全。三尖瓣关闭不全继发性改变为右房、右室增大，室间隔往往向左室内突出。病因不同，表现不同，Ebstein畸形时，隔叶和后叶远离房室环，附着于环下近心尖部的右室壁与室间隔将房与右室相连，形成巨大的右房腔。三尖瓣腱索断裂，三尖瓣脱垂，可见三尖瓣某一瓣叶收缩期脱向右房侧，病变瓣瓣体及瓣尖活动幅度增大。

（2）用彩色多普勒观察收缩期于右心房侧可探及三尖瓣口的蓝色反流束（图9-4-7）。根据三尖瓣反流束达右心房的位

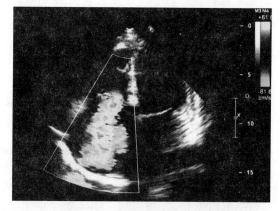

图9-4-7　收缩期于右心房侧探及三尖瓣口的蓝色反流束

置来评估反流程度：①轻度反流，反流束达右房下1/3。②中度反流，反流束达右房中部。③重度反流，反流束可达右房顶。

（3）用频谱多普勒连续波多普勒记录收缩期三尖瓣口反流频谱，测量最大反流压差，估测肺动脉收缩压。

2. 超声心动图的鉴别诊断：与右房、右室增大的疾病相鉴别以及与生理性三尖瓣反流等相鉴别。

（洪林巍　朱芳）

第五节 先天性心脏病的超声诊断

一、房间隔缺损

房间隔缺损分为原发孔型与继发孔型。原发孔型缺损（即部分型心内膜垫缺损）指缺损部位位于房间隔的下部近房室瓣处，常累及房室瓣。继发孔型房间隔缺损常见，根据缺损部位不同分为四型：①中央型又称卵圆孔型。②静脉窦型间隔缺损（上腔型、下腔型）。③冠状静脉窦型间隔缺损。④混合型。

1. 超声心动图特点：超声心动图显示房间隔局部回声失落或中断是房间隔缺损的直接征象，如图9-5-1，在多个切面上均显示同一解剖部位回声失落。间接征象是右心容量负荷过重表现：右心室扩大；三尖瓣环扩大，幅度增强，三尖瓣瓣叶活动幅度大；右室流出道、肺动脉瓣环增宽、搏动增强；室间隔平坦伴运动异常。彩色多普勒显示过隔血流，于四腔心显示红色（左向右分流）血流穿越房间隔进入右房并指向三尖瓣，如图9-5-2。脉冲多普勒显示房水平分流取样容积置于房间隔缺损处或缺损口右房侧偏向右下，显示正向湍流频谱，由于右心负荷过重，右心功能受损，肺部瘀血，产生肺压力，可将连续多普勒取样线置于三尖瓣口反流血流明亮处测量，来间接估测肺动脉收缩压，如图9-5-3。

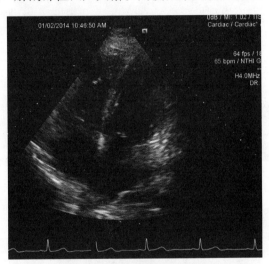

图9-5-1 房间隔局部回声失落

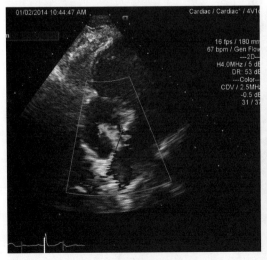

图9-5-2 过房间隔左向右分流束

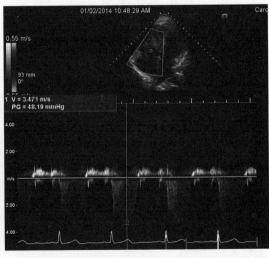

图9-5-3 根据三尖瓣反流速度压差，估测肺动脉收缩压

2. 超声心动图的鉴别诊断：肺血管病与房间隔缺损的超声心动图表现有相似之处，如右心系统扩大等，但肺血管病患者通常无房间隔的回声失落。卵圆孔未闭在胚胎发育过程中，原发隔与继发隔融合异常，在卵圆窝顶端遗留月牙形裂隙未闭合，通常不引起两心房间分流。

二、室间隔缺损

胚胎时期心脏室间隔部位发育异常导致缺损，形成两侧心室之间出现异常分流的先心病，称为室间隔缺损，是最常见的先天性心脏病之一。根据胚胎发育来源可分为膜部、漏斗部及肌部间隔缺损。

1. 超声心动图特点：超声心动图是诊断室间隔缺损较好的方法，直接征象是室间隔回声的连续性中断，有些假性回声失落，可在多个切面进行观察。断端部位回声增强，也可没有回声增强，可显示室间隔的部位、形态，甚至大小和类型等信息。间接征象为左心容量负荷增加的改变，即左心房、心室扩大和左室流出道增宽等。彩色多普勒可直接显示室间隔缺损的左向右分流，显示以红色为主的、多彩色血流束穿越室间隔缺损口进入右心室或右心室流出道，如图9-5-4。于右心室面局部显示高速正向湍流频谱曲线，最大血流速度可达3~5m/s，如图9-5-5，或右向左分流（出现艾森曼格综合征）。

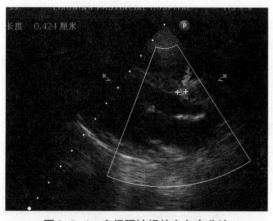

图9-5-4　室间隔缺损的左向右分流

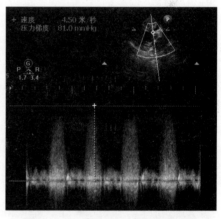

图9-5-5　高速正向湍流频谱曲线

2. 超声心动图的鉴别诊断：应与主动脉窦瘤破裂入右心室、室间隔膜部破裂等左向右分流性病变相鉴别。主动脉窦瘤破裂者，可显示主动脉根部有扩张的主动脉窦及其瘤体，彩色多普勒可显示从主动脉窦破口的分流，分流呈持续性，以舒张期为主。

三、动脉导管未闭

1. 超声心动图特点：在大动脉短轴切面能清晰显示主肺动脉与降主动脉之间的异常管道，并且可测量动脉导管管腔的粗细、长短，确定其类型。显示主肺动脉内径增宽，在左心室长轴、短轴及四腔心断面均可显示左心室扩大，左室流出道和主动脉根增宽等左心容量负荷增加的表现。彩色多普勒可显示在左肺动脉与降主动脉峡部间的异常管道中，整个心动周期均可探查五彩镶嵌色异常血流束，如图9-5-6，自降主动脉分流入左肺动脉，并沿主肺动脉外侧壁行走。取样容积置于动脉导管开口处，可显示位于零线上的连续性高速血流频谱,最高峰值速度位于收缩中期,呈阶梯样改变,如图9-5-7。

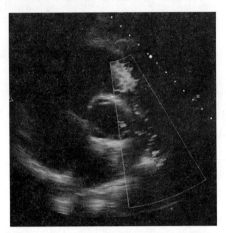 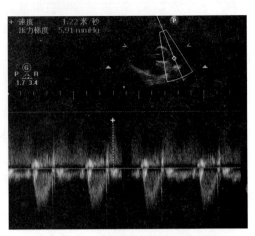

图9-5-6 左肺动脉与降主动脉峡部间的异常血流束　　图9-5-7 连续性高速血流频谱曲线

2. 超声心动图的鉴别诊断：应与主-肺间隔缺损鉴别,一般主-肺间隔缺损较大,缺损部位多位于升主动脉水平,彩色多普勒探查血流通常呈层流。还应与其他心底部左向右分流性先心病相鉴别,由于病变部位不同,超声检查方面往往有明显差别。

四、法洛四联症

法洛四联症是一种复杂的先天性心血管畸形,属发绀型先天性心脏病,是复杂畸形中发病率较高的一种,有肺动脉口狭窄、室间隔缺损、主动脉骑跨于室间隔,以及继发性右心室肥厚等四种病理改变。

1. 超声心动图特点：二维超声心动图对显示法洛四联症的主要解剖畸形有颇高的敏感性及特异性,能清晰显示本病的四种畸形及心内各部位相互间的毗邻关系,彩色多普勒能较清楚地观察心内各部位血流。超声心动图显示主动脉增宽、前移、骑跨,主动脉与肺动脉关系正常,室间隔缺损,肺动脉狭窄,右室漏斗部狭窄、肺动脉狭窄或两者并存的混合性狭窄,右心室肥厚伴扩大（图9-5-8）。彩色多普勒显示心尖四腔观于收缩期来自左、右心室的蓝色血流射向主动脉根部,左室长轴观显示室水平有收缩期左向右红色血流及舒张期右向左蓝色血流（图9-5-9）,分流量均不大,肺动脉狭窄经狭窄处的彩色血流束变细及其远侧多彩湍流（图9-5-10）。

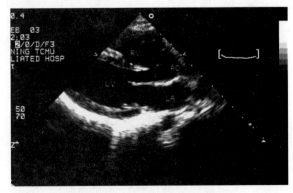

图9-5-8 右心室肥厚伴扩大

2. 超声心动图的鉴别诊断：应与共同主动脉干相鉴别,两者有类似的超声表现,但共同主动脉干仅一根大动脉干、一组半月瓣、主肺动脉或（和）左、右肺动脉均起源于大动脉干。还应与右室双出口鉴别,鉴别点为右室双出口的两大血管并列失去正常关系。

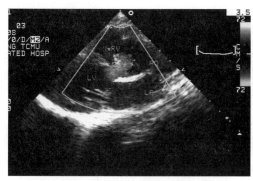

图9-5-9 收缩期左向右红色血流及舒张期右向左蓝色血流

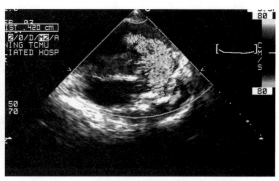

图9-5-10 肺动脉狭窄处的彩色血流束及远侧多彩湍流

五、心内膜垫缺损

心内膜垫缺损指心内膜垫等组织出现不同程度和范围的发育不良，累及下部房间隔、流出道部分室间隔和房室瓣等组织结构，导致心内的复合畸形病变。分为部分型心内膜垫缺损（又称原发孔型房间隔缺损），为单纯房间隔下部缺损或合并二尖瓣前叶裂、三尖瓣常有发育不全。完全型心内膜垫缺损包括原发孔型房间隔缺损、室间隔膜部缺损，伴二尖瓣前瓣及三尖瓣隔瓣发育不全。

1. 超声心动图特点：超声心动图是目前诊断心内膜垫缺损最佳而可靠的方法，无创、简单易行，能够清晰显示心内各部位形态结构，以及与毗邻结构的相互关系、血流动力学方面的信息。

（1）部分型心内膜垫缺损：在多个切面可探及低位房间隔的回声失落，残端回声增强，并可清晰地观察到缺损的大小（图9-5-11），还可观察到右心房室增大，右室流出道及肺动脉内径增宽。如伴有二尖瓣前叶裂，于左心室短轴断面可探及二尖瓣口似呈双口状。彩色多普勒可于低位房间隔的右房侧探及收缩晚期至舒张早期五彩镶嵌色的左向右过隔血流（图9-5-12）。伴有二尖瓣前叶裂、三尖瓣隔叶发育差或缺如者，于左右房内可探及源于房室瓣口的五彩镶嵌色反流束。脉冲多普勒可于房间隔右房侧探及位于零线上的、以舒张早期为高峰的血流频谱。

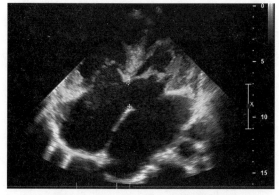

图9-5-11 部分型心内膜垫缺损

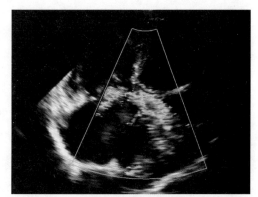

图9-5-12 收缩期至舒张早期红五彩镶嵌色的左向右过隔血流

（2）完全型心内膜垫缺损：心尖四腔观断面，心内膜垫十字交叉处可见房、室间隔回声失落及共同房室瓣，原二尖瓣前叶与三尖瓣隔叶在同一水平上，形成"一"字形，从心房侧观察，其角度为180°，形成共同房室瓣。彩色多普勒可见房室水平的双向分流，左向右分流呈红色，右向左分流呈蓝色，并可在左、右心房内观察到源于共同房室瓣口的蓝五彩镶嵌色反流性血流束。

2. 超声心动图的鉴别诊断：继发孔型房间隔缺损临床表现与部分型心内膜垫相似，二维超声心动图易于区分，继发孔型房缺回声失落在中、上部，原发型房缺见于房间隔下部缺损，后者较少见，常伴二尖瓣前叶裂。完全型心内膜垫缺损常合并其他心内畸形，检查时应注意观察。

（洪林巍　朱芳）

第六节　冠心病超声影像学改变

超声心动图是临床心血管诊疗常用的无创检查与检测手段。对于急性心肌梗死（acute myocardial infarction，AMI）患者，主要用于梗死部位的定位诊断，估测心肌梗死的范围与程度，了解左室重构和心功能，动态观察病情进展，实时评估药物或介入疗效。科技的进步使得实时三维超声心动图技术得以广泛使用，现可采用实时三维超声技术用于冠心病的研究，测定局部射血分数。近期的研究热点"三维斑点追踪技术测定"有望成为冠心病检查的新手段，三维超声心动图技术与心肌应变、应变率有机结合，在判断室壁运动异常及检测心室同步性方面起重要作用。

超声心动图诊断冠心病主要依据缺血区局部心室壁运动异常。局部室壁运动异常可发生在急性心肌缺血或心肌梗死、暂时性心肌缺血、慢性心肌缺血（冬眠心肌）、心室壁瘢痕组织，也可见于心肌炎及心肌病。急性冠状动脉综合征，临床病史及心电图无特异性表现时，超声心动图对诊断很有帮助。左心室壁节段性室壁运动异常是心肌梗死的特征性表现。对于胸痛时间延长的病人，超声检查发现左心室壁运动异常，急性心肌梗死的可能性很大；若无节段性室壁运动异常或弥漫性室壁运动异常，则阴性预测值很高。急性缺血与AMI则不易区别。不稳定型心绞痛病人，临床病史不典型，心电图正常或无特征性表现，在胸痛发作时做超声检查，可能检出可逆性的节段性室壁运动异常，可证实不稳定型心绞痛的诊断。超声心动图床边检查可以评价AMI的机械性并发症，如急性二尖瓣反流、游离壁破裂、室间隔穿孔、左心室室壁瘤、心内血栓、右心室梗死及心包积液。另外，早期识别急性心肌梗死，评价其心功能、并发症，有助于临床及时进行治疗。慢性冠心病病人超声心动图检查有助于对疾病的诊断、危险程度的判定和临床处理。常规二维超声心动图与多普勒超声可评估冠心病病人的心脏结构及心脏功能的改变的严重程度，测定左心室收缩与舒张功能，发现二尖瓣反流、左心室室壁瘤与假性室壁瘤等，对判断预后有重要意义。

冠心病主要用二维超声心动图检查，重点观察以下诸项：

1. 静息状态下，动态观察各切面上心腔大小、形态，室壁运动（收缩期向心性、舒张期离心性）是否协调一致，运动幅度及厚度变化（收缩期增厚、舒张期变薄）。

2. 常规测量各心腔大小及室壁厚度。

3. 测定室壁运动幅度。动态观察可疑部位，定量测定各节段室壁运动幅度，可以检出以下异常，反映异常运动的严重程度及部位：

（1）运动减弱。

（2）不运动。

（3）矛盾运动。

（4）室壁瘤。

（5）运动增强（无缺血节段代偿性增强）。

4. 测算局部室壁增厚率。观察可疑部位室壁运动增厚的异常节段，测量并计算室壁增厚率。

5. 估测运动异常区域的范围及部位（以解剖标志说明）。长轴及短轴切面分别估测范围，如长轴方向过乳头肌上缘至心尖，短轴方向为前壁或前侧壁。

6. 检测左心室整体收缩功能与舒张功能。

7. 心肌梗死后机械性并发症有以下几项：

（1）心脏破裂：心脏破裂指心室游离壁破裂，可见于室壁厚度正常的梗死部位、较局限变薄的梗死部位或明显膨展的梗死部位，发生率为1%~2%，多发生于AMI发病1周内。超声特征性表现为游离壁心肌梗死变薄区域连续性中断，因心包积液致心脏压塞。

（2）室间隔穿孔：二维超声可见室间隔连续性中断，常位于肌部室间隔，多见于心尖部，如图9-6-1；穿孔附近心肌组织常因坏死、纤维化变薄致回声增强，；且孔径大小随心动周期变化，收缩期增大。彩色多普勒有助于诊断室间隔穿孔，可在多个切面见经破口从左室进入右室的过隔血流束，如图9-6-2。连续多普勒可记录穿孔处高速湍流频谱。

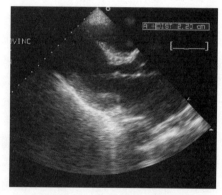

图9-6-1 室间隔连续性中断

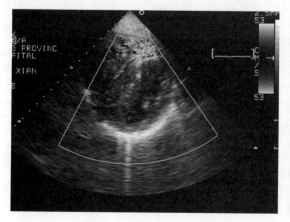 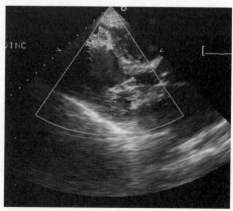

图9-6-2 室间隔穿孔，可见从左向右的过隔血流束

(3) 室壁瘤形成

①真性室壁瘤：由于梗死区心肌坏死、变薄、纤维化，在心室内压力作用下局部向外膨出形成。AMI发病5天至6个月，甚至1年内均可发生，其发生率为5%~20%。室壁瘤多见于左室前壁、心尖部及室间隔下部。常导致顽固性心衰、严重室性心律失常及体循环栓塞等。心电图表现为梗死区导联ST段持续性抬高。

二维多切面探查示梗死区室壁变薄、回声增强，局部心室腔收缩期和舒张期均向外膨出（图9-6-3），出现矛盾运动；膨出室壁

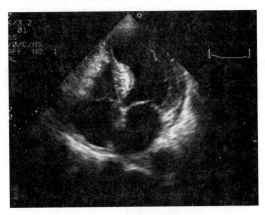

图9-6-3　真性室壁瘤

与心室腔相通，根部内径大于瘤体内径，其内偶见附壁血栓。彩色多普勒超声心动图示室壁瘤瘤体内见血流瘀滞，色彩暗淡、方向不定、呈涡流状。异常血流和（或）自发性显影多为血栓前兆。超声心动图可明确室壁瘤诊断、位置和范围以及鉴别真假室壁瘤，以及评价治疗后瘤体内径的变化。

②假性室壁瘤：较少见，多发生AMI后5天内，多因梗死心肌引发左室游离壁破裂穿孔。由于破口内径较小，血液流入心包腔可被壁层心包包裹形成，与左室腔经窄道相交通的囊腔，囊壁为纤维性心包组织，囊内为血液及血栓，常见于左室下壁或侧壁梗死。假性室壁瘤易自发破裂，患者病情突发变化，持续剧烈的胸痛。

二维超声心动图示梗死节段左室游离壁连续性中断，左室腔外有一无回声囊腔，瘤体颈较小。瘤体内可见附壁血栓，收缩期假性室壁瘤常膨大。彩色多普勒显像可见瘤体内血流缓慢、紊乱，经狭窄孔道可见往返于左室瘤体之间的双期双向血流束。

(4) 左室附壁血栓：AMI发病数小时即可形成左室附壁血栓，最常见于广泛前壁心肌梗死，好发于左室心尖部、前壁运动消失或呈矛盾运动的室壁瘤区。多由于心肌梗死后，由于局部心肌运动减弱或消失引起心腔内血流瘀滞、血流缓慢，及心内膜发生炎症

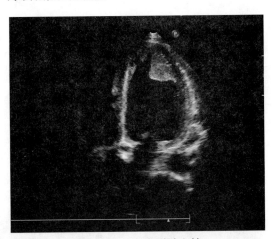

图9-6-4　左室附壁血栓

反应等共同作用而形成。二维超声示依病程不同，左室腔内探及附加回声的回声呈低回声、等回声或强回声（图9-6-4），表面与心内膜平行或突入室腔，与心内膜分界明确，形状呈不规则团块样。血栓附着室壁，室壁常表现运动异常。超声心动图应多切面观察血栓回声在各切面的相应位置。

(5) 乳头肌断裂或功能不全：AMI发病后因缺血导致部分或全部乳头肌断裂，诱发乳头肌功能失调，前后乳头肌均可受累，导致二尖瓣关闭不全，发病率约为50%。二维超声心动图示二尖瓣装置结构异常，二尖瓣前叶或后叶连枷样运动，瓣尖在收缩期

脱向左房侧，瓣叶对合不良（图9-6-5）。彩色多普勒超声心动图可见不同程度的二尖瓣反流。

（6）梗死区扩展与延伸：梗死区扩展指AMI发病数小时至数日，梗死区室壁变薄、伸长，但无坏死心肌细胞数量增多；梗死区延伸指心肌梗死急性期在原梗死区周围新发坏死灶，坏死范围扩大且坏死心肌数量增加，二者同时存在。二维超声显示心腔扩大、室壁变薄、室壁运动异常，可见室壁瘤形成、附壁血栓等。

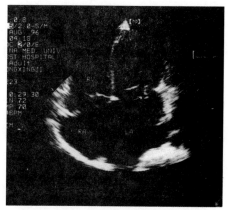

图9-6-5　乳头肌断裂或功能不全

（洪林巍　朱芳）

第七节　高血压性心脏病超声影像学改变

经非同日多次反复测量，收缩压≥140mmHg和（或）舒张压≥90mmHg，可诊断为高血压。持续性高血压损害心脏，产生左心室肥厚、左心衰竭者，称为高血压性心脏病，是高血压主要并发症之一。

一、超声心动图特点

主动脉波群的重搏波消失，呈圆拱形，部分患者左心房可轻度增大。

随长期血压升高，可观察到室间隔与左心室壁呈均匀的向心性增厚，主动脉内径增宽，左心房可轻度增大，但右心室流出道、右心房、肺动脉均无异常表现。心室的向心性收缩增强，但血压长期升高导致心肌收缩功能衰竭，心室收缩减低。

二、超声心动图的鉴别诊断

注意与肥厚型非梗阻性心肌病鉴别。肥厚型非梗阻性心肌病者除室间隔与心室壁增厚外，心肌的回声呈颗粒状，回声紊乱，心肌肥厚不均匀，非对称性；高血压引起的心肌肥厚为对称性。

（朱芳）

第八节　心肌病超声影像学改变

一、肥厚型心肌病

肥厚型心肌病是一种以左室肥厚为特征的疾病，遗传因素在发病过程中起决定性作用，病理改变以心肌非对称性肥厚、心室腔变小为特征。据美国心脏病学学院基金会和美国心脏学会发表的肥厚型心肌病诊疗指南，其临床诊断主要依据超声心动图的结果，左室壁心肌最厚处≥15mm即可诊断为肥厚型心肌病，13~14mm为临界值。欧洲心脏病学学会、美国心脏学会专家共识提出肥厚型心肌病可分为三种：①梗阻性，安静时左室流出道压力阶差＞30mmHg。②隐匿梗阻性，负荷运动时左室流出道压力阶差＞30mmHg。③非梗阻性，安静和负荷后左室流出道压力阶差＜30mmHg。血流动力学状态对肥厚型心肌病治疗决策起决定性作用，而超声心动图恰是获得血流动力学参数的最佳无创手段。对于梗阻性心肌病，临床医生可根据病情、梗阻程度做出多种治疗选择。

超声心动图：M型心室波群示室间隔与左室后壁增厚，以室间隔较明显。左室流出道狭窄，M型超声心动图取样线能显示二尖瓣运动曲线的CD段的前叶与后叶分离，向前运动，可达室间隔左室面，称二尖瓣收缩期前向运动，即为SAM征。二维超声心动图为诊断本病的首选方法，左心室壁增厚，以室间隔部分为主，如图9-8-1，左心室腔减小，多数患者的乳头肌回声增强，收缩期心室几乎闭塞，以梗阻性更为显著，心肌回声紊乱，颗粒粗糙。肥厚型梗阻性心肌病患者行彩色多普勒检查示左心室血流通过流出道时，血流速度高，色彩呈五彩镶嵌色，亮度增加，表明左室流出道狭窄，如图9-8-2。脉冲及连续多普勒探查时，频谱的形态似匕首状，如图9-8-3。

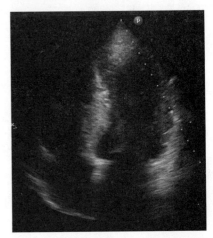

图9-8-1 肥厚型心脏病，室间隔明显增厚

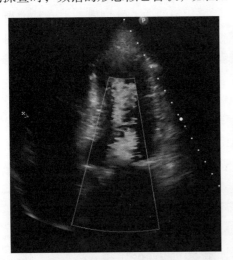

图9-8-2 肥厚型心脏病的彩色多普勒

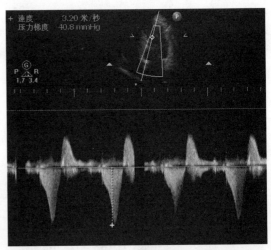

图9-8-3 肥厚型心肌病频谱，形态似匕首状

二、扩张型心肌病

扩张型心肌病指以心室扩张、收缩功能异常和充血性心力衰竭为特征的心肌病，是导致心衰的常见原发性心肌病变。病理改变以心腔扩大为主，室壁相对变薄，可见纤维

化瘢痕及附壁血栓。超声心动图成为确诊的最主要手段：准确观测和评价心脏形态、结构和收缩运动改变；早期评估舒张功能异常，及时发现可能影响心功能的相对性二尖瓣反流或心包积液等；估测肺动脉压力和右心功能，实现预后评估；定性、定量评价心脏运动不协调，指导再同步化治疗。

超声心动图：M型超声二尖瓣开放幅度减低，呈钻石样改变。二维超声心动图示各房室腔径增大，以左室、左房为主，左室明显增大，形似球形。四个瓣膜开放幅度均减低，开放时间缩短，以二尖瓣为著，在二尖瓣口短轴观可见二尖瓣开口变小，与扩大的左室相对应，形成大心腔小瓣口的特征性改变。室壁运动幅度减低。少见病例室壁可见附壁血栓。由于扩大的心腔，彩色多普勒可在各房室瓣口显示蓝色五彩镶嵌的反流束。

三、限制型心肌病

限制型心肌病指以心室内膜、内层心肌出现纤维化和瘢痕形成，造成舒张功能障碍为特征的心肌病。心脏大小一般正常或轻度增大，但心室腔缩小、变形，甚至接近于闭塞，心肌通常不肥厚，心壁僵硬，心包常有积液，心脏的收缩功能早期多不受明显影响，但心室舒张期不能松弛。

超声心动图在多个切面均可显示心内膜回声增强、增厚，室壁运动幅度减低，心室舒张受限，心室腔内径可正常或轻度增大，两侧心房多明显增大，肺静脉及腔静脉内径增宽，二尖瓣与三尖瓣关闭欠佳。

（朱芳）

第九节 心脏内占位的超声诊断

一、肿瘤

超声心动图检查心脏肿瘤评价具有重要意义，是一种无创性实时观察，应进行多切面扫查，判断肿瘤大小、部位、性质、形态、活动度、附着点、栓塞风险和血流动力学改变。结合病人病史，明确是原发性或继发性；鉴别心腔肿瘤、心包肿物或纵隔肿瘤；区别是良性或恶性，是否侵及邻近组织及脏器。左房黏液瘤常见。

1. 左房黏液瘤的二维超声心动图特征：心腔内附加团块样弱回声，回声均匀一致，单个活动的带蒂非均质左房肿块附着于房间隔卵圆窝处，随心脏周期改变位置，舒张期可阻塞二尖瓣口影响左室充盈（图9-9-1）。腔内生长的肿物如形态不规则，呈菜花样，基底广泛，可累及心肌等周围组织，可伴有不同程度的心包积液，积液多为血性，多为恶性肿瘤。如果经胸超声心动图不能识别占位，可进一步行经食管超声心动图的检查，其敏感性和特异性更高，可提供细节信息，如肿瘤表面特征、蒂、附着点及与二尖瓣关系。

2. 超声心动图鉴别诊断：心内占位应与附壁血栓、赘生物进行鉴别，光滑的宽基底团块位于左室心尖部，并伴有室壁运动异常，多为附壁血栓；多有发热病史，超声心动图多表现瓣膜处附着高活动度肿物，随瓣膜摆动，多为赘生物。

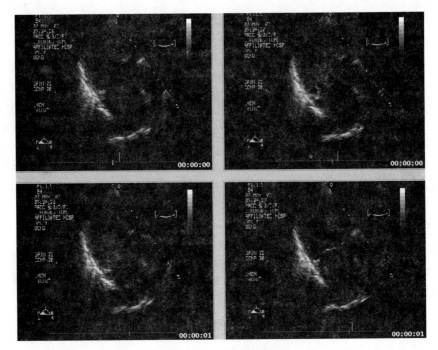

图 9-9-1 左房黏液瘤

二、血栓

心腔内血流瘀滞是形成血栓的前兆。当风湿性二尖瓣狭窄、左心房明显增大、心房纤颤时，通常发生在左心房血栓；当扩张型心肌病或心肌梗死，特别是前壁心肌梗死，血栓常见于左心室；右心室血栓多数来源于下肢静脉系统，可引起肺栓塞。

1. 左心腔内血栓：急性心肌梗死、左室室壁瘤、扩张型心肌病等常并发左室血栓。典型左室血栓附着于运动异常室壁心内膜，至少两个切面可见不规则表面的类圆形或月牙形团块影。房颤患者未能按时服用抗凝药物，左房常出现血栓。探查左房、左心耳附壁血栓有时经胸超声心动图不能检查出，所以如果房颤患者做射频消融手术，术前常规用经食管超声心动图检查，更能准确判断左心耳内是否附有血栓。左房附壁血栓常附着左心耳或左房后壁，基底宽，活动度小（图9-9-2）。血栓可受血流冲击致大部分与房壁分离，可为带蒂血栓。

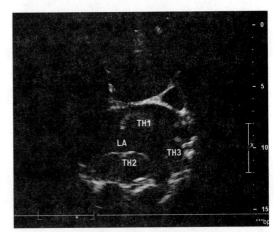

图 9-9-2 左心腔内血栓

2. 右心腔内血栓：右房血栓分型：A型血栓呈匍行性，为长条状或梭状，活动度大，与深静脉血栓和肺栓塞相关；B型血栓为非活动性，形态各异但非条状，与潜在心脏异常有关；C型血栓少见，非条状，外观似黏液瘤，活动度大，与心脏病或深静脉血栓有关。右房血栓多为活动的长条状，常无附着，舒张期进入右室。

三、赘生物

分感染性心内膜炎赘生物和非细菌性心内膜炎赘生物。

1. 感染性心内膜炎赘生物：超声心动图是诊断感染性心内膜赘生物的唯一无创性检查方法。同时还可注意监测并发症，如瓣膜破坏穿孔、腱索断裂、瘘管、脓肿、假性动脉瘤等。赘生物最常见于心脏瓣膜，好发血流冲击或局部湍流部位，如二尖瓣、三尖瓣关闭不全心房侧。典型超声心动图表现：附着在心脏瓣膜、心内膜表面或心内人工材料的活动团块影，赘生物大小差异较大，呈圆形、线形、不规则或毛刺状；常摆动频率快，运动不依赖于心脏结构（图9-9-3）。

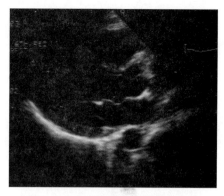

图9-9-3 感染性心内膜炎赘生物

2. 非细菌性心内膜炎赘生物：见于系统性红斑狼疮或抗磷脂抗体综合征，称Libman-sacks血栓性心内膜炎；赘生物多小于1cm，多瓣膜受累，最常累及二尖瓣，典型者位于二尖瓣后叶、心室壁移行处或瓣膜边缘，瓣膜双面受累，于二尖瓣后叶呈"对吻状"分布。也可见于肿瘤尤其是腺癌，称赘疣性血栓心内膜炎。

（洪林巍　朱芳）

第十节　心包疾病的超声诊断

一、心包积液

超声心动图对心包积液的诊断有很大的帮助，通常可明确诊断。心包的壁层和脏层分离，心包腔内可见无回声区。无回声区可分布于左心室后壁、心尖、右心室前壁及心室侧壁与胸壁之间，亦可在左心房后见到（图9-10-1）。据无回声区出现的部位和距离，可估测积液量（少、中、大量）：①少量心包积液（＜100ml），测量宽度多在5~8mm内，积液可仅局限于左室后壁的后方、房室瓣环远端。②中等量心包积液（100~500ml），测量宽度多在8~15mm内，左室壁后方出现较宽的液性暗区，同时出现于侧位、心尖部和前方。③大量心包积液（＞500ml），包绕整个心

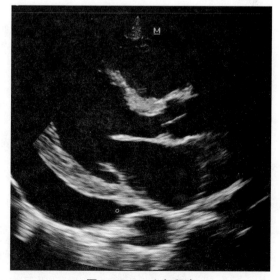

图9-10-1　心包积液

脏，整个心脏在心包腔内明显摆动。

根据无回声区内的有形部分，可初步诊断积液的性质，如以渗出液为主者，为"纯净"无回声区；具有纤维素渗出者，可见细条状、丝状回声；化脓性或血性积液时，无回声区内见较多的点、片状及团状回声。中到大量积液时，心脏除有收缩、舒张运动外还出现前后"摆动"现象，以致形成室壁、间隔和瓣膜的大波幅、形态畸变的M型曲线。此外，可见二尖瓣开放幅度减小、二尖瓣瓣叶脱垂等。包裹性心包积液的检出主要依据二维超声，多切面、多方位观察，表现为积液部位呈异常外观，无回声区中央可见絮状粘连带，积液不随体位改变而移动。

二、心包填塞

多由心肌梗死、外伤等引起心壁穿孔造成心包积血，用多普勒超声可显示出血部位和血流状态。当心包积液迅速积聚或积液量超过一定水平时，心包内压急剧上升，使心脏受压。心脏周围环绕有大片状无回声区。心脏活动受限，右心室舒张期塌陷，左心室吸气时变小、呼气时变大（图9-10-2）。

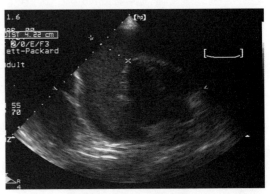

图9-10-2 心包填塞

三、缩窄性心包炎

心包壁层和脏层回声增宽、增厚及增强，不随心脏运动。心包钙化处呈显著强回声。左、右心房增大，而左、右心室正常或缩小。心室游离壁在舒张中、晚期运动受限；室间隔舒张期出现异常向后运动。下腔静脉、肝静脉增宽。通过多普勒超声可观察到各瓣膜口血流频谱随呼吸发生明显变化。

超声心动图的鉴别诊断：心脏后侧心包积液要与左侧胸水、心包肿瘤、二尖瓣环钙化等鉴别；心脏前侧心包积液要与心包脂肪、新生儿胸腺及纵隔囊肿等鉴别。由于与原发性限制性心肌病的血流动力学改变及临床症状相似，在鉴别上有一定难度，但限制性心肌病无心包膜增厚、回声增强及心包积液等影像表现。

（肖蕾　朱芳）

第十一节　大动脉疾病的超声诊断

一、主动脉夹层

主动脉夹层（aortic dissection）指主动脉腔内的血液通过内膜的破口进入主动脉壁中层而形成的血肿。主动脉夹层有两种分型，即Stanford分型、Debakey分型。Debakey将胸主动脉夹层动脉瘤分为3型：Ⅰ型，胸主动脉夹层动脉瘤起源于升主动脉并累及腹主动脉；Ⅱ型，胸主动脉夹层动脉瘤局限于升主动脉；Ⅲ型，胸主动脉夹层动脉瘤起源于胸降主动脉，未累及腹主动脉为ⅢA型，累及腹主动脉为ⅢB型。Stanford大学Daily等将胸主动脉夹层动脉瘤分为两型：无论夹层起源于任何部位，只要累及升主动脉即为A型，起源于胸降主动脉且未累及升主动脉即为B型。

1. 超声心动图：主动脉内膜分离呈带状或线状回声漂浮摆动，呈带状回声，内膜为环形剥离者动脉

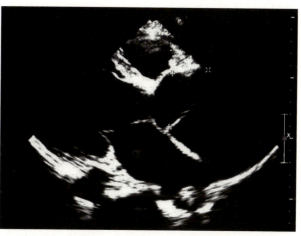

图9-11-1 主动脉内膜分离

短轴切面可见"双环征"；主动脉腔被分为真腔、假腔（图9-11-1），多数假腔大而真腔小；若发现分离内膜有回声中断，即为真、假腔交通之处即破口，偶假腔内有附壁血栓。彩色多普勒可探及真腔及假腔血流分流情况，真腔内血流鲜艳明亮，假腔内血流缓慢、颜色暗淡。频谱多普勒也可区别真腔与假腔，真腔内血流频谱与正常血管相同，而假腔内血流频谱低于正常或探测不到血流信号。

2. 鉴别诊断：肺栓塞患者可见右心扩大、三尖瓣反流、肺动脉主干或分支增宽等肺动脉高压征象。

二、主动脉瘤

主动脉瘤（aortic aneurysm）是由于主动脉壁的薄弱所引起的主动脉局限性管腔显著扩张。主动脉窦壁先天性发育薄弱，缺乏肌层和弹性纤维，在主动脉血流长期冲击下，形成囊状瘤体向外膨出，称为主动脉窦瘤。

超声心动图特点：

1. 主动脉波群显示病变部位的主动脉内径明显增宽，前后壁的运动幅度减低。
2. 二维超声心动图多可明确诊断，左心室长轴断面观察，主动脉根部呈瘤样扩张，呈梭形或囊状扩张，主动脉内径通常明显扩大。瘤体边缘与主动脉壁相连。
3. 彩色多普勒检查主动脉瘤体内血流缓慢，色彩暗淡。合并主动脉瓣关闭不全，舒张期在左室流出道可探及源于主动脉瓣口的反流性血流束。

三、肺动脉栓塞

肺动脉栓塞简称肺栓塞（pulmonary embolism，PE），指全身静脉系统及右心腔内各种栓子堵塞肺动脉主干或其分支引起肺循环障碍的一种临床综合征。是一种较为常见、危害较大的重要肺血管疾病。

1. 超声心动图特点

（1）M型超声心动图：M型取样线通过肺动脉瓣，观察肺动脉瓣波群有"a波"低平或者消失，呈"V"或"W"型，提示肺动脉栓塞引起肺动脉高压。

（2）肺栓塞二维超声心动图的直接征象：肺动脉主干及左、右肺动脉和右房、右室

的血栓。尤其能实时动态显示血栓发生的部位、大小、形态及回声强弱、走向及活动度。间接征象：右房、右室或肺动脉主干未检出血栓，但右室和（或）右房扩大，因右室压力负荷过重，使室间隔向左移位变为平直状，左室短轴切面左室轮廓由"O"形变为"D"形。左心室内径缩小，右心室/左心室＞0.5，主肺动脉干增宽，三尖瓣反流束亮度增高及肺动脉压增高，下腔静脉扩张瘀血，以上征象提示右室负荷过重。由于肺栓塞不同程度阻塞了肺动脉血流，造成右心压力负荷急剧升高，导致肺动脉高压，右心形态和结构上迅速出现相应的变形、重构、乳头肌移位等改变。

（3）多普勒超声心动图：当大块血栓堵塞于主肺动脉，彩色多普勒示堵塞近端腔内血流暗淡，狭窄处血流亮度增高。左右肺动脉近端腔内出现大块血栓，其管腔内几乎没有血流信号。当观察三尖瓣有反流束，应用连续多普勒取样容积置于三尖瓣反流束亮度最高处，根据反流压差估测肺动脉收缩压。

2. 鉴别诊断：肺动脉栓塞的症状应与主动脉夹层、急性心肌梗死相鉴别。主动脉夹层主动脉瘤样扩张，并且管壁内有内膜不完整。急性心肌梗死超声心动图显示室壁节段性搏动减弱，室壁变薄，甚至出现矛盾运动，即室壁瘤；而肺动脉栓塞不会出现室壁节段性运动异常，主动脉内膜完整，而是表现为右心系统的改变。

（朱芳）

第十章 CT（电子计算机X射线断层扫描技术）检查技术

CT是Computed Tomography的缩写，即电子计算机X射线断层扫描技术的简称。由Hounsfield于1969年设计成功，于1972年公之于世的。CT不同于X线成像，所显示的是断面解剖图像，其密度分辨力明显优于X线图像，从而提高了病变的检出率和诊断的准确率。由于这一贡献，Hounsfield获得了1979年的诺贝尔奖。

第一节 CT基本构造与原理

一、定义和基本构造

1. CT定义：CT是用X线束对人体某部一定厚度的层面进行扫描，取得信息，经计算机处理而获得的重建图像，具有较高的分辨率和灵敏度。

2. CT机的基本结构：主要包括3个部分：①扫描部分：由X线管、探测器和扫描架组成。②计算机系统：将扫描收集到的信息数据进行贮存运算。③图像显示和存储系统：将经计算机处理、重建的图像显示在电视屏上或用多幅照相机或激光照相机将图像摄下。

X线球管是CT机的心脏，CT赖以成像的X线就来自于球管。

探测器的作用是接收X线并将其转换为可供记录的电信号，转换效率、响应时间、动态范围和稳定性是其重要参数。探测器从原始的1个发展到现在的多达4 800个，扫描方式也从平移/旋转、旋转/旋转、旋转/固定，发展到新近开发的螺旋CT扫描（spiral CT scan）。

多层螺旋CT扫描时间与成像时间短，可避免运动如呼吸运动的干扰，提高了图像质量；扫描范围长，层厚较薄并获得连续横断层面数据，所以不至于漏掉病变；经过计算机处理后，可重组冠状、矢状乃至任意方位的断层图像，并可得到其他显示方式的图像。因此，极大地扩大了CT的应用范围和诊断水平，而且可行三维重建，注射造影剂做血管造影可得CT血管造影（CT angiography，CTA）。超高速CT扫描时间可短到40ms以下，每秒可获得多帧图像。由于扫描时间很短，可摄得电影图像，能避免运动所造成的伪影，因此，适用于心血管造影检查以及小儿和急性创伤等不能很好地合作的患者检查。

准直器的作用是减少患者的辐射剂量和改善CT图像的质量，其次决定扫描层厚。

3. CT的基本原理：CT与普通的X线横断层原理相似，其本质是一种X线断层图像，但借助于电子计算机来进行成像和数据处理。用X线束对人体某部位按一定厚度的层面进行扫描，衰减的X线由探测器接收，并由数据采集系统进行模数转换，再交由计算机重建成黑白相间的影像，即构成CT图像。

（陈晓虹）

第二节 CT值与相关概念

一、空间分辨率（spatial resolution）

空间分辨率指影像中能够分辨的最小细节，是CT对于物体空间大小的鉴别能力。CT图像是由一定数目由黑到白不同灰度的像素按矩阵排列而成，这些像素代表相应大小组织的X线吸收系数。像素越小，数目越多，构成的图像越细致，即空间分辨率越高。

二、密度分辨率（contrastresolution；densityresolution）

密度分辨率是影像中能显示的最小密度差别或能区分不同组织密度的能力。CT对组织的密度分辨率较X线照片高。密度分辨率能够区分开的密度差别程度以用%表示，目前CT的密度分辨率为0.5%，即两种组织的密度差别≥0.5%时即可辨认出来；当密度差别<0.5%时，由于受噪声的干扰，就无法辨别。CT的密度分辨率受噪声和显示物的大小所制约，噪声越小和显示物越大，密度分辨率越佳。

CT图像是以不同的灰度来表示，反映器官和组织对X线的吸收程度，因此，与X线影像的黑白影一样，黑影表示低吸收区，白影表示高吸收区。但是CT较X线图像的密度分辨能力要高得多，所以CT可以更好地显示由软组织构成的器官。

三、CT值

X线图像可反映正常与病变组织的密度，如高密度和低密度，但没有量的概念。CT图像除了用不同的灰度显示组织或病变的密度，还可以用组织对X线的吸收系数说明其密度高低，即CT值，具有一个量的概念。用CT值说明密度，单位为亨氏单位（Hu, Hounsfield Unit）。

CT值等于该物质的衰减系数与水的吸收系数之差再与水的衰减系数相比之后乘以分度因素。物质的CT值反映物质的密度，即物质的CT值越高相当于物质密度越高。CT的X光衰减值是一组随意设定的刻度。

CT值=$\alpha \times (\mu m - \mu w) / \mu w$（$\alpha$为分度因数）

人体内不同的组织具有不同的衰减系数，因而其CT值也各不相同。按照CT值的高低，分别为骨组织、软组织、水、脂肪以及气体。水的CT值定为0Hu；人体中密度最高的骨皮质吸收系数最高，CT值定为+1 000Hu；而空气密度最低，定为-1 000Hu。人体中密度不同和各种组织的CT值则居于-1 000Hu到+1 000Hu的2 000个分度之间（图10-2-1）。在显示时所采用的密度范围及平均值则可以在计算机上操作控制。

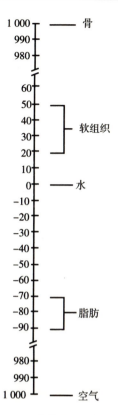

图10-2-1 人体组织CT值（Hu）

由图10-2-1可见人体软组织的CT值多与水相近，但由于CT有高的密度分辨力，所以密度差别虽小，也可形成对比而显影。

CT值的使用使在描述某一组织影像的密度时，不仅可用高密度或低密度形容，且可用它们的CT值说明密度高低的程度。

CT图像是层面图像，横断面即水平轴状切面（Horizontal Axial Section），是目前最常应用的断层面。断层面的厚度与部位都可由检查人员决定。常用的层面厚度在1~10mm之间。为了显示整个器官，需要多个连续的层面图像。通过CT设备上图像的重建程序的使用，还可重建冠状面和矢状面的层面图像。

四、窗宽

是CT图像上显示的CT值范围，在此CT值范围内的组织和病变均以不同的模拟灰度显示。而CT值高于此范围的组织和病变，无论高出程度有多少，均以白影显示，不再有灰度差异；反之，低于此范围的组织结构，不论低的程度有多少，均以黑影显示，也无灰度差别。

五、窗位

是窗的中心位置。同样的窗宽，由于窗位不同，其所包括CT值范围的CT值也有差异。例如窗宽同为100Hu，当窗位为0Hu时，其CT值范围为-50~+50Hu。由上可见，同一CT扫描层面，由于选择不同的窗宽和窗位可获得各种观察不同组织结构的灰阶图像。

六、部分容积效应

在CT扫描中，凡小于层厚的病变或在同一扫描层面内含有两种以上不同密度而又互相重叠物质时，其CT值受层厚内其他组织的影响，即所测出的CT值不能代表病变的真正的CT值：如在高密度组织中较小的低密度病灶，其CT值偏高；反之，在低密度组织中的较小的高密度病灶，其CT值偏低，这种现象称为部分容积效应。在诊断中，由于部分容积效应的存在，致使小于层面厚度的病变虽可显影，但其CT值不能真实反映该组织的CT值。如果病变组织比周围密度高而其厚度小于层面厚度，则测得的CT值比实际小，且病变边缘模糊。相反，病变组织密度比周围组织密度低，而其厚度小于层面厚度，则其CT值比实际高。因此，对于小病变CT值的评价要客观分析。

七、伪影

指CT成像中因其他因素所造成的假的影像。常见的伪影有高密度伪影、运动伪影和机器故障伪影等。

（陈晓虹）

第三节　CT图像特点及成像方法

一、CT图像特点

CT图像是以不同的灰度来表示的，反映了器官和组织对X线的吸收程度。因此，与X线图像所示的黑白影像一样，黑影表示低吸收区，即低密度区，如肺部；白影表示高吸收区，即高密度区，如骨骼。但是CT与X线图像相比，CT的密度分辨力高，即有高的密度分辨力（density resolutiln）。因此，人体软组织的密度差别虽小，吸收系数虽多接近于水，也能形成对比而成像。这是CT的突出优点。所以，CT可以更好地显示由软组织构成的器官，如脑、脊髓、纵隔、肺、肝、胆、胰以及盆部器官等，并在良好的解剖图像背景上显示出病变的影像。CT图像的空间分辨力不如X线图像高。

二、CT成像方法

患者卧于检查床上，摆好位置，选好层面厚度与扫描范围，并使扫描部位伸入扫描架的孔内，即可进行扫描。大都用横断面扫描，层厚用5mm或10mm，特殊需要可选用薄层，如2mm。患者要不动，胸、腹部扫描时要停止呼吸。因为轻微的移动或活动可造成伪影，影响图像质量。

CT检查有以下成像方法：

1. 平扫（plain scan）：又称普通CT，指未给造影剂对比的CT检查。在所有病例中均应先做平扫后再酌情进行强化CT检查。常规头颅CT检查采用听眦线（即外耳道中心与外眦的连线）为基线。

2. 增强扫描（contrastican）：又称强化扫描，扫描时经静脉注射造影剂，是经静脉注入水溶性有机碘剂，如60%~76%泛影葡胺60ml后再行扫描的方法。器官与病变内碘的浓度可产生差别，可能使病变显影更为清楚。方法分团注法和静脉注射法。

3. 造影扫描：是先做器官或结构的造影，然后再行扫描的方法。例如向脑池内注入Omnipaqu8~10ml或注入空气4~6ml行脑池造影再行扫描，称之为脑池造影CT扫描，可清楚显示脑池及其中的小肿瘤。

4. 多层螺旋CT：1998年在单螺旋、双螺旋的基础上又推出了多层螺旋CT。单层螺旋CT采用扇形X线束，单排探测器，多层螺旋CT则用锥形X线束，多排探测器，大大提高了扫描速度，旋转一周的扫描时间可短至0.5s，同时旋转1周可获得多层图像。由于它是快速容积扫描，在短时间内，对身体的较长范围进行不间断的数据采集，可获大量的信息。经过计算机的后处理，不仅可获得薄至0.75mm一层的图像，而且可完成多种技术的成像，图像质量更高。三维重建，没有了阶梯状伪影，图像更接近于立体解剖图像，例如仿真内镜不仅更"真"，而且更细小的病变及黏膜的病变发现率增高。

5. CTA：是静脉内注入对比剂后行血管造影CT的图像重组技术，可立体地显示血管影像。

6. CT灌注成像：是经静脉团注对比剂后，对感兴趣器官（如脑），在固定的层面进行连续扫描，得到多帧图像，通过不同时间影像密度的变化，绘制出每个像素的时间-密度曲线，而算出对比剂到达病变的峰值时间（peak time，PT）、平均通过时间（mean transit time，MTT）、局部脑血容量（regional cerebral blood volume，rCBV）和局部脑血流量（regional cerebral blood flow，rCBF）等参数。分析这些参数与参数图，可了解感兴趣区毛细血管的血流动力学，即血流灌注状态。当前主要用于急性或超急性脑局部缺血的诊断、脑梗死及缺血半暗带的判断。

7. 再现技术和仿真内镜显示技术：再现技术可获CT的三维立体图像，使被检查器官的影像有立体感，通过旋转而可在不同方位上观察。多用于骨骼的显示和CT血管造影（CT angiography，CTA）。仿真内镜显示技术，是计算机技术与CT或MRI结合而开发出的仿真内镜功能。

（陈晓虹）

第四节　CT图像分析与诊断

1. 首先了解扫描的技术条件，是平扫还是增强扫描，再对每帧CT图像进行观察。
2. 发现病变要分析病变的位置、大小、形状、数目和边缘。
3. 通过测定CT值以了解病变组织密度的高低。根据病变密度高于、低于或等于所在器官的密度而分为高密度、低密度或等密度病变。如果密度不均，有高有低，则为混杂密度病变。
4. 行造影增强扫描，则应分析病变有无密度上的变化，即有无强化。如病变密度不增高，则为不强化；密度增高，则为强化。强化程度不同，形式亦异，可以是均匀强化、不均匀强化、不均匀强化或只病变周边强化（即环状强化）。对强化区行CT值测量，并与平扫的CT值比较，可了解强化的程度。

5. 此外，还要观察邻近器官和组织的受压、移位和浸润、破坏等。

综合分析器官大小、形状的变化，病变的表现以及邻近器官受累情况，就有可能对病变的位置、大小与数目、范围以及病理性质做出判断。和其他成像技术一样，还需要与临床资料结合，并同其他影像诊断综合分析。

CT在发现病变、确定病变位置及大小与数目方面是较敏感而可靠的诊断手段。但对某些部位的病变，其诊断价值尤其是定性诊断，还有一定限度，所以不宜将CT检查视为常规诊断手段，应在了解其优势的基础上，合理地选择应用。

为了提高CT扫描的分辨率，可给病人静脉注射含碘造影剂（成人可给泛影葡胺100ml），增加病变组织和正常组织间的密度相比，提高诊断率。

阅片时还要注意核对患者的信息。

（陈晓虹）

第五节 CT诊断的临床应用

一、CT诊断的优势

CT与常规影像学检查手段相比，主要有以下4个方面的优点：

1. 真正的断层成像：CT得到的断层图像层厚准确，图像清晰，密度分辨率高，无层面以外结构的干扰。可以获得多平面（如横断面、冠状面和矢状面）的断层图像。

2. 密度分辨率高：CT是除了磁共振以外密度分辨率最高的常规影像学检查方法，比常规X线检查高约20倍。

3. 定量分析：CT能够准确测量组织的X线衰减值，计算后可以做定量分析。

4. 各种图像处理：借助于软件，可以做病灶的形状和结构分析。采用螺旋扫描方式，可以获得高质量的三维图像和多平面的断层图像。

二、CT诊断的局限性

CT虽然是医学影像学领域的巨大进步，但是也存在以下局限：

1. 空间分辨率未超过常规X线检查。目前，高档CT机的空间分辨率在15LP/cm左右，而常规X线检查的分辨率最高可达30LP/cm。

2. 并非所有脏器都适合CT检查。例如空腔脏器如胃肠道的CT扫描还不能代替常规X线检查，更不如内镜。螺旋CT血管造影的图像质量仍无法超越常规X线血管造影。

3. CT的定位、定性诊断只能相对而言，准确性受各种因素影响；对小于1cm的病灶，常常容易漏诊。在定性方面，也常受病变的部位、大小、性质、病程长短、病人体形和配合检查等诸多因素的影响。例如CT对肿瘤、肿块、出血等易于查出，对于炎症病变较难诊断。

4. CT图像基本只反映了解剖学方面的情况，很少有脏器功能和生化方面的数据。

5. 由于硬件结构的限制，CT只能做横断面扫描，依靠图像后处理方法产生的其他断面图像，其质量有所下降。

三、CT诊断应用于各系统疾病的特点及优势

1. CT检查对中枢神经系统疾病的诊断

（1）临床应用：对脑梗死与脑出血、颅内肿瘤、脓肿与肉芽肿、寄生虫病、外伤性血肿与脑损伤以及椎管内肿瘤与椎间盘脱出等疾病的诊断较为可靠。脑血管造影可用于诊断颅内动脉瘤、血管发育异常和脑血管闭塞以及颅内肿瘤。气脑、脑室造影等均已少用。螺旋CT扫描可以获得比较精细和清晰的血管重建图像（即CTA），而且可以做到三维实时显示，有希望取代常规的脑血管造影。

（2）颅脑病变的CT图像变化：由于其组织密度不同，对X线吸收高于脑实质则表现为增白高密度影，如钙化、出血、肿瘤等。对X线吸收低于脑实质表现为黑色低密度影，如坏死、水肿、囊肿、脓肿、肿瘤等。还有病变对X线吸收和脑实质相似的，则表现密度相同。

①CT对颅内肿瘤的诊断：可显示肿瘤的占位改变、肿瘤的位置与形态及内部出血、钙化、囊液、脂质等变化。

②对脑外伤或其他原因出血形成的血肿：CT扫描常能发现，并可观察血肿的位置、形态和演变过程（即新鲜血液、凝血块或血肿液化分解等）。

③对脑梗死后出现的脑水肿、软化显示低密度影：在梗死4周内，梗死区可有密度不均匀增高；2个月后CT扫描梗死区仅表现为低密度影，伴局部脑室扩大。

④其他：如脑萎缩、脑积水和脑发育异常，CT扫描可显示脑池、脑室和脑实质的异常情况。脑脓肿可显示低密度脓肿范围，脓肿包膜可被造影剂强化，呈环状高密度影。

⑤CT对头颈部疾病的诊断也很有价值。如对眶内占位病变、鼻窦病变、中耳小胆脂瘤、听骨破坏与脱位、内耳骨迷路的轻微破坏、耳先天发育异常以及鼻咽癌的早期发现等。

2. CT对胸部疾病的诊断：CT对肺内间质、实质性病变可以得到较好的显示；CT对与心、大血管重叠病变的显示更具优越性；对胸膜、胸壁病变也可清楚显示。

采用造影增强扫描可以明确纵隔和肺门有无肿块或淋巴结增大、支气管有无狭窄或阻塞，对原发和转移性纵隔肿瘤、淋巴结结核、中心型肺癌等诊断均有帮助。

3. CT对心脏及大血管疾病的诊断：由于扫描时间一般长于心动周期，影响图像的清晰度，诊断价值有限。但冠状动脉和心瓣膜的钙化、大血管壁的钙化及动脉瘤改变等，CT检查可以很好显示。

4. CT对腹部及盆部疾病的诊断：其应用日益广泛，主要用于肝、胆、胰、脾，腹膜腔及腹膜后间隙以及泌尿和生殖系统的疾病诊断。可显示占位性病变、炎症性和外伤性病变等。胃肠病变向腔外侵犯以及邻近和远处转移等，CT检查也有很大价值。但胃肠管腔内病变仍依赖于钡剂造影和内镜检查及病理活检。

5. CT对骨关节疾病的诊断：多数情况可通过简便、经济的常规X线检查确诊，CT检查也有很大价值。

CT对所有器质性疾病都可以进行检查，尤其对密度差异大的器质性占位病变都能检

查出来并做出定性诊断。但最适于CT检查的病是脑部疾病，其中对肿瘤、出血及梗死等病检查效果最好，其次是腹部实质脏器的占位病变，如肝、脾、胰、肾、前列腺等部位的肿瘤，对乳腺、甲状腺等部位的肿块也能显示并做出诊断；再其次则是对胸腔、肺、心腔内的肿块，脊柱、脊髓、盆腔、胆囊、子宫等部位的肿块检查。CT对一些炎症及变异病变的检查效果稍差，如对肝炎，CT检查无多大价值。对胃肠道内病变的检查，CT不如内镜。

在增强CT检查中，CT除了能分辨血管的解剖结构外，还能够观察血管与病灶之间的关系，病灶部位的血供和血流动力学的变化。在CT引导下还可以做人体多个部位的穿刺活检。CT可以用作各种定量计算工作，例如测量骨骼和动脉钙化的程度，用于骨质疏松的监测。CT三维成像软件能够为外科制订手术方案，以及为选择手术途径提供直观的影像数据。CT还有助于放射治疗计划的制订和治疗效果的评价。随着技术的进步，CT的应用领域得到不断拓展。例如64排CT已经能够对CT检查的禁区——心脏进行成像；PET/CT和SPECT/CT的出现，使功能成像和解剖成像实现了完美的结合，医生可以将发生功能代谢改变的部位精确定位，误差不超过几毫米。

（陈晓虹）

第六节　CT检查的注意事项

一、CT平扫时的注意事项

1. CT机属于放射线检查机器，所以有一定的放射线损伤，但人体所受的X线很少，每次检查所受的放射线仅比一般X光检查略高一点，一般不能引起损伤。
2. 怀孕期间，做腹部CT检查要慎重。做其他部位检查时，也应对腹部采取一定的保护措施，以免X线对胎儿造成影响。
3. 腹部检查之前不能做其他造影检查，尤其不能用钡剂行消化道造影，以免肠内残留的造影剂形成伪影，影响CT图像质量，从而导致误诊。
4. 肝、胆、胰检查前，可先做各项化验检查及拍摄腹部平片、胆道造影和超声检查。
5. 肾脏检查结果可结合肾盂造影和B超检查结果进行分析。
6. 脊柱的CT检查可结合脊柱正侧、斜位片所见进行诊断。
7. 腹部扫描前12h应空腹。
8. 扫描过程中不要移动身体。
9. 扫描中可能要用碘造影剂，有碘、青霉素过敏者应主动说明。
10. 头颅扫描时要摘掉头上发夹、耳环等金属物品，闭上眼睛，不要看扫描架上的红灯，扫描部位如贴有膏药也应取下。

二、CT增强检查注意事项

1. 有以下情况的患者，不宜进行此项检查：
（1）目前患有甲状腺功能亢进。

（2）曾有对含碘对比剂过敏的病史。

（3）目前患有重症肌无力。

（4）妊娠妇女。

2. 有以下情况的患者，需慎行此项检查，即确认患者是否适合或必须进行CT增强检查：

（1）肾功能不全。

（2）严重心肺疾病。

（3）糖尿病肾病。

（4）癫痫。

（5）嗜铬细胞瘤。

（6）骨髓瘤和副球蛋白血症。

（7）高胱氨酸尿。

（8）急性酒精中毒。

（9）一般情况很差，如恶性肿瘤晚期、全身衰竭者。

（10）自身免疫性疾病。

（11）过敏体质。

检查当日请携带500~1 000ml水，检查后24h内，请大量饮水，加速对比剂排泄。

三、CT增强检查过程中或扫描后可能出现以下风险

1. 过敏反应：包括瘙痒、皮疹、潮红、恶心、呕吐、水肿等，严重者可出现喉头水肿、过敏性休克等，甚至危及生命。

2. 肾功能损害：多为一过性，极少数患者特别是肾功能不全者，可能造成永久性肾功能损害。

3. 血管迷走神经性反应：包括苍白、无力、大汗、恶心、呕吐、晕厥、抽搐、大小便失禁等。

4. 心绞痛。

5. 肺水肿。

6. 全身热感、疼痛感或其他不适感觉。

7. 穿刺部位出血、疼痛、青紫及造影剂渗漏、肿胀等现象。

8. 感染。

9. 其他无法预测的情况。

以上情况发生机会很小，但是一旦发生，有可能危及生命，患者进行CT增强检查时，务必携家属陪同。于检查结束半小时后再离院，以便观察，如患者离院后出现不适，请速往就近医院诊治。

以上情况，请告知患者或家属，患者或家属需在CT增强检查前签字后方可进行检查。

（陈晓虹）

第十一章　MRI检查技术及临床应用

MRI英文全称是nuclear magnetic resonance imaging，即核磁共振成像。后来日本科学家提出其国家备受核武器伤害，为避免与核医学中的核混淆，就把核字去掉而改称磁共振。MRI是一种生物磁自旋成像技术，作为一种分析手段，已广泛应用于物理、化学、生物等领域，到1973年才将它用于医学临床检测。从磁共振图像中可以得到组织的多种物理特性参数，对比其他成像技术（如CT、超声、PET等），磁共振成像原理更加复杂，所得到的信息也更加丰富。

第一节　MRI基本构造与原理

一、磁共振成像设备

磁共振成像设备包括主磁体、梯度线圈、射频系统、采集处理和图像显示部分。

1. 主磁体：是MRI的重要部分，主要作用是产生磁场，用于磁化生物体内的氢质子。磁体主要有3类：常导型、超导型和永磁型，直接关系到磁场强度、均匀度和稳定性，并影响MRI的图像质量，通常用磁体类型来说明MRI设备的类型。

（1）常导型：磁场强度0.15~0.3T，耗电量大。优点是工艺简单、造价低廉。

（2）永磁型：磁场强度偏低，强度不均匀，磁体重，磁场不能关闭。优点是维护费用少、安装费低廉。

（3）超导型：磁场强度0.35~2.0T，磁场稳定性高，均匀度好，目前市售的MRI机大多数为超导型磁体。缺点是造价昂贵，需定时补充液氦及液氮。

2. 梯度线圈：由X、Y、Z三个梯度磁场线圈组成，修改主磁场，产生梯度磁场，为人体MR信号提供了空间定位的三维编码。

3. 射频系统：包括射频脉冲发射线圈和磁共振信号接收线圈。产生不同的脉冲序列，以激发人体内氢原子核产生MR信号，是产生T_1WI、T_2WI的关键。为防止外来的射频干扰，MRI扫描室应该进行屏蔽。接收线圈常独立使用，常用的线圈包括头、颈及各个关节部位正交线圈、机器内置的体线圈、各个部位的表面线圈、腔内线圈以及脊柱、体部、心脏等部位的专用相控阵线圈。

4. 采集处理和图像显示：经过MRI设备中的数据采集、处理和图像显示，可以直接做出横断面、矢状面、冠状面和各种斜面的体层图像，不会产生CT检测中的伪影；无电离辐射，对机体没有不良影响。

二、磁共振成像的基本原理和基本概念

1. 磁共振成像的基本原理

（1）磁共振中磁的三种含义：磁体产生的强大磁场；静磁场上按时叠加的另外小的梯度磁场与射频磁场；生物组织中的氢质子自旋产生的磁场。

（2）共振现象：是指能量从一个物体传递到另一个物体，接收者与传递者以同样的频率振动的现象。在磁共振系统中，被激励者为生物组织内的氢质子，激励者为射频脉冲。射频脉冲与质子群的旋进频率一致时出现共振。

磁共振最常用的核是氢原子核质子（^1H），因为它的信号最强，在人体组织内也广泛存在。MRI是通过对静磁场中的人体施加某种特定频率的射频（radio frequency，RF）脉冲，使人体组织中的氢质子受到激励而发生磁共振现象。当外来射频脉冲停止后，质子在弛豫过程中释放出的射频信号，经三维空间编码、线圈接收，再经计算机处理后重建成MR图像。

2. 基本概念

（1）弛豫和弛豫时间：原子核从激化的状态回复到平衡排列状态的过程叫弛豫。所需的时间叫弛豫时间。弛豫时间有T_1弛豫时间和T_2弛豫时间。

（2）纵向弛豫和T_1加权图像（spin-lattice relaxation）：是指90°射频脉冲停止后质子由纵向磁化转到横向磁化之后再恢复到纵向磁化激发前状态所需时间，其快慢用时间常数T_1来表示。不同的组织，T_1时间不同。其重建的图像即为T_1加权图像。

（3）横向弛豫和T_2加权图像：横向弛豫又称为自旋-自旋弛豫（spin-spin relaxation）或T_2弛豫，是指在射频脉冲停止后，质子又恢复到原来各自相位上的过程，反映横向磁化衰减、丧失的过程。不同组织有不同的T_2值，重建的图像称为T_2加权图像。与T_1不同，它引起相位的变化。MR信号主要依赖T_2值。

（4）T_2^*时间：又称为准T_2时间，是指非SE成像序列中横向磁化矢量失去相同相位的时间参数（T_2值是指SE序列中横向磁化矢量失去相同相位的时间参数）。

（5）重复时间：在脉冲序列中，两次RF（射频脉冲组合）之间的间隔时间即为重复时间（repetition time，TR）。

（6）回波时间：从RF激励脉冲开始到采集回波信号之间的时间称为回波时间（echo time，TE）。

回波时间（TE）和脉冲重复时间（TR）为扫描的时间参数，以毫秒计。使用短TR和短TE可得T_1WI，而用长TR和长TE可得T_2WI。依TE的长短，T_2WI又可分为重、中、轻3种。

（陈晓虹）

第二节 MRI成像常用的脉冲序列参数

在MRI成像中常用的脉冲序列有自旋回波序列（spin echo，SE）、梯度回波（GRE）脉冲序列、反转恢复序列（IR）等。

1. 自旋回波序列（spin echo，SE）：是获得MRI图像最基本、最常用的脉冲序列。采用90°脉冲和180°脉冲组合，调节TR与TE可获得标准的T_1WI、T_2WI图像及PDWI、TSE、FSE（表11-2-1）。

(1) T_1WI图像：选用短TR（通常小于500ms）、短TE（通常小于30ms）所获得的图像对比，主要由T_1信号对比所决定，这种图像称为T_1加权像（T_1WI），即主要表现组织之间纵向弛豫时间的差别。

(2) T_2WI图像：选用长TR（通常大于1 500ms）、长TE（通常大于80ms）所获得的图像对比，主要由T_2信号对比所决定，此种图像称为T_2加权像（T_2WI），即主要表现组织之间横向弛豫时间的差别。

(3) PDWI图像：选用长TR、短TE所获图像的影像对比，既不由T_1信号对比所决定，也不由T_2信号对比所决定，而主要由组织质子密度差别所决定，此种图像称为质子密度加权像（PDWI）。

表11-2-1 自旋回波序列主要扫描参数

	TR（ms）	TE（ms）
T_1WI	250~650	15~30
T_2WI	1 600~2 500	80~150
PDWI	1 600~2 500	15~30

由于常用的SE脉冲序列扫描时间和成像时间均较长，因此患者的制动非常重要。采用呼吸门控和（或）呼吸补偿、心电门控和周围门控以及预饱和技术等，可以减少由于呼吸运动及血液流动所导致的呼吸伪影、血流伪影以及脑脊液波动伪影等的干扰，可以改善MRI的图像质量。为了克服SE脉冲序列成像速度慢、检查时间长的缺点，先后又开发了梯度回波脉冲序列、快速自旋回波脉冲序列等成像技术，已广泛应用于临床。此外，还开发了脂肪抑制和水抑制技术，进一步增加了MRI信息。

2. 梯度回波（gradient echo，GRE）序列：使用更短的TE时间，减少了扫描时间。对超早期脑梗死、脑出血以及对椎间盘病变的诊断中，梯度回波序列发挥了重要作用。

平面回波成像（echo planar imaging，EPI）：也是一种可使用梯度回波技术的超快速扫描技术。它是在一次射频脉冲激励后在极短的时间内（30~100ms）连续采集一系列梯度回波，用于重建一个平面的成像技术。梯度回波序列主要扫描时间见表11-2-2。

表11-2-2 梯度回波序列主要扫描时间

	TR（ms）	TE（ms）	反转角
T_1WI	50~600	7~15	40°~70°
T_2WI	150~600	15~25	10°~20°

3. 反转恢复序列（inversion recovery，IR）：临床常用的反转恢复序列有液体衰减反转恢复（fluid attenuated inversion recovery，FLAIR）序列和短时反转恢复序列（short time inversion recovery，STIR）。

(1) 液体衰减反转恢复序列（FLAIR）：是一种典型的水抑制成像技术，这种技术可以减少T_2加权时高信号的自由水掩盖某些病变的可能,也是鉴别水分子处于不同环境的有效手段。FLAIR序列常用于对CSF的抑制。

MR水成像技术(MR hydrography):该技术主要是利用静态液体具有长T_2弛豫时间的特点,在使用重T_2加权成像技术时,脑脊液、内耳淋巴液、泪水等流动缓慢或相对静止的液体均呈高信号,而T_2较短的实质器官及流动血液则表现为低信号,从而使含液体的器官显影。

(2)脂肪抑制:将图像上由脂肪成分形成的高信号抑制下去,使其信号强度减低,而非脂肪成分的高信号不被抑制,保持不变。这种使脂肪组织的信号受到抑制的技术,有助于区分特定组织和病理状况。短时反转恢复序列(STIR)是一种脂肪抑制技术。

4. 快速自旋回波(turbo SE,TSE;fast SE,FSE)序列:是传统的自旋回波与多回波技术联合应用的产物,目前已广泛应用,使扫描时间大大缩短。在一次成像中可以得到同一层面的不同加权性质的图像。

5. 快速梯度自旋回波(TGSE)序列:TGSE是在TSE的每个自旋回波的前面和后面,再产生若干个梯度回波。

(陈晓红)

第三节 磁共振成像的组织特性

人体不同器官的正常组织与病理组织的T_1是相对固定的,但不同组织之间有一定的差别,T_2也是如此。这种组织间弛豫时间上的差别,是MRI的成像基础。MRI有多个成像参数,其中T_1与T_2尤为重要。获得选定层面中各种组织的T_1(或T_2)值,就可获得该层面中包括各种组织影像的图像(表11-3-1至表11-3-3)。

表11-3-1 不同组织在不同场强下的三种特性值

组织	质子密度(ms)	T_1(0.5T)(ms)	T_1(1.5T)(ms)	T_2(ms)
脂肪	100	215	260	85
肝脏	70	325	490	45
骨髓	40	350	400	60
胰腺	65	500	600	70
肾脏	60	450	650	60
白质	85	540	790	90
肌肉	70	650	870	45
脾脏	70	555	785	60
肺	40	600	830	80
灰质	80	655	920	100
血液	95	1 000	1 200	100
脑脊液	100	>4 000	>4 000	>2 000
骨皮质	<10			
空气	<1			

表11-3-2　自旋回波序列主要扫描参数

	TR（ms）	TE（ms）
T_1WI	250~650	15~30
T_2WI	1 600~2 500	80~150
PDWI	1 600~2 500	15~30

1. T_1加权成像、T_2加权成像：所谓的加权就是"突出"的意思。在任何序列图像上，信号采集时刻横向的磁化矢量越大，MR信号越强。

2. T_1加权成像的特点：短TR、短TE。突出组织T_1弛豫（纵向弛豫）差别。图像特点：组织的T_1越短，恢复越快，信号就越强；组织的T_1越长，恢复越慢，信号就越弱。T_1WI有助于组织解剖的观察。

3. T_2加权成像的特点：长TR、长TE。突出组织T_2弛豫（横向弛豫）差别。图像特点：组织的T_2越长，恢复越慢，信号就越强；组织的T_2越短，恢复越快，信号就越弱。T_2WI有利于观察病变，对出血较敏感。伪影相对少（但由于成像时间长，病人易产生运动），成像速度慢。

表11-3-3　T_1WI人体组织的信号强度

脂肪	白
骨髓	↓
脑	
腹部脏器	灰
肌肉	
体液	↓
骨皮质	
气体	黑

4. 质子密度加权成像的特点：长TR、短TE。图像特点：组织的质子密度越大，信号就越强；质子密度越小，信号就越弱。

MRI的扫描技术有别于CT扫描。不仅需要横断面图像，还常需要矢状面或（和）冠状面图像，还需获得T_1WI和T_2WI。因此，需选择适当的脉冲序列和扫描参数。

5. 影响磁共振影像因素包括：①质子的密度。②弛豫时间长短。③血液和脑脊液的流动。④顺磁性物质。⑤蛋白质。

6. 磁共振影像灰阶特点：磁共振信号愈强，则亮度愈大；磁共振的信号弱，则亮度也小，从白色、灰色到黑色。各种组织磁共振影像灰阶特点如下：

（1）脂肪组织、松质骨呈白色；

（2）脑脊髓、骨髓呈白灰色；

（3）内脏、肌肉呈灰白色；

（4）液体，正常速度流血液呈黑色；

（5）骨皮质、气体、含气肺呈黑色。

核磁共振对于流动液体不产生信号，称为流动效应或流动空白效应，因此血液正常流动时不产生信号（但当血管内血液流动变慢或停止时会发生增强信号）。正常脊髓周围有脑脊液包围，脑脊液为黑色的，脊髓显示为白色的信号结构。

核磁共振已应用于全身各系统的成像诊断。效果最佳的是颅脑及脊髓、心脏大血管、关节骨骼、软组织及盆腔等。在对脑、脊髓病变诊断时，可做冠状、矢状及横断面成像。

（陈晓红）

第四节 MRI的弥散成像（DWI）及灌注成像（PWI）

一、MRI的弥散成像（DWI）

弥散成像最重要的临床应用为急性脑缺血的早期诊断，常规MRI为阴性，而DWI上可表现为高信号。发病后2h即可在弥散加权像上发现梗死病变，比传统MR成像要早得多。弥散成像的另一个应用是利用组织弥散的各向异性进行脑白质病变的诊断。在脑白质和神经中，弥散是各向异性的，因此在弥散加权像上，沿着脑白质神经走行的信号降低严重，可通过测量脑白质中弥散的各向异性的量评价脑白质的发育情况及解剖。

1. 弥散成像DWI：弥散又称扩散，是反映体内水分子弥散运动状况的MR图像。在DWI中以表观弥散系数（ADC）描述组织中水分子弥散的快慢，并可得到ADC图。将每一像素的ADC值进行对数运算后即可得到DWI图。DWI在对早期脑梗死的检查中有重要临床价值。脑组织在急性或超急性梗死期，首先出现细胞毒性水肿，使局部梗死区组织的自由水减少，导致水分子的扩散运动受限，表观弥散系数（ADC）显著下降，因而在DWI上表现为高信号区，但这在常规T_1及T_2加权成像上的变化不明显。

2. 在弥散加权成像中组织的D越高，则其在图像上的信号越低；弥散敏感度b值（弥散敏感系数）越高，其信号也越低；而在弥散系数像上，组织的D越高，其在图像上的信号越高。目前主要是用EPI或快速梯度回波序列进行弥散成像。在医学成像中经常用表面弥散系数ADC代替D表示弥散运动的强弱。

弥散张量成像（cUffusicm tensor imaging，DTI）是在DWI的基础上而获得的图像，是利用脑组织中水分子扩散运动有沿着脑白质纤维走行的特性，使脑白质束成像的技术。可动态显示并监测脑白质的生理演变过程，三维显示大脑半球白质纤维束的走行和分布，避免术中纤维束损伤。

二、磁共振灌注成像（PWI）

属于MR脑功能成像的一种，反映组织中微观血流动力学信息。有两种方法：①使用外源性示踪剂，即动态磁敏感对比增强的灌注成像（dynamic susceptibility weighted contrast-enhanced，DSC），是通过静脉团注一种顺磁性对比剂（Gd-DTPA）的首过成像法；②另一种是使用内源性示踪剂，即动脉自旋标记法（arterial spin labeling，ASL），是利用动脉血液中的质子作为内源性对比剂，用特殊设计的脉冲序列对质子进行标记、检测，来反映组织的血流动力学信息。

动态磁敏感增强灌注成像（DSCPWI）最先用于脑部，多采用EPI序列、扫描10~13层，每层20~40幅图像。顺磁性对比剂高压注射（以2ml/s或更快速率）后，扫描10~13层，观察对比剂通过组织信号变化情况。在T_2WI中，对比剂通过时，组织信号强度下降；而对比剂通过后，信号会部分恢复，可得到rcBV、rcBF、MTT、TTP图。PWI可早期发现急性脑缺血灶、发现心肌缺血，还可评价肺功能和肺栓塞。

（陈晓红）

第五节　磁共振功能成像（fMRI）及磁共振波谱（MRS）

一、磁共振功能成像

磁共振功能成像（functional magnetic resonance imaging，fMRI）是通过刺激特定感官（视觉、听觉、触觉等）后检测脑部皮层信号变化，并通过磁共振图像来显示的一种研究方法。它不但包含解剖学信息，而且具有神经系统的反应机制，作为一种无创、活体的研究方法，用于皮层中枢功能区的定位及其他脑功能的深入研究。

脑活动的功能成像：是利用脑活动区域局部血液中氧合血红蛋白与去氧血红蛋白比例的变化，引起局部组织T_2的改变，从而在T_2加权像上可以反映出脑组织局部活动功能的成像技术。这一技术又称之为血氧水平依赖性MR成像（BOLD MRI）。它是通过刺激周围神经，激活相应皮质中枢，使中枢区域的血流量增加，进而引起血氧浓度和磁化率的改变而获得。

磁共振功能成像能对神经活动进行成像，可协助脑外科医生制定手术计划，避免术中损伤皮层。此外，精神病学的研究应用较多。fMRI可用于评价脑卒中患者的中枢损害及功能重组情况，在指导康复中起重要作用。

二、磁共振波谱技术

磁共振波谱（magnetic resonance spectroscopy，MRS）技术是利用MR中的化学位移现象来测定分子组成及空间分布的一种检测方法。随着临床MR成像技术的发展，MRS与MRI相互渗透，产生了活体磁共振波谱分析技术及波谱成像技术，是一种无创伤性研究活体器官组织代谢、生化变化及化合物定量分析的方法，目前主要在脑部研究应用较多，随着磁共振及波谱装置不断改进，软件开发及临床研究的不断深入，人们通过磁共振波谱对各种疾病的生化代谢的认识将不断提高，为临床的诊断、鉴别、分期、治疗和预后提供更多有重要价值的信息。

脑部磁共振波谱研究较多的有脑梗死、脑肿瘤、脑白质和脑灰质疾病、癫痫和代谢性疾病等，尤其是颅脑肿瘤研究较多，对脑肿瘤与非肿瘤性病变鉴别、脑肿瘤良恶性鉴别、恶性肿瘤分级、肿瘤术后复发与坏死的鉴别、原发与转移瘤的鉴别等均有很大的临床应用价值。此外，还能鉴别颅咽管瘤与垂体瘤，脑内肿瘤与脑外肿瘤，确定脑室内的中枢神经细胞瘤等。在心脏方面的应用主要是在心肌缺血、心肌病等心肌代谢方面的研究。肝脏31P-MRS主要研究包括肝代谢性疾病、肝炎、肝硬化及肝肿瘤等。MRS能提供前列腺组织的代谢信息，有助于鉴别前列腺癌和前列腺增生。MRS还能无创检测骨及软组织肿瘤的磷脂代谢和能量代谢的异常变化。

（陈晓红）

第六节 磁共振血管造影（MRA）

1. MRA：基本技术有两种：时间飞跃（time-of-flight；TOF）法和相位对比（phase contrast；PC）法，是对血管和血流信号特征显示的一种技术。利用流动的血液与相邻组织之间有显著的对比可直接显示血管。其信号强度取决于血液流动的速度，流动快的血液常呈低信号，即血管中流动的血液出现流空现象。目前已应用于大、中血管病变的诊断。MRA不需穿刺血管和注入造影剂，有很好的应用前景。可以显示血管狭窄和闭塞的部位。与传统X线心血管造影不同，它不是血管腔本身的成像，而是血流成像，可用于测量血流速度和观察其特征。

2. 对比增强MRA（contrast enhancement MRA，CE-MRA）：是高压注射器静脉注入对比剂（为钆制剂，2~3倍于常规剂量），采用超短TR及TE快速梯度回波技术进行的扫描成像。有利于鉴别肿瘤和非肿瘤的病变。中枢神经系统病变时，病灶增强与否及增强程度与病灶血供的多少和血脑屏障破坏的程度密切相关，因此有利于中枢神经系统疾病的诊断。

MRA已经成为MRI检查的常规技术之一，脑部血管的TOF MRA临床应用已相当普遍。注射对比剂的MR成像类似于CTA，称为增强MRA（CE-MRA）。

MRA不仅是对血管腔内结构的简单描述，更是反映了血流方式和速度的血管功能方面的信息。MRA与CTA、DSA比较更具有无创性、安全性，其优点是无须注射造影剂，对病人无创伤性、无痛苦，亦无辐射性损害，造影剂反应和并发症显著减少。

CE-MR对血管腔的显示比直接MRA更为可靠，出现血管狭窄的假象明显减少，血管狭窄程度的反映比较真实，与CTA类似，其可靠性与传统DSA血管造影非常接近。与DSA相比，CE-MRA具有无创、对比剂更为安全、对比剂用量少、价格便宜等优点。

MRI还可用于拍摄电视、电影，主要用于心血管疾病的动态观察和诊断。磁共振电影（magnetic resonance cine，MRC）成像技术是利用MRI快速成像序列对运动脏器实施快速成像，产生一系列运动过程的不同时段。

3. 磁共振造影剂：核磁共振造影剂是顺磁性物质，造影剂本身不显示MR信号，但能改变组织和病变的弛豫时间，从而提高组织与病变间的对比，造成MR信号强度的改变。MR对比剂按增强类型可分为阳性对比剂（如钆-二乙三胺五乙酸，即Gd-DTPA）和阴性对比剂（如超顺磁氧化铁，即SPK）。按对比剂在体内分布分为细胞外间隙对比剂（如Gd-DTPA）、细胞内分布或与细胞结合对比剂（如网状内皮细胞靶向性对比剂SPIO）、纤维蛋白靶向对比剂等，常用的有钆喷酸葡胺（Gd-DTPA）等。

（陈晓红）

第七节 MRI成像适应证、禁忌证及评价

一、MRI的优点

1. MRI对人体没有电离辐射损伤。
2. MRI能获得三维断面成像，而无须重建就可获得多方位的图像。
3. 软组织结构显示清晰，对中枢神经系统、膀胱、直肠、子宫、阴道、关节、肌肉等检查优于CT。
4. 多序列成像、多种图像类型，为明确病变性质提供更丰富的影像信息。

二、MR的缺点

1. 对肺部的检查不优于X线或CT检查，对肝脏、胰腺、肾上腺、前列腺的检查不比CT优越。
2. 和CT一样，MRI也是影像诊断，很多病变单凭MRI仍难以确诊，例如对胃肠道的病变，不如内镜检查可同时获得影像和病理两方面的诊断。
3. 对骨折诊断的敏感性不如CT及X线平片。
4. 体内留有金属物品者不宜接受MRI。
5. 危重病人不宜检查。
6. 妊娠3个月内者除非必需，不推荐进行MRI检查。
7. 带有心脏起搏器者不能进行MRI检查，也不能靠近MRI设备。
8. MRI设备空间较为封闭，部分患者因恐惧不能配合完成检查。
9. 检查所需时间较长。

三、MRI扫描的适应证、禁忌证

1. 适应证

（1）中枢神经系统疾病：MRI扫描是中枢神经系统疾病除颅骨骨折及颅内急性出血外的最佳影像学检查方法。

（2）颅脑移行区病变：由于MRI具有无骨伪影干扰和多方位成像的优点，对后颅凹小脑、延髓及颅颈交界区病变的显示具有较大优势。

（3）颈部病变：由于MRI对软组织具有较高的分辨力和血管表现为流空效应的特点，可清晰显示咽、喉、甲状腺、颈部淋巴结、颈部肌肉等部位病变。

（4）胸部病变：一般肺内的钙化性疾病及非团块病变不提倡MR扫描，但对纵隔及肺门淋巴结肿大、占位性病变的显示具有一定的价值。

（5）心脏大血管病变：由于流空效应，可直接显示心脏大血管内腔。但由于心脏大血管具有周期性波动，会产生波动伪影干扰，需应用心电门控触发技术方可得到较为清晰的图像。

（6）肝病变：MRI扫描对肝疾病诊断和鉴别诊断具有较大价值。

(7) 肾及输尿管病变：在MRI图像上，肾与肾周脂肪组织、肾实质与肾盂内尿液可形成良好的对比，可较好地显示肾的形态及结构，对肾脏疾病的诊断具有重要价值。MR尿路成像对肾盂、输尿管、膀胱的显示近似IVP，对输尿管梗阻狭窄的诊断具有重要意义。

(8) 胰腺疾病：MRI扫描可以显示胰腺及胰导管，对胰腺疾病显示具有一定意义。MRCP对胰腺疾病的诊断有所帮助。

(9) 盆腔疾病：MRI扫描可以获得清晰的多方位的图像，容易对盆腔血管、淋巴结进行鉴别，是盆腔肿瘤、炎症、子宫内膜异位、转移瘤等盆腔疾病最佳的影像学检查方法。

(10) 四肢骨、脊柱、关节及软组织病变：MRI有助于早期发现病变，如骨髓炎、软组织内肿瘤、血管畸形、缺血坏死、关节软骨损伤、关节软骨变性、骨转移瘤、骨挫伤、关节积液、韧带损伤等。

2. 禁忌证

1) 有下述情况的患者及家属禁止进入检查室，并禁止进行此项检查：

(1) 体内有铁磁性物质患者，如枪炮弹片、某些金属异物存留（金属假肢、金属关节置换）、骨骼生长刺激器和神经刺激器、心脏手术后的人工金属瓣膜。

(2) 依靠电、磁或机械体外有源生命系统的患者、心脏起搏器患者。

(3) 体内或颅脑手术后有动脉夹存留患者或眼球内存有金属异物的患者、有胰岛素泵、耳蜗移植体者。

(4) 病情危急，需立即抢救、不能自主配合、不能保持安静不动者。

(5) 妊娠前3个月的妇女。

(6) 有严重幽闭恐惧症者。

2) 有下述情况的患者，需慎行此项检查，仅在患者或家属签字同意检查后方可进行：

(1) 体内存有金属内置物的患者，如必须进行磁共振检查，需确认金属内置物材质，并有临床医师签字注明"该患者体内的金属内置物经过确认是安全，可用于磁共振成像检查"后，方可安排检查。

(2) 有精神症状的患者及婴、幼儿患者可在扫描前给予镇静药。

(3) 体温调节系统失调的患者，如新生儿、出生体重低的婴儿。

(4) 具有永久刺文眼线及文身的患者。

(5) 急性鼓膜损伤的患者。

(陈晓红)

第八节 病理组织的MR信号特点

不同的病理组织有不同的质子密度、T_1及T_2弛豫时间。采用不同的脉冲序列，将表现出不同的信号强度。掌握这些信号变化特点，有助于判别大体的病理性质，部分做出定性诊断。

一、水肿

脑水肿分为3种类型，即血管源性水肿、细胞毒素水肿及间质性脑水肿。

1. 血管源性水肿：是最为常见的脑水肿，由血脑屏障破坏所致，常见于肿瘤及炎症。水肿主要发生在脑白质内，脑灰质通常不易受影响。典型的血管源性水肿呈手指状分布于脑白质之中，在肿瘤、出血、炎症以及脑外伤等脑部疾患中颇为常见。由于上述脑病变本身也可使T_1或T_2时间更长，其MRI表现与水肿有类似之处，尤其在T_1加权像上难以分辨。鉴别的方法是采用重T_2加权扫描序列，随着回波时间的延长，水肿信号强度逐渐增高，而肿瘤信号增加幅度不大。必要时可行Gd-DTPA增强扫描，水肿区无异常对比增强。

2. 细胞毒性水肿：常见于急性脑梗死的区域，使脑白质与脑灰质同时受累。急性脑梗死有时在T_2加权图像上，其边缘部分信号较高，即为细胞毒性水肿的MRI所见，它反映了梗死区域存在肿胀的脑细胞。由于细胞毒性水肿出现和存在的时间不长，有时与血管源性水肿同时存在，MRI要区分它们尚有一定的困难。

3. 间质性脑水肿：由于脑室内压力增高，出现脑脊液经室管膜迁移到脑室周围脑白质的病理生理表现。当脑室压力高，如急性脑积水或交通性脑积水时，T_2加权图像上于脑室周围可出现边缘光整的高信号带；在脑室内压力恢复到近乎正常时（如代偿期），上述异常信号又消失。间质性水肿由于含有较多的结合水，在T_2加权像上已能与脑室内脑脊液（自由水）的信号区别，在质子密度加权图像上，两者信号对比更明显。

二、出血

出血在中枢神经系统疾病中常见。按出血部位可分为硬膜下、蛛网膜下、脑内及脑室内出血，它们均有一个基础疾病，如外伤、血管病、血管畸形、肿瘤或炎症。MRI在显示出血、判断出血原因以及估计出血时间方面有独特作用，其中以脑内血肿MRI信号演变最具有特征性。随着血肿内血红蛋白的演变以及血肿的液化、吸收，MRI信号也发生一系列变化。因此，探讨血红蛋白及其衍生物的结构对于认识与解释血肿MRI信号甚为重要。

脑出血的MRI表现取决于出血时间，主要是由血红蛋白的不同代谢状态及血肿的周围环境决定的。

1. 超急性期：出血时间不超过24h。红细胞内为氧合血红蛋白，T_1加权像为等或稍低信号，反映了出血内较高的水含量；T_2加权像为稍高信号。脑出血的患者发病后建议先行CT，一方面CT快，一方面就是出血为高密度影，易分辨。

2. 急性期：出血时间为1~3d。红细胞内为去氧血红蛋白，T_1加权像仍呈稍低信号，T_2加权像呈低信号。

3. 亚急性期：出血的3~14d。出血后3~7d为亚急性早期，7~14d为亚急性晚期。在亚急性早期，由于正铁血红蛋白形成，T_1加权像呈高信号，T_2加权像呈低信号。亚急性晚期红细胞开始溶解，在T_1或T_2加权像上均呈高信号。红细胞溶解使红细胞对正铁血红蛋白的分隔作用消失，水含量增加是T_2加权像信号增高的主要原因。

4. 慢性期：出血时间超过14d，含铁血黄素和铁蛋白形成。在此期间，T_2弛豫时间缩短，因此在血肿的周边部出现低信号的影像环带，其余仍为高强度信号表现。血肿中心T_1

加权像为等信号，T_2加权像为高信号，血肿周边T1加权像为稍低信号，T_2加权像为低信号。

铁沉积过多：在中高场强MRI系统做T_2加权扫描时，可于苍白球、红核、黑质、壳核、尾状核和丘脑部位见到明显的低信号，这是由于高铁物质在上述部位沉积所致。

一些脑变性病、脱髓鞘病以及血管病变也在某些部位铁沉积过多，而且在MRI上有表现，这些疾病包括帕金森氏病（铁沉积于壳核、苍白球）、阿耳茨海默氏病（铁沉积于大脑皮层）、多发性硬化（铁沉积于斑块周围）、放疗后脑部（铁沉积于血管内皮细胞）、慢性出血性梗死（铁沉积于出血部位）、脑内血肿（铁沉积于血肿四周），因此，MRI较其他影像学方法易于检出与诊断上述疾病。

梗死组织因血液供应中断，组织出现缺血、水肿、变性、坏死等病理变化。梗死急性期、梗死部位的水肿致T_1和T_2均延长，所以梗死处在T_1加权像上信号强度变低，在T_2加权像上，信号强度增加。亚急性期脑梗死有时可在T_1加权像上表现为高信号，多为不规则脑回状。可能是由于缺血使小动脉壁破坏，梗死后如血管再通或侧支循环建立，产生出血性变化，导致T_2加权像出现高信号。

三、变性

不同组织的变性机制不同，所以MRI表现不一。如脑组织变性中一种称为多发性硬化者，系脑组织脱髓鞘改变，其变性部分水分增加，故致T_1、T_2延长。在T_1加权像见病变区信号强度低于周围健康组织，而在T_2加权像上，病变区信号强度增高。椎间盘变性时，富含蛋白质和水分的弹性髓核组织水分减少，且纤维结缔组织增多，组织内的质子密度减少。故在T_1和T_2加权像上，变性的椎间盘信号明显低于其他正常的椎间盘组织信号强度。

四、坏死

坏死组织的MRI信号强度随组织类型不同、坏死的内容物不同而异。一般坏死组织的水分增多，组织的T_1和T_2弛豫时间变长，在T_1加权像上信号较低，而在T_2加权像上信号强度增加，呈白色高信号。机体对坏死物的清除和修复，多数形成肉芽组织，肉芽组织内包含大量的新生血管和纤维结缔组织。其质子密度较正常组织高，且有长T_1和T_2的弛豫特点，故表现在T_1加权像上为低信号，在T_2加权像上为高信号。部分肉芽组织修复成慢性纤维结缔组织，其质子密度较新鲜肉芽组织明显减少，T_2缩短。MR信号因质子密度过少，在T_1和T_2加权像上，均呈低信号表现。

五、钙化

部分组织修复的结果为钙化，如肿瘤钙化等。钙化组织内的质子密度非常少，所以一般MRI的信号无论在T_1还是在T_2加权像上，均表现为黑色低信号区。发现钙化MRI检查不如CT敏感，小的钙化不易发现，大的钙化还需与铁的沉积等现象相鉴别。

颅内钙化在T_1加权像偶尔可表现为高信号。CT扫描可见典型的钙化密度，MRI T_1加权像为高信号，T_2加权像为等或低信号，梯度回波序列扫描为低信号。实验证明，钙化在T_1加权像上的信号强度与钙化颗粒的大小及钙与蛋白结合与否有关。当微小的钙化颗粒结晶具有较大的表面积，并且钙的重量百分比浓度不超过30%时，钙化即可表现出高信号。钙化颗粒表面积对水分子T_1弛豫时间的影响类似于大分子蛋白，距钙结晶表面近的水分子进动频率接近于Larmor共振频率时，其T_1加权表现为高信号。

六、囊变

囊变是一种较特殊的病理改变。囊内容物大体上可分为两种：一种为含有纯水分，另一种为含有蛋白质水分。前者因其内容物为纯水，故具有长T_1和长T_2弛豫特点，在T_1加权像上表现为低信号，在T_2加权像上表现为高信号与脑脊液信号相似。另一种为含有蛋白质水分的囊，其内水分子受大分子蛋白的吸引作用进入水化层时，质子的进动频率明显减低，当此结合水分子的进动频率达到或接近Larmor频率时，在T_1加权像上其信号强度有所增加，呈中等信号乃至高信号强度表现。在T_2加权像上，信号强度也较高，呈白色高信号改变。

（陈晓红）

第九节　MRI诊断时应遵循的一般规律

仔细观察各扫描方位，每个序列的每帧图像，如矢状位、冠状位、轴位等，以便获得病变的立体感，这是判断病变的起源及定位诊断的主要依据。

在进行MRI诊断时，还需要明确病变的部位、形态、数目，分析病变在各个序列中的信号强度、强化特征、周围水肿以及相邻结构的改变，再结合临床病史及必要的实验室检查，一般均能做出较为准确的定位和定性诊断。病变在MRI上通常有4种信号强度的改变，即等、低、高和混杂信号强度。病变在每个序列中的信号强度和强化形式是定性诊断的关键。病变的大小、形态、数目、部位及其毗邻关系，有助于病变的定性诊断，如生殖细胞瘤多位于松果体区，颅咽管瘤多发生在鞍区。

一些特殊的MR检查，如MR水成像、MRA、MRS、fMRI等是定性诊断的重要补充，但往往需要结合常规MRI检查方能确诊，如大面积脑梗死MRA只能观察到某支血管的闭塞，而无法显示梗死的部位和范围。

对部分病变而言，MRI表现缺少特异性，定性诊断仍很困难，必须密切结合临床病史及相关实验室检查，如在MRI上发现两侧基底节区尤其是豆状核对称性信号异常，临床见到眼K-F环及血清铜蓝蛋白降低，则可确诊为肝豆状核变性。

MRI检查缩写：

MRA：MR血管成像，分为使用造影剂和不使用造影剂。

MRCP：MR胆管成像，显示肝内外胆管及胆囊，确定有无结石及胆道扩张。

MRU：MR泌尿成像，显示输尿管及膀胱，确定有无尿路扩张及畸形等疾病。

MRM：MR脊髓水成像，磁共振脊髓水成像能充分显示椎管内脑脊液形态，是判断椎管内外病变性质的新型可靠的检查方法。

（陈晓红）

第十二章 ECT 与临床

第一节 脑血流灌注显像

一、原理

脑显像剂 ^{99m}Tc-ECD 或 ^{99m}Tc-HMPAO 作为一种分子量小、不带电荷且脂溶性高的化合物经静脉注入人体内后能迅速通过血-脑屏障进入脑细胞，随后转变成亲水性化合物，不能随意通过血-脑屏障而在局部滞留。显像剂进入脑组织的量与局部脑血流量成正比，因此，能够相对定量地反映各个脑区的血流灌注情况。局部脑血流量的减少及局部脑细胞丧失或功能降低，都会影响显像剂在脑组织中的摄取与滞留，从而呈现 SPECT 图像中分布异常的放射性稀疏和（或）缺损的表现。局部脑血流量一般与局部脑功能代谢平行，故本检查在一定程度上亦能反映局部脑功能状态。

二、适应证

1. 脑血管疾病的诊断：如短暂性脑缺血发作（TIA）、脑梗死等。
2. 痴呆的诊断及鉴别诊断。
3. 癫痫灶的定位诊断。
4. 脑肿瘤手术及放疗后复发与坏死的鉴别诊断。
5. 其他：如精神病、脑外伤、脑动静脉畸形、遗传性舞蹈病等。

三、显像方法

1. 常用显像剂：^{99m}Tc-ECD。
2. 受检者准备：受检者于注药前 30~60min 口服过氯酸钾 400mg，封闭脉络丛、甲状腺和鼻黏膜，以减少 ^{99m}TcO$_4^-$ 的摄取和分泌。注药前 15min 患者视听封闭 5min。
3. 检查方法：静脉"弹丸"注射 ^{99m}Tc 标记显像剂 20~30mci，继续视听封闭 5min 后，嘱患者仰卧检查床上，头部枕于头托中，固定体位直至检查完毕。注药 10~15min 后进行断层显像。

四、结果分析

1. 正常影像：正常影像双侧大脑半球放射性分布左右基本对称，可略有不同。大脑皮质等灰质结构放射性高于白质和脑室；基底节神经核团、丘脑、脑干等灰质核团的放射性分布与大脑皮质接近且高于白质，呈岛状团块浓影。小脑皮质放射性分布亦较高。

2. 异常影像：双侧大脑半球不对称，局部出现放射性增高或减低。断层影像上≥2个方向断面有一处或多处异常放射性减低缺损或浓聚灶，病变范围大于2cm×2cm。

五、临床应用

1. 脑血管病

（1）短暂性脑缺血发作（TIA）：TIA患者神经系统检查及CT和MRI检查结果多为阴性，而局部脑血流灌注显像可发现近50%的患者脑内存在缺血性改变，特别是可发现慢性低灌注状态的存在，所受累血管的供血区呈不同程度的放射性减低或缺损区，发病早期敏感度较高，随时间延长敏感性逐渐降低。使用介入试验可提高诊断敏感性，有助于病灶的检出。

（2）急性脑梗死：脑梗死区域对显像剂摄取减少，甚至不摄取，表现为局限性放射性减低或缺损区，且病变范围大于CT和MRI的改变。部分患者有过度灌注和交叉失联络现象等病理生理改变。

2. 痴呆的诊断

（1）阿尔茨海默病（AD）：双侧顶叶和颞叶为主的大脑皮质放射性摄取对称性减低，一般不累及基底节和小脑。

（2）血管性痴呆（VD）：局部灌注减低主要位于脑的深部核团，与受累血管相对应，呈不对称性分布，主要是基底节部位放射性分布减低。

（3）额颞叶痴呆（FTD）：额叶及前颞叶血流灌注减低，双侧多不对称。

（4）路易体痴呆（DLB）：灌注减低的形式与AD相似，但DLB患者枕叶皮质可能会出现灌注减低，并且额叶灌注减低的程度较AD严重。

3. 癫痫灶的定位

（1）发作间期：癫痫病灶局部血流灌注减低，表现为局部放射性减低。

（2）发作期：癫痫病灶局部血流灌注增多，表现为局部放射性增高。

4. 精神病患者：精神分裂症的脑血流灌注显像，主要表现为额叶、基底节或颞叶血流灌注减低。

第二节 放射性核素脑灌注显像介入试验

一、原理

由于脑组织的三大动脉系统末梢相互吻合并形成广泛的侧支循环，在某一支动脉闭锁的情况下可通过开放侧支循环维持脑部组织正常生理功能。因此，在静息状态下，常规脑血流灌注显像往往不能发现轻微或隐匿的脑血流储备下降。通过外部因素的介入，即负荷试验，观察脑血流和代谢的反应性变化可以提高缺血性病变特别是潜在的缺血性病变的阳性检出率。目前临床常用乙酰唑胺试验进行。

二、适应证

1. 评价脑血管的储备能力，预测脑血管意外。
2. 早期诊断短暂性脑缺血发作（TIA）。
3. 检测隐匿性脑缺血性病灶和小梗死灶。
4. 判断脑部疾病的治疗效果和预后。

三、显像方法

1. 乙酰唑胺：乙酰唑胺能抑制脑内碳酸酐酶的活性，可减少CO_2从血及脑组织中移除，使脑内pH值下降，正常情况下会反射性地引起脑血管扩张，导致局部脑血流量增加。由于病变血管扩张程度减低或不能扩张，使潜在缺血区和缺血区的局部脑血流量增高不明显，甚至减少，在影像上出现相对放射性减低或缺损区。这种介入试验可提高SPECT脑灌注显像对缺血性脑血管病的检出率。

2. 常用显像剂：^{99m}Tc-ECD。

3. 检查方法

（1）口服法：基础状态显像后24h后口服乙酰唑胺2.0g，2h后静脉注射^{99m}Tc-ECD，30min后显像，采集及处理同常规脑血流灌注显像。

（2）静脉注射法：静脉注射乙酰唑胺1.0g，20min后静脉注射^{99m}Tc-ECD，采集和处理方法同前。

四、结果分析

（1）正常影像：用乙酰唑胺前后两次显像局部脑血流灌注均正常，两半球差异不明显。

（2）异常影像：①用药前显像rCBF正常，乙酰唑胺介入后血流灌注减低区。②用药前显像rCBF减低，乙酰唑胺介入后减低更明显。③用药前显像rCBF减低，乙酰唑胺介入后病变缩小，消失或改善。④静息和介入试验后rCBF减低区无明显变化。

五、临床应用

1. 评价脑血管的储备能力，预测脑血管意外：负荷脑显像能够用于测定脑侧支循环和脑血管储备能力。

2. 早期诊断短暂性脑缺血发作（TIA）：TIA常伴有闭塞性脑血管病变。对于常规显像难以发现的病灶，用脑显像介入试验能明显提高TIA检出的阳性率。

3. 检测隐匿性脑缺血性病灶和小梗死灶：许多脑血管疾病病灶范围小，侧支循环丰富，常规显像难以发现病灶。通过脑显像介入试验，易于发现小的病灶或梗死灶，提高诊断率。

4. 判断脑部疾病的治疗效果和预后：一般来说，脑血管储备功能差者，预后较差；而脑血管储备功能好者，预后较好。

第三节 脑 ^{18}F-FDG PET 代谢显像

一、原理

葡萄糖几乎是脑组织的唯一能源物质，^{18}F-FDG 为葡萄糖类似物，观察和测定 ^{18}F-FDG 在脑内的分布情况，就可以了解脑局部葡萄糖代谢状态。通过 ^{18}F-FDG 图像上特异性的脑部 ^{18}F-FDG 浓聚或缺损，可对脑部疾病进行诊断与评估。

二、适应证

1. 癫痫灶的定位。
2. 阿尔茨海默病的诊断和病情评估。
3. 椎体外系疾病的诊断：如帕金森病、亨廷顿病等。
4. 脑肿瘤。

三、显像方法

受检者禁食 4~6h 或给糖负荷后检测并调控血糖浓度，静脉注射 ^{18}F-FDG 1.85~3.7 MBq（0.05~0.1mCi）/kg 后保持安静状态下休息。40~60min 后进行显像。

四、结果分析

1. 正常影像：正常人 ^{18}F-FDG 影像示灰质放射性明显高于白质区。一般情况下，在各个断面放射性分布高低顺序与局部脑血流灌注影像相近，大脑皮质、基底节、丘脑、脑干、小脑影像清晰，左右两侧基本对称。
2. 异常影像：脑部任何非对称的、局灶性摄取增高或减低均应考虑异常可能。

五、临床应用

1. 癫痫灶的定位诊断：发作期脑葡萄糖代谢显像可见病灶部位呈异常放射性浓聚，发作间期则呈放射性减低区，其对发作期癫痫灶定位诊断的灵敏度达 90% 以上，发作间期诊断灵敏度为 70%~80%。
2. 阿尔茨海默病（AD）：早期 AD 表现为双侧顶叶代谢减低，逐渐累及双侧颞叶和额叶，基底神经节受累不明显；随着病情发展，脑内低代谢区数目增加，范围扩大；晚期 AD 患者，病变常累及大脑各叶甚至小脑。一般表现为双侧对称受累，但也有左、右半球不对称的情况。
3. 锥体外系疾病的诊断：帕金森病患者脑葡萄糖代谢显像可表现为纹状体葡萄糖代谢减低。单侧病变患者患肢对侧基底节氧代谢和葡萄糖代谢相对增加；双侧病变的患者全脑葡萄糖代谢率减低。若伴发痴呆，可见顶枕叶损害加重。帕金森病的 ^{18}F-FDG 代谢改变不具有特异性，因此，单纯依靠 ^{18}F-FDG PET 进行早期诊断是困难的。

亨廷顿病（HD）患者的脑葡萄糖代谢显像可见双侧基底节和多处大脑皮质放射性减低区。

4. 脑肿瘤：肿瘤的葡萄糖代谢活跃程度与肿瘤的恶性度有关，良性和低度恶性脑肿瘤的病变部位葡萄糖摄取或局部葡萄糖代谢率与正常白质处相似，而大多数高度恶性的脑肿瘤葡萄糖摄取或局部脑葡萄糖代谢率则明显增高。

第四节 心肌灌注显像

一、原理

1. 静态心肌灌注显像：正常心肌细胞可摄取某些正一价放射性阳离子和异腈类心肌灌注显像剂，以这类物质为显像剂可使心肌显影，并且心肌聚集放射性多少与心肌血流灌注量呈正相关。而坏死的心肌以及缺血心肌则显像剂分布缺损或稀疏。心肌对显像剂的摄取也是反映心肌细胞存活与活性的重要标志。常用的显像剂有 ^{201}Tl、$^{99m}Tc-MIBI$。对于可疑的冠心病或心肌缺血患者，需常规进行负荷心肌显像，以提高诊断的敏感性和特异性。

2. 负荷心肌灌注显像

（1）运动负荷试验：正常冠状动脉具有较强的储备功能，运动负荷时心脏做功增加，正常冠状动脉自行扩张，使心肌氧的供需达到平衡，表现为心肌收缩力加强，心功能参数增加。狭窄的冠状动脉在静息状态下或当病变较轻时尚能代偿扩张以维持心肌氧的供需平衡，心功能维持正常。运动负荷时，心脏负荷增加，病变的冠状动脉不能有效扩张，其灌注区血流量明显低于正常区域，导致局部心肌氧的供需不匹配，收缩力和顺应性降低，造成整体心脏功能在运动负荷后不能增强，甚至反而降低。据此可检测冠状动脉的储备功能，从而达到早期诊断冠心病的目的。

（2）药物负荷试验：目前常用的药物分两类：一类是血管扩张剂，如双嘧达莫、腺苷；另一类是正性肌力药，如多巴酚丁胺。

双嘧达莫是一种冠状动脉扩张剂，静脉注射后，正常冠状动脉扩张后血流量增加，而狭窄的冠状动脉则不能有效扩张，从而造成类似运动负荷试验的情况，亦可用于冠心病的诊断。

多巴酚丁胺有正性肌力作用，使心肌细胞收缩力增强，耗氧量增加，正常的冠状动脉血流增加，而狭窄的冠状动脉不能满足心肌细胞对血流和氧供的需要，产生心肌缺血。

二、适应证

1. 冠心病心肌缺血的早期诊断。
2. 冠心病危险度分级。
3. 估计心肌细胞活性。
4. 急性缺血综合征的评价。
5. 心肌缺血治疗效果的评价（如冠状动脉搭桥术、血管成形术及溶栓治疗）。
6. 室壁瘤、心肌病和心肌炎的辅助诊断。

三、禁忌证

1. 运动负荷心肌灌注显像：急性心梗、不稳定心绞痛、心力衰竭、严重高血压、大面积心梗、左主干病变、严重心律失常、行走不便有可跌倒危险的患者。

2. 药物负荷心肌显像（双嘧达莫和腺苷）：急性心梗、严重左主干病变、病窦综合征、严重房室传导阻滞、支气管哮喘、氨茶碱过敏（腺苷负荷心肌灌注显像此项不为禁忌证）。

四、显像方法

1. 常用显像剂：^{201}Tl、$^{99m}Tc-MIBI$。

2. 受检者准备

（1）药物负荷试验：双嘧达莫和腺苷负荷心肌灌注显像患者，检查前48h内停服氨茶碱类药物，忌用含咖啡因的食物或药物。多巴酚丁胺负荷心肌灌注显像患者检查前24h停服β受体阻滞剂。

（2）运动负荷试验：检查前48h停用β受体阻滞剂和钙离子拮抗剂，晨起空腹，备脂肪餐。

3. 检查方法

（1）运动负荷试验：运动前建立通畅的静脉注射通道。将心电监护仪的电极按规定位置固定在患者胸前。监测心电图与血压的变化，每3min测定1次，当运动达到次极量或出现终止试验指标时静脉注射心肌显像剂，注射后继续运动30~60s。注射显像剂后30min进食脂肪餐，1h左右开始显像。

终止试验指标：心率达到85%的最大心率（190-年龄）时，或因出现典型心绞痛症状，严重心律失常（频发室性期前收缩、室性心动过速等），血压较运动前下降≥10mmHg，或上升至200mmHg以上，头昏眼花、四肢无力、不能继续运动者；运动中出现定性的心绞痛，ECG ST段下降>1mm等，运动中血压下降者。

（2）药物负荷试验：患者仰卧在检查床上，建立通畅的静脉注射通道。测量患者血压，连接心电图，心电监护并记录血压及症状。

①双嘧达莫试验：静脉注射双嘧达莫0.14mg/（kg·min），共计4min。第3min注入显像剂，然后让患者坐起3min，以减少肺部血容量。

②腺苷试验：静脉缓慢滴注腺苷0.14mg/（kg·min），共计6min。于静脉滴注腺苷3min末时，由对侧手臂静脉注射心肌灌注显像剂，患者保持卧姿不动。

③多巴酚丁胺试验：静脉滴注多巴酚丁胺，开始5μg/（kg·min），每3min增加速度，每级5μg/（kg·min），最大量可达40μg/（kg·min），达到终止试验的指标时，静脉注射心肌灌注显像剂，注射后继续滴注多巴酚丁胺1min。

五、结果分析

一般情况下只见左心室影像，影像清晰。右心室因心肌较薄可不显影或隐约显影。

1. 正常影像：断层影像：左室各壁放射性分布均匀。

（1）短轴影像：呈环状，中心空白区为心腔，显示前壁、前后侧壁、前后间壁、下壁及后壁。

(2) 水平长轴影像：呈立位马蹄形，显示心尖、前后间壁、前后侧壁。

(3) 垂直长轴影像：呈横位马蹄形，显示前壁、心尖、下壁和后壁。

2. 有临床意义的异常影像

(1) 可逆性心肌灌注受损：负荷心肌灌注显像呈放射性缺损区或放射性减低区，静息心肌灌注显像相应部位放射性分布有改善甚至完全填充，是心肌缺血的典型表现。

(2) 不可逆性心肌血流灌注受损：负荷和静息心肌灌注显像同一部位呈放射性缺损区或同程度的放射性减轻区，常见于心肌梗死。

(3) 反向再分布：负荷心肌灌注显像正常或放射性减低的心肌在静息心肌灌注放射性减低区更明显，或呈放射性缺损区，常见于严重的冠状动脉狭窄、稳定性冠心病以及急性心梗接受了溶栓治疗或经皮冠状动脉成形术治疗的患者，还可见于个别正常人。

(4) 花斑状心肌血流灌注受损：心肌放射性分布不均匀，正常心肌与放射性分布减低区相间，且放射性分布减低区不呈节段性分布，常见于心肌病，部分严重的心肌炎也可以呈此表现。

六、临床应用

1. 心肌缺血的诊断：为本检查的主要适应证。缺血区的典型表现是可逆性减淡缺损区。本法能直观缺血的部位、范围及严重程度，也能提示冠状动脉病变的部位。

2. 心肌梗死的诊断：根据不可逆性减淡缺损的影像表现可诊断心肌梗死，并可显示梗死的部位及体积，提示冠状动脉狭窄的部位。

3. 冠心病危险性分级和预后估测：心肌灌注显像正常者将来发生心脏事件的危险性低，预后良好。心肌灌注显像显示多支病变、缺血区大、缺血严重、肺摄取 ^{201}Tl 增高、运动影像示左心室一过性扩大等，是预后不良的表现，提示患者处于高危状态。

4. 心肌病的鉴别诊断：心肌灌注显像对扩张型心肌病和缺血性心肌病的鉴别诊断有一定的价值。缺血性心肌病呈节段性放射性减淡缺损区伴心腔扩大。扩张性心肌病影像多呈正常与减低相间的放射性分布，即"花斑"样改变。肥厚型心肌病心肌影像可见心肌不对称增厚，尤以室间壁上部增厚为著，伴有心腔缩小。

5. 川崎病心血管并发症的诊断：多发正常、稀疏区、缺损区或浓聚相间，同时存在。

第五节 急性心肌梗死显像

一、原理

某些显像剂可选择性地被急性梗死心肌摄取，在梗死区内显示为放射性浓聚区，而正常心肌不显影，通过对异常浓聚区的部位、范围以及浓聚程度的分析明确急性心肌梗死的诊断。此显像又称作心肌热区显像或亲心肌梗死显像。目前常用的显像剂有骨显像剂 ^{99m}Tc-焦磷酸盐（^{99m}Tc-PYP）以及放射性核素标记的抗肌凝蛋白单克隆抗体（^{111}In-AM）。

二、适应证

1. 急性心肌梗死的辅助诊断及预后估计。
2. 陈旧性心肌梗死基础上发生再梗死的患者。
3. 冠状动脉搭桥术后怀疑围手术期心肌梗死。
4. 疑有心肌梗死,心电图和酶学检查难以确诊者。
5. 右心室梗死、小范围的非透壁性心肌梗死等。

三、显像方法

1. 常用显像剂:^{99m}Tc-PYP,^{111}In-AM。
2. 检查方法

(1) ^{99m}Tc-PYP显像:静脉注射新鲜配制的^{99m}Tc-PYP 555~740MBq(15~20mCi)后2h进行显像。若行断层显像,条件同^{99m}Tc-MIBI心肌灌注断层显像。

(2) ^{111}In-AM显像:静脉注射^{111}In-AM 74~185MBq(2~5mCi)后24h和48h分别进行平面或断层显像。

四、结果分析

正常心肌不显影,^{99m}Tc-PYP影像,胸骨、肋骨和脊柱等骨骼显影,心肌区域无放射性浓聚。^{111}In-AM影像,正常心肌区域无明显或局限性放射性浓聚,骨不显影,肝脾可显影。

五、临床应用

1. 急性心肌梗死的定位和诊断:^{99m}Tc-PYP显像通常在发生胸痛后4~8h即可出现阳性,48~72h阳性率最高,2周左右转为阴性,在发病后2周内的阳性率为95%左右,特异性大于90%。但对于较小的和非穿透性梗死的阳性率较低。^{111}In-AM显像的特异性要明显高于焦磷酸盐,其特异性达100%,敏感性为92%。

2. 急性心肌梗死的预后估计及疗效评价:显影范围广泛,尤其是出现"轮圈"征、放射性持续增高、放射性浓聚区域不断扩大者均提示预后较差。

第六节 ^{18}F-FDG PET心肌代谢显像

一、原理

心肌细胞可根据血浆中底物浓度不同而利用不同的能源物质。空腹时,游离脂肪酸成为心肌的主要能量底物。而进餐后,正常心肌细胞则主要利用葡萄糖。心肌缺血时,葡萄糖是缺血心肌的唯一能源。当缺血进一步加重时,心肌细胞坏死,心肌的所有代谢活动停止。基于心肌的代谢特性,应用葡萄糖类似物^{18}F-FDG可在体外用PET或符合线路SPECT灵敏地检测心肌葡萄糖在正常与异常状态下的代谢分布变化,客观反映心肌的缺血程度及范围，对准确鉴别正常、缺血和坏死心肌状态、正确评价冠脉再通术的适应证有重要意义。

二、适应证

1. 冠心病心肌缺血范围与程度的评价与预后估计。
2. 心肌梗死后存活心肌的判断。

三、显像方法

1. 显像剂：^{18}F-FDG。
2. 检查方法
（1）受检者检查前禁食12h以上。
（2）测定空腹血糖，显像前1h，血糖正常患者口服葡萄糖50~75g。糖尿病患者如血糖过高，可用胰岛素将血糖控制在7.7~8.8mmol/L范围内。
（3）静脉注射 ^{18}F-FDG 185~370 MBq（5~10 mCi），静脉注射后45min进行PET显像。

四、临床应用

1. 存活心肌的检测：为本检查最主要的临床应用，与心肌血流灌注显像结合是判断存活心肌的"金标准"。凡血流灌注减低的心肌节段，摄取 ^{18}F-FDG 正常或相对增加，为血流、代谢不匹配，表明心肌存活；反之，血流灌注减低的心肌节段不摄取 ^{18}F-FDG 为血流-代谢匹配，表明为梗死或瘢痕。
2. 诊断心肌缺血：一般在空腹条件下进行，禁食状态缺血心肌 ^{18}F-FDG 摄取量有所增加，与正常心肌聚集量减低形成对比，成为"热区"，据此可诊断心肌缺血。

第七节 肺灌注显像

一、原理

经静脉注射颗粒直径略大于肺毛细血管直径的 ^{99m}Tc-大分子聚合人血清白蛋白（^{99m}Tc-MAA）后，显像剂暂时随机栓塞在毛细血管床内，局部栓塞的颗粒数与该处的血流灌注量成正比。通过SPECT显像获得肺内放射性分布即可反映局部肺血流灌注情况。被栓塞的肺毛细血管仅占毛细血管总数的几十万分之一，不会引起心肺血流动力学和肺功能改变。因此，肺灌注显像一般不致引起血流动力学和肺功能改变，是一种安全的检查。

二、适应证

1. 肺动脉血栓栓塞症的诊断与疗效判断，结合肺通气显像及下肢深静脉核素造影可明显提高诊断的准确性。

2. 原因不明的肺动脉高压或右心负荷增加。

3. 先天性心脏病合并肺动脉高压以及先天性肺血管病变患者，了解肺血管床受损程度及定量分析、药物与手术疗效的判断、手术适应证的选择。

4. 全身性疾病可疑累及肺血管者。

5. 成人呼吸窘迫综合征（ARDS）和慢性阻塞性肺部疾病（COPD）患者，了解其肺血管受损程度与疗效判断。

6. 肺部肿瘤、肺结核、支气管扩张等患者，观察其病变对肺血流影响的程度与范围，为选择治疗方法提供适应证以及对疗效的判断。

7. 先天性心脏病右向左分流量及左向右分流合并肺动脉高压的定量分析。

三、显像方法

1. 常用显像剂：^{99m}Tc-MAA。

2. 受检者准备：患者于检查前安静平卧，可给予吸氧10min，以避免因肺血管痉挛所造成的局部肺放射性减低。

3. 检查方法：患者一般取平卧位，注射前将^{99m}Tc-MAA悬浮液振荡摇匀，静脉缓慢注射，成人使用活度一般为111~185MBq（3~5mCi），含蛋白颗粒（2~7）×10^5个，平均3.5×10^5个，注射体积≥1ml，注射后5min即可显像。只有在检查是否有原发性肺动脉高压存在时，才采用坐位注射。根据临床实际需要，一般平面显像常规取8个体位，即前位、后位、左侧位、右侧位、左后斜位30°、右后斜位30°、左前斜位30°和右前斜位30°。

四、结果分析

1. 正常影像：正常图像两肺轮廓完整，放射性分布比较均匀，肺外带及肺尖放射性略低。前位右肺底常呈向上弧形，左肺内有主动脉弓及心脏压迹，因而小于右肺。后位两肺大小接近，中间空白区为脊柱及纵隔，心影被左下肺遮盖而不清楚。左侧位前下缘内凹为心脏压迹。

2. 异常影像：不正常肺灌注显像图表现为肺叶、肺段（楔形，常见于肺栓塞）或不规则形放射性缺损。但一个体位出现的缺损区，尤其是斜位，必须在其他体位亦有同样部位的缺损才能判断异常。

第八节　肺通气显像

一、原理

受试者经呼吸道吸入放射性气体或放射性气溶胶后，该气体或气溶胶随呼吸运动进入气道及肺泡内，肺内各局部放射性气体浓度与该局部通气量成正比。当呼吸道某部位被阻塞，雾化颗粒不能通过阻塞部位，则阻塞部位以下呼吸道至肺泡出现放射性稀疏、缺损区。

二、适应证

1. 阻塞性肺疾病的诊断及病变部位的确定。
2. 与肺灌注显像配合鉴别诊断肺栓塞和COPD。
3. 评估药物或手术治疗前后的局部肺通气功能,观察疗效和指导治疗。
4. 检测患者肺呼吸功能及对治疗的反应。

三、显像方法

1. 常用显像剂:放射性气体 ^{133}Xe、放射性气溶胶 ^{99m}Tc-DTPA。
2. 受检者准备:向受检者解释检查程序,嘱其用嘴咬住口管,使用鼻夹,试吸氧气,使之适应此种呼吸。
3. 检查方法

(1) 放射性气体吸入:分3个时相进行,即吸入像、平衡像和清除像。

(2) 放射性气溶胶吸入(^{99m}Tc-DTPA):将740~1480MBq(20~40mCi)^{99m}Tc-DTPA溶液,体积为2~4ml,注入雾化器,控制气流量为8~10L/min,使其充分雾化,经过过滤,产生雾粒大小合适的气溶胶。嘱受检者尽可能多地吸入气溶胶雾粒,吸入时间为5~8min。受检者取卧位,采集前位、后位、左侧位、右侧位4帧影像,或增加前后斜位共6~8帧影像。

四、结果分析

1. 正常影像:正常放射性气体平衡影像、气溶胶影像与肺灌注影像基本一致,双肺放射性分布大致均匀,部分人可见大气道显影。放射性气体清除影像示90s内放射性清除完毕,肺内各部分清除速度一致,滞留显像时肺内无放射性残留。

2. 异常影像

(1) 放射性气体吸入像和平衡像异常表现主要是局部放射性的减低或缺损,提示有通气功能障碍。

(2) 放射性气溶胶异常影像呈现放射性浓聚的"热点"时,提示气道狭窄不畅。表现为放射性缺损时,提示气道完全阻塞。表现为放射性减低时,提示气道和肺泡内有炎性物或液体、肺泡萎陷等。

五、临床应用

1. 肺血栓栓塞症(PTE):肺灌注显像与肺通气显像联合应用可用于诊断和鉴别诊断肺栓塞。通气与灌注的不匹配是肺栓塞早期诊断和鉴别诊断的重要依据。如灌注显像正常,无论通气显像是否正常,可基本排除肺栓塞可能。如灌注显像有一个或一个以上完整节段的放射性缺损灶,而肺通气显像和X线胸片并无相匹配的显像改变,则诊断肺栓塞可基本肯定。

2. 慢性阻塞性肺疾病(COPD):COPD的肺灌注显像表现为弥漫性散在的放射性减低区或缺损区,与肺通气显像基本匹配,与血流分布无一定关系。肺通气显像尚可见显像剂清除缓慢和放射性滞留。随着肺血管压力增高,还可出现肺动脉高压的影像特征。

肺灌注显像表现为两肺上部肺血流灌注增加，甚至超过两肺下部，形成"八"字形分布。

3. 支气管哮喘：肺通气显像可见肺叶或肺段的放射性减低或缺损，用支气管扩张药物后病情轻者重复显像，可见图像恢复正常。

第九节　消化道出血显像

一、原理

静脉注射显像剂 ^{99m}Tc 标记的红细胞（^{99m}Tc-RBC）后，大血管及血容量丰富的器官显影，而胃肠壁含血容量相对低，一般不显影。当胃肠壁因各种原因出现活动性出血病灶时，^{99m}Tc-RBC 从血管破裂处外逸进入胃肠道，在出血部位形成异常放射性浓聚区，据此可对消化道出血做出诊断和大致定位。

二、适应证

不明原因消化道出血的诊断与定位诊断（尤其是胃、十二指肠以下，乙状结肠以上的消化道出血），特别是在以下情况更具优势：

1. 胃镜或结肠镜无法达到的出血部位。
2. 临床上有持续出血症状，而常规检查不能确定出血部位者。
3. 血管造影结果可疑或为阴性。
4. 急性大量出血使内镜视野模糊。
5. 患者拒绝有创性或有痛苦的检查方法。
6. 小儿消化道出血。

三、显像方法

1. 显像剂：①^{99m}Tc-RBC。②^{99m}Tc-硫胶体、^{99m}Tc-植酸钠。
2. 受检者准备：患者一般无须特殊准备，在静脉注射显像剂前半小时，空腹口服过氯酸钾 200mg，减少胃黏膜摄取和分泌高锝酸盐。也可以在注射显像剂之前注射胰高血糖素，以降低小肠张力。检查前患者停止用止血药，特别是少量出血的患者。因为止血药常容易造成假阴性结果。
3. 检查方法：静脉注射显像剂后立即行动态采集，可在一段时间内重复显影直至发现病灶，必要时可做延迟显像。

四、结果分析

1. 正常影像

（1）^{99m}Tc-RBC 显像：腹部大血管和含血量多的肝、脾、肾显影，胃肠壁基本不显影。

（2）^{99m}Tc-硫胶体显像：腹部除肝脾显影较浓外，大血管和肾不显影。

2. 异常影像
(1) 血流期：腹腔内可见局限性点片状异常放射性分布。
(2) 血池期：腹部见局限性条片状示踪剂分布，放射性强度随时间延长而增高，并见移行。

五、临床应用

下消化道出血：腹部胃肠道区域出现小点片状浓聚影，且部位、形状不固定，随时间延长向肠道远端移行。

第十节　异位胃黏膜显像

一、原理

正常胃黏膜具有快速摄取 $^{99m}TcO_4^-$ 的特性，异位的胃黏膜同样具有这种特性，故在静脉注射 $^{99m}TcO_4^-$ 后异位胃黏膜可很快聚集 $^{99m}TcO_4^-$ 形成放射性浓聚灶而显影。

二、适应证

1. 下消化道出血疑有 Mickel 憩室和小肠重复畸形。
2. 小儿下消化道出血病因筛查。
3. 成人食管疾患的鉴别诊断。

三、显像方法

1. 显像剂：新淋洗的 $^{99m}TcO_4^-$。
2. 受检者准备：检查前禁食 4h 以上。为保证显像效果，不得使用过氯酸钾、水合氯醛等阻滞高锝酸盐吸收的药物以及阿托品等有抑制作用的药物或可刺激胃液分泌的药物。如检查前服用西咪替丁，可使胃黏膜摄取增加，提高阳性率。检查前排空大小便。
3. 显像方法：常规采集取仰卧位，在病灶显示最佳时，可根据需要加做侧位采集。注药后即可开始采集，根据情况可延迟至 1~2h，食管显像可于病灶显示后，饮水 200~300ml，重复显像。

四、结果分析

1. 正常影像：胃显影良好而肠不显影，肾影略现，膀胱影渐浓，胸腹部无固定的局限性放射性浓聚。
2. 异常影像：除正常显像位置以外，出现位置相对固定不变的显像剂浓聚灶或条索状浓聚影，尤其是在食管下段或小肠区出现显像剂异常浓聚，均提示为异常。

五、临床应用

1. Mickel 憩室：腹部若出现单个小圆形或近似小圆形的异常浓聚区，并与胃同时或迟于胃显影，位置固定，应诊断为 Mickel 憩室。

2. 小肠重复畸形：显像可见腹部尤其回肠部位异常条索肠袢状或团块状或者出现>4cm的大圆形异常浓聚，可诊断为小肠重复畸形。

3. Barrett食管：注入 $^{99m}TcO_4^-$ 后正常人食管不显影，如在贲门以上食管内出现异常显像剂浓聚，则可作为Barrett食管的诊断。

第十一节　肝胆动态显像

一、原理

静脉注入的肝胆显像剂，能被肝多角细胞摄取，继而分泌到毛细胆管，再经胆道系统排至肠道，可使胆道系统显影。

二、适应证

1. 诊断急慢性胆囊炎。
2. 鉴别诊断肝外胆道梗阻和肝内胆汁瘀积。
3. 鉴别诊断先天性胆道闭锁和新生儿肝炎。
4. 鉴别诊断胆总管囊肿等先天性胆道异常。
5. 诊断异位胆囊。
6. 了解肝胆功能。
7. 诊断十二指肠-胃胆汁反流。

三、显像方法

1. 常用显像剂：^{99m}Tc-EHIDA。
2. 受检者准备：受检者禁食12h。
3. 检查方法：静脉注射 ^{99m}Tc-EHIDA 185~370 MBq（5~10mCi）后，以帧/2~5min的速度采集60min。如欲了解胆囊收缩功能，可在胆囊充分显影时，嘱患者进食脂餐，观察胆囊收缩情况。若怀疑急性胆囊炎，胆囊持续不显影，则应延长显像时间至2~4h。

四、结果分析

1. 正常影像：自静脉注射同时至30~45s，心、肺、肾、大血管、肝脏依次显影。注射显像剂后1~3min肝影清晰，并继续增浓，15~20min达高峰，此后肝影逐渐消退，注射后5min胆管内即可出现放射性，随后胆道系统逐渐显影，15~20min胆囊开始显影并不断增大变浓，脂肪餐后迅速缩小，至80min时一般肝胆影像完全消退。

2. 异常影像：包括肝影出现及消退延迟、胆囊显影延迟或不显影、肠道放射性出现延迟或始终不显影等。

五、临床应用

1. 急性胆囊炎：注射显像剂后，肝、肝管、胆总管及肠道显影正常，而胆囊延迟至4h仍持续不显影。若注射显像剂后1h内胆囊显影，基本可以排除急性胆囊炎。

2. 慢性胆囊炎：肠道先于胆囊出现放射性是慢性胆囊炎患者的非特异性的征象；而大部分正常人，胆囊先于肠道显影。

3. 黄疸的鉴别诊断

（1）肝细胞性黄疸：肝影出现及消退延迟，肝肠通过时间延长，肠道放射性出现时间延迟，心影明显且消退缓慢。

（2）梗阻性黄疸：①部分梗阻：肝影出现时间正常，肠道内放射性出现延迟，梗阻近端的胆管影像明显且扩张。②完全梗阻：24h或更长时间内肠道内始终不出现放射性，胆囊和胆管往往不显影。

4. 新生儿胆道疾病的鉴别诊断

（1）先天性胆道闭锁：肝影正常出现，肠道内持续未见放射性。给患儿口服苯巴妥7~10d后再次显像，如24h后肠道内仍无放射性，则可诊断先天性胆道闭锁。

（2）新生儿肝炎：新生儿肝炎肝胆显像多表现为肠道放射性延迟或不出现放射性，一般苯巴妥试验胆汁促排有效。

5. 胆道梗阻和异位胆囊的诊断：肝内和肝外胆管梗阻时可见梗阻近端胆管变粗或呈囊状扩张；胆总管完全梗阻时肝胆显像肠道内不出现放射性，不全梗阻时肠道放射性出现延迟。若正常胆囊部位不见胆囊显影，而占位病变处却有 ^{99m}Tc-EHIDA 浓聚，且放射性变化符合胆囊影像变化规律即可确诊为异位胆囊。

第十二节 肝脏显像

一、原理

（1）肝胶体显像：静脉注入的放射性胶体颗粒约90%被肝脏单核吞噬细胞吞噬而使肝实质显影。当肝内有病变时，病变部位单核吞噬细胞功能减低或丧失，出现局部放射性稀疏或缺损区。

（2）肝动脉灌注和血池显像：由于正常肝脏血供25%来自肝动脉，75%来自门静脉，故在"弹丸"式静脉注射 ^{99m}Tc-RBC 后的肝动脉灌注期肝脏不显影，而在稍后的门静脉灌注期肝内放射性逐渐增高；当 ^{99m}Tc-RBC 在全身血循环中达平衡后，肝脏呈放射性均匀显影，即肝血池显像。

二、适应证

1. 肝内占位病变的诊断及鉴别诊断。
2. 协助诊断肝静脉阻塞综合征。

三、显像方法

1. 显像剂

(1) 肝胶体显像：^{99m}Tc-植酸钠、^{99m}Tc-硫胶体。

(2) 肝血流灌注和血池显像：^{99m}Tc-RBC。

2. 检查方法

(1) 肝胶体显像：受检者无须特殊准备，受检者取仰卧位，静脉注射显像剂后15min后开始显像。

(2) 肝血流血池显像：受检者无须特殊准备，"弹丸"式注药后即刻开始动态显像，常规平衡后血池相于注药后5min、15min和30min各进行一次静态影像。延迟相于注药后1.5~2h进行静态影像，必要时延至4~6h。其采集和处理方法同肝胶体显像。

四、结果分析

1. 正常影像

(1) 肝胶体显像表现为肝脏放射性分布基本均匀。

(2) 肝血流血池显像腹主动脉显影后6~8s为肝动脉灌注期，肝区放射性极少；以后肝脏逐渐显影，放射性分布基本均匀，为门静脉灌注期；30min或更长时间后，肝脏放射性分布基本均匀，强度一般低于心血池影和脾影。

2. 异常影像

(1) 位置异常；形态异常；放射性分布异常。

(2) 血流期动脉灌注提前；平衡期占位病变呈放射性增高区；脾脏内见异常放射性缺损或增高区。

五、临床应用

主要用于肝内占位的定性诊断。

1. 肝血管瘤的诊断：肝血管瘤在肝实质显像可见单发或多发的放射性减淡缺损区；肝血池显像表现为相应部位的放射性"过度填充"，即局部放射性明显高于周围正常肝组织。

2. 肝恶性肿瘤的诊断：原发性肝癌肝实质显像可见肝内单发放射性减淡缺损区；肝动脉灌注显像阳性；肝血池显像示相应局部"一般填充"，即其放射性浓度与周围正常肝脏基本相同或稍减低。肝转移癌肝实质显像常表现为多发放射性减淡缺损区，极少数为单发；肝动脉灌注显像常为阴性；肝血池显像常表现为病变局部血池"一般填充"。

3. 肝内其他良性病变的诊断：单发性肝囊肿及多囊肝肝实质显像可见单发或多发放射性减淡缺损区；肝动脉灌注显像阴性；肝血池显像局部"不填充"，即无放射性分布。

第十三节 唾液腺显像

一、原理

唾液腺小叶内导管上皮细胞具有从血液中摄取和分泌 $^{99m}TcO_4^-$ 的功能，静脉注射的 $^{99m}TcO_4^-$ 随血流到达唾液腺，被小叶细胞从周围毛细血管中摄取并积聚于腺体内，并在一定的刺激下分泌出来，随后逐渐分泌到口腔。因而在体外对唾液腺进行显像，可了解唾液腺位置、大小、形态和功能情况。

二、适应证

1. 唾液腺功能的判断，如干燥综合征的诊断、唾液腺手术后残留腺体或移植唾液腺功能的判断。
2. 占位性病变的诊断，如淋巴乳头状囊腺瘤的诊断等。
3. 异位唾液腺的诊断等。

三、显像方法

1. 显像剂：$^{99m}TcO_4^-$。
2. 受检者准备：检查前禁用阿托品和过氯酸钾等药物。应在腮腺X线造影之前或在造影后数日行唾液腺显像检查。
3. 检查方法：静脉注射 $^{99m}TcO_4^-$ 185 MBq（5mCi），5min、10min、20min、40min行前位及左右侧位静态显像。需要观察唾液腺功能时尚可行动态显像，随后口含维生素C 300~500mg（刺激唾液腺分泌）后继续显像。

四、结果分析

1. 正常影像：前位可见腮腺及颌下腺显影清晰，轮廓完整，放射性分布均匀，两侧大小、位置对称，口腔内见少量放射性分布，侧位腮腺影像为上宽下窄的卵圆形，颌下腺为圆形。酸刺激后影像，可见唾液腺内放射性分布明显减少，而口腔内放射性分布显著增加。
2. 异常影像：唾液腺功能受损时表现为唾液腺显影减淡甚至不显影，酸刺激后唾液腺影像减淡速度减慢甚至无变化。

五、临床应用

1. 干燥综合征：唾液腺摄取放射性明显减少甚至不显影。口腔内放射性也明显减少，给予酸刺激后，仍不见放射性明显增高，唾液腺影像无明显变化。
2. 淋巴乳头状囊腺瘤（Warthin瘤）：唾液腺显像可见Warthin瘤局部放射性明显增高，酸刺激唾液分泌前，腺淋巴瘤内放射性浓聚可表现为"热"结节，排空期显像仍可见"热"结节。

第十四节 食管通过时间测定

一、原理

吞食放射性核素标记液体或食物,对其吞咽后通过食管的全过程进行动态显像,并计算食管通过时间及通过率,从而了解食管通过功能。

二、适应证

1. 原发性食管运动功能障碍性疾病,如贲门失弛缓症、弥漫性食管痉挛等。
2. 继发性食管运动功能障碍性疾病,如硬皮病、糖尿病合并周围神经病变等。

三、显像方法

1. 显像剂:^{99m}Tc-硫胶体 18.5~37 MBq(0.5~1mCi)溶于15ml水中。
2. 受检者准备:受检者禁食4~12h。
3. 检查方法:口含^{99m}Tc-硫胶体,做一次快速吞咽,即刻显像。获得全食管通过时间及分段(上、中、下)通过时间和5min内食管通过率。

四、结果分析

参考值:全食管通过时间(TETT)为6.48±1.31s;上段为3.37s,中段为4.46s,下段为5.44s,5min食管通过率为97.6%±0.11%。

五、临床应用

1. 贲门失弛缓症:由于食管运动障碍及贲门括约肌的失弛缓,放射性滞留在食管中、下段,胃内无放射性,食管通过时间明显延缓,总时间>55s,5min食管通过率<50%。
2. 硬皮病:硬皮病食管较僵直,失去正常生理弯曲,但通过时间及百分率正常。
3. 弥漫性食管痉挛:食管通过率降低,显像剂滞留于食管内,通过曲线呈高波的痉挛曲线。
4. 食管梗阻:显像剂滞留于梗阻平面以上,梗阻所在节段的通过时间明显延长,而其他节段正常。

第十五节 胃食管反流测定及显像

一、原理

口服不被食管和胃黏膜吸收的酸性显像剂入胃后,上腹部加不同的压力,同时对胃和食管下段进行连续动态显像,根据食管下段是否出现放射性及其与压力的关系,即可判断有无胃-食管反流及反流程度。

二、适应证

反流性食管炎、食管狭窄、胃灼热和反酸、小儿反复吸入性肺炎、婴幼儿不明原因的呕吐、慢性肺部感染的病因诊断。

三、显像方法

1. 显像剂:^{99m}Tc-SC 或 ^{99m}Tc-DTPA 14.8~37 MBq(0.4~1mCi)加入150ml橘子汁和150ml(0.1mol/L)HCl中。婴幼儿检查时将上述显像剂加入牛奶中,牛奶量按300ml/1.7m²体表面积计算,活度7.4~11.1MBq(200~300μCi)。
2. 受检者准备:成人受检者空腹4~12h。
3. 检查方法:在受检者腹部缚带压力装置的腹带或者缚普通腹带,在其下面放置血压计的充气胶囊,连接血压计。3min内饮完备好的饮料。10~15min后开始采集。腹部从0~13.3kPa逐级加压,每加压一次显像一次。婴幼儿显像时可不加腹压,以1帧/2min的速度动态显像至1h。用ROI技术计算出不同压力的胃食管反流指数(GERI)。

四、结果分析

正常情况下,食管内无放射性,腹部加压0~13.3kPa贲门及食管下段仍无放射性,GERI<4%。

五、临床应用

反流性食管炎:当上腹部给或不给压力时,食管下段即出现放射性,并随压力增加而增多。

第十六节 胃排空测定及显像

一、原理

口服不被胃黏膜吸收或吸附的显像剂后,经胃蠕动排入肠道,从胃内放射性下降可算出胃排空时间以了解胃的运动功能。

二、适应证

1. 胃正常生理功能的评价。
2. 胃排空障碍原因的探讨。
3. 药物及手术治疗的疗效观察和随访。

三、显像方法

1. 显像剂:显像剂分 ^{99m}Tc-硫胶体或 ^{99m}Tc-DTPA 做成的固体或液体试验餐。

2. 检查方法：受检者空腹12h，5min内全部吃完固体或液体试验餐，并以1帧/5min的速度采集2h，用ROI技术算出食物胃半排空时间和排空率。

四、结果分析

正常人卧位脂餐的胃半排空时间平均为50min，卧位煎鸡蛋餐的胃半排空时间平均为100min左右。液体食物胃半排空时间为10~20min。

五、临床应用

功能性消化不良：表现为固体食物的胃排空障碍，胃排空显像表现为胃排空延迟。

第十七节 十二指肠胃反流测定及显像

一、原理

静脉注射放射性核素肝胆显像剂后，经由肝脏快速摄取并分泌入胆道，继而排至十二指肠。十二指肠胃反流的患者，可见显像剂随十二指肠液进入胃内，胃区可见异常放射性出现。

二、适应证

1. 慢性胃炎、胃切除术后残胃胃炎、胃溃疡、胃癌、反流性食管炎及某些消化不良疾病与胆汁反流的关系。
2. 观察十二指肠胃反流治疗的效果。

三、显像方法

1. 显像剂：^{99m}Tc-EHIDA，111~185MBq（3~5mCi）。
2. 检查方法：受检者空腹4h以上，检查方法同肝胆显像。待胆总管及十二指肠显影时，饮奶300ml或2个油煎鸡蛋促胆汁排泄，以后每10min采集1帧至60min。用ROI技术计算出十二指肠胃反流指数（EGRI）。

四、结果分析

1. 正常影像：正常胃区无放射性，饮奶后40~50min仍无放射性出现或出现极少量放射性。
2. 异常影像

（1）轻度反流：胃区内有少量放射性分布，胃形态不明显，一般在口服牛奶40~50min出现，胆汁反流指数<5%。

（2）中度反流：胃区内有明显放射性分布，胃边界尚清晰，但形态不完整，并可滞留约60min，一般在口服牛奶后30~40min出现，胆汁反流指数5%~10%。

（3）重度反流：胃区内可见明显显像剂浓聚，胃边界清晰且形态完整，有时可见液平,并可滞留60min以上,胆汁反流指数>10%。

五、临床应用

胆汁反流性胃炎:放射性药物进入十二指肠后见到胃显影。

第十八节 甲状腺摄 ^{131}I 功能测定

一、原理

碘是甲状腺合成甲状腺激素的原料之一,甲状腺具有摄取和浓聚碘的能力,放射性的 ^{131}I 与稳定性碘具有相同的生化性质和生物学特性,也能被摄取并参与甲状腺激素的合成,其被摄取的量和速度与甲状腺功能密切相关。将 ^{131}I 引入受检者体内,利用甲状腺功能探测仪器测定甲状腺部位放射性计数的变化,可以了解 ^{131}I 被甲状腺摄取的情况,从而判断甲状腺的功能。

二、适应证

1. 甲状腺功能亢进症 ^{131}I 治疗前投药剂量的计算。
2. 甲状腺功能亢进症和甲状腺功能减退症辅助诊断。
3. 亚急性甲状腺炎或慢性淋巴细胞性甲状腺炎的辅助诊断。
4. 了解甲状腺的碘代谢或碘负荷情况,鉴别诊断高碘和缺碘性甲状腺肿。

三、禁忌证

1. ^{131}I 可以通过胎盘屏障进入胎儿血液循环,故妊娠期妇女禁用此检查。
2. ^{131}I 可以通过乳汁分泌,故哺乳期妇女服用 ^{131}I 后,需停止哺乳3天。

四、检查方法

1. 受检者准备:停服含碘食物及含碘、影响甲状腺功能的药物,如含碘药物、碘造影剂、甲状腺激素、抗甲状腺药物、肾上腺皮质激素、避孕药、抗结核药等,测定前应根据食用和服用量停用一定时间后(一般为2~6周)方可进行此项检查。
2. 检查当日空腹口服 ^{131}I 溶液或胶囊 74~370kBq(2~10μCi),另取等量的 ^{131}I 放入颈部模型中作为标准源。服药后继续禁食2h。于服药后2h、4h、6h、24h分别测量甲状腺部位、标准源以及本底的计数率。用以下方法计算出四个时间点的甲状腺摄 ^{131}I 率:

$$\text{甲状腺摄}^{131}\text{I率}(\%) = \frac{\text{甲状腺部位计数} - \text{本底}}{\text{标准源计数} - \text{本底}} \times 100\%$$

以时间为横坐标,各时间点的摄 ^{131}I 率为纵坐标,绘制摄 ^{131}I 率曲线。

五、结果分析

正常人甲状腺摄^{131}I率随时间延长逐渐上升，24h左右达到高峰。摄^{131}I率的一般参考值为：2h为10%~30%，4h为15%~40%，24h为25%~60%。各地区膳食结构、生活环境及测量仪器和方法不同而存在差异。

六、临床应用

1. 甲状腺功能亢进的辅助诊断：典型甲亢患者摄^{131}I率增高，摄^{131}I率高峰出现在24h以前。注意不能以摄^{131}I率高低作为判断甲亢病情轻重的依据，也不能作为甲亢治疗后短期内的疗效判断依据，见图12-18-1。

2. 甲状腺功能减退的辅助诊断：各个时限摄^{131}I率均减低，且摄^{131}I率高峰后延。但诊断甲减仍需结合血清TSH和T_4值等进行综合分析。

3. 其他甲状腺疾病的辅助诊断：缺碘性甲状腺肿和单纯性甲状腺肿的摄^{131}I率增高，但无高峰前移；急性或亚急性甲状腺炎时摄^{131}I率多低于正常，而血清FT_3和FT_4常增高；慢性甲状腺炎，特别是慢性淋巴性甲状腺炎，摄^{131}I率可正常、偏低或略高。

4. 辅助甲亢^{131}I治疗剂量的计算及疗效预测。

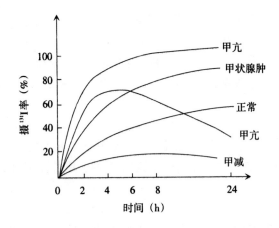

图12-18-1 正常和甲状腺疾病的摄^{131}I率曲线

第十九节　甲状腺静态显像

一、原理

正常甲状腺组织具有摄取和浓聚碘的功能，将放射性碘引入人体后，可被有功能的甲状腺组织摄取，用于激素合成。锝与碘属同族元素，且$^{99m}TcO_4^-$与^{131}I同为负一价离子，在性质上有相似之处，也可被甲状腺组织摄取，且被摄取的量和速度与甲状腺功能有关。故也可用$^{99m}TcO_4^-$进行甲状腺显像。

二、适应证

1. 了解甲状腺的位置、大小、形态及功能状态和重量的估算。
2. 甲状腺结节的诊断与鉴别诊断。
3. 异位甲状腺的诊断。
4. 寻找甲状腺癌转移病灶,以助选择治疗方案,评价 ^{131}I 治疗效果。
5. 判断颈部肿块与甲状腺的关系。
6. 甲状腺炎的辅助诊断。
7. 甲状腺术后残余组织及其功能的估计。

三、禁忌证

妊娠、哺乳期妇女禁用 ^{131}I 行甲状腺显像,哺乳期妇女使用 $^{99m}TcO_4^-$ 需停止哺乳 48h 以上。

四、显像方法

1. 常用显像剂

(1) $^{99m}TcO_4^-$:111~185Mbq(3~5mCi)。

(2) Na^{131}I:1.85~3.7MBq(50~100μCi)。若为寻找甲状腺癌转移灶,则用量 74~148MBq(2~5mCi)。

2. 受检者准备:用 ^{131}I 进行显像时,应停服含碘食物及影响甲状腺功能药物 1 周以上,检查当日空腹。若用 $^{99m}TcO_4^-$ 进行显像,则无须特殊准备。

3. 检查方法

(1) 甲状腺 $^{99m}TcO_4^-$ 显像:静脉注射显像剂后 20~30min 进行甲状腺显像。常规采集前位像,必要时采集斜位或侧位图像。

(2) 甲状腺癌转移灶和异位甲状腺显像:空腹口服 ^{131}I 后 24h 行颈部甲状腺和异位甲状腺显像,范围包括颈部和胸骨后。寻找甲状腺癌转移灶显像时,空腹口服 ^{131}I 后 24~48h 进行全身显像或颈区局部显像,必要时加做 72h 显像。

五、结果分析

1. 正常影像:正常甲状腺位于颈前,前位影像呈蝴蝶形,分为左右两叶,两叶的下部常相连为峡部。两叶平均长约 4.5cm,宽约 2.5cm。双叶内放射性分布基本均匀,周边部影像较淡。正常甲状腺的形态变异较大,表现为两叶大小或形态不一致,甚至可以先天性一叶缺如。在部分人还可以见到锥体叶显影,该叶多位于峡部或一叶的上方,影像常较双叶影像淡。

2. 异常影像:主要包括位置、大小、形态、放射性摄取和分布异常。

六、临床应用

1. 异位甲状腺的诊断:异位甲状腺多见于胸骨后、舌根部、舌骨下和喉前,偶见于心包、心内和卵巢等处。

2. 甲状腺结节的诊断和鉴别诊断：根据甲状腺影像中结节所在部位的放射性高低，常将其分为热、温、冷、凉四类结节。

（1）"热"结节：结节所在部位放射性增浓，高于周围正常甲状腺组织，周围甲状腺组织显影差，甚至不显影。"热"结节多见于甲状腺高功能腺瘤。"热"结节绝大部分为良性病变，恶变概率很小，约为1%。

（2）"温"结节：结节部位放射性分布与正常甲状腺影像相近，功能也接近正常组织。多见于甲状腺腺瘤、结节性甲状腺肿、慢性淋巴性甲状腺炎、亚急性甲状腺炎恢复期。甲状腺癌也可表现为"温"结节。"温"结节恶变概率约为4%。

（3）"冷"结节和"凉"结节："冷"结节表现为放射性缺损区，结节基本上无甲状腺功能；"凉"结节表现为放射性减淡区但高于本底，结节功能低于正常甲状腺组织。"冷"结节和"凉"结节无本质区别，均可见于甲状腺囊肿、甲状腺腺瘤囊性变或出血、甲状腺癌、结节性甲状腺肿、亚急性甲状腺炎急性期、慢性淋巴性甲状腺炎、甲状腺结核等。一般单发"冷"结节、"凉"结节恶变概率为7.2%~54.5%；多发"冷"结节、"凉"结节恶变概率为0~18.3%。

3. 甲状腺癌：结节通常表现为"冷"结节，为进一步确定其良恶性，可行肿瘤阳性显像，甲状腺结节若在甲状腺显像中表现为"冷"结节或"凉"结节，在肿瘤阳性显像中表现为浓聚区，高度提示为恶性肿物。常用显像剂为 $^{99m}Tc-MIBI$。

4. 弥漫性毒性甲状腺肿（Graves病）：甲状腺可弥漫性增大，腺体内显像剂分布浓聚且均匀，而唾液腺常显影不清。

（1）毒性结节性甲状腺肿（Plummer病）：腺体外形可增大，形态不规则，变形，腺体内放射性分布不均匀，可见多发的冷热结节，余甲状腺显影淡。

（2）功能自主性甲状腺腺瘤：腺瘤呈"热"结节，正常甲状腺组织由于功能受抑，影像不同程度减淡。若正常甲状腺组织功能完全受抑，则正常组织不显影，只见腺瘤的团状放射性浓聚影。

（3）亚急性甲状腺炎：可见受累部位呈放射性分布减低，仅累及局部的可见局灶性放射性减低区，此时血清甲状腺素水平增高或摄 ^{131}I 率减低可不明显。也可表现为单发或多发的冷（凉）结节。若累及整个甲状腺时，甲状腺可不显影或略高于周围本底。

第二十节 甲状旁腺显像

一、原理

功能亢进的甲状旁腺组织对 $^{99m}Tc-MIBI$ 的摄取高于正常甲状腺组织，而洗脱速度明显慢于周围甲状腺组织，进行早期显像和延迟显像，比较两次影像的变化可以诊断功能亢进的甲状旁腺病灶。

二、适应证

1. 甲状旁腺功能亢进症、甲状旁腺增生的辅助诊断。

2. 甲状旁腺瘤定位、异位甲状旁腺的诊断。

三、显像方法

1. 常用显像剂：^{99m}Tc-MIBI。
2. 检查方法：目前常用^{99m}Tc-MIBI双时相法，显像前无须特殊准备。静脉注射^{99m}Tc-MIBI 370 MBq（10mCi）15~30min后行早期显像，2~3h后行延迟显像。其早期影像主要反映甲状腺组织，2~3h的延迟影像可反映功能亢进的甲状旁腺组织。

四、结果分析

功能正常的甲状旁腺不显影。双时相法显像仅见甲状腺显影，颈部无异常浓聚灶；甲状旁腺功能亢进或组织增生时可见病变处显像剂分布异常浓聚。

五、临床应用

甲状旁腺腺瘤或增生的辅助诊断：早期相表现为甲状腺区域或甲状腺以外区域（异位甲状旁腺分布区域）的放射性增高区，延迟相显影更清晰，正常甲状旁腺未见显影，是典型的甲状旁腺腺瘤或增生的定位显像。

第二十一节 肾上腺皮质显像

一、原理

胆固醇是肾上腺皮质合成皮质激素的原料，其被摄取的数量及速度与皮质功能有关，将放射性核素标记的胆固醇类似物引入体内后，同样能被肾上腺皮质所摄取并参与激素的合成。因此，通过肾上腺皮质显像可以显示肾上腺皮质的位置、形态、大小及其功能状态，有助于诊断某些肾上腺疾病。

地塞米松抑制试验：肾上腺皮质的功能受垂体分泌的促肾上腺皮质激素（ACTH）调节，同时血中糖皮质激素的水平对垂体有负反馈调节作用。口服地塞米松后，ACTH分泌减少，肾上腺皮质功能随之减低。肾上腺皮质腺瘤的功能多为自主性，因而不受抑制。地塞米松抑制试验用于鉴别肾上腺皮质增生和腺瘤。

二、适应证

1. 临床诊断为Cushing综合征、原发性醛固酮增多症需明确病变的类型以及病变部位。
2. 了解肾上腺术后残留腺体的功能及有无复发。
3. 了解移植后的肾上腺组织的功能。

三、显像方法

1. 常用显像剂：^{131}I-6-碘胆固醇 74~111MBq（2~3mCi）。

2. 检查前准备

(1) 停用影响肾上腺皮质功能的药物（如ACTH、地塞米松、甲吡酮、降胆固醇药、安体舒通等）至少2周。

(2) 检查前3d开始口服复方碘溶液封闭甲状腺。

(3) 显像前1d晚上口服缓泻剂以减少肠道影像的干扰。

3. 检查方法

(1) 常规显像：静脉注射显像剂后3~5d开始显像，观察7~9d，若显像仍不清楚或肝影较浓可延至第11d。

(2) 地塞米松抑制试验：显像至少要在常规肾上腺皮质显像后1个月进行。第2次注射显像剂前2d开始口服地塞米松，直至显像结束。显像方法同常规显像。对比两次显像，皮质影像无明显变化者为不受抑；服药后皮质影像较前次显像明显减淡者为受抑。

四、结果分析

多数情况下，注射显像剂后第3d肾上腺开始显影，第5~9d影像清晰。肾上腺位于肋脊角水平稍上方，右侧肾上腺位置常高于左侧。右侧肾上腺多呈圆形或锥形，左侧肾上腺多呈椭圆形或半月形。右侧肾上腺多较左侧浓。地塞米松抑制试验双侧均受抑。

五、临床应用

各种肾上腺功能亢进性疾病的病因诊断和疗效观察：肾上腺皮质的球状带、束状带和网状带功能亢进可引起不同的疾病，如原发性醛固酮增多症、皮质醇增多症和肾上腺性征异常症。病因可为皮质增生，也可由肾上腺肿瘤（腺瘤、腺癌等）引起。肾上腺皮质显像能够鉴别增生、腺瘤及腺癌，有助于疾病病因的诊断。皮质增生多为双侧，表现为双侧显影提前，影像增大增浓，地塞米松试验双侧均受抑；皮质腺瘤表现为腺瘤影像浓，且不受地塞米松抑制，对侧肾上腺影像减淡或不显影；皮质腺癌的表现是肿物侧肾上腺不显影，而对侧肾上腺显影正常。

第二十二节 肾上腺髓质显像

一、原理

间位碘代苄胍类化合物是一类肾上腺能神经元阻滞剂，可选择性作用于肾上腺素能神经元受体，而肾上腺髓质富含肾上腺素能受体。放射性碘标记的MIBG能够使肾上腺髓质及其他富含肾上腺素能受体的组织和器官（如心肌、脾脏、腮腺等）显影，用以诊断嗜铬细胞瘤等肾上腺疾病。

二、适应证

1. 嗜铬细胞瘤的定位诊断。
2. 确定恶性嗜铬细胞瘤转移灶的部位及范围。

3. 肾上腺髓质增生的辅助诊断。
4. CT或超声显像有可疑的肾上腺病变，须进一步提供病变性质和功能状态者。
5. 嗜铬细胞瘤术后残留病灶或复发病灶的探测。
6. 成神经节细胞瘤及其他神经内分泌肿瘤的辅助诊断。

三、显像方法

1. 常用显像剂：^{131}I-MIBG 成人剂量 37~74MBq（1~2mCi）。
2. 受检者准备

（1）检查前3d开始口服复方碘溶液，每日3次，每次5~10滴，直至检查结束，以封闭甲状腺。

（2）检查前1周停用酚苄明（苯苄胺）、利血平、苯丙胺（安非他明）、可卡因、苯丙醇胺（去甲麻黄碱）、生物碱、6-羟基多巴胺、胰岛素及三环抗抑郁剂等药物。

（3）显像前1d晚上，服用缓泻剂清洁肠道。显像前排尿，以减少膀胱影像的干扰。

3. 检查方法：缓慢静脉注射^{131}I-MIBG，注射时间应＞30s，注射显像剂后24h和48h（必要时72h）进行显像；最后一次显像结束时，如果对病灶定位有困难时，可应用小剂量肾脏显像剂（如^{99m}Tc-DMSA或DTPA）做肾显像；断层显像于注射显像剂后24h进行。

四、结果分析

正常肾上腺髓质多不显影或稀疏显示，只有10%~20%的肾上腺髓质在48~72h显像时显影，且影像小而模糊。心肌、脾脏、腮腺常显影，肝脏、肾脏及膀胱影像较浓。

五、临床应用

1. 嗜铬细胞瘤：一般注射显像剂后24h肿瘤即可显影，随着本底的降低，影像会更加清晰，当病灶中心放射性减低或缺损时，提示病灶局部有出血坏死或囊性变；恶性嗜铬细胞瘤多发转移表现为全身多发异常放射性增高或浓聚区。

2. 肾上腺髓质增生：一般注射^{131}I-MIBG 48h后出现双侧肾上腺髓质显影清晰，提示肾上腺髓质功能增强，有时也可呈单侧肾上腺显影。

第二十三节　肾图

一、原理

静脉注射由肾小球滤过或肾小管上皮细胞摄取、分泌而不被重吸收的放射性示踪剂，用肾图仪的两个探头在体外连续记录其到达和经过双肾滤过或摄取、分泌及排泄的全过程，并描记双肾区的时间活性曲线，即常规肾图。

二、适应证

1. 了解肾功能。

2. 上尿路梗阻的诊断。
3. 肾实质受损和尿路梗阻的鉴别。
4. 肾移植的监护。
5. 肾血管性高血压的筛选。

三、显像方法

1. 常用显像剂：^{131}I-OIH 0.185~0.37MBq（5~10mCi）。
2. 受检者准备：检查当日常规饮水200ml，显像前排空膀胱。
3. 检查方法：一般取坐位，亦可取俯卧位或仰卧位。静脉"弹丸"样注射显像剂，立即由肾图仪自动描记20min，得到左、右肾区的时间放射性曲线即肾图。

四、结果分析

1. 正常影像：正常肾图曲线分为放射性出现段（a段）、示踪剂聚集段（b段）和排泄段（c段）。

a段：静脉注射示踪剂后10s左右出现陡然上升的a段，此段为血管段，时间短，约30s，其高度在一定程度上反映肾动脉血流灌注的情况。

b段：是继a段之后的斜行上升段，峰时多在3~5min，其上升斜率和高度与肾血流量、肾小球滤过功能和肾小管上皮细胞摄取、分泌功能有关，直接反映肾皮质功能，即肾小球和肾小管功能。

c段：b段之后的下降段，下降斜率与b段上升斜率相近，该段反映示踪剂经肾集合系统排入膀胱的过程，其下降快慢与尿流量和上尿路通畅程度有关。在尿路通畅情况下也反映肾功能。两侧肾图的形态和高度基本相似。

2. 异常影像及临床意义：

（1）持续上升型：a段基本正常，b段持续上升，未见下降的c段。此型出现在单侧者，多见于急性上尿路梗阻；出现在双侧者，多见于急性肾功衰竭。

（2）高水平延长型：a段基本正常，b段斜率降低，上升较慢，此后基本维持在同一水平，未见明显下降的c段。多见于上尿路梗阻伴明显肾盂积水、肾功能受损者。

（3）抛物线型：a段正常或稍低，b段上升缓慢，峰时后延，c段下降缓慢，峰形圆钝。主要见于脱水、肾缺血、肾功受损、上尿路引流不畅伴轻、中度肾盂积水。

（4）低水平延长型：a段低，b段上升不明显，基本维持在同一水平。常见于肾功能严重受损和急性肾前性肾衰竭，也可见于慢性上尿路严重梗阻。

（5）低水平递降型：a段低，无b段，放射性递减，且较健侧同一时间计数低。见于肾功能极差或无功能，肾缺如或肾切除。

（6）阶梯状下降型：a、b段基本正常，c段呈规则的或不规则的阶梯状下降。见于输尿管尿反流和因疼痛、精神紧张、尿路感染、少尿或卧位等所致的上尿路痉挛。

（7）单侧小肾图：较对侧正常肾图明显缩小，但其形态正常，a、b、c段都存在。

第二十四节 肾动态显像

一、原理

静脉注射经肾小球滤过或肾小管分泌而不被重吸收的放射性药物且迅速随尿流排出的显像剂，用SPECT或γ照相机快速动态采集双肾的放射性影像，可以依次观察到肾动脉灌注影像和肾实质影像，之后显像剂随尿液流经肾盏、肾盂和输尿管而到达膀胱，这些部位依序显影。

二、适应证

1. 肾实质功能评价。
2. 上尿路梗阻诊断。
3. 协助诊断肾血管性高血压。
4. 肾内占位性病变的鉴别。
5. 移植肾的监护。

三、显像方法

1. 常用显像剂
（1）肾小球滤过型：^{99m}Tc-DTPA，用量185~740 MBq（5~20mCi）。
（2）肾小管分泌型：^{99m}Tc-EC 或 ^{99m}Tc-MAG3，用量296~370 MBq（8~10mCi）；^{131}I-OIH，用量11.1~18.5MBq（0.3~0.5mCi）。
2. 受检者准备：检查前30~60min常规饮水300~500ml，显像前排空膀胱。^{131}I标记物为显像剂时，检查前1d口服复方碘溶液10滴，检查后再服2d。
3. 检查方法：肘静脉"弹丸"样快速注射示踪剂，立即以3s/帧速度显像，共20帧；然后改变采集速度至30s/帧，采集至20min。同时以计算机采集，描绘肾时间-放射性曲线，求测分肾峰时、肾脏指数、清除率等指标。

四、结果分析

正常影像如下：
（1）肾血流灌注影像：腹主动脉上段显影后2~4s，两侧肾动脉几乎同时显影，随后出现肾影，并逐渐清晰。双肾影形态完整，放射性分布基本均匀。两侧基本对称。两侧肾影出现的时间差<2s，峰值差<25%。
（2）肾动态影像：肾脏血流灌注相后，肾影逐渐增浓，2~4min时双肾影最浓，影像完整清晰，放射性分布均匀，为肾实质影像。3~5min后，可见肾盏、肾盂内放射性逐渐浓聚。随着肾盂放射性浓聚，肾皮质影像逐渐减淡，随后膀胱影像逐渐明显，至20~40min时肾影基本消退，大部分显像剂集中在膀胱内。
（3）肾小球滤过率（GFR）测定：GFR是指单位时间内从肾小球滤过的血浆容量

(ml/min)，它是反映肾脏滤过功能的直接指标。总肾 GFR 的正常参考值：男性：（125±5）ml/mim；女性：（115±15）ml/mim。相对分肾功能以分肾 GFR 在总肾 GFR 中所占的百分比判断，正常范围：42%~58%。随着年龄增长，GFR 有所下降。

（4）肾有效血浆流量的测定（ERPF）：ERPF 是指单位时间内流经肾单位的血浆流量。参考值为 600~750ml/min，正常值与年龄有关。

五、临床应用

1. 肾实质功能的评价：肾功能受损时肾动态显像患肾血流灌注及肾实质影像减淡，肾实质出现和消退延迟；有时可表现为"倒相"；GFR 和（或）ERPF 值下降。当测得 GFR 为 15ml/min 以下时，则应开始透析治疗。

2. 上尿路梗阻的诊断和疗效判断：上尿路梗阻时肾动态显像中的典型影像特点是肾盏、肾盂扩张显影，放射性浓聚、消退延缓，有时可见梗阻上方输尿管扩张显影。肾动态显像和肾图还可用于治疗后的随访。

3. 肾血管性高血压的筛选：表现为患侧肾动脉灌注不良，肾实质影像小且淡、显影和消退延缓，多伴有肾功受损。利尿试验可鉴别非梗阻性上尿路扩张与机械性上尿路梗阻。

4. 肾移植术后的监测：肾移植术后急性肾小管坏死（ATN）大多数发生在 24h 内，肾动态显像示肾动脉灌注仅轻度减少，但肾实质摄取明显低下，表现为典型的肾动脉灌注显像浓于肾实质影像，且膀胱内长期无放射性；急性排异大多发生在术后 5d 至 3 个月之内，肾动态显像见肾动脉灌注明显减少，肾摄取显像剂少而慢，清除也延迟，动脉灌注较实质功能受损严重；慢性排异发生在术后几个月至数年，表现为肾动脉灌注及肾实质摄取均减少，肾影缩小且显影延迟。肾移植术后肾动脉闭塞和肾静脉阻塞，均表现为无动脉灌注。尿漏表现为泌尿系以外出现放射性浓聚。肾移植后如肾图逐渐恢复正常，表明移植成功；移植后肾图呈无功能或严重受损图形，提示肾缺血或坏死；肾图持续上升，而膀胱内放射性很少，可能为上尿路梗阻，也可能为 ATN 或急性排异，需行肾动态显像进一步鉴别。

第二十五节　全身骨显像

一、原理

骨显像剂经静脉注射随血流到达全身骨骼，与骨骼组织中的羟基磷灰石晶体离子交换或化学吸附而分布于骨骼组织。局部骨骼对显像剂的摄取，与该局部骨血流灌注量和骨盐代谢水平成正比。

二、适应证

1. 有恶性肿瘤病史，早期寻找骨转移灶，以及转移灶治疗后随诊。
2. 原发骨肿瘤，评价病灶侵犯范围、转移及复发情况。

3. 临床可疑代谢性骨病的辅助诊断。
4. 骨痛的筛查。
5. 早期骨髓炎的诊断和鉴别诊断。
6. 缺血性骨坏死的辅助诊断。
7. X线检查未能确定的隐匿性骨折。
8. 移植骨的血供和存活情况评价。
9. 骨关节疾病的辅助诊断。
10. 人工关节置换后随访。

三、显像方法

1. 常用显像剂：^{99m}Tc-MDP 740~925 MBq（20~25 mCi）。
2. 受检者准备：静脉注射显像剂后，嘱咐受检者多饮水。成年人在注射显像剂后2h内饮水应达到500~1 000ml，多次排尿，检查前先排净尿液，以减少膀胱对图像的影响，注意不要让尿液污染患者的衣物和身体。请患者摘除金属物品。显像前24h内不做消化道造影。因疼痛而不能卧床者，先给注射镇痛药物。注药后3~6h行全身一次性显像。
3. 检查方法：依图像采集部位和方式不同，分为：
（1）全身骨显像和局部骨显像；
（2）平面骨显像和断层骨显像；
（3）三相骨显像：包括血流相、血池相和延迟相。

四、结果分析

1. 正常影像：正常的全身骨骼显像清晰，放射性分布左右对称，不同部位的骨骼因其结构、代谢活性和血供状态的差异，放射性分布浓度亦有差异。通常松质骨或扁平骨及长骨的骨骺端能摄取较多的显像剂，而密质骨或长骨的骨干摄取的显像剂较少，故前者较后者显影清晰。质量好的图像应能清晰分辨肋骨和椎骨，软组织不显影，肾脏及膀胱可见显影。儿童与正常成年人骨影像有区别。在正常儿童四肢长骨发育期，骨骺和骨化中心周围的软骨钙化带都表现为放射性增高带，为正常骨影像表现。
2. 正常变异：骨骼影像存在相当多的正常变异，如颅骨放射性不均匀；胸骨影呈多样性；肋软骨钙化；甲状软骨钙化；脊柱融合不良致局部减淡缺损区；两侧肱骨三角肌粗隆不对称等。正确识别骨影像的正常变异，有助于对疾病的诊断。
3. 异常影像
（1）骨异常放射性增高或浓聚区：是最常见的骨骼影像异常表现。可出现在骨组织血供增加、代谢活跃或产生骨质破坏新骨形成的病变。
（2）骨异常放射性减低或缺损区：出现在骨组织血供减少、代谢减低或产生溶骨的病变。
（3）超级影像：全身骨骼呈普遍、均匀的显像剂摄取增加，表现为全身骨骼显影异常增强和清晰，双侧肾脏常不显影。

五、临床应用

1. 转移性骨肿瘤：骨转移瘤是骨显像的首选适应证。骨显像主要用于判断恶性肿瘤

有无骨转移,以进行疾病分期、骨痛评价、预后判断、疗效观察和探测病理骨折的危险部位。骨转移瘤的影像表现有多种:

(1) 特征性表现为多发非对称无规律分布的放射性浓聚灶,中轴骨受累较多,四肢骨远端较少受累。

(2) 放射性减低区:溶骨性病变。

(3) 多发放射性增高区与放射性减低区并存。

(4) 孤立性放射性增高影。

(5) 超级影像。

(6) "闪烁"现象:主要见于乳腺癌和前列腺癌患者,在放化疗后6个月内,患者临床症状改善,但骨显像病灶呈恶化表现。

2. 原发性骨肿瘤:不论是恶性还是良性的骨肿瘤在骨显像上均可表现为放射性浓聚,就鉴别良恶性而言,骨显像意义有限,全身骨显像对于原发性骨肿瘤的应用价值在于了解原发肿瘤多骨病变的部位和是否发生骨转移等,还可用于疗效评价和判断预后。

3. 代谢性骨病:多数代谢性骨病骨转换率增加,对骨显像剂的摄取增加,骨和软组织对比增加,呈异常清晰的骨影像。骨显像显示如下特征:

(1) 长骨对称性放射性摄取增加。

(2) 中轴骨放射性摄取增加。

(3) 颅骨和下颌骨放射性摄取增加,呈"黑颅"。

(4) 关节周围组织的放射性摄取增加。

(5) 肋骨软骨连接处有明显的放射性摄取,呈"串珠样"。

(6) 胸骨柄和胸骨体侧缘示踪剂摄取增加,呈"领带征"。

(7) 肾影减淡或不显影。

代谢性骨病可表现为超级影像,注意与骨转移鉴别。鉴别要点:代谢性骨病累及全身骨骼,四肢长骨和关节周围放射性摄取也增加;而骨转移病灶主要位于中轴骨和四肢骨的近侧端。

4. 骨创伤:X线检查是骨折的首选检查方法,当X线检查阴性或可疑时,可行三相骨显像,以除外X线未能发现的骨折。骨影像表现为骨折部位及其周围放射性浓聚。骨显像能正确定位病变部位,血流相和血池相检查有助于估测受损时间。

5. 缺血性骨坏死:常见的是股骨头缺血性坏死。梗死骨表现为放射性缺损区,梗死区的边缘放射性摄取增加,出现特征性的"炸面圈"样改变。晚期由于修复增强,骨影像表现为放射性增浓,不易观察到"炸面圈"样表现。

第二十六节 ^{99m}Tc-MIBI和^{201}Tl亲肿瘤显像

一、原理

一些常用的心肌灌注显像剂,如^{201}Tl和^{99m}Tc-MIBI也可被肿瘤细胞所摄取,称亲肿瘤或肿瘤阳性显像剂。^{99m}Tc-MIBI为亲脂分子,其进入细胞后90%聚集并滞留在线粒体,而线粒体膜电位的产生与维持又有赖于细胞的能量代谢,因此推测恶性肿瘤细胞的高代谢是促使 ^{99m}Tc-MIBI 在肿瘤聚集的最终原因。^{201}Tl 的生物学性能与 K$^+$ 类似,经 N$_a^+$-K$^+$-ATP 酶主动转运进入肿瘤细胞。此外,肿瘤组织血供丰富也使其 ^{201}Tl 聚集增加。

二、适应证

主要用于乳腺癌、甲状腺癌、肺癌和脑肿瘤等的诊断,评价淋巴转移及其他转移灶、随访、寻找复发及转移灶。

三、显像方法

1. 常用显像剂:^{99m}Tc-MIBI(20~25mCi)、^{201}Tl(3~5mCi)。
2. 检查方法:给药途径,通常肘静脉注射。在疑有或确定病灶的对侧肘前静脉注射,若怀疑双侧病灶,可经足背静脉注射。静脉注射 10~20min 后早期显像,1~3h 后延迟显像,根据需要可行断层或融合显像。

四、结果分析

1. 正常影像:早期影像可见全身血池显影,甲状腺、心肌、肝脾显影较清晰,分布均匀;延迟显像心肌放射性分布逐渐增多,腹部可见肝胆、肠道、膀胱显影,甲状腺显影大部分消退,脑实质、双肺及乳腺无局限性放射性浓集。^{99m}Tc-MIBI 影像与 ^{201}Tl 相似,只是肝脏显影明显,肠道内可见大量放射性,同时影像质量优于 ^{201}Tl。
2. 异常影像:肿块处出现明显放射性浓聚,恶性肿瘤常表现为延迟显像肿瘤影像,较早期相更为清晰。

五、临床应用

1. 乳腺癌:乳腺癌在早期及延迟影像上均表现为病灶部位的放射性浓聚,有腋窝淋巴结转移时亦可见相应部位的放射性浓聚,^{99m}Tc-MIBI 对乳腺结构不良或存在瘢痕、增生者的肿瘤定性有意义,并且对分期、疗效观察、随访有价值。
2. 甲状腺良恶性肿物的鉴别:^{99m}TcO$_4^-$ 甲状腺显像为"凉"或"冷"结节的部位,若 ^{99m}Tc-MIBI 显像上述部位有明显放射性填充,多提示为恶性病变;反之,则多为良性病变。^{131}I 可被正常甲状腺组织和分化型甲状腺癌特异性摄取,但失分化病灶和髓样癌不摄取 ^{131}I,^{99m}Tc-MIBI 和 ^{201}Tl 显像可弥补这种不足,分化型甲状腺癌和失分化病灶均可摄取,并且髓样癌阳性率很高,所以 ^{99m}Tc-MIBI 和 ^{201}Tl 显像对甲状腺癌患者的随访、寻找转移灶有意义,尤其是失分化病灶和髓样癌。
3. 其他肿瘤:^{99m}Tc-MIBI 或 ^{201}Tl 显像还可用于肺癌、脑肿瘤、软组织肿瘤的诊断、鉴别诊断以及疗效评价。

第二十七节 ^{18}F-FDG PET/CT肿瘤显像

一、原理

由于肿瘤细胞内葡萄糖转运蛋白的过度表达以及增强的己糖激酶、磷酸果糖激酶及丙酮酸脱氢酶活性，使肿瘤细胞的葡萄糖无氧代谢活动增强，因此利用放射性核素标记的葡萄糖或其类似物，如 ^{18}F-氟代脱氧葡萄糖（^{18}F-FDG），进行显像可见肿瘤部位有异常放射性浓聚。^{18}F-FDG静脉注射后经葡萄糖转运蛋白进入肿瘤细胞，随后在己糖激酶的作用下变成 ^{18}F-FDG-6-PO$_4$滞留在肿瘤细胞内，从而使肿瘤显影。

二、适应证

1. 早期肿瘤筛查，用于临床其他检查手段怀疑肿瘤者的进一步检查。
2. 根据放射性浓聚情况对肿瘤良恶性进行定性诊断。
3. 早期发现和确定恶性肿瘤的原发灶部位、大小、淋巴结及远处转移，评估肿瘤的分期和预后。
4. 对临床无其他表现，但发现体内转移性肿瘤而原发灶不明的病例进一步寻找肿瘤原发灶。
5. 协助肿瘤治疗计划的制订。
6. 监测和评估肿瘤治疗效果，对肿瘤进行复发判断与再分期。

三、显像方法

1. 显像剂：^{18}F-FDG，4.8~7.4MBq/kg。
2. 受检者准备
（1）患者禁食4h以上，可适量饮白水。
（2）放射性药物注射前应监测患者血糖。在高血糖状态下，肿瘤组织对葡萄糖的摄取可能降低。
3. 检查方法：静脉注射显像剂，记录血糖值、药物注射时间及剂量。注射药物后，患者应完全处于休息状态，在安静、温暖、光线昏暗的环境中闭目静坐或平卧休息，不要随意走动或交谈。显像前了解患者耐受能力，必要时使用镇静剂。静脉注射 ^{18}F-FDG后40~60min进行显像。等待过程中，饮水约500ml，检查前5min，再饮水约500ml，以撑开胃部。检查前排空膀胱。平卧于检查床，进行扫描。对于可疑病灶，必要时可进行延迟显像，一般在注药后3h进行。

四、结果分析

1. 正常影像：静脉注射显像剂 ^{18}F-FDG后1h，全身各脏器组织均可呈现一定的显像剂分布，约70%的 ^{18}F-FDG分布于全身各脏器，其余经泌尿系统排出。正常影像脑明显显影，肾显影明显，膀胱内可见大量放射性；约50%的受检者有不同程度的心肌显影；鼻咽部、甲状腺、肝、脾、胃肠道有轻或中度放射性摄取。

2. 异常影像：除正常显影的组织和器官及生理性的变化之外，全身任何部位出现放射性示踪剂的增高或减低超过该部位正常组织的摄取变化，即为异常。

五、临床应用

1. 肿瘤的良恶性鉴别：恶性肿瘤多明显显影，SUV多大于2.5；良性肿物不显影或仅轻度显影，SUV多小于2.5。该方法在肺单发结节、肝、胰腺及乳腺肿物等的鉴别诊断中均有着重要价值。

2. 肿瘤的分期：^{18}F-FDG显像可以灵敏而清晰地显示肿瘤周围的淋巴结受累以及远隔转移情况，因此可明确患者的临床分期。

3. 颅内肿瘤的分级：偏恶性的肿瘤^{18}F-FDG摄取较多，T/N及SUV均较高，偏良性的肿瘤^{18}F-FDG摄取较少，T/N及SUV则较低，因此^{18}F-FDG显像可对颅内肿瘤进行无创性的分级。一般Ⅰ~Ⅱ级脑胶质瘤的^{18}F-FDG摄取率低于正常脑灰质，Ⅲ级脑胶质瘤的^{18}F-FDG摄取率与正常脑灰质相似或略高，而Ⅳ级脑胶质瘤的^{18}F-FDG摄取率则显著高于正常脑灰质。

4. 肿瘤复发与治疗后继发改变的鉴别：经过手术或放化疗后，由于局部解剖结构的改变以及水肿、坏死、瘢痕的形成，给常规影像学检查判断局部有无肿瘤复发带来困难，^{18}F-FDG显像则可根据组织的葡萄糖代谢情况来进行鉴别：原肿瘤部位^{18}F-FDG摄取增加，表明为肿瘤复发；反之，则为治疗后的继发改变。

5. 肿瘤的疗效监测：放化疗后肿瘤葡萄糖代谢变化要明显早于肿瘤的形态学变化，故^{18}F-FDG显像可用来早期评价肿瘤的治疗反应。若放化疗后，^{18}F-FDG显像示肿瘤的葡萄糖代谢减低或完全受抑，表明治疗有效；若经治疗后肿瘤葡萄糖代谢无明显变化，则表明肿瘤存在治疗抵抗，应及时调整治疗方案。

第二十八节　^{131}I治疗Graves甲亢

一、原理

当Graves病引起甲亢时，碘的摄取合成与分泌超常。甲状腺能高度选择性地摄取和浓聚^{131}I，^{131}I在甲状腺内衰变发射的β射线对甲状腺发挥内照射治疗作用，使甲状腺功能亢进症缓解或痊愈。

二、适应证

1. Graves甲亢患者，对抗甲状腺药物过敏，或抗甲状腺药物疗效差，或用抗甲状腺药物治疗后多次复发。
2. Graves甲亢伴白细胞或血小板减少的患者。
3. Graves甲亢伴肝功能受损的患者。
4. Graves甲亢伴房颤的患者。

5. 手术后复发。

6. Graves甲亢合并慢性淋巴细胞性甲状腺炎摄^{131}I率增高的患者。

三、禁忌证

1. 妊娠或哺乳期甲亢患者。
2. 甲亢伴近期心肌梗死患者。
3. 甲亢合并严重肾功能不全者。
4. 甲状腺极度肿大有明显压迫症状者，应慎重处理。

四、治疗方法

1. 治疗前准备

(1) 禁用含碘药物和食物以及停服抗甲状腺药物2~4周。

(2) 检查血常规、肝肾功能、甲状腺激素、促甲状腺激素、甲状腺自身抗体、必要时可查心电图。

(3) 测定甲状腺摄碘率，利用24h摄碘率计算投药剂量。

(4) 通过甲状腺显像或超声结合扪诊测定甲状腺重量。

2. 确定^{131}I治疗剂量：按以下标准剂量公式求出投入理论剂量，通常每克甲状腺组织计划剂量为2.59~4.44MBq（70~120μCi）。

$$^{131}I投入总活度（MBq）=\frac{每克甲状腺组织计划剂量（MBq/g）\times 甲状腺重量（g）}{甲状腺24h摄^{131}I率（\%）}$$

3. 给药方法：患者服药前应至少空腹2h，服药后2h方可进食。^{131}I剂量≤555MBq（15mCi）采用一次口服法，如^{131}I剂量＞555MBq（15mCi）或有并发症的患者，可采用分次给药法以减轻副反应。

4. 综合治疗：如甲状腺功能亢进合并周期性麻痹、心脏病、突眼、肝功能受损、白细胞血小板下降等，应采取相应措施综合治疗处理。

五、并发症

1. 部分患者服^{131}I后几天内出现乏力、头晕、食欲差、恶心、呕吐、皮肤瘙痒、甲状腺局部肿痛等反应，无须特殊处理，多数可自行消失，症状较重者可进行对症处理。极个别患者于^{131}I治疗后1~2周可能出现甲状腺危象，一旦出现，按内科治疗甲亢危象的方法处理。

2. 最常见的并发症为甲状腺功能减低，早发甲状腺功能减退、晚发甲状腺功能减退和亚临床甲状腺功能减退，都应及时给予甲状腺激素制剂治疗。部分患者的甲状腺功能可能恢复，部分病人需长期甚至终生甲状腺激素替代治疗。

六、疗效监测

1. 大多数甲亢患者服^{131}I 2~3周后开始出现疗效，2~6个月后甲亢症状、体征明显改善或完全消失。

2. 首次治疗3~6个月后甲亢患者未愈、无效或病情加重者可再次治疗。

3. 少数患者治疗后可发生暂时性甲减，一般6~12个月后自行缓解或经对症处理恢复，对少数晚发永久性甲减患者需给予甲状腺激素替代治疗。

4. 甲亢并发症经 ^{131}I 治疗后会随甲亢的治愈而好转。

七、注意事项

空腹口服 ^{131}I，服 ^{131}I 2h 后方能进食，嘱患者注意休息，防止感染和避免精神刺激，不要挤压甲状腺，1周内避免与婴幼儿密切接触，^{131}I 治疗后女性患者半年内不可怀孕，男性患者半年内应采取避孕措施。

第二十九节 ^{131}I 治疗分化型甲状腺癌

一、原理

分化型甲状腺癌（DTC）包括甲状腺乳头状癌、甲状腺滤泡癌和混合型甲癌（含有乳头状癌和滤泡癌的成分）。DTC术后残留的甲状腺组织具有摄取 ^{131}I 的功能，所以能用 ^{131}I 进行内照射去除。DTC常见肺转移和骨转移，大部分转移病变同样具有摄取碘的功能，当给予大剂量 ^{131}I 后，转移癌组织受到β射线电离辐射生物效应作用而被有效地抑制或杀伤破坏，从而达到治疗目的。

二、适应证

1. DTC患者术后有残留甲状腺组织，无论原发灶多大，凡有淋巴转移、甲状腺外血管、肌肉、脂肪纤维组织受累的要去除甲状腺残余组织。

2. 原发灶>1cm者要去除术后残余组织。

3. DTC患者经手术切除原发灶，^{131}I 去除残留甲状腺组织以后，复发灶或转移灶不能手术切除，经 ^{131}I 显像显示病灶浓聚 ^{131}I，一般状况良好者。

4. 残留甲状腺组织已被完全去除的DTC患者，如 ^{131}I 显像未发现转移灶，但Tg水平升高者（≥10μg/L，须考虑TgA对Tg水平的影响）。

三、禁忌证

1. 妊娠和哺乳期患者。
2. 术后创口未愈合者。
3. 白细胞减少，WBC在 3.0×10^9/L 以下的患者。
4. 肝、肾功能严重损害的患者。

四、治疗方法

1. 治疗前准备

（1）停止服用甲状腺片或 T_4 2~4周，使TSH升高到≥30mU/L。

（2）低碘饮食2~4周。

(3) 如为近期手术患者，可于术后4~6周，等手术创口痊愈后再行 ^{131}I 治疗。

(4) 测定血常规、肝肾功能、血清甲状腺相关激素和抗体含量，尤其是TSH、Tg、Tg-Ab的含量。

(5) 必要时可行颈部超声、^{131}I 全身显像。

2. 治疗剂量

(1) 去除甲状腺残余组织：建议治疗剂量为30~100mCi。

(2) 治疗DTC转移灶：建议治疗剂量为150~200mCi。

3. 给药方法：患者服药前应至少空腹2h，服药后2h方可进食。多采用一次口服法。

4. 隔离防护：服用 ^{131}I 后至少在隔离病房观察48h。服药后3~7d行 ^{131}I 全身显像。

5. 综合治疗

(1) 服用 ^{131}I 后第2~3d开始服用甲状腺激素制剂，从小剂量开始，逐渐增加至目标剂量，尽快纠正甲状腺功能减退。并应根据血清TSH和甲状腺激素水平及时调整患者服用的甲状腺激素制剂的剂量，使TSH处于正常低限和甲状腺激素处于正常高限水平，起到替代治疗和抑制治疗的双重作用。

(2) 为了减轻颈部局部反应，可让患者口服泼尼松，持续用药1周左右；嘱患者含服维生素C，或经常咀嚼口香糖，促进唾液分泌，预防或减轻辐射对唾液腺的损伤；服用 ^{131}I 后，嘱患者多饮水，及时排空小便，减少对生殖腺、膀胱和全身的照射；嘱患者每天至少排大便一次，减少放射性对肠道的损害。

五、并发症

1. 可见头痛、恶心、呕吐等不良反应。
2. 局部出现颈部水肿、疼痛。
3. 放射性唾液腺炎。
4. 白细胞、血小板计数下降，多为可逆的。
5. 性腺功能受损，不常见。

六、疗效监测

1. 去除甲状腺残余组织患者，1~3个月检查甲状腺功能，调整甲状腺激素制剂的剂量。

2. 首次治疗后3~6个月复查，复查前停用甲状腺激素制剂2~3周，检查血常规、肝肾功能、甲状腺功能、TSH、Tg、TgAb，酌情行颈部彩超、^{131}I 全身显像、肺CT等。

3. 治疗不彻底者，可于上一次治疗3~6个月后再次治疗。

七、注意事项

1. 患者如停用甲状腺激素制剂的时间未达到标准，但TSH＞30mU/L，仍可进行 ^{131}I 治疗。

2. 有些患者残留的甲状腺组织较多，或有远处转移，体内分泌较多的甲状腺激素，TSH达不到30mU/L。或者有些患者垂体本身分泌TSH不足，这些情况下也可以进行治疗。

3. ^{131}I 治疗后女性1年内、男性半年内须避孕。

第三十节 骨转移癌的放射性核素治疗

一、原理

静脉注入治疗用亲骨性放射性药物后，在骨转移病灶出现较高的浓集。利用放射性药物发射的β射线对病灶进行照射，达到缓解疼痛、抑制或破坏骨转移灶和提高生活质量的目的。常用放射性药物为 ^{153}Sm-EDTMP、^{89}SrCl$_2$。

二、适应证

1. 经临床、CT 或 MRI、全身骨显像和病理确诊多发骨转移肿瘤，尤其是前列腺癌、乳癌和肺癌骨转移患者。
2. 骨转移肿瘤患者骨痛剧烈，镇痛药无效。
3. 恶性骨肿瘤因种种原因未能手术切除或手术后有残留癌肿，且骨显像证实有较高的放射性浓集的患者。

三、禁忌证

1. 骨显像示转移灶仅为溶骨性冷区，且呈空泡的患者。
2. 化疗和放疗后出现严重骨髓功能障碍者。
3. 6 周内进行过细胞毒素治疗的患者。
4. 严重肝肾功能损害者。
5. 白细胞 $<4\times10^9$/L，血红蛋白 <90g/L，血小板 $<100\times10^9$/L。
6. 妊娠哺乳期患者。

四、治疗方法

1. 治疗前准备
（1）与最后一次化疗或放疗时间间隔 2~4 周为宜。
（2）血常规、肝肾功能检查等。
（3）CT 或 MRI 检查、全身骨显像或行局部活检组织学证实骨转移。
2. 剂量确定
（1）^{89}SrCl$_2$ 常用剂量为 148MBq（4mCi）/次，3~6 个月后可重复应用。
（2）^{153}Sm-EDTMP 常用剂量为 22.2~37 MBq（0.6~1.0mCi）/kg 体重，必要时每月 1 次，连续给药。

五、并发症

1. 恶心、呕吐、腹泻或便秘、蛋白尿、血尿、皮肤红斑或皮疹、脱发、发热或寒战、过敏所致的支气管痉挛。
2. 治疗后少数患者发生骨痛加重（闪烁现象），持续 2~5d。

3. 部分患者可能出现白细胞、血小板计数一过性下降，经对症处理后恢复，发生不可逆性骨髓抑制极为罕见。

六、疗效评价

对恶性肿瘤骨转移有明显疗效，主要是通过对肿瘤组织的破坏作用缓解骨疼痛，改善生活质量，镇痛效果起始时间不定，多在用药后1~2周出现。也可使部分骨转移灶缩小或消失，使病情得到适当控制。骨髓抑制通常是暂时的。^{153}Sm-EDTMP 与 ^{89}SrCl$_2$ 治疗比较，骨痛缓解率相似，为70%~90%，骨痛缓解时间、暂时性骨髓抑制 ^{153}Sm-EDTMP 逊于 ^{89}SrCl$_2$。部分病人在用药后的早期可能出现反跳痛或称闪耀现象，可自行缓解和消失。

第三十一节　放射性粒子植入治疗

一、原理

经手术或借助影像学的引导将放射性粒子植入肿瘤内或受肿瘤浸润的组织中，包括恶性肿瘤沿淋巴途径扩散的组织，通过放射性粒子持续发出的β射线和（或）γ射线，经低剂量率连续辐射作用，杀死肿瘤细胞或抑制肿瘤细胞生长，以消除、控制肿瘤的发展，达到治疗或缓解症状的目的，而正常组织不受损伤或仅受轻微损伤。

二、适应证

1. 多种原发性恶性肿瘤，如前列腺癌、乳腺癌、肺癌、胰腺癌、肝癌、胆管癌、胃癌、肠癌、甲状腺癌、舌癌及头颈和颅内肿瘤等，尤其适用于无法用其他方法治疗、已经广泛转移而又不能手术或暂不能手术者。
2. 肿瘤范围广泛而入侵周围组织不能完全切除。
3. 局部或区域性癌的延伸扩散部分，特别是侵入重要组织难以手术切除。
4. 经外照射治疗因剂量或耐受等原因仍残留局部病灶。
5. 孤立的转移或复发癌灶。

三、禁忌证

1. 侵犯大血管或靠近大血管并有感染的肿瘤。
2. 处于溃疡性恶化的肿瘤。
3. 质脆、血管丰富而又多源供血的肿瘤及某些肉瘤。
4. 发生广泛转移或蛛网膜下腔种植及伴有颅内高压的颅脑肿瘤。
5. 估计不能存活至疗效出现的患者。

四、治疗方法

1. 放射性粒子：目前比较常用的放射性粒子为 ^{125}I，其物理半衰期为59.4d，EC衰变，γ射线能量为35.5keV。^{125}I粒子呈长4.5~5mm，直径0.8mm的小圆柱体。其他放射性

粒子还有 ^{198}Au、^{103}Pd、^{192}Ir 等。

2. 粒子植入方法：对各种不同肿瘤的粒子植入治疗有不同的具体方法，首先要明确肿瘤的形态、位置、大小及与邻近器官、血管的关系，描绘出治疗的区域；其次要确定植入粒子的数量和位置，这取决于肿瘤的大小和放射源的活性强度；最后确定粒子植入的方式与方法。常用粒子种植治疗有3种方式：模板种植、B超和CT引导下植入、直视手术植入。

由于粒子种植在三维空间进行，每种放射性粒子物理特性不同，对每种核素需要制定一种特殊的三维治疗计划系统。可根据B超、CT、ECT、MRI等影像检查获得的肿瘤图像，进行模拟粒子种植的空间分布，决定粒子种植数目和靶区及周围危险器官的剂量分布，指导临床粒子种植。

操作程序：①完成治疗计划设计。②术前麻醉及使用镇静剂。③固定体位及重要器官。④应用CT、B超、MRI、模拟机观察肿瘤位置。⑤用模板固定肿瘤在体表的位置。⑥消毒、插入植入针，检查针的位置。⑦植入粒子。⑧取出植入针体并消毒包扎。⑨用透视或超声检查粒子数。⑩检测工作环境。

五、不良反应

不良反应较少，部分患者有一过性乏力、白细胞减少、胃肠不适。放射性粒子治疗胰腺癌最常见的并发症为胰漏，少见胃肠出血、感染、粒子移位或肺栓塞等。前列腺癌患者植入后，可有骨盆和大腿不适感；少数出现尿道阻塞、尿道刺激症状加重或性功能障碍；偶见尿道坏死、直肠溃疡等。

（郭廷久）

参考文献

[1] 全国糖尿病研究协作组调查研究组.全国14省市30万人口中糖尿病调查报告[J].中华内科杂志,1981,20:678-683.

[2] Ophir J, Céspedes I, Ponnekanti H, et al.Elastography: a quantitative method for imaging the elasticity of biological tissues [J]. Ultras Imaging, 1991, 13 (2): 111-134.

[3] Celermajer D S, Sorensen K E, Gooch V M, et al. Non-invasive detection of endothelial dysfunction in children and adults at risk of atherosclerosis [J]. Lancet, 1992, 340: 1111-1115.

[4] Pijls N H, van Son J A, Kirkeeide R L, et al.Experimental basis of determining maximum coronary, myocardial, and collateral blood flow by pressure measurements for assessing functional stenosis severity before and after percutaneous transluminal coronary angioplast [J]. Circulation. Apr 1993, 87 (4): 1354-1367.

[5] Anderson T J, Ueheta A, Cerhard M D, et al.Close relation of endothelial function in the humen coronary and periphera circulations [J]. Am Coll Cardiol, 1995, 26 (4): 1235-1241.

[6] Okin P M, Kligfield P.Gender-specific criteria and performance of the exercise electrocardiogram [J]. Circulation, 1995, 92: 1209-1216.

[7] Jain Murray DR. 心肌缺血的检验:运动耐量试验[J]. Curr probl Cardiol, 1995, 20: 792.

[8] 刘志洁,黄文源.实用临床血液细胞学图谱[M].北京:科学出版社,1996.

[9] Alexander K P, Shaw L J, Shaw L K, et al.Value of exercise treadmill testing in women [pub-lished erratum appears] [J]. Am Coll Cardiol, 1998, 32: 1657-1664.

[10] Takase B, Ueheta A, Akima T, et al.Endothelium-dependent flow-mediated vasodilation of coronary and brachial arteries in suspected coronary artery disease [J]. Am J Cardiol, 1998, 82 (4): 1535-1539.

[11] Baowei D, ping L, Yu X, et al. Sonographically guided microwave coagulation treatment of liver cancer: an experimental and clin-ical study [J]. AJR, 1998, 171: 449-454.

[12] 张灏.心脏负荷试验指南[M].北京:中国医药科技出版社,1998.

[13] Crawford M H, Bernstein S J, Deedwania P C, et al. ACC/AHA guidelines for ambulatory electrocardiography: executive summary and recommendations [J]. Circulation, 1999, 100 (8): 886-893.

[14] Crawford M H, Bernstein S J, Deedwania P C, et al.ACC/AHA guidelines for ambulatory electrocardiography: executive summary and recommendations [J]. Circulation, 1999, 100 (8): 886-893.

[15] Scanlon P J, Faxon D P, Audet A M, et al. ACC/AHA guidelines for coronary angiography: a report of the American college of cardiology/American heart association task force on practice guidelines (Committee on Coronary angiography) [J]. Am Coll Cardiol, 1999, 33 (6): 1756-1824.

[16] Nashef S A, Roques F, Michel P, et al. European system for cardiac operative risk evaluation (EuroSCORE) [J]. Eur J Cardiothorac Surg, 1999, 16: 9-13.

[17] World Health Organization: Definition, diagnosis and classifications of diabetes mellitus and its complica-

tions. Report of a WHO consultation, Part 1: Diagnosis and classification of diabetes mellitus [C]. Geneva: WHO, 1999.

[18] Crawford M H, Bernstein S J, Deedwania P C, et al.ACC/AHA guidelines for ambulatory electrocardiography: executive summary and recommendations [J]. Circulation, 1999, 100 (8): 886-893.

[19] 中华医学会心电生理和起搏分会心电图学学组. 动态心电图工作指南 [J]. 临床心电学杂志, 1999, 8 (2): 125-129.

[20] Cole C R, Foody J M, Blackstone E H, Lauer MS. Heart rate recov-ery after submaximal exercise testing as a predictor of mortality in a cardiovascularly healthy cohort [J]. Ann Intern Med, 2000, 132: 552-555.

[21] Nishime E O, Cole C R, Blackstone E H, et al. Heart rate recovery and treadmill exercise score as predictors of mortality in patients referred for exercise ECG [J]. JAMA, 2000, 284: 1392-1398.

[22] Richard A Stein, Bernard R Chatiman, Gary J Balady, et al.Safety and utility of exercise testing in emergency room chest pain centers [J]. Circulation, 2000.102, 1463-1467.

[23] Goldman J M, Schmitz N, Niethammer D.Indications for stem cell transplantation [J]. Blood and Marrow Transplantation, 2000. 56-57.

[24] 达万明, 裴雪涛, 张伯龙. 外周血干细胞移植 [M]. 北京: 人民卫生出版社, 2000.

[25] Singh M, Edwards W D, Holmes D R Jr, et al. Anatomy of the first septal perforating artery: A study with implications for ablation therapy for hypertrophic cardiomyopathy [J]. MayoClin Proc, 2001, 76: 799-802.

[26] Leonard Schwartz, Martial G Bourassa. Evaluation of patients with chest pain and normal coronary angiograms [J]. Arch Intern Med, 2001, 161: 1825-1833.

[27] Bpyse T D, Fessell D P, Jacobson J A, et al . US of Soft-Tissue Foreign Bodies and Associated Complications wuth Surgical Correlation [J]. Radiographics, 2001, 21 (5): 1251-1256.

[28] Jung I K, Tearney G, Bouma B. Visualization of tissue prolapse between coronary stent struts by optical coherence tomography: comparison with intravascular ultrasound [J]. Circulation, 2001, 104.

[29] Bech G J, Droste H, Pijls N H, et al. Value of fractional flow reserve in making decisions about bypass surgery for equivocal left main coronary artery disease [J]. Heart. Nov 2001, 86 (5): 547-552.

[30] Mawand Mo. Endobronchial cryosurgery [J]. Chest Surg Clin N Am, 2001, 11 (4): 11-15.

[31] Tuomilehto J, Lindstrom J, Eriksson J G, et al. Finnish Diabetes Prevention Study Prevention of type 2 diabetes mellitus by changes in lifestyle among subjects with impaired glucose tolerance [J]. N Engl J Med, 2001, 344: 1343-1350.

[32] 宋善俊, 王鸿利, 李家增. 弥散性血管内凝血 [M]. 2版. 上海: 上海科学技术出版社, 2001.

[33] 彭裕文. 局部解剖学 [M]. 5版. 北京: 人民卫生出版社, 2001.

[34] 汪明春. 成分输血与输血不良反应 [J]. 深圳中西医结合杂志, 2001, 11: 1-4.

[35] 葛均波. 斑管内超声波多普勒学 [M]. 北京: 人民卫生出版社. 2001.

[36] 陆恩祥. 血管超声的临床应用 [J]. 辽宁医学杂志, 2001, 15 (3): 115.

[37] Verma S, Anderson TJ.Fundamentals of endothelial function for the clinical cardiologist [J]. Circulation, 2002, 105 (5): 546-549.

[38] Nightingale K, Soo M, Nightingale R, et al.Acoustic radiation force impulse imaging: in vivo demonstration of clinical feasibility [J]. Ultrasound Med Biol, 2002, 28 (2): 227-235.

[39] Schmitz N, Barrett J. Optimizing Engraftment-Source and Dose of Stem Cells [J]. Semin Hematol, 2002, 39: 3-14.

[40] Massenkeil G, Rackwitz S, Genvresse I, et al.Basiliximab is well tolerated and effective in the treat-

ment of steroid-refractory acute graft-ver-sus-host disease after allogeneic stem cell transplantation [J]. Bone Marrow Transplant, 2002, 30: 899-903.

[41] Yang X, Hsu-Hage B, Zhang H, et al. Gestational diabetes mellitus in women of single gravidity in Tianjin City, China [J]. Diabetes Care, 2002, 25: 847-851.

[42] Knowler W C, Barrett-Connor E, Fowler S E, et al. Diabetes Prevention Program Research Group. Reduction in the incidence of type 2 diabetes with lifestyle intervention or metformin [J]. N Engl JMed, 2002, 346: 393-403.

[43] Chiasson J L, Josse R G, Gomis R, et al. STOP-NIDDM Trial Research Group. Acarbose for prevention of type 2 diabetes mellitus: the STOPNIDDM randomised trial [J]. Lancet, 2002, 359: 2072-2077.

[44] 中华医学会糖尿病学分会慢性并发症调查组. 1991—2000年全国住院糖尿病患者慢性并发症及相关大血管病变回顾性分析 [J]. 中国医学科学院学报, 2002, 24: 447-451.

[45] 华扬. 实用颈动脉与颅脑血管超声诊断学 [J]. 北京: 科学出版社, 2002, 8.

[46] 孙思予, 刘治军, 郭瑾陶. 电子内镜超生诊断及介入技术 [J]. 北京: 人民卫生出版社, 2002.

[47] 王健民, 宋献民, 章卫平, 等. 霉酚酸脂联合环孢素和甲氨蝶呤预防外周血干细胞移植后急性移植物抗宿主病 [J]. 中华医学杂志, 2002, 82: 507-510.

[48] 陈克敏, 方文强, 赵殿辉, 等. 胰腺内分泌肿瘤影像学检查 [J]. 中国医学计算机成像杂志, 2002, 8 (4): 260-265.

[49] Li Z Q, Cheng T O, Liu L, et al. Experimental study of relationship between intracoronary alcohol injection and the size of resultant myocardial infarct [J]. Int J Cardiol, 2003, 91: 93-96.

[50] St Goar F G, James F I, Komtebedde J, et al. Endovascular edge-to edge mitral valve repair: short-term results in a porcine model [J]. Circulation, 2003, 108: 1990-2003.

[51] Salukhe T V, Francis D P, Sutton R. Comparison of medical therapy, pacing and defibrillation in heart failure (COMPANION) trail terminated early.combined biventricular pacemaker-defibrillators reduce all-cause mortality and hospitalization [J]. Int J Cardiol, 2003, 87 (2): 119-120.

[52] Canadian Diabetes Association Clinical Practice Guidelines Expert Committee. Clinical Practice Guidelines for the Prevention and Management of Diabetes in Canada. Can J of diabetes 2003, 27: S113-116.

[53] Levey A S, Coresh J, Balk E, et al. National Kidney Foundation. National Kidney Foundation practice guidelines for chronic kidney disease: evaluationclassification, and stratification [J]. Ann Intern Med, 2003, 139: 137-147.

[54] 希金斯, 罗斯. 心血管MRI和MRA [M]. 程敬亮, 译. 郑州: 河南科学技术出版社, 2008.

[55] 计乐群, 胡大一. 主动脉球囊反搏的临床应用 [M]. 合肥: 安徽科学技术出版社, 2003.

[56] 许国铭, 李兆申, 金震东. 上消化道内镜学 [M]. 上海: 上海科学技术出版社, 2003.

[57] 徐富星, 胡运彪, 吴云林. 下消化道内镜学 [M]. 上海: 上海科学技术出版社, 2003.

[58] 周文昌, 郭万学. 超声医学 [M]. 4版. 北京: 科学技术文献出版社, 2003.

[59] 达万明, 裴雪涛, 艾辉胜. 现代血液病学 [M]. 北京: 人民军医出版社, 2003.

[60] 李强. 呼吸内镜学 [M]. 上海: 上海科学技术出版社, 2003.

[61] 傅瑜. 纤维支气管镜在治疗中心气道阻塞与狭窄中的应用 [J]. 中华结核和呼吸杂志, 2003, 26 (7).

[62] Li Z Q, Cheng T O, Zhang W W, et al. Percutaneous transluminal septal myocardial ablation for hypertrophic obstructive cardiomyopathy—The Chinese experience in 119 patients from a single center [J]. Int J Cardiol. 2004, 93: 191-196.

[63] Ivens E. Hypertrophic cardiomyopathy [J]. Heart Lung Circulation, 2004, 13S: S48-S55.

[64] Miyawaki Y.Measurement of pulse wave "augmentation index (AI)" and its clinical application [J]. Rinsho Byori, 2004, 52 (8): 676-685.

[65] Pittenger M F, Martin B J. Mesenehymal stem cells and their potential as cardiac therapeutics Circulation Research, 2004, 95: 9-20.

[66] Fuster V, Alexander R W, O 'Rourke R A, et al. Hurst's the heart [M]. The McGraw-Hill Companies Inc., 2004.

[67] The International Diabetes Federation Consensus Workshop Group. Type 2 Diabetes in the Young: The Evolving Epidemic. The international Diabetes Federation Consensus Workshop [J]. Diabetes Care, 2004, 27: 1798-1811.

[68] 沈法荣, 郑良荣, 徐耕. 现代心脏起搏治疗学 [M]. 上海: 世纪出版集团, 2004.

[69] 葛均波. 斑管内超声波多普勒学 [M]. 北京: 人民卫生出版社. 2001.

[70] 高山, 黄家星. 经颅多普勒超声 (TCD) 的诊断技术与临床应用 [M]. 北京: 中国协和医科大学出版社, 2004.

[71] 卢喜烈. 运动平板实验 [M]. 天津: 天津科学技术出版社, 2004.

[72] 姜玉鑫. 超声医学科诊疗常规 [M]. 北京: 人民卫生出版社, 2003.

[73] 姚方, 沙锐, 陆星华. 胰腺脓肿及胰腺坏死感染15例分析 [J]. 中华消化杂志, 2004, 24 (4): 239.

[74] 陆文明. 临床胃肠疾病超声诊断学 [M]. 西安: 第四军医大学出版社, 2004.

[75] 韩伟, 陆道培, 黄晓军, 等. HLA配型不合造血干细胞移植GIAC方案100例临床分析 [J]. 中华血液学杂志, 2004, 25: 453-457.

[76] 《中华儿科杂志》编辑委员会. 先天性心脏病经导管介入治疗指南 [J]. 中华儿科杂志, 2004, 42 (3): 234-239.

[77] 沈法荣, 郑良荣, 徐耕. 现代心脏起搏治疗学 [M]. 上海: 世纪出版集团, 2004.

[78] Holmes D R Jr, Valeti U S, Nishimura R A. Alcohol septal ablation for hypertrophic cardiomyopathy: Indications and technique [J]. Catheter Cardiovasc Interv, 2005, 66: 375-389.

[79] Gorg C, Bert T, Gorg K.Contrast-enhanced sonography for differtial diagnosis of pleurisy and focal pleural lesions of unkown cause [J]. Chest, 2005, 128 (6): 3894-3899.

[80] Rumack C M, Wilson S R, Char boneu Jw.Diaznostic ultrasound [M]. 3 edition.Mosby, 2005: 282-283.

[81] International Diabetes Federation Clinical Guidelines Task Force. Global Guideline on Type 2diabetes [M]. 2005.

[82] Asian-Pacific Type 2 Diabetes Policy Group. Type 2 Diabetes Practice targets and treatments [M]. Fourth Edition. 2005.

[83] 李立明, 饶克勤, 孔灵芝, 等. 中国居民2002年营养与健康状况调查 [J]. 中华流行病学杂志, 2005, 26: 478-484.

[84] 张玉顺, 朱鲜阳, 张军, 等. 先天性心脏病介入治疗与超声诊断进展 [M]. 西安: 世界图书出版公司, 2005.

[85] 曹海根, 王金锐. 实用腹部超声诊断学 [M]. 2版. 北京: 人民卫生出版社, 2005.

[86] 袁光华, 张武, 简文豪, 等. 超声诊断基础与临床检查规范 [M]. 北京: 科学技术文献出版社, 2005.

[87] 王怡, 王涌. 实时组织弹性成像技术在鉴别诊断乳腺良恶性肿块中的价值评估 [J]. 中华超声影像学杂志, 2005, 14 (12): 911-913.

[88] 张之南, 李家增. 血液病治疗学 [M]. 北京: 科学技术文献出版社, 2005.
[89] 陈瑶, 陆道培, 刘开彦, 等. 异基因造血干细胞移植后急性移植物抗宿主病151例危险因素分析 [J]. 中华血液学杂志, 2005, 26, 74-77.
[90] 谢双锋, 尹松梅, 聂大年, 等. 影响骨髓穿刺取材质量的各因素分析 [J]. 实用临床医学, 2005, 11, 1-5.
[91] Uecelli A, MorettaL, Pistoia V.Immunoregulatory function of mesenehymal stem cells [J]. EurJ Immunol, 2006, 36: 2566-2577.
[92] Gorg C, Kring R, Bert T.Contrast-Enhanced Sonography of the lung for Differential Diagnosis of Atelectasis [J]. Ultrasound Med, 2006, 25 (1): 35-39.
[93] Fahey B J, Hsu S J, Wolf P D, et al. Liver ablation guidance with acoustic radiation force impulse imaging: challenges and opportunities [J]. Phys Med Biol, 2006, 51 (15): 3785-3808.
[94] Hu D Y, Pan C Y, J M Y. China Heart Survey Group. The relationship between coronary artery disease and abnormal glucose regulation in China: the China Heart Survey [J]. Eur Heart J, 2006, 27: 2573-2539.
[95] The DREAM Trial Investigators. Effect ofrosiglitazone on the frequency of diabetes in patients with impaired glucose tolerance or impaired fasting glucose: a randomised controlled trial [J]. Lancet, 2006, 368: 1096-1105.
[96] 张昕, 沈水仙, 罗飞宏, 等. 上海市卢湾区青少年2型糖尿病患病率调查 [J]. 中国循证儿科杂志, 2006, 1: 204-209.
[97] 杨文利, 王宁利. 眼超声诊断学 [M]. 北京: 科学技术文献出版社, 2006.
[98] 刘泽霖, 贺石林, 李家增. 血栓性疾病的诊断与治疗 [M]. 2版. 北京: 人民卫生出版社, 2006.
[99] 高春记. 造血干细胞移植后感染的防治 [J]. 中华血液学杂志, 2006, 27: 789-790.
[100] 严景欣. 成分输血在临床中的应用 [J]. 医学综述杂志, 2006, 24: 1533-1534.
[101] 张丹, 李红红, 徐守成. 成分输血在临床上的适应证及应用时注意事项 [J]. 医药世界, 2006, 4: 5-6.
[102] Rothman JR, Jaffe WI.Prostatitis: updates on diagnostic evaluation [J]. Curr Urol Rep, 2007, 8 (4): 301-306.
[103] Garra B S. Imaging and estimation of tissue elasticity by ultrasound [J]. Ultrasound Q, 2007, 23 (4): 255-268.
[104] McAleavey S A, Menon M, Orszulak J. Shear-modulus estimation by application of spatially-modulated impulsive acoustic radiation force [J]. Ultrasound imaging, 2007, 29 (2): 87-104.
[105] Pellikka P A, Nagueh S F, Elhendy A A, et al.American Society of Echocardiography recommendations for performance, interpretation.and application of stress echocardiography [J]. J Am Soc Echocardiogr, 2007, 20 (9): 1021-1041.
[106] Pijls NH, Van Schaardenburgh P, Manoharan G, et al. Percutaneous coronary intervention of functionally nonsignificant stenosis: 5-year follow-up of the DEFER Stud [J]. J Am Coll Cardiol. May 29 2007; 49 (21): 2105-2111.
[107] Mehta S R, Granger C B, Eikelboom J W, et al. Efficacy and safety of fondaparinux versus enoxaparin in patients with acute coronary syndromes undergoing percutaneous coronary intervention: results from the OASIS-5 trial [J]. J Am Coll Cardiol, 2007, 50: 1742-1751.
[108] KDOQI. Clinical Practice Guidelines and Clinical Practice Recommendations for Diabetes and Chronic Kidney Disease [J]. Am J Kindney Dis, 2007, 49: 152-154.
[109] International Working Group on the Diabetic Foot: International Consensus on the Diabet-

ic foot and Practical Guidelines on the Management and Prevention of the Diabetic Foot [J]. IDF, 2007, 2: 12-16.

[110] 马军, 张伯龙, 王健民. 白血病 [M]. 北京: 北京大学医学出版社, 2007.

[111] 陈晓丹, 李永莉, 马宁. 临床成分输血分析 [J]. 临床和实验医学杂志, 2007, 6: 30-31.

[112] 中华医学会糖尿病学分会. 中国2型糖尿病防治指南 [C]. 2007.

[113] 曹冰燕, 米杰, 巩纯秀, 等. 北京市19593名儿童青少年糖尿病患病现况调查 [J]. 中华流行病学杂志, 2007, 28: 631-634.

[114] Warnes C A, Williams R G, Bashore T M, et al. ACC/AHA 2008 guidelines for the management of adults with congenital heart disease: a report of the American College of Cardiology/American Heart Association Task Force on Practice Guidelines (Writing Committee to Develop Guidelines on the Management of Adults With Congenital Heart Disease) [J]. Am Coll Cardiol, 2008, 52 (23): 243-263.

[115] American Academy of Ophthalmology Retina Panel. Preferred Practice Pattern? Guidelines [J]. Diabetic Retinopathy. San Francisco, CA: American Academy of Ophthalmology. 2008. Available at: http://www.aao.org/ppp.

[116] Kang S, Yang Y J, Li C J, et al. Effects of intracoronary autologous bone marrow cells on left ventricular function in acute myocardial infarction: A systematic review and meta-analysis for randomized controlled trials [J]. Coron Artery Dis, 2008, 19: 327-335.

[117] Sorajja P, Valeti U, Nishimura R A, et al. Outcome of alcohol septal ablation for obstructive hypertrophic cardiomyopathy [J]. Circulation. 2008, 118: 131-139.

[118] Kwon D H, Kapadia S R, Tuzcu M, et al. Long-term outcomes in high-risk symptomatic patients with hypertrophic cardiomyopathy undergoing alcohol septal ablation [J]. J Am Coll Cardiol Intv. 2008, 1: 432-438.

[119] Warnes C A, Williams R G, Bashore T M, et al. ACC/AHA 2008 guidelines for the management of adults with congenital heart disease: a report of the American College of Cardiology/American Heart Association Task Force on Practice Guidelines (Writing Committee to Develop Guidelines on the Management of Adults With Congenital Heart Disease) [J]. J Am Coll Cardiol, 2008, 52 (23): 243-263.

[120] Shan B, Pelegri A A, Maleke C, et al. A mechanical model to compute elastic modulus of tissue for harmonic motion imaging [J]. Biomech, 2008, 41 (10): 2150-2158.

[121] Sumi C. Regularization of tissue shear modulus reconstruction using strain variance [J]. IEEE Trans Ultrason Ferroelectr Freq Control, 2008, 55 (2): 297-307.

[122] Zhai L, Palmeri M L, Bouchard R R, et al. An integrated indenter-ARFI imaging system for tissue stiffness quantification [J]. Ultrason Imaging, 2008, 30 (2): 95-111.

[123] Tranquart F, Bleuzen A, Pierre-Renoult P, et al. Elastography of thyroid lesions [J]. J Radiol, 2008, 89 (1): 35-39.

[124] Diabetes Australia Guideline Development Consortium. Evidence Based Guideline for the Primary Prevention of Type 2 Diabetes [M]. 2008.

[125] National Institute for Health and Clinical Excellence Type 2 diabetes: the management of type 2 diabetes. NICE clinical guideline 66. 2008 Available from www.nice.org.uk/CG66.

[126] Pan X R, Yang W Y, Li G W, et al. Prevalence of diabetes and its risk factors in China, 1994. National Diabetes Prevention and Control Cooperative Group [J]. Diabetes Care, 1997, 20: 1664-1669.

[127] Li G, Zhang P, Wang J, et al. The long-term effect of lifestyle interventions to prevent diabe-

tes in the China Da Qing Diabetes Prevention Study: a 20-year follow-up study [J]. Lancet, 2008, 371: 1783-1789.
[128] 郭继鸿, 王斌. 人工心脏起搏技术 [M]. 沈阳: 辽宁科学技术出版社, 2008.
[129] 钱菊英. 血管内超声的成像原理和临床应用 [J]. 现代实用医学, 2008, 20 (9): 665-667.
[130] 臧国礼. 大肠癌超声造影成像特点分析 [J]. 中国超声医学杂志, 2008, 24 (3): 279-281.
[131] 曹海根, 王金锐. 实用腹部超声诊断学 [M]. 2版. 北京: 人民军医出版社, 2008.
[132] 张武. 现代超声诊断学 [M]. 北京: 科学技术文献出版社, 2008.
[133] 吴孟超, 吴在德, 黄家驷, 等. 外科学 [M]. 7版. 北京: 人民卫生出版社, 2008.
[134] Bourchard R R, Dahl J J, Hsu S J, et al. Trahey GE. Image quality, tissue heating, and framerate trade-offs in acoustic radiation force impulse imaging [J]. IEEE Trans Ultrason Ferroelectr Freq Control, 2009, 56 (1): 63-76.
[135] Feldman T, Kar S, Rinaldi M, et al. Percutaneous mitral repair with the MitraClip system: safety and midterm durability in the initial EVEREST (Endovascular Valve Edge-to-Edge REpair Study) Cohort [J]. Am Coll Cardiol, 2009, 54: 686-694.
[136] Jaski BE, Jessup ML, ManciniDM, et al. Calcium upregulation by percutaneous administration of gene therapy in cardiac disease [J]. JCardiac Failure, 2009, 15: 171-181.
[137] Zhang S N, Sun A J, Ge J B, et al. Intracoronary autologous bone marrow stem cells tranfder for patients with acute myocardial infarction: A meta-analysis of randomized controlled trials [J]. Int J Cariol, 2009, 136: 178-185.
[138] Chou H J, Chou S Y.Differentiation of benign and malignant superficial soft-tissue masses using grayscale and color Doppler ultrasonography [J]. Chin Med Assoc, 2009, 72 (6): 307-315.
[139] Liang P, Wang Y, Yu X, et al.Malignant liver tumors: treatment with percutaneous microwave adlation-complications among co-hort of 1136 patient [J]. Radiology, 2009, 251 (3): 933-940.
[140] Tonino P A, De Bruyne B, Pijls N H, et al. Fractional flow reserve versus angiography for guiding percutaneous coronary intervention [J]. N Engl J Med. Jan 15 2009, 360 (3): 213-224.
[141] Serruys P W, Morice M C, Kappetein A P, et al. Percutaneous coronary intervention versus coronary-artery bypass grafting for severe coronary artery disease [J]. N Engl J Med, 2009, 360: 961-972.
[142] International Diabetes Federation Clinical Guidelines Task Force [C]. Global Guideline on Pregnancy and Diabetes. 2009.
[143] International Diabetes Federation Clinical Guidelines Task Force [C]. Guideline on Self-Monitoring of Blood Glucose in Non-Insulin Treated Type 2 Diabetes. 2009.
[144] Yang H, Wei Y, Gao X, et al. Risk factors for gestational diabetes mellitus in Chinese women: a prospective study of 16 286 pregnant women in China [J]. Diabet Med, 2009, 26: 1099-1104.
[145] International Expert Committee. International Expert Committee report on the role of the A1C assay in the diagnosis of diabetes [C]. Diabetes Care, 2009.
[146] Kenny T. 心脏起搏器基础教程 [M]. 郭继鸿, 张玲珍, 李学斌, 译. 天津: 天津科技翻译出版公司, 2009.
[147] Kenny T. CRT基础教程 [M]. 郭继鸿, 王龙, 李学斌, 译. 天津: 天津科技翻译出版公司, 2009.
[148] 周爱卿. 先天性心脏病心导管术 [M]. 上海: 上海科学技术出版社, 2009.
[149] 王拥军. 经颅多普勒超声诊断手册 [M]. 北京: 人民卫生出版社, 2009.
[150] 姚礼庆, 周平红, 陈巍峰. 内镜黏膜下剥离术 [M]. 上海: 复旦大学出版社, 2009.
[151] 王静波, 达万明. 造血干细胞移植研究进展 [J]. 临床误诊误治, 2009, 22: 19-21.

[152] Van, Paul Poommipanit, Mostafa Shalaby.Sensitivity of Transcranial Doppler Versus Intracardiac Echocardiography in the Detection of Right-to-Left ShuntHoHai [J]. Jacc cardiovascular imaging, vol.3, No.4, 2010.

[153] Marcos Christiano Lange.Intracranial embolism characteristics in PFO patients: A comparison between positive and negative PFO by transesophageal echocardiography The rule of nine [J]. Neurological Sciences, 293 (2010) 106-109.

[154] Yang X S, Sun J P. Advances in diastolic heart failure [J]. World J Cardiol. 2010 Mar 26; 2 (3): 58-63.

[155] Kazik A, Wilczek K, Poloński L. Management of diastolic heart failure [J]. Cardiol, 2010, 17 (6): 558-565.

[156] Assmus B, Rolf A, Erbs S, et al. REPAIRAMI investigators. Clinical outcome 2 years after intracoronary administration of bone marrow derived progenitor cells in acute myocardial infarction [J]. Circ Heart Fail, 2010, 3: 89-96.

[157] Miettinen J A, Ylitalo K, Hedberg P, et al. Determinants of functional recovery after myocardial infarction of patients treated with bone marrow-derived stem cells after thrombolytic therapy [J]. Heart, 2010, 96: 362-367.

[158] Schaefer A, Zwadlo C, Fuchs M, et al. Long-term effects of intracoronary bone marrow cell transfer on diastolic function in patients after acute myocardial infarction: 5-year results from the randomized-controlled BOOST trial-an enchocardiographic study [J]. Eur J Echocardiogr, 2010, 11: 165-171.

[159] Wohrle J, Merkle N, Mailander V, et al. Results of intracoronary stem cell therapy after acute myocardial infarction [J]. Am J Cardiol, 2010, 105: 804-812.

[160] Baumgartner H, Bonhoeffer P, De Groot NM, et al.ESC Guidelines for the management of grown-up congenital heart disease [J]. Eur Heart J, 2010, 31 (23): 2915-2957.

[161] John M. Field, Mary Fran Hazinski, Michael R, et al. 2010 American Heart Association Guidelines for Cardiopulmonary Resuscitation and Emergency Cardiovascular Care Science [J]. Circulation, 2010, 1 22: S639-S944.

[162] Lyne J C, Kilpatrick T, Duncan A, et al. Long-term follow-up of the first patients to undergo transcatheter alcohol septal ablation [J]. Cardiology, 2010, 116: 168-173.

[163] Leonardi R A, Kransdorf E P, Simel DL, et al. Meta-analyses of septal reduction therapies for obstructive hypertrophic cardiomyopathy: comparative rates of overall mortality and sudden cardiac death after treatment [J]. Circ Cardiovasc Interv, 2010, 3: 97-104.

[164] Mauri L, Garg P, Massaro J M, et al.The EVEREST II Trial: design and rationale for a randomized study of the evalve mitraclip system compared with mitral valve surgery for mitral regurgitation [J]. Am Heart J, 2010, 160 (1): 23-29.

[165] Kim H C, Yang D M, Jin W, et al . Color Doppler twinkling artifacts in various conditions during abdominal and pelvic sonography [J]. JUltrasound Med, 2010, 29 (4): 621-632.

[166] Fujii K, Kawasaki D, Masutani M, et al. OCT assessment of thin cap fibroatheroma distribution in native coronary arteries [J]. JACC Cardiovasc Imaging, 2010, 3 (2): 168-175.

[167] Carol M.R, Stephanie R.W, J.WC, et al . Diagnostic Ultrasound [M]. 4thedition.USA: Elsevier MOsby, 2010.

[168] Wijns W.Task Force on Myocardial Revascularization of the EuropeanSociety of Cardiology (ESC) and the European Association forCardio-Thoracic Surgery (EACTS), European Association forPercuta-

neous Cardiovascular Interventions (EAPCI), Guidelines on myocardial revascularization [J]. Eur Heart J, 2010, 31: 2501-2555.

[169] Peterson E D, Dai D, DeLong E R, et al. Contemporary mortality risk prediction for percutaneous coronary intervention: results from 588, 398 procedures in the National Cardiovascular Data Registry [J]. Am Coll Cardiol, 2010, 55: 1923-1932.

[170] Mehta S R, Tanguay J F, Eikelboom J W, et al. Double-dose versus standard-dose clopidogrel and high-dose versus low-dose aspirin in individuals undergoing percutaneous coronary intervention for acute coronary syndromes (CURRENT-OASIS 7): a randomised factorial trial [J]. Lancet, 2010, 376: 1233-1243.

[171] American Diabetes Association. Standards of Medical Care in Diabetes-2010 [J]. Diabetes Care, 2010, 33: s11-s61.

[172] Yang W Y, Lu J M, Weng J P, et al. Prevalence of Diabetes among Men and Women in China [J]. N Engl J Med, 2010, 362: 1090-1101.

[173] American Diabetes Association. Diagnosis and classification of diabetes mellitus [J]. Diabete Care, 2010, 33: S62-S69.

[174] 中华医学会糖尿病学分会, 中国医师协会营养医师专业委员会. 中国糖尿病医学营养治疗指南 [G]. 2010.

[175] 李凤华. 男性不育症超声动态图鉴 [M]. 上海: 上海交通大学出版社, 2010.

[176] 郭玉军, 陈树涛. 光学相干断层成像技术在冠状动脉粥样硬化性心脏病介入治疗中的应用 [J]. 医学综述, 2012, 18 (9): 1045-1046.

[177] 李春伶, 高永艳, 马秀珠, 等. SonoVue用于诊断腹部病变的价值及安全性 [J]. 中国医学影像技术, 2010, 26 (3): 508-510.

[178] 赵星, 陈华. 无创动脉硬化检测最新进展 [J]. 心血管病学进展. 2010, 31 (4): 549-551.

[179] 王强. 舒张性心力衰竭患者频率依赖的心输出量上调减慢与舒张功能受损相关 [J]. 中华高血压杂志, 1999, 20: 447-455.

[180] Eva Bartels. 脑血管彩色多普勒超声图谱及手册 [M]. 华扬, 郑宇, 译. 北京: 中国医药科技出版社, 2010.

[181] 中华医学会心血管病学分会肺血管病学组, 中国医师协会心血管内科医师分会. 急性肺血栓栓塞症诊断治疗中国专家共识 [J]. 中华内科杂志, 2010, 49 (1): 74-81.

[182] 张澍, 华伟, 黄德嘉, 等. 植入性心脏起搏器治疗——目前认识和建议 [J]. 中华心律失常学杂志, 2010 (4): 8-21.

[183] 周义文, 李明, 王小中. 临床血液病试验诊断技术 [M]. 北京: 人民卫生出版社, 2010.

[184] Feld Y, Dubi S, Reisner Y, et al. Energy transfer from systole to diastole: a novel device-based approach for the treatment of diastolic heart failure [J]. Acute Card Care. 2011, Dec; 13 (4): 232-242.

[185] Wood P, Piran S, Liu P P. Diastolic heart failure: progress, treatmentchallenges, and prevention [J]. Can J Cardiol. 2011 May-Jun, 27 (3): 302-10.

[186] Sherazi S, Zareba W. Diastolic heart failure: predictors of mortality [J]. Cardiol J. 2011, 18 (3): 222-32.

[187] Krum H, Teerlink J R. Medical therapy for chronic heart failure [J]. Lancet. 2011, Aug 20, 378 (9792): 713-721.

[188] Morrissey R P, Czer L, Shah P K. Chronic heart failure: current evidence, challenges to therapy, and future directions [J]. Am J Cardiovasc Drugs. 2011 Jun1, 11 (3): 153-171.

[189] Valk S D, Cheng J M, CA d U, etal.Encouraging survival rates inpatients with acute myocardial in-

fraction treated with an intra-aortic balloon pump [J]. Neth Heart, 2011, 19: 112-118.

[190] Siegel R J, Biner S, Rafique A M, et al. EVEREST Investigators.The acute hemodynamic effects of MitraClip therapy [J]. J Am Coll Cardiol, 2011, 57 (16): 1658-1665.

[191] Feldman T, Foster E, Glower D D, et al.EVEREST II Investigators: Percutaneous repair or surgery for mitral regurgitation [J]. N Engl J Med, 2011, 364: 1395-1406.

[192] Cao B S, Wu J H, Li X L, et al. Sonographically guided transthoracic biopsy of peripheral lung and-mediastinal lesiond: role of con-trast-enhanced sonography [J]. Ultrasound Med, 2011, 30 (11): 1479-1490.

[193] Faingold R, Albuquerque P A. Carpineta L.Hepatobiliary tumors [J]. Radiol Clin North Am.2011, 49 (4): 679-687.

[194] Levine G N, Bates E R, Blankenship J C, et al. 2011 ACCF/AHA/SCAI guideline for percutaneous coronary intervention: a report of the American College of Cardiology Foundation/American Heart Association task force on practice guidelines and the society for cardiovascular angiography and interventions [J]. Circulation, 2011, 124: 574-651.

[195] Hillis L D, Smith P K, Anderson J L, et al. 2011 ACCF/AHA guideline for coronary artery bypass graft surgery. A report of the American College of Cardiology Foundation/American Heart Association task force on practice guidelines. developed in collaboration with the American Association for Thoracic Surgery, Society of Cardiovascular Anesthesiologists, and Society of Thoracic Surgeons [J]. J Am Coll Cardiol, 2011, 58: 123-210.

[196] Kubo T, Nakamura N, Matsuo Y, et al. Virtual histology intravascular ultrasound compared with optical coherence tomography for identification of thin-cap fibroatheroma [J]. Int Heart J, 2011, 10: 52.

[197] Mehran R, Rao S V, Bhatt D L, et al. Standardized bleeding definitions for cardiovascular clinical trials: a consensus report from the Bleeding Academic Research Consortium [J]. Circulation, 2011, 123: 2736-2747.

[198] 王文, 张维忠, 孙宁玲, 等. 中国血压测量指南 [J]. 中华高血压杂志, 2011, 19 (12): 1101-1105.

[199] WHO 咨询报告编辑部. 用糖化血红蛋白诊断糖尿病 [J]. 中国糖尿病杂志, 2011, 19: 1-9.

[200] 中国高血压防治指南修订委员会. 中国高血压防治指南2010 [J]. 中华高血压杂志, 2011, 19 (8): 701-743.

[201] 赵世华. 解读2010心血管MRI专家共识及其启示 [J]. 中华放射学杂志, 2011, 45 (2): 103-106.

[202] 赵世华. 心血管病磁共振诊断学 [M]. 北京: 人民军医出版社, 2011.

[203] 李春盛. 急诊医学 [M]. 北京: 高等教育出版社, 2011.

[204] 杜朝辉, 李建国.《2010年美国心脏协会心肺复苏指南》解读 [J]. 重症医学, 2011: 23-25.

[205] 边波, 万征. AHA心肺复苏指南更新: 由ABC到CAB的意义与启示 [J]. 中国循证心血管医学, 2011 (2): 81-83.

[206] 李占全, 于波, 胡大一, 等. 肥厚型梗阻性心肌病室间隔心肌消融术中国专家共识 [J]. 中华心血管病杂志, 2011, 39 (10): 1-6.

[207] 刘学明. 腹部超声诊断学图解 [M]. 北京: 人民军医出版社, 2011.

[208] 张之南, 郝玉书, 赵永强. 血液病学 [M]. 2版. 北京: 人民卫生出版社, 2011.

[209] 周凡, 李艳平, 郭步云, 等. 7174例血液病患者骨髓涂片与骨髓活检对比分析 [J]. 沈阳部队医药, 2011, 24, 156-159.

[210] 中华医学会糖尿病学分会. 中国血糖监测临床应用指南［J］. 中华糖尿病杂志，2011，1：13-21.
[211] Y. Yanga, N. Guo.Prevalence and extent of right-to-left shunt in migraine: a survey of 217 Chinese patients［J］. European Journal of Neurology，2012（3）：7-9.
[212] Young M N, Shoemaker M B, Kurtz E G, et al. Heart failure with preservedLeft ventricular function: diagnostic and therapeutic challenges in patients with diastolic heart failure［J］. Am J Med Sci，2012 Nov，344（5）：399-405.
[213] Karrowni W, Chatterjee K. Diastolic Heart Failure: The Current Understanding and Approach for Management With Focus on Intensive Care Unit Patients［J］. Intensive Care Med. 2012 Jul 10：12-14.
[214] Kasner M, Westermann D, Schultheiss H P, C. Diastolic heart failure and LV dyssynchrony［J］. Curr Pharm Biotechnol. 2012 Oct, 13（13）：2539-2544.
[215] Gao W D, Murray C I, Tian Y, et al. Nitroxyl-mediated disulfide bond formation between cardiac myofilament cysteines enchances contractile function［J］. Circ Res，2012，111（8）：1002-1011.
[216] Papathanasiou J V, Ilieva E M, Nikolov F P. Exercise training modes in rehabilitation of patients with chronic heart failure［J］. Folia Med（Plovdiv），2012 Oct-Dec，54（4）：22-28.
[217] Distefano G, Sciacca P. Molecular pathogenesis of myocardial remodeling and new potential therapeutic targets in chronic heart failure［J］. Ital J Pediatr，2012，Sep 12，38：41.
[218] Drugs for chronic heart failure［J］. Treat Guidel Med Lett，2012 Sep，10（121）：69-72.
[219] Hori M, Okamoto H. Heart rate as a target of treatment of chronic heart failure［J］. Cardiol，2012 Aug，60（2）：86-90.
[220] Füller M, von Bodman G, Kopf Dr, et al.Chronic heart failure with reduced ejection fraction: standard treatment and new therapeutic options［J］. MMW Fortschr Med，2012 May 16，154（9）：63-68.
[221] Butler J. An overview of chronic heart failure management［J］. Nurs Times，2012，Apr：3-16.
[222] Chang S, Davidson P M, Newton P J, et al. What is the methodological and reporting quality of health related quality of life in chronic heart failure clinical trials［J］. Int J Cardiol，2013 Apr 5，164（2）：133-140.
[223] Zaya M, Phan A, Schwarz E R. The dilemma, causes and approaches to avoid recurrent hospital readmissions for patients with chronic heart failure［J］. Heart Fail Rev，2012 May，17（3）：345-353.
[224] Holmes D R Jr, Mack M J, Kaul S, et al. 2012 ACCF/AATS/SCAI/STS Expert Consensus Document on TranscatheterAortic Valve Replacement［J］. JACC，2012，1，1.
[225] Haddad H, Mielniczuk L, Davies R A. Recent advances in the management of chronic heart failure［J］. Curr Opin Cardiol，2012 Mar，27（2）：161-168.
[226] K. Schimmelpfennig, T. J. Stanfill. Advanced cardiovascular life support for the obstetric population: bridging the gap［J］. Perinatal and Neonatal Nursing，2012，26（2）：136-146.
[227] Vahanian A, Alfieri O, Andreotti F, et al. Guidelines on the management of valvular heart disease（version 2012）: The Joint Task Force on the Management of Valvular Heart Disease of the European Society of Cardiology（ESC）and the European Association for Cardio-Thoracic Surgery（EACTS）［J］. Eur Heart J，2012，33（19）：2451-2496.
[228] Li Y, Wang J G, Dolan E, et al. Ambulatory arterial stiffness index derived from 24-hour ambulatory blood pressure monitoring［J］. Hypertension，2006，47（3）：359-364.
[229] Krishnan R M, Adar S D, Szpiro A A, et al. Vascular responses to long- and short-term exposure to fine particulate matter: MESA Air Multi-Ethnic Study of Atherosclerosis and Air Pollu-

[230] Tinkle C L, Haas-kogan D.Hepatocellular carcinoma: natural hidtory, eurrent managenment, and emerging tools [J]. Biologics, 2012, 6: 207-219.

[231] Eiada R, Chong J, Kulkarni S, et al.Papillary lesions of the breast: MRI, ultrasound, and mammographic appearances [J]. AJR, 2012, 198 (2): 264-271.

[232] 张永珍. 冠状动脉血流储备分数测定的技巧 [J]. 中华老年多器官疾病杂志, 2012, 11 (3): 12-13.

[233] 滕登科, 王辉, 孙丽娜, 等. 超声弹性成像在颈部淋巴结良恶性诊断中的价值 [J]. 中国临床医学影像杂志, 2012, 23 (3): 157-160.

[234] 陈蓓蕾, 黄品同, 叶风, 等. 超声造影对周围型肺癌的鉴别诊断价值 [J]. 中华超声影像学杂志. 2012, 21 (2): 124-127.

[235] 张建兴. 乳腺超声诊断学 [M]. 2版. 北京: 人民卫生出版社, 2012.

[236] 池洪杰, 蔡军. 动态血压监测的临床应用及对降压治疗的指导意义——2011澳大利亚动态血压监测专家共识解读 [J]. 中国医学前沿杂志 (电子版), 2012, 4 (12): 63-66.

[237] 岳语喃, 杨水祥. 舒张性心力衰竭的研究进展 [J]. 中华临床医师杂志 (电子版), 2012, 10: 2769-2772.

[238] 李洪仕, 万征. 舒张性心力衰竭病理生理和治疗进展 [J]. 临床心血管病杂志, 2012, 04: 244-248.

[239] 韩志伟. 主动脉内球囊反搏术在冠状动脉搭桥术后心脏泵衰竭中的应用体会 [J]. 中国心血管病研究, 2012, 11: 10.

[240] 刘胜全, 宋炳慧, 李艳红, 等. 主动脉球囊反搏在前降支近端病变经皮冠状动脉介入治疗术中的应用 [J]. 中国介入心脏病学杂志, 2012, 6: 327-330.

[241] 张培娇, 刘林. 外周血造血干细胞移植治疗血液病125例疗效分析 [J]. 临床血液学杂志, 2012, 25: 709-711.

[242] 邱威, 黄玉香. 输血不良反应8532例情况分析 [J]. 临床和实验医学杂志, 2012, 11: 62.

[243] 杨思源, 陈树宝. 小儿心脏病学 [M]. 4版. 北京: 人民卫生出版社, 2012.

[244] Pardaens S, Calders P, Derom E, et al. Exercise intolerance in heartfailure: update on exercise parameters for diagnosis, prognosis and therapeutic interventions [J]. Acta Cardiol, 2013 Oct, 68 (5): 495-504.

[245] Stryjewski P J, Nessler B, Cubera K, et al. Natriuretic peptides. History of discovery, chemical structure, mechanism of action and the removal routes.Basis of diagnostic and therapeutic use [J]. Przegl Lek, 2013, 70 (7): 463-467.

[246] Sears S F, Woodrow L, Cutitta K, et al. A patient's guide to living confidently with chronic heart failure [J]. Circulation, 2013 Apr2, 127 (13): e525-528.

[247] Samartzis L, Dimopoulos S, Tziongourou M, et al. Effect of psychosocial interventions on quality of life in patients with chronic heart failure: a meta-analysis of randomized controlled trials [J]. J Card Fail, 2013 Feb, 19 (2): 125-134.

[248] McKelvie R S, Moe G W, Ezekowitz J A, et al.The 2012 Canadian Cardiovascular Society heart failure management guidelines update: focus on acute and chronic heart failure [J]. Can J Cardiol, 2013 Feb, 29 (2): 168-181.

[249] Nagai K, Shibata S, Akishita M, et al. Efficacy of combined use of three non-invasive atherosclerosis tests to predict vascular events in the elderly: carotid intima-media thickness, flow-mediated dilation of brachial artery and pulse wave velocity [J]. Atherosclerosis, 2013, 231 (2): 365-370.

[250] Lin J S, Olson C M, Johnson E S, et al. The ankle-brachial index for peripheral artery disease screening and cardiovascular disease prediction among asymptomatic adults: a systematic evidence review for the U.S. Preventive Services Task Force [J]. Ann Intern Med, 2013, 159 (5): 333-341.

[251] Joo I, Lee J Y, Kim, et al.Differentiation of adenomyomatosis of the gallbladder from early-stage, wall-thickening-type gall-bladder cancer using high-resolution [J]. Eur Radiol, 2013, 23 (3): 730-738.

[252] Okabayashi T, Shima Y, Sumiyoshi T, et al.Diagnosis and management of insulinoma [J]. World Gstioenterol, 2013, 19, (6): 829-837.

[253] Jacobson J A. Musculoskeletal ultrasound update [J]. Semin Musculoskelet Radiol, 2013, 17 (1): 1-2.

[254] 闫志晖, 赵子彦. 2013年国际时间生物学学会推荐动态血压监测指南要点介绍 [J]. 中华高血压杂志, 2013, 21 (10): 988-991.

[255] Head G A, McGrath B P, Mihailidou A S. 澳大利亚、日本动态血压监测应用指南介绍（待续）[J]. 中华高血压杂志, 2013, 21 (3): 288-290.

[256] 刘春霞, 陈明. 舒张性心力衰竭的发病机制和治疗进展 [J]. 心血管病学进展, 2013, 02: 254-257.

[257] 郭继鸿, 胡大一, 马长生. 中国心律学 [M]. 北京: 人民卫生出版社, 2013.

[258] 周永昌, 郭万学. 超声医学 [M]. 北京: 人民军医出版社, 2013.

[259] 姜玉新, 唐杰, 王建华, 等. 超声科诊疗常规 [M]. 北京: 中国医药科技出版社, 2013.

[260] 魏晴, 王娟, 涂同涛. 临床输血指南 [M]. 北京, 科学出版社, 2013.

[261] 吴垠. 如何选择合适的骨髓穿刺部位 [J]. 中国全科医学杂志, 2013, 16, 1443-1444.